TRAITÉ ÉLÉMENTAIRE

DE

MATIÈRE MÉDICALE.

IMPRIMERIE DE LACHEVARDIERE FILS,
Successeur de CELLOT, rue du Colombier, n° 30.

TRAITÉ ÉLÉMENTAIRE

DE

MATIÈRE MÉDICALE,

PAR J. B. G. BARBIER,

Directeur de l'École secondaire de médecine d'Amiens, professeur de pathologie et de clinique internes dans cette école, médecin en chef de l'Hôtel-Dieu d'Amiens, professeur de botanique au Jardin des Plantes de la même ville, associé de l'Académie royale de médecine, correspondant de la Société de médecine de Paris, des Académies et Sociétés médicales d'Amiens, d'Arras, d'Évreux.

Scire potestates herbarum, usumque medendi.

ÆNEID.

SECONDE ÉDITION,

AVEC DES AUGMENTATIONS ET DES CHANGEMENTS.

TOME III.

PARIS,

MÉQUIGNON-MARVIS, LIBRAIRE-ÉDITEUR,

RUE DU JARDINET, N° 13.

AOUT 1824.

TRAITÉ ÉLÉMENTAIRE

DE

MATIÈRE MÉDICALE.

CLASSE DES MÉDICAMENTS NARCOTIQUES.

SECTION IV. *Du mélange des narcotiques avec les médicaments des classes précédentes.*

Mélange des narcotiques et des toniques.

1° Un composé pharmaceutique formé de substances toniques et d'opium, dans lequel ce dernier est pour une forte proportion, ne peut s'administrer qu'à très petites doses ; si l'on ne donne à la fois que dix à douze grains du mélange, se trouvera-t-il dans cette quantité assez de principes amers ou styptiques pour que leur impression soit sensible sur les tissus vivants, pour qu'elle y suscite des changements physiologiques de quelque intérêt ?

2° Veut-on avoir un composé dans lequel il y ait une sorte d'équilibre entre la force active des matières toniques et celle de la substance narcotique ? il faut augmenter beaucoup la proportion des premières. Alors les doses de ce composé peuvent être élevées très haut ; la propriété narcotique n'oblige plus à ne donner à la fois que quelques grains du mélange. Comme on introduit dans le corps une grande abondance de matériaux amers ou styptiques, leur impression sur les organes devient évidente, et l'observateur peut distinguer le produit de la puissance narcotique et celui de l'action corroborante.

3° Dans les composés toniques qui ne reçoivent qu'une faible quantité d'opium, la force qui décide un resserrement fibrillaire des tissus vivants, qui produit leur corroboration, est dominante : lors de leur application au corps vivant, on aperçoit bien les effets nés de son exercice. Nous citerons le diascordium : dans un demi-gros de cet électuaire, il ne se trouve qu'à peu près un cinquième de grain d'opium, le reste est composé de matières toniques; or, un demi-gros de productions amères et styptiques douées d'une forte énergie provoque toujours des effets sensibles; aussi, dans l'usage thérapeutique du diascordium, on saisit sans peine l'influence de la partie tonique de sa composition. C'est dans les maladies des voies alimentaires que l'on se sert de ce médicament; c'est dans son impression, à la fois corroborante et calmante, qu'il faut chercher la raison des avantages qu'il procure dans les diarrhées, dans les dysenteries, dans les ténesmes, etc.

Quand la grande susceptibilité de l'estomac ou des gros intestins ne peut souffrir le contact des substances toniques, on tire un parti fort industrieux de l'opium. Quelques gouttes de laudanum liquide de Sydenham ou de teinture d'opium affaiblissent l'excès de sensibilité de l'organe gastrique ou des intestins, et la présence de la matière tonique ne décide plus des efforts expulsifs : cette matière séjourne sur la surface vivante qui la reçoit, ses principes médicinaux sont absorbés. Souvent on a eu recours à ce procédé dans le traitement des fièvres intermittentes, pour faire conserver au malade le quinquina qu'on lui donnait en électuaire ou en lavement. Il faut toutefois distinguer avec soin une susceptibilité nerveuse de l'estomac, d'une irritation ou d'un état de phlogose; dans ce dernier cas, on parviendrait bien à engourdir momentanément le viscère malade, mais l'impression immédiate du médicament tonique n'en serait pas moins nuisible.

Mélange des narcotiques et des excitants.

Pour déterminer ce qu'opérera dans l'économie animale un composé pharmaceutique formé d'opium et de substances excitantes, on doit, comme pour les mélanges précédents, examiner d'abord quelle est la proportion de l'ingrédient narcotique par rapport aux autres matières : dans cet examen, il ne faut pas s'occuper du volume ou du poids, mais se représenter l'énergie relative des parties constituantes du composé. Il ne faut point perdre de vue qu'à la dose d'un demi-grain l'opium est capable de produire des phénomènes organiques très prononcés, et qu'au contraire il faut plus d'un gros de certaines productions excitantes pour faire naître des effets sensibles.

Les composés où l'opium est dominant ne s'administrent que par petites portions, dans lesquelles la matière excitante est trop peu abondante pour que sa puissance se signale. Telle est la condition de la cannelle, des clous de girofle, etc., dans le vin d'opium, que l'on nomme laudanum liquide de Sydenham: dans les quinze gouttes au plus qu'un malade prend de cette liqueur, les principes stimulants ne peuvent montrer le caractère ou l'indépendance de leur propriété. Dans la thériaque, composition monstrueuse si on compte les ingrédients variés dont elle est formée, préparation précieuse si on compte les avantages, les succès thérapeutiques qu'elle procure tous les jours, les substances excitantes, plus abondantes et aidées par les matières toniques que contient aussi cet électuaire, ont une puissance incontestable. Dans les effets de la thériaque, on distingue facilement le produit de la force stimulante qu'elle recèle. Il n'y a pas tout-à-fait un grain d'opium dans chaque gros de cette confection : lorsque l'on en donne douze grains, un scrupule, un demi-gros, on suscite toujours une excitation légère des organes gastriques. La thériaque est fréquemment un agent stomachique : c'est un remède que l'on recommande dans les diarrhées, dans les flux dysentériques, dans les coliques. Lorsque l'on prend un gros et plus de cette préparation, l'opération de l'opium devient plus forte et plus apparente : il y a assoupissement, des sueurs copieuses, etc.

A l'Ile de France, les vieillards et les gastronomes prennent après chaque repas une ou deux pastilles mogoles, qui sont composées d'opium et de plusieurs substances stimulantes, le girofle, le macis, la muscade, le musc. Comme l'opium est pour une très petite proportion dans chaque pastille, il n'engourdit pas l'organe gastrique; ces pastilles excitent au contraire son action, elles favorisent l'exercice de la fonction digestive. (*Journ. de pharm.*, octob. 1815.)

On associe une matière narcotique aux substances excitantes, quand celles-ci irritent trop fortement la surface gastrique. Pour prévenir les nausées, les vomissements, les coliques qui suivent fréquemment l'usage des préparations scillitiques, on ajoute à ces dernières un peu d'opium. On prend les mêmes précautions dans l'usage des médicaments mercuriaux. Quand on mêle une substance narcotique à l'assa-fœtida, à la valériane sauvage, au castoréum, au musc, etc., on a une autre intention; on veut alors agir sur l'appareil cérébral, modifier l'état actuel du système nerveux, accroître la vertu antispasmodique de ces substances.

Mélange des narcotiques et des diffusibles.

Il est bien connu que l'union de l'opium et du vin, de l'alcohol ou de l'éther, ne changent point les propriétés chimiques de ces substances. L'observation prouve que la force de l'ingrédient et celle de l'excipient conservent toute leur énergie dans ces mélanges; elle prouve que le développement de ces forces médicinales a lieu, non point simultanément, mais d'une manière successive : d'abord se déploie avec véhémence la puissance diffusible, puis se montre plus tardivement l'influence de l'opium. On fait fréquemment usage de potions dans lesquelles on réunit à l'éther, à un composé alcoholique, le sirop diacode, le laudanum ou toute autre préparation opiatique.

Quelle était la nature du népenthès d'Homère? C'est une question que l'on a fréquemment agitée. Si cette composition n'est point une fiction poétique, faut-il y voir autre chose que le mélange d'un agent diffusible avec un agent narcotique? Télémaque est à la cour de Ménélas, on parle des malheurs de la guerre de Troie, des amis que l'on a perdus; des larmes roulent dans tous les yeux. La belle Hélène a intérêt de faire taire tous ces regrets; elle verse dans le vin que l'on boit un médicament qui a la faculté, dit le poëte, de bannir les chagrins et de faire oublier tous les maux. Le mélange d'une liqueur vineuse ou alcoholique et de l'opium produirait cet effet: si l'on ajoutait dans du vin une certaine quantité d'une préparation opiatique, et que l'on prît plusieurs verres de ce composé, le cerveau ne tarderait pas à sentir une double influence; celle du vin qui le stimulerait, celle de la matière narcotique qui modifierait son état actuel: il s'opérerait dans les facultés morales de celui qui se servirait de cette liqueur un changement soudain qui, dans un état de tristesse, pourrait bien éteindre toute espèce de soucis, qui, à coup sûr, romprait la chaîne des pensées lugubres, qui peut-être inspirerait un sentiment contraire, exciterait de la gaieté.

Mélange des narcotiques et des émollients.

Lorsque l'on ajoute à la décoction de gruau, d'orge mondé, de guimauve, à la décoction blanche, à l'émulsion, etc., du sirop diacode ou une autre préparation opiatique, on opère le mélange dont nous parlons ici. Si la dose du médicament narcotique est forte, son action efface le produit de l'influence émolliente. Quand la partie stupéfiante est peu abondante, quand, par exemple, on met une once de sirop diacode, ou douze à quinze gouttes de solution aqueuse ou de vin d'opium, etc., dans deux livres d'une boisson émolliente, dont le malade prend un verre de trois heures en trois heures environ, la force émolliente paraît seulement fortifiée par la force stupéfiante. C'est surtout quand on emploie ces mélanges contre une irritation des voies intestinales, pour combattre la diarrhée, des coliques, etc., que cette opinion paraît juste.

L'addition de quelques gouttes d'une liqueur opiacée dans un composé amilacé, oléagineux, peut amener un autre résultat assez important. L'action débilitante de ce composé sur l'organe gastrique empêchera la chymification des matériaux émollients, décidera leur absorption, protégera leur propriété pharmacologique.

Mélange des narcotiques et des acidules.

Unis ensemble, l'opium et les acidules ne présentent-ils rien de remarquable? Si une préparation opiatique se trouve dans l'estomac avec l'acide acétique, l'acide oxalique ou l'acide citrique, etc., ce dernier ne peut-il pas modifier l'action de la matière stupéfiante? Ce que les acides font par rapport à la narcotine autorise à le croire. Il est prouvé que l'usage d'une liqueur acidule favorise l'absorption de la matière opiacée; mais, pris pendant que cette matière étend à tout le système son influence narcotique, les agents tempérants paraissent en modérer les effets, être favorables.

Section V. *De l'emploi thérapeutique des médicaments narcotiques*

Les narcotiques sont des agents médicinaux d'une grande célébrité. Sydenham regarde l'opium comme un don du ciel : il assure qu'avec cette substance un praticien adroit peut opérer en thérapeutique des choses surprenantes. Il va jusqu'à avancer qu'en perdant l'opium, la médecine perdrait une partie de sa puissance, *ut sine illo manca sit, ac claudicet medicina.* Sylvius le Hollandais aurait renoncé à l'exercice de l'art de guérir, si on lui avait interdit l'usage de cette substance.

En considérant tous les changements physiologiques que l'on provoque dans le corps malade à l'aide des narcotiques, on conçoit bien l'étendue des services qu'ils peuvent rendre à l'art de guérir. Un emploi gradué et méthodique de ces agents calmera une agitation, un malaise pénible, modérera une sensibilité exaltée, affaiblira des sensations douloureuses, procurera du calme, du repos. Avec ces agents, on parviendra aussi à dissiper ces spasmes, ces éréthismes qui s'établissent fréquemment sur les divers appareils organiques du corps ; on décidera un relâchement salutaire, une heureuse détente des tissus malades. C'est surtout l'action que l'opium et ses préparations exercent sur le cerveau, le cervelet, le mésocéphale, sur la moelle épinière, sur le système des nerfs ganglionaires, qui devient féconde en produits curatifs. Comme ces parties président aux mouvements de toutes les autres, en changeant brusquement leur mode actuel de vitalité on donne lieu aussitôt à des changements corrélatifs dans tous les systèmes, dans toutes les pièces de la machine animale.

Maladies de l'appareil digestif.

On ajoute avec avantage une préparation opiacée aux collutoires émollients dont on se sert dans la stomatite, aux gargarismes que l'on oppose à l'irritation de la bouche qui accompagne la salivation après l'emploi des préparations mercurielles.

Dans l'irritation vive de la membrane muqueuse gastrique, dans la phlogose des tissus de l'estomac, l'opium, l'acétate de morphine ne conviennent pas; le contact de ces agents avec l'organe gastrique cause alors de l'anxiété, des vomissements, etc. Dans les dégénérescences cancéreuses de ce viscère, l'opium ne réussit même pas toujours à calmer la douleur; il offense souvent les tissus que l'on voulait engourdir, il tourmente le malade au lieu de le soulager.

Il est bien des lésions vitales de l'estomac qui trouvent dans les compositions opiacées un remède efficace. Les vomissements spasmodiques, les douleurs, les crampes d'estomac qui procèdent d'une irritation de la moelle épinière ou des plexus nerveux, qui tiennent à une innervation désordonnée sur l'organe gastrique, cèdent fréquemment à l'usage des moyens qui nous occupent : alors les tissus gastriques sont sains, l'impression que l'opium fait sur leurs nerfs change tout-à-coup leur condition actuelle, fait cesser leur état morbide.

Les irritations, même les ulcérations intestinales qui existent dans la diarrhée, dans la dysenterie, réclament l'administration de l'opium. Cette substance diminue les coliques, les tensions abdominales, les épreintes, etc.; elle éteint le travail phlegmasique de la surface intestinale; elle fait reprendre à cette surface sa condition physiologique. On donne alors, de quatre heures en quatre heures, une petite tasse d'une liqueur mucilagineuse, amilacée ou gélatineuse dans laquelle on a mis du sirop diacode, du sirop d'acétate de morphine, ou une autre préparation de même nature. Quand la lésion pathologique occupe les gros intestins, il est plus convenable d'administrer l'opium dans des lavements. On tire un parti fort utile de cette substance dans le cholera-morbus.

Il est des coliques, des pneumatoses qui dépendent d'une lésion vitale des intestins, d'une innervation trop abondante ou déréglée sur les tissus intestinaux: c'est alors que l'opium devient un secours plein d'énergie, d'une efficacité merveilleuse. A peine a-t-on administré par la bouche ou en lavement huit, dix à douze gouttes de laudanum liquide de Sydenham, un demi-grain d'acétate de morphine, etc., que les douleurs cessent, que les accidents s'évanouissent. M. le docteur Bally a vu l'acétate de morphine agir comme vermifuge, déterminer l'expulsion des vers intestinaux.

Maladies de l'appareil circulatoire.

On se sert rarement de l'opium dans les affections du cœur et des vaisseaux sanguins. Cette substance modère la trop grande activité de la circulation, lorsque cet effet tient à une innervation excessive sur les organes qui exécutent cette fonction : elle a quelquefois fait cesser les palpitations de cœur. Mais elle ne réussit plus, elle ne donne plus le même résultat, lorsque le trouble des pulsations artérielles a pour cause une lésion matérielle, une phlogose du tissu des organes circulatoires : l'opium ne réprime pas les troubles fébriles. Il ne convient pas plus pour diminuer la force des contractions du cœur, quand cet organe est dans un état d'hypertrophie, etc.

Maladies de l'appareil respiratoire.

Dans le premier temps des rhumes, une préparation opiatique prise le soir donne une nuit plus calme, rend la toux moins pénible, prépare une sueur salutaire, conduit le malade à une prompte guérison. Il est des pleurésies et des péripneumonies qui paraissent associées à un état d'irritation des nerfs, à un certain degré de névrilémite générale, dans lesquelles les malades se plaignent de douleurs excessives, d'un malaise extrême; alors l'opium procure des succès marqués. Sarcone, Huxham se louaient beaucoup de l'administration de deux grains de cette substance après avoir désempli les vaisseaux : ils obtenaient une sueur douce, des urines plus chargées, une expectoration plus facile, plus abondante, etc.

Dans l'hémoptysie, c'est un point important que d'empêcher la toux, parcequ'en sécouant le tissu pulmonaire elle augmente encore la congestion capillaire qui verse le sang dans les cellules bronchiques : avec l'opium on arrête cet accident, on tient tout l'appareil respiratoire dans un état de calme. L'opium rend aussi les plus grands services dans la phthisie, parcequ'il procure des nuits tranquilles, qu'il éloigne les quintes de toux, qu'il diminue leur violence, qu'il adoucit le malaise, les souffrances des malades. Qui n'a point été touché de l'accueil amical, des expressions multipliées de reconnaissance d'un malheureux phthisique qui vient de passer une bonne nuit, parcequ'il avait pris du sirop d'acétate de morphine ou du sirop diacode?

Dans les toux, dans les accès d'oppression, d'asthmes convulsifs, dans les dyspnées, etc., qui procèdent d'une innervation morbide sur les organes respiratoires, l'opium obtient fréquemment un succès si prompt qu'il est merveilleux. On donne quelques gouttes de laudanum, une cuillerée à café de sirop diacode ou de sirop d'acétate de morphine, et bientôt la fonction respiratoire s'exécute d'une manière régulière et facile.

Maladies de l'appareil cérébral.

Lorsqu'il n'existe sur les méninges encéphaliques qu'une légère irritation, ou quand un point seulement de ces méninges est phlogosé, on voit souvent l'opium se montrer salutaire: quelques gouttes de laudanum liquide de Sydenham, quatre gros de sirop d'acétate de morphine, ont calmé bien des céphalalgies, dissipé des migraines, etc. Ce même agent ne réussit plus, comme nous l'avons déjà dit, quand la phlogose des méninges encéphaliques est vive, profonde, étendue.

Il en sera à peu près de même pour les méninges rachidiennes: une légère irritation ou un point de phlogose cédera très souvent à l'opération de l'opium; alors on verra cette substance dissiper en peu d'instants les accidents, les spasmes que cette lésion provoquait dans le cou, la poitrine ou le bas-ventre : elle anéantira, avec une merveilleuse efficacité, les phénomènes morbides les plus variés en apparence, parcequ'ils auront tous une source commune, l'irritation des méninges vertébrales, la perversion de l'influence de la moelle épinière ; comme un spasme de l'œsophage, une toux convulsive, l'oppression, des crampes d'estomac, des vomissements, des coliques, etc. Ce sont ces effets thérapeutiques qui ont porté à croire qu'il existait dans l'opium une propriété antispasmodique.

Les compositions opiacées n'ont plus la même puissance, ne sont plus aussi favorables, quand la phlogose des méninges rachidiennes est vive, ou qu'elle est très étendue : alors l'action de l'opium reste inutile ; et si l'on insiste sur son usage, ou si l'on augmente la dose de cette substance, elle produit de nouveaux accidents.

Dans les affections de l'encéphale, dans celle de la moelle épinière, l'emploi de l'opium exige une grande attention ; il pourrait provoquer une congestion sanguine qui aggraverait la maladie, il pourrait surtout décider cette congestion lorsque le sang aurait une tendance à se porter à la tête. Les auteurs recommandent de n'employer l'opium qu'avec beaucoup de réserve dans la manie, dans les convulsions, dans le tétanos, dans l'épilepsie, dans la catalepsie, etc. ; chacune de ces affections n'est réellement qu'une forme séméiotique particulière sous laquelle des lésions cérébrales variées, dissemblables, se présentent ; souvent la même lésion prend successivement plusieurs de ces formes, apparaît en peu de temps sous l'aspect de convulsions, d'une aliénation mentale ou d'accès épileptiformes, tétaniques, etc. Or c'est l'état actuel de l'encéphale, c'est la lésion dont l'appareil cérébral est le siége, qu'il faudrait connaître pour juger si l'action de l'opium est capable de diminuer cette lésion ou de la faire cesser; on ne marche qu'au hasard quand on prend pour guide les symptômes.

Si le tétanos est, comme nous le croyons, le produit d'une phlogose très étendue des méninges rachidiennes et cérébrales, d'une modification morbide de la moelle épinière, d'une phlegmasie des principaux plexus du système ganglionnaire, etc.; on peut facilement reconnaître tout ce que l'opium aurait à faire pour rétablir l'ordre naturel dans l'économie animale; le nombre et la gravité des lésions peut expliquer pourquoi des doses énormes d'opium n'arrêtent pas le cours désordonné de l'influence nerveuse sur les muscles, pourquoi elles ne causent pas une détente de ces derniers [1].

Les préparations opiatiques conviennent aussi pour réprimer les irritations qui naissent spontanément dans

---

[1] Un enfant de douze ans, atteint d'un tétanos, prend en un jour quatre demi-lavements qui contenaient chacun quatre gros de laudanum liquide de Sydenham; il garde ces lavements; l'absorption du liquide a lieu. Cependant les muscles restent contractés; il ne paraît aucun signe de congestion cérébrale, ni gonflement de la figure, ni somnolence, etc. Les pupilles étaient contractées, et les yeux vifs.

les plexus nerveux, qui provoquent des mouvements anomaux, des troubles dans les organes digestifs, respiratoires, circulatoires. Ces affections, que nous avons nommées plecto-neurites, que les pathologistes désignent par le titre de spasmodiques, cèdent souvent à l'emploi de petites doses d'opium.

Cette substance est également favorable dans les névrilémites générales, qui sont récentes, légères, qui donnent à tous les tissus, à tous les organes, une susceptibilité excessive. L'usage prolongé d'une préparation opiacée diminue peu à peu l'état permanent d'irritation des cordons nerveux et de leurs divisions; cette préparation fait baisser en même temps la sensibilité, la mobilité excessive de l'individu. L'opium n'est plus aussi puissant, aussi utile, quand il y a une phlogose locale de la substance d'un cordon nerveux (neurite, névralgie), alors son administration à l'intérieur n'est pas toujours suivie d'un effet calmant ou sédatif: donné à hautes doses l'opium suscite de nouveaux accidents, sans enlever la lésion pour laquelle on l'administrait. L'opium réussit mieux quand on l'applique immédiatement sur l'endroit douloureux : les cataplasmes opiacés procurent souvent un grand bien, lorsqu'on en recouvre des tissus dont les cordons nerveux sont dans un état de phlogose, où l'on éprouve des douleurs vives qui se propagent, qui se continuent le long des nerfs.

Il est des irritations des organes des sens que dissipe heureusement l'influence stupéfiante de l'opium. On conseille des injections opiacées dans l'oreille contre les douleurs aiguës de cette partie. Il est des ophthalmies douloureuses que les collyres chargés d'opium guérissent. J'ai été appelé, en 1818, par une dame qui avait reçu, quelques heures auparavant, un coup assez léger sur l'œil gauche. La première angoisse était passée, mais il venait de se déclarer d'autres espèces de douleurs qui occupaient la totalité du globe. Il lui semblait que cet organe s'irritait par moments, et qu'il éprouvait des contractions qui la faisaient cruellement souffrir. L'œil était vif, animé, mais point rouge, point enflammé. Six gouttes de liqueur aqueuse d'opium données de demi-heure en demi-heure dans une cuillerée d'émulsion, la même liqueur appliquée sur l'œil à l'aide d'un cataplasme, dissipèrent cette névralgie ; la malade ne prit intérieurement que dix-huit gouttes du composé opiatique.

Maladies de l'appareil musculaire.

Il est reconnu que l'opium ne convient pas dans les affections inflammatoires du tissu musculaire, on ne réussit même pas avec cette substance à calmer les douleurs. Si on donne une dose assez élevée d'opium pour déterminer de la somnolence, elle est accompagnée de rêvasseries, d'agitation, d'anxiété, etc.

Maladies de l'appareil urinaire.

L'usage de l'opium ne convient pas dans le premier temps de la néphrite. L'opium est plus salutaire dans les spasmes qui tourmentent les organes urinaires ; lorsqu'une innervation désordonnée trouble la sécrétion et l'éjection des urines, l'administration de l'opium rétablit l'exercice de ces fonctions.

Maladies de l'appareil génital.

On donne souvent l'opium pour favoriser la menstruation; on l'administre à petites doses pour diminuer l'orgasme vénérien, dans le priapisme, la nymphomanie, etc. Quand il existe une dégénérescence cancéreuse de l'utérus, on donne l'opium pour apaiser les douleurs, pour engourdir la malade, pour rendre moins affreux le spectacle de son inévitable destruction. On voit dans ce cas des femmes prendre des doses énormes d'opium, comme 30 à 40 grains d'extrait de cette substance par jour. Les effets que ce moyen produit sont remarquables; le plus souvent l'opium délivre la malade de ses souffrances, et cependant il n'a pas déterminé une congestion cérébrale, il n'y a pas pesanteur de tête, gonflement de la figure, accablement, dilatation des pupilles, etc.; toutefois l'opium a agi sur le cerveau; il a modifié son état physiologique, car il survient des éblouissements, par moments des vertiges avec des nausées, des vomissements, des perceptions fausses ou des hallucinations, des bruissements dans les oreilles, tantôt des secousses convulsives dans les muscles des cuisses et des jambes, tantôt des engourdissements des membres. L'opium attaque aussi les voies digestives; il y a du dégoût, de la soif, sécheresse de la langue, etc. Il n'est pas rare de voir l'opium produire une sédation, un grand calme, rendre le repos à ces malades, même leur permettre de marcher, sans donner lieu à aucun phénomène nerveux. La douleur cesse, ou parceque les mouvements, les tiraillements qui la causaient, se ralentissent, s'arrêtent, ou parceque la faculté de sentir se trouve directement amoindrie.

Des observations multipliées m'ont démontré que la ciguë, la jusquiame, la belladone, le stramonium ne pouvaient pas remplacer l'opium lorsque l'on voulait assoupir de grandes douleurs. Ces plantes agissent sur l'encéphale tout autrement que le suc du pavot. Nous avons souvent employé successivement une préparation d'opium, et la poudre ou l'extrait de ciguë, de jusquiame et de belladone : nous avons toujours obtenu de l'opium un effet calmant que les derniers ne nous procuraient pas. J'ai été témoin de l'emploi simultané de ces deux sortes de remèdes, et j'ai recueilli avec soin leurs effets particuliers.

Une dame, qui avait un cancer de la matrice, prenait depuis quelque temps de l'extrait d'opium; elle était graduellement parvenue à quatre grains et demi qu'elle avalait le soir en trois pilules : elle éprouvait, peu après l'ingestion de ce médicament, beaucoup de calme, de la somnolence, un engourdissement général. Elle consulta un nouveau médecin qui lui conseilla des bols, dont la base était l'extrait de jusquiame. A neuf heures du matin elle en prit trois. Nous avons calculé qu'il y entrait également quatre grains et demi d'extrait de cette plante. Une heure et demie après elle éprouva un grand malaise, une céphalalgie violente avec pesanteur de tête ; elle vomit beaucoup de bile ; elle sentait un engourdissement général, des vertiges la tourmentaient fréquemment. A midi, ces accidents étaient dans toute leur force ; il y avait du trouble dans la vision : les yeux étant ouverts, elle voyait courir des lapins couverts de fleurs; si elle fermait les paupières, une foule de choses bizarres se présentaient à elle. A quatre heures après midi, le mal de tête avec pesanteur existe toujours. Il y a de plus des soulèvements d'estomac, des efforts pour vomir. Si elle s'assoupit, elle parle haut; elle délire; elle va en peu de temps trois fois du bas. A neuf heures du soir, douze heures après l'ingestion des pilules, elle était encore dans un état d'engourdissement : elle prend une cuillerée d'une potion fortement opiacée qui amène un calme bien sensible, qui lui procure plusieurs heures de repos. Ici l'opium a paru combattre les effets de la jusquiame.

Toujours tourmentée de l'opinion que l'opium ne faisait que l'empêcher de souffrir, mais qu'il ne pouvait guérir sa maladie, elle consulta de nouveau, et fut mise à l'usage de pilules qui contenaient chacune un grain de poudre de belladone. Elle commença par prendre, le 10 janvier 1822, une pilule le matin, et une à midi; le soir, elle se plaint de sécheresse à la bouche et à la gorge, la langue est comme aride. Elle demande ses deux pilules calmantes qui contiennent trois grains d'extrait d'opium; une heure après, elle se sentait engourdie, elle n'avait plus de douleurs dans les reins, elle s'endormit. Le lendemain 11, elle reprit le matin et à midi une pilule de belladone, la sécheresse de la bouche, de la gorge, l'aridité de la langue revinrent; mais, de plus, il y eut un trouble marqué dans la vision, les pupilles n'étaient pas dilatées : le soir, l'extrait d'opium calma de nouveau les douleurs, calma aussi les accidents produits par la belladone; il procura du sommeil. Le 12 janvier, la malade prit encore les deux pilules de belladone; aux symptômes qu'elle éprouvait la veille, se joignit une douleur de tête qui occupait le front, et qui la tourmentait beaucoup. Le soir, elle se plaint d'avoir les lombes comme déchirées; une pilule d'opium de deux grains apaise les douleurs, la tranquillise d'une manière bien sensible. Le 13, elle persiste dans l'usage des pilules de belladone; elle éprouve dans la journée une céphalalgie qui augmente comme par accès, et qui alors provoque des envies de vomir: les autres accidents existent avec assez d'intensité. Le soir, elle ne prend qu'une pilule d'extrait d'opium d'un grain et demi; la nuit est mauvaise; elle est obligée d'en reprendre deux autres vers le matin. Après l'ingestion de ces dernières pilules, le mal de tête se dissipe, l'état de souffrance diminue, la malade s'endort; elle ne veut plus prendre les pilules de belladone; elle les repousse; elle a bien remarqué qu'elles augmentent ses douleurs, qu'elles lui causent une grande agitation; elle se contente des pilules d'opium qui ne manquent jamais de la soulager, qui souvent, dit-elle, enlèvent le mal comme avec la main.

Maladies du système cutané.

L'opium se montre souvent favorable dans les phlegmasies cutanées. Sydenham s'en servait dans la petite-vérole après le sixième jour : les malades sont alors dans un état d'anxiété insupportable, ils éprouvent sur toute la peau une ardeur pénible ; l'opium les tranquillise, leur donne du repos; si les urines sont rares, il les fait couler. J'ai traité, il y a environ seize ans, un jeune homme de dix-huit ans atteint d'une petite-vérole confluente : vers le dixième jour il éprouva un sentiment intolérable de chaleur à la peau, qui était gonflée, rouge, sensible. Je lui ordonnai le matin et le soir une demi-once de sirop d'opium. Chaque fois qu'il prenait ce remède, il éprouvait subitement un calme marqué, ses douleurs diminuaient, son agitation cessait, et il rendait bientôt après une assez grande quantité d'urine ; il en rendait très peu dans l'intervalle. Ces effets s'observèrent tant que la maladie resta violente et qu'elle exigea l'administration de l'opium. Dans la rougeole on se sert aussi de cette substance pour calmer la toux, pour diminuer l'irritabilité générale, quand elle est exaltée.

Maladies du système fibreux.

Lorsque la goutte attaque les articulations, il est dangereux d'administrer l'opium ; cette substance ne diminue pas les douleurs, elle ne produit qu'un engourdissement très pénible.

Des fièvres.

Tant que les lésions morbides que présentent les fièvres occupent seulement l'appareil circulatoire, les voies digestives, etc., et que l'appareil cérébral reste peu affecté, l'opium est au moins inutile. On a administré, dans la fièvre que l'on nomme bilieuse, un, même deux gros par jour de laudanum liquide de Sydenham à l'Hôtel-Dieu de Paris ; on n'a pas eu à se féliciter de cette pratique. Quand, dans les fièvres, l'encéphale, la moelle épinière sont dans un état de surexcitation; quand leurs membranes sont irritées; qu'une innervation désordonnée va provoquer tous les organes, troubler, pervertir les fonctions du cœur, des poumons, du diaphragme, de l'estomac et des intestins, on a quelquefois eu recours à l'opium avec un grand succès pour combattre, pour faire cesser les lésions vitales qui surviennent alors. Dans les fièvres ataxiques, dans les typhus, des spasmes se portent sur les viscères dont l'action est essentielle à la vie, et suspendent l'exercice de leurs fonctions; le danger est pressant si on ne les fait promptement disparaître. Il arrive bien des morts inopinées dans les fièvres ataxiques qui tiennent à ce que le cœur, à ce que les poumons, le diaphragme, ont interrompu leurs mouvements. On a réussi à délivrer ces organes à l'aide de préparations opiatiques que l'on administrait à petites doses, et que l'on renouvelait autant qu'il était nécessaire. On doit éviter de déterminer une congestion cérébrale; cependant des praticiens ont cru remarquer qu'un engorgement léger de l'encéphale donnait aux fièvres ataxiques un caractère plus doux, réprimait la violence de leurs symptômes, les conduisait à une fin heureuse. Un assoupissement qui n'est pas profond, qui n'est pas accompagné de mauvais symptômes, la surdité ou la dureté de l'ouïe dans la deuxième période, etc., ont été donnés comme des signes de bon augure dans ces maladies.

Des fièvres intermittentes.

Dans les fièvres intermittentes, l'expérience s'est souvent prononcée en faveur de l'opium comme moyen fébrifuge. Lind, Laquerenne, Barthez, ont constaté que le laudanum liquide à la dose de quinze à vingt gouttes, donné au moment où le frisson est remplacé par la chaleur, diminue singulièrement la violence de l'accès et l'abrège en même temps. Ce médicament affaiblit le mal de tête, éteint l'ardeur fébrile, donne lieu à une sueur abondante, procure un sommeil doux et agréable. Le D. Trotter, cité par le D. Thomas dans sa *Médecine pratique*, a observé que peu de minutes après l'administration du médicament, on apercevait une détente à l'extérieur; les joues se coloraient; la physionomie prenait une apparence de gaieté; le pouls de vif, faible, quelquefois irrégulier qu'il était auparavant, devenait moins fréquent, plein et régulier; une chaleur agréable se répandait par tout le corps: en moins d'un quart-d'heure, dans certains cas, tous les symptômes morbides disparaissaient. En général le sommeil ne suivait que lorsque la dose avait été portée trop loin.

J'ai plusieurs fois administré l'opium une heure environ avant l'accès; fréquemment la fièvre n'avait pas lieu, mais les malades sentaient fortement la puissance narcotique du remède; ils se plaignaient d'éprouver une grande pesanteur de tête, de l'accablement, de la somnolence, un engourdissement général.

Des maladies vénériennes.

Les médicaments narcotiques sont des moyens utiles dans quelques maladies chroniques. On associe avec beaucoup d'avantage l'opium aux préparations mercurielles dans le traitement des maladies vénériennes;

le suc du pavot prévient la commotion artérielle, l'état d'excitation comme fébrile que suscite fréquemment le mercure; il retarde l'irritation des organes salivaires. Les personnes d'une constitution nerveuse et très irritable ne peuvent soutenir sans accidents l'opération des préparations mercurielles; l'opium, en émoussant la sensibilité de ces malades, permet de les employer. Dans une fièvre mercurielle avec suppression d'urine, insomnie, redoublement tous les soirs, l'opium fit uriner, diminua la force du mouvement fébrile, procura un calme marqué. On avait avancé que l'opium détruisait le principe des maladies vénériennes : des expériences, suivies avec une scrupuleuse attention par M. Cullerier, à l'hôpital des vénériens de Paris, ont prouvé que cette opinion était fausse. Mais cette substance narcotique n'en est pas moins un auxiliaire souvent utile dans le traitement des maladies syphilitiques; elle sert aussi pour combattre les irritations locales trop vives, la gonorrhée, les chancres, les ardeurs des voies urinaires, les végétations, etc.

CLASSE VIIe.

MÉDICAMENTS PURGATIFS.

SECTION I. *Considérations générales sur les médicaments purgatifs.*

Les médicaments purgatifs, *medicamenta purgantia*, du verbe latin *purgare*, nettoyer, purifier, rendre net, sont des agents pharmacologiques qui ont la faculté de déterminer, sur la surface interne des intestins, une irritation passagère et spéciale, d'où résultent des déjections alvines. On nomme aussi ces médicaments cathartiques, *medicamenta cathartica*, du verbe καθαίρω, je purge, je nettoie.

Il semble que l'on devrait être bien d'accord sur la nature, l'action et les effets des médicaments qui ont reçu le titre de purgatifs. Ce sont les agents dont la thérapeutique s'est pendant long-temps servie le plus souvent, ceux auxquels les médecins ont accordé le plus de confiance : en outre, les suites de l'administration des purgatifs sont très sensibles, ils produisent des effets assez apparents. On pourrait donc croire que l'on connaît bien tout ce qui a rapport aux médicaments qui vont nous occuper, et que ce point de la doctrine pharmacologique, éclairé par des milliers d'observations, ne laisse rien à désirer. Eh bien, nous allons voir qu'il en est tout autrement.

Arrêtons-nous d'abord à la définition que l'on a donnée du médicament purgatif; c'est de là qu'est sorti l'arbitraire qui règne dans cette classe d'agents médicinaux. Toute substance, a-t-on dit, qui suscite des évacuations par les selles, met en exercice une propriété purgative; cet effet annonce que la substance soumise à l'observation est dépositaire de la vertu cathartique. De là il est résulté que quelques auteurs n'assignaient plus de bornes à la classe qui devait réunir les productions propres à purger : à la rigueur, dit Schwilgué, il n'est pas de corps qui ne puisse déterminer la purgation pourvu qu'on l'administre à une dose suffisante.

L'application de ce principe a engendré le défaut d'unité, l'étonnante diversité que l'on remarque parmi les substances végétales que les auteurs réunissent sous le titre commun de purgatifs. Si l'on considère leur composition chimique, on y trouve des substances mucilagineuses, huileuses, sucrées, acides, à côté de substances qui ont une nature résineuse, qui contiennent une grande proportion d'un principe extractif, etc. S'occupe-t-on de leurs qualités sensibles? les unes sont inodores, les autres exhalent une odeur forte et nauséabonde; celles-ci se distinguent par une saveur douce, fade ou acide, même agréable, les autres laissent sur l'organe du goût une sensation d'une amertume insupportable. Observe-t-on leur impression sur les tissus vivants, ou les effets physiologiques qu'elles produisent? on voit que les unes corroborent l'appareil gastrique en même temps qu'elles suscitent des déjections alvines; tandis que les autres relâchent, affaiblissent assez les organes digestifs pour que l'exercice de leurs fonctions reste vicié plusieurs jours après que la purgation a eu lieu, etc.

Des évacuations intestinales peuvent dépendre de causes très distinctes : elles ne supposent pas une impression semblable, identique sur la surface intestinale. On a donc eu tort de regarder ces évacuations comme l'indice d'une propriété pharmacologique spéciale, comme un signe qui décelait à la fois sa nature et son exercice actuel. Il convient aujourd'hui de chercher un autre caractère aux agents purgatifs, et surtout de le chercher plus précis, plus noble. plus physiologique. Le médicament, auquel nous réservons le nom de purgatif, devra avoir la faculté de faire naître sur la surface interne des intestins une irritation passagère, mais importante pour les effets qui en découlent. C'est cette irritation que nous considérons comme le fond, comme l'essence du phénomène de la purgation. Cette irritation n'occupe pas à la fois toute l'étendue de la surface intestinale, mais elle en parcourt successivement toutes les zones ; toujours elle produit, sur les points où elle existe, une exaltation de la sensibilité, de la rougeur, du gonflement, un épanouissement des vaisseaux capillaires : ce mouvement organique amène une exhalation séreuse plus abondante, une forte sécrétion de mucosités, la séparation instantanée d'une grande quantité de bile ; en même temps ont lieu des contractions accélérées de la tunique musculeuse des intestins, qui conduisent en peu d'instants les matières contenues dans ces organes jusqu'à l'anus, et les expulsent au dehors.

Maintenant que nous venons d'établir ce qui constitue le phénomène physiologique de la purgation, nous voyons qu'il ne suffira plus de provoquer des déjections intestinales pour être admis dans la classe des agents cathartiques. Cette classe en deviendra moins nombreuse; mais toutes les substances végétales qui s'y trouveront se conviendront par leurs qualités: on n'y rencontrera plus rapprochés le jalap et le tamarin, la gomme-gutte et la manne, la rhubarbe et les huiles fixes.

En donnant pour caractère au médicament purgatif la faculté de faire naître une irritation sur la surface intestinale, nous ne pensons pas que l'on nous oppose la manière d'agir des substances caustiques, des poisons irritants. Nous assignons des bornes à l'irritation purgative; nous savons qu'elle doit être momentanée, assez légère pour ne pas nuire, et capable toutefois d'amener un résultat thérapeutique. Cette irritation ne modifie que l'ordre actuel de la vitalité des intestins et des organes glanduleux dont le conduit excréteur aboutit dans leur intérieur; mais elle ne pénètre pas les tissus du canal alimentaire, et surtout elle ne tend pas à les altérer; tandis que le caustique dénature ces parties, change leur texture, les met dans une condition physique différente de celle qui leur est naturelle, les rend impropres à remplir les fonctions qui leur étaient confiées. Les purgatifs troublent momentanément la vie de l'appareil digestif; les poisons irritants causent un changement durable dans son matériel. Ajoutons que l'irritation purgative a une nature spéciale: de même que tous les corps qui attaquent la surface dermoïde ne sont pas propres à entretenir, à augmenter la suppuration d'un vésicatoire, d'un exutoire; de même toutes les substances qui irritent les voies alimentaires ne parviennent pas à rendre plus abondantes les excrétions qui affluent dans les intestins, ne déterminent pas les effets qui caractérisent l'acte de la purgation.

SECTION II. *Des substances naturelles qui ont une propriété purgative.*

Ces substances sont des productions végétales ou bien des produits de l'art chimique. Le règne animal ne fournit point de matière qui possède la faculté de purger.

A. *Substances végétales purgatives.*

Ces substances se distinguent par leurs qualités sensibles. Elles exhalent toutes une odeur plus ou moins fétide, qui semble soulever l'estomac et exciter des nausées. Cette odeur est loin d'avoir un caractère simple et identique dans toutes les plantes purgatives; cependant on a essayé de le déterminer par le nom d'odeur nauséabonde ou nauséeuse. Les matières végétales purgatives agissent aussi sur l'organe du goût; elles y produisent une sensation amère, très désagréable. Les corps résineux, comme la gomme-gutte, n'étant pas solubles dans les sucs salivaires, sont sans saveur sensible. Quelques uns ne recèlent aucun principe volatil, et sont inodores.

La composition chimique des productions douées de la vertu purgative mérite notre attention. Ces productions contiennent une grande quantité de matériaux amers et extractifs, gommo-résineux et résineux. Ce sont ces matériaux qui recèlent la propriété irritante propre aux substances que nous allons étudier. Cette propriété ne paraît pas procéder d'un principe chimique, simple et unique, qui serait commun à tous les corps végétaux purgatifs ; le plus souvent elle semble attachée à un ordre particulier de combinaison entre plusieurs éléments constitutifs de ces agents.

L'art du pharmacien sait faire prendre des formes très diversifiées aux médicaments purgatifs. Avec les substances végétales que nous allons examiner, il compose d'abord des poudres, des électuaires, des pilules : ce sont les formes pharmaceutiques que l'on préfère pour administrer les matières résineuses et gommo-résineuses. On emploie aussi l'eau comme un véhicule favorable à l'exercice de la faculté purgative; ce liquide, n'ayant par lui-même aucune activité, laisse les principes d'où dépend l'opération purgative agir en toute liberté; et quand on ne veut pas donner en nature la substance douée de la faculté de purger, et que les matériaux d'où dépend cette faculté sont solubles dans l'eau, c'est toujours de ce liquide qu'il faut se servir pour s'en emparer. Nous ne dirons pas la même chose du vin et de l'alcohol. Ces excipients ont par eux-mêmes une puissante activité, et les effets qu'ils suscitent ne s'accordent pas avec ceux des purgatifs. Il doit se rencontrer des cas où l'on a besoin de purger, mais où l'action du vin et de l'alcohol serait contraire. On trouve dans les pharmacies un certain nombre de sirops purgatifs, simples et composés. On y conserve des extraits qui sont principalement résineux, si pour les former on a employé l'alcohol; et qui ont une nature extractive, ou bien ne contiennent que des principes solubles dans l'eau, lorsqu'on s'est servi pour les préparer de ce liquide.

Famille naturelle des convolvulacées.

Les plantes de cette famille d'où nous tirons des produits purgatifs, appartiennent au genre CONVOLVULUS. C'est des racines de ces plantes que l'on se sert principalement; elles sont remplies d'un suc propre, de couleur laiteuse, d'une saveur âcre qui paraît dépositaire de la qualité purgative ou irritante de ces productions.

JALAP, *Jalappæ, jalapii radix*, racine du CONVOLVULUS JALAPA, L., plante vivace qui croît au Mexique, près de Vera-Cruz; on en trouve aussi sur les Cordilières. La racine de ce végétal est tubéreuse, d'un volume considérable; on en a trouvé qui pesait plus de vingt kilogrammes; elle porte une tige grimpante. Il paraît que la racine de l'IPOMOEA MACRORRHIZA, est aussi livrée au commerce sous le nom de jalap. Le mot jalap vient de Xalappa, petite ville du Mexique, d'où on l'apporta en Europe vers l'an 1610.

On trouve le jalap, dans les pharmacies, en morceaux ronds, solides, compactes, noirâtres à l'extérieur, d'un gris obscur dans l'intérieur, qui sont des divisions de la racine dont nous nous occupons. Elle présente des rayures et des cercles concentriques qui paraissent formés par la résine dont cette substance médicinale est abondamment pourvue. Plus les stries dont nous parlons sont abondantes, plus le jalap est pesant, et plus aussi il est estimé. La racine du jalap, quand on l'examine dans un état de fraîcheur, présente des caractères différents. Elle est blanche et laiteuse.

La propriété purgative du jalap paraît surtout émaner de la résine qu'il contient. Mais cette résine n'existe pas pour une proportion toujours égale dans le jalap. Quatre cents parties de cette racine ont fourni tantôt cent trente et tantôt deux cent dix de leur poids du principe résineux. D'un autre côté, les praticiens accusent le jalap d'être un purgatif infidèle, inégal; la même dose donne fréquemment lieu à une purgation ou trop débile ou trop forte ; il est difficile d'en bien régler l'action, et d'obtenir toujours les effets que l'on désire. Ces résultats s'expliquent bien par les variations que le jalap présente dans sa composition intime; ces variations elles-mêmes ne dépendent-elles pas de la diversité des terrains dans lesquels ces racines se sont développées, de l'état où se trouvait la végétation de la plante au moment où on l'a récoltée, ou de la saison dans laquelle on s'en est emparé, etc. ?

Nous devions à M. Henry et à M. Planche des travaux intéressants sur le jalap. M. Félix Cadet de Gassicourt, dans une dissertation présentée à la Faculté de médecine de Paris, nous a fait connaître de nouvelles recherches sur la nature chimique et sur les propriétés de cette racine. L'analyse de cinq cents grammes de jalap lui a fourni les principes suivants :

Eau.	24 gram.
Résine	50
Extrait gommeux.	220
Fécule amilacée	12 5
Albumine végétale, ou ferment. . . .	12 5
Principe ligneux.	145
Phosphate de chaux.	4
Muriate de potasse.	8 118
Muriate de chaux.	0 2
Sous-carbonate de potasse.	1 882
Carbonate de chaux.	2
Carbonate de fer.	0 105
Silice.	2 7
Des traces de sulfate de chaux, de carbonate de magnésie, d'acide acétique, de matière sucrée, de matière colorante.	
Perte attribuée surtout au principe ligneux.	16 995
Total.	500

On administre ordinairement le jalap en poudre; on peut convertir celle ci en pilules ou en électuaire. Comme c'est dans la partie résineuse que se trouve principalement la vertu purgative, on compose avec de l'alcohol affaibli une teinture de jalap dont on se sert quelquefois pour purger : elle porte le nom d'eau-de-vie allemande lorsqu'on y ajoute un peu de scammonée et de turbith. L'extrait résineux que l'on obtient à l'aide de l'alcohol est aussi en usage, mais il est toujours plus sage d'employer la racine en poudre. L'eau, ne pouvant point dissoudre de résine, fournit des préparations peu actives. Le *Codex* contient cependant un sirop aqueux de jalap.

Cette racine a peu d'action sur l'organe de l'odorat ; néanmoins sa poudre répandue dans l'air irrite la surface muqueuse de l'intérieur des narines, même celle de la gorge, provoque l'éternument et la toux : mise sur la langue, elle donne lieu à une saveur âcre et piquante : prise à l'intérieur, à la dose de quinze, vingt, jusqu'à quarante grains, selon les âges et les circonstances individuelles, cette substance produit avec une intensité très prononcée le phénomène de la purgation. Elle attaque vivement la surface intestinale et donne lieu à tous les effets qui découlent de l'irritation de cette dernière, comme exhalation augmentée, sécrétion abondante de bile et de mucosités, mouvement péristaltique accéléré du canal alimentaire, évacuations alvines répétées, coliques, etc. Quelquefois le jalap, par son impression immédiate sur l'estomac, détermine le vomissement; quand son action sur les intestins est trop vive, trop pénétrante, le jalap cause des tranchées violentes, des déjections trop prolongées, en un mot, une superpurgation. Des observations faites sur des animaux ont prouvé que, si on le donne à grandes doses, sa force irritante prend assez de puissance pour occasioner une inflammation mortelle des intestins grêles.

La résine de jalap, à la dose de quatre, six, huit grains, provoque une purgation marquée par des effets très sensibles. On ne l'administre ordinairement que mêlée avec une poudre adoucissante, comme celle de racine de guimauve, de gomme-arabique, de sucre ;

ou bien on la délaie dans un véhicule mucilagineux ou huileux, dans une émulsion, afin qu'à son arrivée sur la surface gastro-intestinale, elle n'attaque pas trop vivement les tissus sensibles qui la composent. Dans la racine du jalap, le principe résineux est associé à d'autres matériaux qui le divisent, qui en séparent les molécules et modèrent par-là sa trop forte activité. Des expériences faites sur des animaux, par M. Félix Cadet, ont prouvé que le contact de cette résine enflammait les membranes muqueuses, les membranes séreuses, le tissu cellulaire.

On recommande le jalap, comme moyen purgatif, lorsque l'on n'a rien à redouter de son impression sur les voies digestives. Il convient aux personnes d'une complexion lymphatique, à celles qui ont la fibre molle ou relâchée, dont les organes sont peu irritables. On emploie ce purgatif pour évacuer les voies digestives, lorsque l'on veut expulser par les selles ce qu'elles contiennent; on le conseille à des doses plus élevées dans les maladies où l'on veut des impressions fortes, où la sensibilité amoindrie n'est réveillée que par des secousses violentes, comme dans les paralysies, etc. On s'en sert aussi avec avantage lorsque l'on désire établir une irritation révulsive ou dérivative sur la surface intestinale, dans les affections comateuses, dans quelques maladies des organes respiratoires, etc.

Comme le jalap est inodore et qu'il a peu de saveur, c'est le moyen que préfèrent les personnes qui ne peuvent souffrir les autres substances avec lesquelles on a coutume de purger. Il est assez ordinaire de se servir du jalap pour les enfants. Enfin, comme la dose de cette matière cathartique, nécessaire pour obtenir une purgation bien complète, est d'un prix modéré, c'est ordinairement elle que choisissent les officiers de santé pour les habitants de nos campagnes.

SCAMMONÉE. *Scammonium. Scammonia.* Suc gommo-résineux qui provient du CONVOLVULUS SCAMMONIA, L., plante vivace qui croît dans plusieurs contrées de l'Asie, surtout dans la Syrie. Elle porte une racine fusiforme qui acquiert souvent un très gros volume, et de laquelle s'élèvent plusieurs tiges volubiles qui portent des fleurs jaunes. C'est de cette racine que l'on retire la substance dont nous parlons; on prétend que les autres parties de la plante ne possèdent point la propriété purgative. Cette racine est remplie d'un suc laiteux; vers le mois de juin, on fait une section à sa partie supérieure, puis on pratique dans son intérieur un creux hémisphérique où vient s'amasser ce suc propre; ou bien on coupe obliquement cette racine, et on reçoit dans un vase la liqueur qui en découle. Il n'en sort qu'une petite quantité; chaque racine en fournit à peine quelques gros. On laisse cette matière s'épaissir à l'air libre ou au soleil. Mais la scammonée dont nous nous servons est loin d'être ce suc pur. Ceux qui le recueillent y font, pour en augmenter la quantité, diverses additions : ils y mêlent de la farine, des cendres, du sable et d'autres impuretés; nous trouvons cette substance dans le commerce en morceaux irréguliers.

On distingue deux sortes de scammonées, celle d'Alep ou de Syrie, *scammonium alepense* seu *syriacum*, qui est la plus estimée, la seule dont on se serve en médecine, et celle de Smyrne, *scammonium smyrnæum;* cette dernière vient du *periploca scammonium,* plante de la famille des apocynées. On trouve aussi dans le commerce une autre scammonée, que l'on nomme scammonée de Montpellier, et que l'on extrait du *cynanchum monspeliacum*, plante de la même famille. La scammonée d'Alep est légère, d'une couleur grise cendrée, d'une odeur forte; son intérieur présente un aspect brillant; sa poudre est d'un blanc tirant sur le brun. La scammonée de Smyrne est plus pesante, plus foncée en couleur, plus difficile à pulvériser, d'une odeur désagréable, mais plus faible que celle d'Alep.

MM. Bouillon-la-Grange et Vogel ont analysé ce produit médicinal: ils ont démontré que, sur 100 parties de scammonée d'Alep, il y avait 0,60 parties de résine, 0,03 de gomme, 0,02 d'extractif, et 0,35 de débris végétaux ou de matière terreuse. L'analyse chimique de la scammonée de Smyrne donne un résultat différent: 100 parties contiennent 0,29 de résine, 0,08 de gomme, 00,5 d'extractif, et 0,58 de matière terreuse. La scammonée est peu soluble dans l'eau, mais elle se dissout facilement dans l'alcohol, qui prend alors une couleur jaune brunâtre.

La scammonée exerce une forte impression sur les organes vivants. Elle donne une saveur peu marquée d'abord, mais qui devient bientôt âcre et amère. Administrée en poudre à l'intérieur, à la dose de douze grains jusqu'à trente, la scammonée fait naître sur la surface intestinale une irritation purgative, souvent accompagnée de coliques, d'épreintes, de chaleur dans les intestins. Selon la disposition actuelle des individus, ces symptômes sont plus ou moins prononcés. La nature des déjections est aussi subordonnée à ces circonstances individuelles ; elles peuvent être séreuses, chargées de mucosités, de bile, etc. : le médicament purgatif n'est qu'une cause qui décide la formation des matières qui sortent par l'anus ; mais les qualités de ces matières dépendent de l'état où se trouvent les organes abdominaux.

Comme la scammonée a une action assez vive, et que l'irritation qu'elle suscite s'accompagne de tranchées, de chaleur, d'agitation, les anciens ont cherché par différents procédés à prévenir ces accidents. Pour concevoir la raison de leurs tentatives, il faut se rappeler que l'on attendait alors des purgatifs un seul et grand résultat, l'expulsion des humeurs morbifiques. Ce résultat était dû à l'exercice d'une force occulte et élective qui attirait ces humeurs et les entraînait au dehors. Cette force passait pour être indépendante de la propriété irritante. Celle-ci n'était plus qu'une qualité malfaisante et superflue, et ses effets des accidents qu'il devenait avantageux de prévenir ; de là l'idée de corriger la substance matérielle des purgatifs, d'adoucir leur nature irritante, sans les dépouiller de leur faculté thérapeutique, ou du pouvoir qu'ils avaient de pousser hors du corps les humeurs peccantes. C'était pour arriver à ce but que l'on avait imaginé de mettre de la scammonée dans une poire de coing que l'on faisait cuire sous la cendre chaude, ou bien de mêler ensemble deux parties de scammonée en poudre avec une partie de suc de coing, et de faire ensuite évaporer toute l'humidité contenue dans ce mélange : cette scammonée séchée et réduite de nouveau en poudre, se nommait diagrède cydonié. Ou bien on ajoutait de la scammonée à une forte infusion de réglisse ; on faisait réduire la liqueur et sécher le résidu, qui, pulvérisé, prenait le nom de diagrède glycyrrhisé. D'autres avaient recours à un procédé plus spécieux : la scammonée pulvérisée, mise sur un papier gris au-dessus du soufre enflammé, en recevait pendant quelque temps la vapeur : cette dernière opération faisait de la substance qui nous occupe un diagrède sulfuré.

Ces préparations pharmaceutiques, fruits d'une théorie que la physiologie ne permet plus d'admettre, pouvaient seulement diminuer l'activité de la scammonée en modifiant sa nature intime, ou l'affaiblir en y mêlant des principes étrangers. On préfère aujourd'hui employer la scammonée pure, que l'on divise, pour ralentir l'exercice de sa puissance irritante, avec divers ingrédients qui en deviennent les correctifs, comme la poudre de guimauve, de gomme-arabique, de sucre, de réglisse, de crême de tartre, etc. La poudre cornachine, qui s'est rendue célèbre en médecine, n'est que de la scammonée à laquelle on ajoute une égale partie de crême de tartre, et d'une préparation à peu près inerte, que l'on nommait antimoine diaphorétique.

En thérapeutique, la scammonée s'administre dans les maladies où l'on veut obtenir une irritation bien prononcée de la surface intestinale. On redoute l'emploi de cette substance dans les affections qui offrent une phlogose, qui sont accompagnées d'un état fébrile, dans les affections qui intéressent le système abdominal. Mais on la recherche dans les maladies qui ont affaibli la sensibilité, et contre lesquelles une secousse vive peut devenir utile, comme la paralysie; ou bien celles dans lesquelles on peut se promettre quelque avantage d'une révulsion des forces vitales que l'on attire vers l'abdomen, comme les comas, les maladies de la tête, etc.

MÉCHOACAN, *mechoacannæ radix*, racine du CONVOLVULUS MECHOACAN. Cette plante se trouve au Mexique, au Brésil, et dans d'autres parties de l'Amérique. Il paraît qu'on a d'abord reçu cette production de la province de Méchoacan, d'où lui vient son nom. Toute la plante est lactescente; mais cette qualité se remarque surtout dans la racine. On recueille celle-ci au printemps, on la coupe par morceaux que l'on fait sécher; c'est ce que l'on nomme méchoacan dans les pharmacies. Ces portions de racine sont blanchâtres en dedans, recouvertes en dehors d'une écorce grise.

M. Félix Cadet de Gassicourt (*Journal de pharmacie*, novembre 1817), en cherchant, dans l'analyse du méchoacan, des caractères qui pussent le rapprocher du jalap, a vu que la première racine ne contenait pas de véritable résine, mais une espèce d'huile fixe assez analogue au produit de la résine de jalap traitée par l'acide sulfurique.

100 grammes de méchoacan ont fourni :

Principe huileux soluble dans l'alcohol à 40 degrés	2
Fécule amylacée	50
Albumine	2
Extrait aqueux	16
Résidu	30
	100

Cette racine produit une saveur d'abord douceâtre, ensuite âcre : on avait fortement exalté son efficacité, mais elle est bientôt tombée dans l'oubli. Ses effets ont paru, aux observateurs qui l'ont employée, inégaux, incertains; elle entre dans quelques compositions officinales, sans cela on ne s'en servirait plus. On préfère le jalap, qui a la même nature, la même propriété, et dont les effets sont plus sûrs. On administre le méchoacan comme le jalap, et à la même dose.

TURBITH, ou TURPETH, *turpethi radix*, racine nommée *terbadt* par Avicence, et *turbedt* par les autres Arabes, tirée du CONVOLVULUS TURPETHUM, L., plante vivace qui croît dans les lieux humides de Ceylan et du Malabar. Cette racine est très longue et partagée en divisions cylindriques. On la coupe en morceaux que l'on fait sécher : on les trouve dans les pharmacies offrant une partie corticale d'un gris cendré, et un parenchyme chargé de stries noirâtres formées par un principe résineux très abondant dans cette racine. L'odeur du turbith est nulle, et sa saveur légèrement nauséabonde.

C'est de ce principe résineux que procède la vertu purgative du turbith; mais il n'existe pas toujours pour une proportion égale dans la composition de cette racine. Les variations que la chimie signale dans sa nature intime s'accordent bien avec les observations des praticiens qui ont reconnu que ce médicament était incertain et très infidèle dans ses effets; c'est sans doute ce qui lui a valu le discrédit dans lequel il est tombé: car il n'existe plus dans les pharmacies que pour être mis dans quelques compositions où les anciens l'ont fait entrer.

M. Boutron - Charlard nous a donné (*Journal de pharmacie*, tom. VIII, pag. 131) l'analyse de cette racine : il résulte de ses recherches qu'elle contient, 1° de la résine; 2° une matière grasse; 3° une huile volatile; 4° de l'albumine; 5° de la fécule; 6° une matière colorante jaune; 7° du ligneux; 8° de l'acide malique libre; 9° des sulfate, muriate et sous-carbonate de potasse; 10° des sous-phosphate et sous-carbonate de chaux; 11° de l'oxyde de fer.

Le turbith a beaucoup d'activité : vingt à trente-six grains de sa poudre ont déterminé avec une forte intensité le phénomène de la purgation, provoqué une exhalation abondante sur la surface intestinale, et donné lieu à des évacuations séreuses : c'est alors que cette racine a été nommée hydragogue par les auteurs de matière médicale. On assure que sa résine ressemble, pour ses propriétés agissantes, à celle du jalap.

SOLDANELLE, *soldanellæ herba*, CONVOLVULUS SOLDANELLA, L., vulgairement *chou marin*, plante qui vient dans les terrains sablonneux, sur les bords de la mer : elle se trouve en France sur nos côtes. La tige de cette plante est remplie d'un suc laiteux, ainsi que sa racine; c'est à ce suc extracto-résineux qu'elle doit son activité. Cette plante, fraîche, a une saveur amère et salée; elle perd, par la dessiccation, une grande partie de sa saveur.

M. Loiseleur-Deslonchamps a soumis cette production à une série d'expériences qui lui ont démontré qu'elle possédait la propriété purgative. Il a administré la décoction d'une demi-once de feuilles sèches de soldanelle à quatre personnes, deux ont été très bien purgées, les deux autres ne l'ont pas été du tout. Il s'est attaché davantage à la racine, dont M. Planche a fait l'analyse. De quatre onces de cette substance, ce chimiste a obtenu :

	onces	gros	grains
Extrait gommeux. . . .		4	36
Résine verte.		1	24
Amidon.		3	36
Matière ligneuse.	2	»	»
Substances salines. . . .		»	24
Eau et perte.		4	»
	4 onces.		

Prise en poudre, à la dose de quarante-huit grains à un gros, cette racine a provoqué des déjections alvines, a donné lieu au phénomène de la purgation. M. Loiseleur-Deslonchamps a observé que, même à cette dose, la racine de soldanelle exerçait une action douce sur les intestins ; pour l'animer un peu, il mêlait une partie de la racine d'euphorbe pithyuse, EUPHORBIA PITHYUSA, L., sur six parties de soldanelle : cette poudre réussissait bien à la dose de trente à quarante-huit grains. M. Loiseleur-Deslonchamps a donné aussi avec avantage la teinture de soldanelle. (*Mém. sur les succédanées du jalap*, ouvrage cité, tom. II, pag. 59.)

LISERON DES HAIES, *convolvuli majoris albi herba*, CONVOLVULUS SEPIUM, L., plante vivace qui se trouve dans les lieux cultivés; elle s'accroche aux haies, sur lesquelles ses tiges s'étalent, et qu'elle orne de ses grandes corolles monopétales. La tige de ce liseron est pleine d'un suc propre, de couleur laiteuse, d'une nature extracto-résineuse. Ce suc possède une propriété irritante qui le rend purgatif quand il est porté dans les voies digestives. Quelques auteurs, qui se sont servis de cette plante, en font l'éloge, et la regardent comme un purgatif indigène très précieux. Le suc de ce liseron épaissi agit aussi efficacement que la scammonée, d'après le témoignage de Haller; il le conseille à la dose de vingt à trente grains. MM. Coste et Willemet l'ont fait prendre avec succès à quatre hydropiques. M. Bodard fait aussi l'éloge de ce moyen purgatif. (*Cours de botan. méd.*) La racine de cette plante n'a point d'âcreté ni d'amertume : les cochons la mangent.

Liseron des champs, racine du convolvulus arvensis, L., plante vivace qui vient dans les champs et sur les rideaux. M. Chevallier, pharmacien, a fait l'analyse chimique de la racine de cette plante; il en a obtenu, 1° de la résine; 2° un extrait gommeux; 3° du sucre cristallisable; 4° de la fécule amylacée; 5° de l'albumine; 6° du sulfate de chaux; 7° des sels résultants de la combustion de la racine; 8° de l'oxyde de fer; 9° de l'eau. La résine de la racine du liseron des champs, prise à la dose de six grains, causa quelques tranchées assez violentes, mais sans amener d'évacuations. A la dose de douze grains, elle a purgé doucement et sans coliques. (*Journal de pharmacie*, tom. IX, p. 301.)

Famille naturelle des cucurbitacées.

Il est plusieurs plantes de cette famille qui appartiennent à la matière médicale : elles se trouvent placées au milieu de plantes alimentaires, comme le melon, le concombre, le potiron ou citrouille. Celles dont nous allons nous occuper doivent les vertus qu'elles possèdent à un principe extracto-résineux ; c'est ce principe qui leur donne une saveur amère et une propriété irritante.

Coloquinte. *colocynthidis pomum*, fruit du cucumis colocynthis, L., plante annuelle qui vient spontanément dans la Syrie, dans l'Arabie Pétrée, dans l'île de Chypre. Ce fruit est une péponide (Richard) ronde, de la grosseur d'une orange, recouverte d'une écorce dure, unie, que l'on enlève. Quand il est sec, il offre un parenchyme léger, mou, spongieux, d'une couleur blanche : on trouve dans les cellules de ce péricarpe une grande quantité de graines. On remarque que ces graines sont huileuses, douces, dépourvues de toute activité quand on les a privées, par le lavage ou par le frottement, de la poussière dont elles sont ordinairement recouvertes, et qui provient des débris du parenchyme qui les entoure. (*Bergius, Mat. méd.*) Ce parenchyme a peu d'odeur, mais il se distingue par une amertume considérable, mêlée d'âcreté. C'est dans cette partie de la coloquinte que réside la vertu purgative. Il suffit même de rester pendant quelque temps dans une atmosphère chargée de la poudre de cette substance, pour éprouver l'effet de sa grande activité ; ceux qui la pulvérisent chez les pharmaciens sont, vivement purgés, s'ils ne se garantissent, par les moyens d'usage, de la poussière qui s'élève du mortier.

Les recherches chimiques tentées sur cette substance médicinale ont prouvé qu'elle contenait une résine insoluble dans l'éther, un principe amer particulier à cette production, une huile grasse, amère, une matière extractive un peu amère, de la gomme, des substances salines. L'eau, le vin, l'alcohol, paraissent également propres à s'emparer des principes actifs de la coloquinte : au moins, les médicaments formés avec ces véhicules possèdent tous la faculté de purger.

La coloquinte agit avec une grande violence sur les tissus vivants. Appliquée en poudre fine sur une plaie récente, cette substance a déterminé une inflammation assez étendue, accompagnée d'une infiltration sanguine. (*Orfila*, ouvrage cité.) Prise intérieurement, à la faible dose d'un à quatre grains, la propriété irritante de la coloquinte montre encore une grande puissance; elle exerce une impression aussi vive que profonde sur la surface interne des intestins, et donne lieu à des déjections abondantes, parcequ'elle augmente toutes les sécrétions des voies digestives, et surtout l'exhalation séreuse qui humecte la cavité intestinale. Ces déjections sont souvent répétées parceque l'action de la coloquinte atteint la membrane musculeuse des intestins, et qu'elle suscite une grande accélération dans le mouvement péristaltique du canal alimentaire : les épreintes, les violentes coliques, la soif, etc., dépendent également de son opération sur la surface intestinale. On voit souvent la coloquinte provoquer le vomissement parceque l'estomac ne peut souffrir son contact.

Il est vrai de dire que la coloquinte est le plus fort irritant que l'on puisse se permettre de porter, pour un but thérapeutique, dans les voies digestives; car son action, pour peu qu'elle dépasse le degré de développement qui caractérise le travail purgatif, devient une agression fâcheuse, et donne lieu à des accidents pathologiques. Des doses trop élevées, prises inconsidérément ou par inadvertance, ont occasioné des phlogoses de la membrane muqueuse, quelquefois même des autres tissus intestinaux; ont fait naître des entérites suivies d'ulcérations, de dysenteries, de diarrhées rebelles, accompagnées d'affaiblissement, d'amaigrissement, etc. Il est assez ordinaire de voir la coloquinte produire des déjections mêlées de sang. Les expériences tentées sur les animaux ont démontré que l'estomac et le rectum étaient les deux points qui recevaient l'attaque la plus vive : la membrane muqueuse qui recouvre ces organes, dans les chiens morts après avoir pris de la coloquinte, était d'un rouge vif, avec des portions d'un rouge foncé disséminées çà et là. Quelquefois même la membrane musculeuse du rectum se trouvait enflammée. (*Orfila*, ouvrage cité.) Il est évident que la substance de la coloquinte traverse avec rapidité les intestins grêles et même le colon, mais qu'elle séjourne plus long-temps dans le rectum; alors elle appelle une congestion sanguine sur la surface muqueuse de cet intestin : de là provient le sang que l'on trouve quelquefois dans les selles, après l'emploi de cette substance. En attirant le liquide artériel vers les gros intestins, la coloquinte influe par contiguité sur l'appareil utérin; elle a donc pu, en réveillant la vitalité de cet appareil, favoriser la fluxion menstruelle, en avancer l'époque, comme l'attestent des observateurs.

Cette grande activité de la coloquinte a occupé les anciens médecins. Comme à leurs yeux l'irritation que les agents purgatifs faisaient naître dans les intestins était un accident, un produit inutile, et qu'ils n'administraient ces agents que pour attirer les éléments morbifiques dans les voies alimentaires, pour les expulser au dehors, ils ont dû chercher à réprimer la force de la substance médicinale dont nous nous occupons, à prévenir le travail qu'elle provoquait sur la surface intestinale. C'est dans ce dessein qu'ont été conçues les préparations diverses que la coloquinte devait subir dans les laboratoires des pharmaciens avant d'être administrée. Les uns la soumettaient à une ébullition prolongée, les autres à une fermentation; d'autres ont étendu la coloquinte dans une grande dose de gomme-arabique et de gomme-adragant, comme on le voit dans la préparation que l'on nomme trochisques alhandal. De tous les moyens proposés pour adoucir l'excès d'énergie de cette matière médicinale, le plus convenable nous paraît être le mélange de huit ou dix parties d'une poudre insoluble dans les sucs gastriques, comme celle de guimauve, de réglisse, etc., avec une partie de coloquinte. Sans gêner l'exercice de la propriété agissante de cette dernière, la première limitera cependant sa puissance, et s'opposera à une impression fâcheuse ou trop profonde de ses molécules.

La grande activité de la coloquinte indique assez que l'on ne doit s'en servir qu'avec circonspection. La thérapeutique a recours à cet agent quand elle désire détourner une irritation qui s'est établie sur d'autres appareils organiques où elle menace d'être pernicieuse, au moins où elle produit une affection grave. On ne choisit pas ordinairement la coloquinte quand on veut seulement évacuer les matières contenues dans les intestins, tenir le ventre libre, ou même exciter une légère purgation; mais quand les avantages thérapeutiques que l'on espère dépendent de l'irritation que va éprouver la surface intestinale, alors un usage prolongé de la coloquinte procurera des succès qui seraient refusés à des moyens moins puissants. C'est ainsi que cette irritation a pu dissiper des céphalées tenaces, des accidents épileptiques, des paralysies, même un état de démence, etc., en exerçant une influence révulsive sur l'appareil cérébral; ou des accès d'asthme, des étouffements, etc., en opérant le même effet par rapport à la poitrine et à la moelle épinière.

On s'est aussi servi de la coloquinte, et surtout du vin, dans lequel on met infuser cette substance, pour arrêter des écoulements gonorrhéiques anciens et rebelles. Son usage a été favorable à quelques hydropiques à qui elle faisait rendre une grande quantité de sérosité par les selles.

On fait avec la coloquinte des lavements fortement irritants qui sont utiles dans l'apoplexie.

Elaterium, produit pharmaceutique tiré du mo-

MORDICA ELATERIUM, L., ECBALIUM ELATERIUM, Richard, vulgairement *concombre sauvage*, plante annuelle dans nos jardins, vivace dans la France méridionale, l'Italie, la Sicile, où elle croît spontanément dans les lieux incultes et pierreux. Elle est célèbre en botanique par la propriété qu'ont ses fruits de projeter au loin, et avec un effort marqué, les graines qu'ils contiennent et le suc qui les entoure, lorsqu'à leur maturité on les touche ou on les remue. Cet effet a une cause mécanique, la forte compression que l'écorce de ce fruit exerce sur ce qu'il contient; ses fibres circulaires se resserrent, le péricarpe s'alonge au moment où il se vide.

Toute cette plante est d'une amertume considérable avec une grande âcreté. On s'est surtout servi en médecine de la racine et du fruit. La première est volumineuse, elle a une saveur amère, elle jouit d'une force irritante qu'elle doit au suc dont elle est chargée. M. Loiseleur-Deslongchamps a démontré qu'il faut donner la poudre de cette racine à la dose de quarante, même de soixante grains, si l'on veut produire un effet purgatif un peu marqué. Il juge cette racine moins énergique que celle de bryone. (Ouv. cité.) Le fruit contient dans son parenchyme un suc amer, âcre, doué d'une grande énergie : les semences sont douces et huileuses. Le suc du fruit, à la dose de quatre gouttes, pris dans un verre de décoction de guimauve a suscité une purgation très intense. Boulduc administrait le fruit, séché et mis en poudre avec ses graines, comme un purgatif efficace et innocent.

Mais sous le nom d'élatérium, on entend surtout un

extrait que l'on prépare avec le suc du fruit. Cette matière médicinale a joui d'une grande célébrité dans la thérapeutique ancienne. On connaît deux sortes d'élatérium : l'un blanc, c'est le suc épaissi qui découle du fruit lorsqu'on le coupe par morceaux : l'autre noir ; ce dernier est préparé, comme les autres extraits, avec le suc qu'on obtient par contusion et par expression de ce même fruit.

Les auteurs nous laissent incertains sur la dose à laquelle on doit porter l'élatérium dans les prescriptions médicales. Comment expliquer que des praticiens aient administré jusqu'à la dose de vingt grains d'une substance dont les autres osent à peine donner de deux à quatre grains ? Sydenham dit que deux grains suffisent pour la plupart des sujets. Un point sur lequel tout le monde est d'accord, c'est l'énergie de cette matière extractive. Elle exerce une impression irritante très profonde sur les voies intestinales, et donne aux effets qui accompagnent toujours la purgation une grande intensité. Aussi recommande-t-on d'étendre l'élatérium avant de l'administrer dans un liquide mucilagineux, ou de le mêler avec une forte proportion d'une poudre inerte ou adoucissante. M. Orfila a vu que la vertu médicinale de l'élatérium pouvait devenir une propriété vénéneuse et malfaisante. Les expériences qu'il a tentées sur des animaux ont prouvé que cette substance déterminait une phlogose funeste des voies intestinales, marquée principalement sur l'estomac et le rectum. Il a vu que l'élatérium, appliqué sur une plaie faite à la cuisse d'un chien, décidait une inflammation véhémente de toute l'extrémité inférieure ;

cette inflammation remontait même jusqu'à l'abdomen. Dans les animaux morts par suite de ces applications topiques, le rectum offrait également des taches rouges.

La thérapeutique a cherché à tirer parti de la puissance de l'élatérium en la dirigeant contre des affections pathologiques rebelles aux secours ordinaires, comme l'hydropisie générale, l'ascite, l'hydrothorax, l'asthme pituiteux, etc. On a vu, dit-on, cette substance rendre la respiration plus libre, calmer une dyspnée fatigante, parcequ'elle déterminait des évacuations séreuses abondantes. Sans doute l'usage d'une substance qui donne lieu à des mouvements organiques si marqués, qui cause des impressions si profondes, demande toujours beaucoup de prudence; mais aussi l'étendue même de son activité assure des succès brillants, lorsque son emploi sera dirigé par une main à la fois prudente et hardie. C'est sans doute un sage conseil que donne Bergius (*Mat. méd.*), quand il prescrit de ne pas administrer cette substance aux hydropiques qui ont le pouls dur et quelque viscère malade. Il est évident que l'opération physiologique de ce médicament ne pourrait qu'augmenter la chaleur, l'irritation générale, et que souvent elle imprimerait une nouvelle activité à la phlogose s'il en existait une sur un point quelconque du corps. Au surplus, nous manquons d'observations précises sur les qualités pharmacologiques de l'élatérium, et la chimie est appelée, avec la médecine pratique, à remplir cette lacune de la matière médicale. Déjà on annonce que cette substance contient un principe résineux, d'une nature particulière, qui brûle en répandant une odeur aromatique, et qui purge à très petites doses.

Bryone, *bryoniæ radix*, Bryonia dioïca, Willden. On la nomme ausi *couleuvrée*, *vigne blanche*. Cette plante vivace est commune autour des haies. On emploie en médecine sa racine qui est fusiforme, succulente, souvent d'un volume considérable, plus longue et plus grosse que la cuisse. Du sommet de cette racine sortent une foule de tiges molles, très déliées, s'étendant souvent à de grandes distances; elles s'attachent à tous les corps environnants, à l'aide des vrilles dont elles sont munies. En botanique, on doit regarder ces racines polycaules comme une base commune dans laquelle de nombreuses tiges sont implantées; on doit les distinguer des racines monocaules ou qui ne portent qu'une seule tige.

La composition chimique de cette production est remarquable, elle contient une proportion considérable de fécule unie à un suc très âcre, amer et d'une odeur désagréable. Il est facile d'opérer le départ de ces deux parties constituantes, il suffit de râper dans l'eau froide la racine de bryone pour obtenir cette séparation. La fécule insoluble dans ce liquide à la température ordinaire, se dépose au fond du vase où l'on fait cette opération, tandis que le suc reste uni à l'eau. M. Vauquelin a trouvé deplus dans cette racine une assez grande quantité de gomme, une matière végéto-animale, du ligneux, un peu de sucre, du malate acide de chaux, et du phosphate de chaux. Des expériences répétées ont prouvé que la propriété active de la racine de bryone résidait dans le principe amer dont nous avons parlé; ce principe est soluble dans l'alcohol et dans l'eau. La fécule qui a été lavée est dépouillée de sa qualité irritante. Cependant on conseille, dans les anciens ouvrages de médecine, la fécule de bryone comme un purgatif énergique, comme un agent hydragogue; mais cette fécule pharmaceutique n'a pas été purifiée. On la prépare de cette manière : on écrase la racine de bryone, on en exprime le suc, et c'est la substance amilacée impure qui se sépare de ce liquide, en retenant une partie notable des autres principes, que l'on nomme *fécule de bryone*. Ce médicament a une action inégale, infidèle, toujours proportionnée à la quantité de suc âcre, amer, qui est resté dans le dépôt féculent.

On trouve dans les auteurs des procédés pour se procurer le suc de bryone, différents de ceux que les pharmaciens ont coutume d'employer. On recommande, par exemple, de couper l'extrémité d'une racine que l'on choisit bien grosse, et de former avec un couteau une excavation dans son intérieur : bientôt des gouttelettes de suc se montrent, coulent et s'amassent dans cette cavité. On recueille ce liquide, et on le fait prendre aux malades. D'autres remplissent cette excavation récente de sucre blanc en poudre, et se servent du liquide qui vient dissoudre ce sucre. Le suc de racine de bryone est un purgatif très puissant que l'on conseille à la dose de deux gros jusqu'à une demi-once; on a même élevé cette dose jusqu'à deux ou trois cuillerées.

Le plus souvent on emploie la racine entière, que

l'on prend fraîche ou séchée. Quand on veut la conserver et s'en servir en poudre, on arrache cette racine sur la fin de l'automne ou au printemps, au moment où elle commence à pousser ses tiges; on la coupe par rouelles minces, et on la fait sécher à l'ombre. Pendant la dessiccation elle perd son excès d'énergie, et n'en devient que plus propre pour l'usage médical. (Harmant de Montgarny, *Journal de méd. mil.*, tom. VII, pag. 213). La bryone a une activité si puissante que, mise en contact immédiat avec la peau, elle exerce sur elle une impression qui rubéfie sa surface, et souvent y produit de petites vésicules. M. Orfila a déterminé une inflammation mortelle de la cuisse d'un chien en appliquant deux gros quarante-huit grains de poudre de cette racine sur une plaie faite à la partie interne de ce membre. Lorsqu'on la donne à l'intérieur, la faculté irritante de la bryone se met en exercice, et les intestins en éprouvent la puissance. L'estomac lui-même en est souvent blessé, et des vomissements ont lieu; des praticiens l'ont présentée comme un émétique sûr, et lui ont donné le titre d'*ipécacuanha européen;* mais de nouvelles observations ont prouvé que l'effet vomitif de cette substance est très inconstant. (M. Loiseleur-Deslongchamps, *ouvrage cité.*) Les animaux auxquels on fait prendre une forte dose de poudre de bryone, ou une décoction aqueuse chargée des principes de cette racine, éprouvent une inflammation aiguë des voies alimentaires. A l'ouverture de leur corps, on trouve la membrane muqueuse de l'estomac et des intestins très rouge, et chargée de plaques noirâtres.

La racine de bryone ne produit plus ces funestes

effets dès qu'on ne la fait prendre qu'à petites doses. En donnant à un adulte vingt-quatre à trente-six grains de sa poudre on obtient tous les symptômes qui caractérisent la purgation; et la manière d'agir de cette substance semble la rapprocher du jalap, dont nous avons parlé. M. Loiseleur-Deslongchamps, qui a fait des essais avec cette racine, a remarqué qu'elle est un peu lente à agir; ordinairement ce n'est que trois ou quatre heures après son ingestion que commencent à se manifester les phénomènes de la purgation : souvent même ce n'est que six ou huit heures après qu'elle a été prise, que la première évacuation a lieu. Un à deux gros de racine de bryone, infusés pendant quelque temps au bain-marie dans un verre d'eau, donnent un agent purgatif puissant.

On assure que l'on s'est servi avec succès de ce purgatif dans quelques cas de manie, dans l'épilepsie, et dans d'autres affections cérébrales; mais il faudrait avoir indiqué la nature des lésions qu'offrait l'appareil cérébral. On cite aussi le moyen purgatif qui nous occupe comme efficace dans les hydropisies; ces maladies ont une nature si diversifiée, elles tiennent le plus souvent à des lésions matérielles si graves, qu'il n'est pas permis de croire à ces annonces. Sans doute il est utile de procurer l'évacuation des eaux, de soutirer, par des déjections séreuses, une partie des liquides qui surabondent dans le corps malade; mais il s'en faut bien que cet effet conduise toujours à la guérison. Au bout de peu de temps l'hydropisie reparaît avec sa première intensité, le purgatif d'abord utile ne soulage plus, et il deviendrait dangereux d'insister sur son administration.

Les femmes, dans nos campagnes, ont l'habitude de prendre des lavements faits avec la racine de bryone quand elles cessent de nourrir, et qu'elles veulent tarir la sécrétion du lait dans les mamelles. L'irritation que ces remèdes établissent sur les gros intestins est propre à détourner la fluxion mammaire, et à l'éteindre peu à peu. Les avantages thérapeutiques que procure l'emploi de la bryone découlent de la vertu irritante qu'elle recèle. Cette vertu en fait un purgatif indigène, qui mérite d'occuper une place dans la matière médicale.

Famille naturelle des euphorbiacées.

Les plantes du genre Euphorbia sont remarquables par leurs caractères botaniques et par leur constitution intime. Ces plantes contiennent un suc propre, très abondant, et qui sort par gouttes assez grosses aussitôt que, par une déchirure ou toute autre lésion, on ouvre les cellules où il est contenu. Ce suc est blanc, épais, d'une nature gommo-résineuse; il est âcre, caustique; il irrite fortement les tissus vivants avec lesquels on le met en contact. Les plantes qui le contiennent, écrasées et appliquées sur la peau, l'attaquent avec force; le sang est attiré par ce topique; il gonfle le tissu cellulaire sous-cutané; une congestion sanguine, avec rougeur, douleur et chaleur, s'établit dans ce lieu; on trouve souvent sur la surface cutanée des vésicules remplies de sérosités.

On conçoit, d'après ce que nous venons de dire, que l'usage intérieur de ces plantes doit être suivi de changements organiques importants : la force irritante, dont nous venons de voir lès effets sur la peau, agira vivement sur l'intérieur des voies alimentaires; la membrane muqueuse qui les recouvre en sentira fortement l'impression; les points qui se trouveront en contact avec la substance de ces plantes deviendront rouges, gonflés, et tous les symptômes qui dépendent de l'irritation de cette membrane se manifesteront avec une intensité remarquable. Cette irritation se convertira même en une phlogose fâcheuse, si la dose est portée trop loin. Des imprudences, des expériences faites sur des animaux, ont également prouvé que les euphorbes pouvaient occasioner des inflammations mortelles de l'estomac et des intestins.

La substance gommo-résineuse connue en pharmacie sous le nom d'euphorbe, provient de plantes du genre *euphorbia:* ce sont les espèces que les botanistes nomment *E. officinarum*, *E. antiquorum*, et *E. canariensis*, qui la fournissent. Cette substance appartient à la toxicologie par la violence de son activité. Appliquée sur une plaie récente, elle y fait naître une inflammation très profonde et très étendue. Donnée à l'intérieur, elle cause aussitôt une phlegmasie de tous les tissus de l'estomac et des intestins. L'euphorbe agit avec tant de véhémence sur les parties vivantes, que l'on ne s'en sert guère que pour des applications extérieures, et encore l'emploie-t-on à petites doses, et en l'étendant dans des excipients convenables. Par exemple, elle entre dans les onguents vésicatoires, dans des pommades irritantes.

La matière médicale a essayé de tirer des agents purgatifs de plusieurs espèces de tithymales. Toutes ces plantes, remplies d'un suc propre extrêmement âcre, peuvent donner lieu aux phénomènes ordinaires de la purgation. Une série d'expériences, dirigées par M. Loiseleur-Deslongchamps (*Ouvr. cité*), portent à croire que l'*E. cyparissias*, l'*E. gerardiana*, et l'*E. sylvatica*, sont plus décidément émétiques, et que l'*E. pithyusa*, l'*E. peplus*, et l'*E. lathyris*, agissent plutôt comme purgatifs. On pourrait former avec ces dernières espèces des agents purgatifs commodes et sûrs, avec lesquels on obtiendrait tous les avantages que la purgation peut procurer à la thérapeutique.

Epurge, *tithymalus latifolius*, seu *cataputia minor*, euphorbia lathyris, L., plante herbacée, bisannuelle, haute de deux à trois pieds, qui se trouve en France dans les lieux cultivés où elle se sème d'elle-même, que l'on voit sur le bord des champs dans les provinces méridionales. Cette plante se nomme aussi *petite catapuce*.

On lit dans tous les ouvrages de matière médicale que l'épurge est quelquefois émétique, mais qu'elle agit toujours comme un purgatif puissant. L'expérience prouve que, mise en contact avec la peau, cette plante rubéfie sa surface et produit un effet vésicant. Les mendiants s'en servent pour se défigurer, ou pour se faire des ulcérations superficielles; ils espèrent, par cette coupable manœuvre, attirer sur eux la compassion des passants. Appliquée sur la langue, l'épurge manifeste une violente âcreté; elle enflammerait, si on la laissait long-temps dans la bouche, la membrane muqueuse qui la tapisse. Nous trouvons, dans ces effets topiques, la raison des phénomènes purgatifs qu'occasione cette plante lorsqu'on l'administre à l'intérieur.

Les habitants de nos campagnes ont fréquemment recours aux fruits de l'épurge, lorsqu'ils ont l'intention de se purger. Ces fruits sont des capsules à trois coques et à trois graines; ils choisissent ordinairement les graines, mais il est plusieurs manières de les employer. Si l'on avale les graines vertes avec une partie du parenchyme de la capsule; le suc propre, âcre, caustique, contenu dans cette dernière, attaque vivement les tissus de la gorge, de l'estomac et des intestins; il résulte de l'opération de ces graines sur les parties dont nous venons de parler, de l'âcreté dans l'arrière-bouche, des vomissements, des coliques violentes, des selles répétées, souvent mêlées de sang, l'accablement, la perte des forces, la pâleur, etc. L'irritation qu'éprouve alors la surface gastro-intestinale est profonde; elle dure plusieurs jours, ce qu'attestent assez la durée des tranchées, des déjections liquides, le désordre des digestions. Mais si l'on emploie les graines sèches, si on les dépouille avec soin de leur enveloppe, et que l'on avale seulement l'amande huileuse qu'elles contiennent, les effets ne se ressemblent plus, ils sont bien plus doux; les déjections qui ont lieu sont faciles, ne sont point accompagnées de tranchées, ne durent pas. Il y a peu de temps qu'un jeune homme de quatorze ans prit plus de vingt de ces amandes auxquelles il trouvait un goût agréable de noisette. Il eut immédiatement après quelques envies de vomir, il mangea dans l'espoir qu'il se débarrasserait des nausées qui le tourmentaient. Il vomit bientôt ce qu'il avait pris, mais il ne ressentit pas de coliques, il n'alla pas du bas,

J'ai désiré connaître les qualités de l'huile que contiennent les amandes du fruit de l'épurge. M. Reynard, pharmacien à Amiens, a eu l'obligeance d'en faire l'extraction. Cette huile est douce, blanche, transparente, soluble dans l'alcohol à 40 degrés, comme l'huile de palma christi.

On a voulu ajouter cette espèce d'euphorbe à la liste assez pauvre de nos purgatifs indigènes. On a employé sans accident, ou plutôt avec succès, toutes les parties de l'épurge pour déterminer la purgation. Il ne s'agit peut-être, pour en tirer un médicament efficace et innocent, que de savoir administrer cette plante. L'expérience a prouvé que la dessiccation seule opérait déjà une diminution favorable dans la propriété active de cette plante. On pourrait, en ajoutant à la poudre d'épurge une proportion assez forte de poudre de réglisse, de crème de tartre, de guimauve, etc., prévenir les suites d'une impression trop profonde. MM. Coste et Willemet, dans leurs utiles essais, ont vu que les feuilles et les racines des euphorbes perdaient beaucoup de leur violence quand on les soumettait à une légère torréfaction.

Famille naturelle des renonculacées.

Les plantes de cette famille sont remarquables par l'âcreté de leur suc; son énergie est telle, qu'il rubéfie d'abord et bientôt ulcère la peau lorsqu'on le met en contact avec elle. Les renoncules, les anémones, les clématites, pourraient servir de vésicatoires, si les applications topiques de ces plantes ne faisaient naître des ulcérations qui pénètrent dans le derme, qui sont lentes et difficiles à guérir. L'usage intérieur de ces plantes est pernicieux, les animaux qui en avalent éprouvent bientôt des inflammations funestes des premières voies. Cependant, du milieu de ce groupe de plantes caustiques, nous tirerons l'ellébore noir, qui doit à une action irritante, analogue à celle que nous venons de signaler, l'avantage de figurer parmi les purgatifs.

ELLÉBORE NOIR, *hellebori* vel *ellebori nigri*, vel *melampodii radix*, HELLEBORUS NIGER, L. Cette plante, qu'il ne faut pas confondre avec l'ellébore blanc, *veratrum album*, jouissait d'une grande faveur dans l'antiquité. On attribuait d'éminentes propriétés curatives à sa racine : il paraît constant toutefois que l'on ne s'est pas toujours servi de la même espèce d'ellébore; les observations de Tournefort portèrent sur l'H. ORIENTALIS, L.; les pharmaciens employèrent souvent les espèces H. FETIDUS et H. VIRIDIS, L. Mais l'ellébore noir, H. NIGER, est aujourd'hui l'espèce adoptée par la matière médicale; c'est d'elle que nous allons nous occuper.

Cette plante vivace croît spontanément dans les lieux frais, pierreux et ombragés des Alpes et des Pyrénées. Sa racine est composée d'une souche courte, épaisse, d'où partent des fibres noirâtres : elle porte des fleurs grandes, d'une couleur blanche nuancée de rouge : ces fleurs sont nombreuses, elles se développent au milieu de l'hiver; et, comme dans cette rigoureuse saison le règne végétal est privé de sa parure, les fleurs de l'ellébore noir ont pu obtenir, sans redouter une comparaison humiliante, le nom de roses de noël.

Les principes actifs de la racine qui nous occupe sont également solubles dans l'eau et dans l'alcohol. On peut s'en emparer avec ces deux excipients, et administrer, avec un avantage égal, la décoction et la teinture d'ellébore noir. Cette substance médicinale recèle un principe volatil qui exerce une influence remarquable sur l'appareil cérébral; ce principe, abondant dans la racine fraîche, se dissipe en partie pendant la dessiccation de cette dernière (*Boulduc*). Une longue ébullition provoque aussi sa déperdition. L'eau distillée d'ellébore noir recèle ce principe, cette eau exhale une odeur nauséeuse pénétrante, l'expérience a prouvé qu'elle agissait fortement sur le système nerveux. On a vu d'un autre côté que l'extrait aqueux d'ellébore avait une action plus douce, et paraissait avoir perdu quelque chose des propriétés énergiques que contient cette racine. Nous devons à MM. Feneulle et Capron, pharmaciens, l'analyse de la racine d'ellébore noir. Ils y ont trouvé 1° une huile volatile, 2° une huile grasse qui a de l'âcreté; 3° une matière résineuse, 4° de la cire, 5° un acide volatil odorant, 6° un principe amer, 7° du muqueux, 8° de l'ulmine, 9° du gallate de potasse et du gallate acide de chaux, 10° un sel à base ammoniacale. (*Jour. de pharm.*, tom. VII, pag. 503.) On peut donner la poudre d'ellébore noir à la dose de douze à trente grains. On emploie dix à vingt grains d'extrait aqueux de cette plante.

La racine d'ellébore noir fait une impression très marquée sur l'organe du goût; d'abord âcre et amère, elle cause bientôt un sentiment de stupeur sur la langue. Les effets que fait naître son action sur les voies intestinales dénotent bien que c'est une force irritante qu'elle recèle; tels sont les vomissements qu'elle provoque souvent, les déjections alvines, muqueuses, bilieuses, séreuses, qu'elle détermine ordinairement; ajoutons les coliques, un sentiment de chaleur dans le bas-ventre, la soif, etc. Les expériences faites sur des animaux confirment cette proposition. On a toujours trouvé l'estomac et les intestins phlogosés après l'administration de fortes doses d'ellébore noir. La membrane muqueuse était rouge et ulcérée; la tunique musculeuse, même la séreuse, partageaient cet état inflammatoire. Des imprudences ou des desseins criminels ont fourni l'occasion d'observer sur l'homme les effets de l'ellébore noir à fortes doses. Des nausées, des tiraillements d'entrailles, une ardeur dans le bas-ventre, des selles sanguinolentes, une inflammation funeste des organes digestifs, manifestèrent que la puissance de cette substance a un caractère irritant.

Cependant cette puissance n'est pas simple ou pure dans l'ellébore noir. Cette racine recèle un principe qui exerce une influence particulière sur le système nerveux, qui cause des phénomènes étrangers à la purgation ou à l'irritation des voies intestinales. C'est à cette influence qu'il faut rapporter les douleurs de tête, les vertiges, la strangulation, des sensations bizarres vers la tête, des tremblements, des mouvements convulsifs, des crampes, de la dyspnée, et autres accidents qui dépendent d'une impression portée par l'ellébore noir sur le cerveau, sur le prolongement rachidien, sur leurs enveloppes, et qui durent quelquefois plusieurs jours après l'emploi de ce médicament, selon la remarque de Tournefort. Mais les symptômes dont nous parlons ne se montrent que quand on prend l'ellébore à haute dose. Le principe qui agit sur les nerfs paraît rare dans cette substance; il faut introduire à la fois une certaine quantité de celle-ci dans l'économie animale, pour que la puissance de ce principe devienne sensible. A plus petites doses, il reste inactif, au moins ses effets sont nuls. Les accidens nerveux que nous attribuons à son influence compliquent toujours les effets toxicologiques de l'ellébore noir; ils paraissent plus rarement avec les effets pharmacologiques de cette racine. Il est probable que le principe de cette racine qui agit sur l'appareil cérébral est plus abondant dans les racines qui croissent dans le midi; il est plus rare dans celles de nos régions, aussi n'en apercevons-nous que difficilement les effets.

Les avantages que l'ellébore noir procure à la thérapeutique procèdent presque toujours de sa propriété purgative, les succès qui suivent son usage doivent être ordinairement rapportés à l'irritation que cette racine établit sur la surface interne des intestins. Il est cependant des cas pathologiques dans lesquels l'influence qu'elle exerce sur le cerveau paraît jouer un rôle important.

Cette plante a été présentée comme un remède éprouvé contre les aliénations mentales. L'irritation des intestins, le mouvement fluxionnaire dont ces organes deviennent le centre pendant l'opération de l'ellébore noir, peuvent changer l'état actuel de la vie cérébrale. Mais ne devons-nous pas mettre en ligne de compte, regarder comme importante l'influence spéciale que l'ellébore exerce sur le cerveau? On pourra aussi, à l'aide de cette influence, concevoir les succès que l'ellébore noir a obtenus dans le traitement de quelques épilepsies, de quelques paralysies, etc. L'ellébore qui croissait dans l'île d'Anticyre avait une grande réputation contre les maladies de la tête: les Romains envoyaient dans ce lieu ceux dont la raison était troublée. J'ai assez souvent administré l'ellébore noir en poudre à la dose de douze, quinze à vingt grains, mis en bols avec du miel ou avec la conserve de roses, à des personnes qui avaient des étourdissements, des tremblements des membres, des accès épileptiformes, à des individus qui, à la suite d'une attaque d'apoplexie, étaient restés paralysés, dans un état d'hébétude, de démence, en un mot dans des maladies dont le siége était l'organe encéphalique; j'ai toujours vu cette substance provoquer des évacuations alvines, donner lieu à des coliques vives et prolongées, produire tous les effets des purgatifs drastiques. Très rarement il est survenu après l'administration de cette substance, de l'oppression, de la céphalalgie, des vertiges, et l'on pouvait douter que ces phénomènes fussent déterminés par l'ellébore noir. J'ai pu faire continuer pendant long-temps l'usage de ce remède à la dose de douze grains par jour sans aucun inconvénient, il tenait le ventre libre dans les maladies où la langueur de l'innervation rend si fréquemment les intestins paresseux.

La vertu emménagogue que l'on a attribuée à l'ellébore noir, est encore un produit de son action purgative. En irritant les gros intestins, cette substance attire le sang dans la direction de l'appareil utérin; elle tend par là à déterminer la congestion menstruelle. Si la nature prépare actuellement le travail des règles, l'emploi de cette production peut ajouter à l'énergie des efforts naturels, et décider l'apparition d'un écoulement qui peut-être n'aurait pas eu lieu sans cette cause auxiliaire. On donne l'ellébore comme un moyen capable de provoquer les hémorrhoïdes, l'impression irritante que ce remède exerce sur le rectum explique suffisamment cet effet.

L'ellébore noir passe pour un secours médicinal très efficace dans les diverses espèces d'hydropisies. En déterminant, comme le font tous les purgatifs drastiques, des évacuations séreuses abondantes, cet agent peut, dans bien des cas, apporter du soulagement, diminuer l'oppression, le malaise et d'autres accidents dominants; il peut rendre les membres moins tendus et plus faciles à fléchir. Mais ces amendements ne sont trop souvent que passagers; bientôt la maladie reprend sa première intensité, et on ne peut insister long-temps sur l'emploi de moyens qui attaquent avec tant de violence les voies digestives. Dans quelques espèces d'infiltrations cellulaires ou d'épanchements séreux, l'ébranlement communiqué à tout le système vivant par l'action du purgatif a pu aussi ranimer la vitalité des bouches absorbantes. On a vanté, dans les affections pathologiques qui nous occupent, le vin d'ellébore, dont on donnait un verre le matin à jeun. On sait combien les pilules de Bacher ont eu de vogue dans le traitement de ces maladies. Le principal ingrédient de ces pilules est un extrait d'ellébore noir préparé avec l'alcohol et le vin; il est bon même de se rappeler que cet extrait contient une certaine quantité de potasse carbonatée dont l'existence dans la masse pilulaire mérite sans contredit l'attention du médecin. L'observation prouve que ces pilules sont utiles dans l'hydropisie en suscitant des déjections alvines d'une nature séreuse, et souvent en provoquant une excrétion copieuse d'urine.

On a conseillé l'ellébore noir dans les maladies de la peau. Des exemples semblent prouver que cette substance peut être utilement employée pour combattre des éruptions chroniques, rebelles et invétérées. On s'en est aussi servi pour détruire les vers intestinaux; on associait à l'extrait de cette plante une poudre tonique ou amère.

Enfin, on a fait avec la racine d'ellébore noir des sétons pour les animaux. En faisant entrer sous la peau cette racine âcre, on obtient bientôt une suppuration abondante; en la renouvelant, on entretient l'écoulement aussi long-temps qu'il peut être utile.

Famille des légumineuses.

Nous pourrions nous occuper d'un certain nombre de plantes de cette famille, que l'on regarde comme douées de la faculté de purger; nous citerons les feuilles du *colutea arborescens*, du *coronilla emerus*, du *spartium purgans*, les fruits du *cytisus laburnum*, etc. Mais la pharmacologie, avant d'admettre ces substances au rang des agents purgatifs, demande que de nouvelles observations aient constaté leurs droits, et démontré les avantages que la thérapeutique peut s'en promettre. En attendant, les feuilles et les gousses du séné jouissent d'un crédit dont nous devons examiner la source ou la valeur.

Séné, *sennæ folia*, feuilles de deux espèces de plantes du genre CASSIA. La première, CASSIA SENNA, L., est annuelle; elle croît en Italie, en Espagne, et porte des feuilles ovales et obtuses; on a nommé celles-ci *séné d'Italie*. L'autre espèce, CASSIA ACUTIFOLIA, Delisle, est un arbuste qui s'élève à peine à la hauteur de deux pieds, et dont les feuilles sont ovales, mais pointues. Cet arbuste vient spontanément en Egypte; on le trouve par groupes dans les collines et les ravins; on connaît le séné qui en provient sous les noms de *séné d'Alexandrie*, *séné oriental*, *séné de la palthe*, du mot *appalto*, ferme, à cause de l'impôt établi sur cette matière médicinale par le grand-seigneur. Dans nos pharmacies, les feuilles de séné sont d'un vert jaunâtre, mêlées de pétioles qui s'y trouvent brisés par petits morceaux. On emploie aussi les légumes de ces plantes, que l'on appelle les follicules du séné; *folliculi sennæ*. Elles sont plates, arquées, d'un brun foncé; elles contiennent plusieurs semences. On a introduit depuis peu d'années une nouvelle espèce de séné que l'on nomme séné de l'Inde; ce dernier ne contient pas de bûchettes, il réunit les qualités du bon séné.

M. Delisle, après son retour d'Egypte, a donné des détails sur le séné. A Siène, où l'on fait un grand commerce de cette production médicinale, les feuilles du *cassia senna* sont peu estimées, et se vendent ordinairement à bas prix. On recherche davantage les feuilles du *cassia acutifolia*. Deux fois par an, on récolte les rameaux de cet arbuste ; on les coupe aussitôt que les fleurs commencent à tomber. On les renferment dans des sacs après les avoir exposés quelque temps à l'action de l'air, et on va les vendre à Siène : ces charges de séné sont conduites jusqu'à Boulac. Là, les rameaux sont déposés dans des magasins où on les dépouille de leurs feuilles ; on crible ces dernières, et on les exporte en Europe. Il a été prouvé que l'on mêlait souvent au séné les feuilles d'autres végétaux purgatifs, comme celles de l'arguel, *cynanchum oleæfolium*, celles du *periploca græca*, etc.

M. Bouillon-Lagrange a fait quelques recherches sur la composition chimique des feuilles de séné. Depuis, MM. Lassaigne et Feneulle ont analysé cette production. Ils y ont trouvé, 1° un principe particulier (cathartine) incristallisable, d'une couleur jaune rougeâtre, d'une odeur particulière, d'une saveur amère et nauséabonde, soluble dans l'alcohol et dans l'eau, insoluble dans l'éther, et qui, pris à petites doses, cause de légères coliques et des déjections alvines ; 2° un principe colorant jaune ; 3° une huile volatile peu abondante ; 4° une huile grasse ; 5° de la chlorophylle ; 6° de l'albumine ; 7° du muqueux ; 8° de l'acide malique ; 9° du malate et du tartrate de chaux ; 10° de l'acétate de potasse ; 11° des sels minéraux. (*Journ. de pharm.* tom. VII, pag. 548.) On administre ces feuilles médicinales en poudre, en infusion ou en décoction dans l'eau et en extrait. La poudre se donne à la dose d'un demi-gros jusqu'à un gros. Cette poudre est pénible à avaler ; elle est très légère, et la dose que l'on est obligé d'en prendre pour obtenir un effet purgatif forme un volume considérable. Les pharmaciens doivent avoir soin de renouveler souvent cette poudre, car elle s'altère facilement : on la mêle quelquefois avec celle de crème de tartre, de rhubarbe, etc. On donne aussi le séné en infusion à froid et à chaud dans l'eau ; si l'on veut en faire une décoction, l'ébullition ne doit durer que quelques secondes. Une ébullition trop prolongée altère la composition de cette substance et nuit à l'action purgative de ses principes. Une demi-once ou six gros de feuilles de séné pour un verre d'eau donne un purgatif puissant. La liqueur est d'un brun rougeâtre, d'une odeur très nauséeuse, d'un goût amer, mais son emploi cause toujours un résultat très prononcé ; souvent on y ajoute un sel neutre ou de la rhubarbe, alors on diminue la dose du principal ingrédient. L'extrait de séné a une propriété cathartique peu marquée : dans la confection de cet extrait, les matériaux chimiques du séné éprouvent quelque altération.

Les follicules de séné ont été analysées par M. Feneulle (*Journ. de pharmac.*, février 1824) : elles contiennent 1° un corps purgatif (cathartine), 2° une matière colorante, 3° une petite quantité d'albumine, 4° beaucoup de muqueux, 5° une huile grasse, 6° une huile volatile, 7° de l'acide malique, 8° des malates de potasse et de chaux, 9° des sels minéraux, 10° de la silice, 11° du ligneux. Les follicules du séné s'administrent en infusion ou en décoction ; elles communiquent au liquide une couleur brune très foncée. La dose est la même que celle du séné : les praticiens remarquent que cette production a moins d'activité et purge plus légèrement que les feuilles dont nous venons de nous occuper.

Ces deux substances exercent une vive impression sur la surface intestinale. Ils y établissent une irritation avec tous les effets qui en dépendent, comme chaleur abdominale qui se fait surtout sentir à l'épigastre, coliques, exhalation séreuse et sécrétion muqueuse augmentées, ainsi que l'action du foie et du pancréas, déjections alvines répétées, etc. Les coliques qui accompagnent ordinairement l'impression du séné sur les voies alimentaires ont beaucoup occupé les anciens praticiens ; et comme, d'après leur théorie sur l'expulsion des humeurs morbifiques, les coliques devenaient, avec l'irritation, la chaleur abdominale, etc., de véritables accidents étrangers à l'évacuation de ces humeurs, on chercha à les prévenir. Quand on se servait de corps sucrés et mucilagineux, comme la manne, la casse, etc., on employait seulement un moyen propre à diminuer l'action irritante du séné, à affaiblir son impression mordicante. Mais on supposa que quelques substances avaient une propriété spéciale pour corriger les effets malfaisants de ces feuilles purgatives, pour prévenir les coliques, etc. ; la racine de scrophulaire, les semences de coriandre, d'anis, etc., ont long-temps joui de cette réputation.

On a accusé les pétioles, qui se trouve mêlés par morceaux aux feuilles de séné, de produire ces coliques ; on recommandait d'employer dans les formules le séné mondé. Bergius a voulu s'assurer si ce reproche était fondé; il a donné une infusion des pétioles du séné, et il a vu que leur opération ressemblait à celle que provoquaient les disques des feuilles. Schwilgué a répété ces expériences; il a soumis la même personne à l'action des pétioles seuls, puis des feuilles, et n'a point aperçu de différence dans les produits.

Dans l'emploi thérapeutique du séné, il ne faut pas perdre de vue que les matériaux chimiques de cette substance sont recueillis par l'absorption, et que leur action immédiate sur tous les tissus organiques produit un trouble général. Il est prouvé, par l'observation, que le séné, à la dose d'une demi-once ou de six gros en décoction dans l'eau, exerce une influence sur tout le système animal, qu'il accélère la circulation du sang, qu'il rend le pouls plus vif, qu'il développe la chaleur animale, etc. : *Me etiam judice humorum circuitum accelerant et æstum augent*, dit *Murray*, en parlant des feuilles du séné, (*App. med.*, tom. II, p. 507.) Cette substance a paru plusieurs fois provoquer un crachement de sang. L'influence stimulante que le séné exerce sur tout le système doit être prise en considération; aussi les praticiens proscrivent ce purgatif dans les fièvres, dans les phlegmasies, dans les hémorrhagies, dans toutes les maladies où il existe une grande agitation du sang, où les solides sont irrités, etc.

Dans le cours des maladies fébriles, l'irritation que ce purgatif détermine sur la surface intestinale, l'excitation qu'il imprime à toute l'économie, sont deux effets qui peuvent également devenir nuisibles. Si l'on désire alors provoquer des évacuations alvines, on se servira de moyens laxatifs, comme la mannc, l'huile de palma christi; ou, si l'on juge convenable de recourir à un purgatif, on choisira une substance plus douce, et dont l'action ne puisse pas augmenter l'intensité des accidents fébriles. Mais dans les affections pathologiques où l'on veut, à l'aide de l'irritation abdominale, opérer une dérivation ou une révulsion, dans toutes les maladies où l'on veut purger, et où l'on n'a rien à redouter de l'influence que le séné porte sur tout le système animal et principalement sur l'appareil circulatoire, cette production devient très recommandable.

Lorsque l'on s'occupe des changements organiques auxquels l'usage du séné peut donner lieu, il ne peut être sans intérêt de rappeler les suites de l'injection de l'eau chargée de ses principes dans les vaisseaux sanguins. Mis en rapport direct avec les organes vivants, ces principes produisent un grand mouvement dans toute l'économie et surtout dans le système abdominal. Les animaux soumis à ces expériences ont éprouvé des contractions dans les muscles du bas-ventre, des borborygmes et des vomissements, etc.

Famille des polygonées.

Cette famille renferme des plantes qui ont une vertu tonique, astringente, comme la bistorte, le *coccoloba uvifera*, etc.; au milieu d'elles se trouve la rhubarbe.

RHUBARBE, *rhabarbari* vel *rhei radix*. Ce nom s'applique en pharmacie à la racine de plusieurs espèces de plantes du genre RHEUM ; celle du R. PALMATUM est la plus usitée ; mais le R. UNDULATUM, le R. COMPACTUM en fournissent aussi. Ces plantes vivaces croissent spontanément dans la Tartarie et dans les parties septentrionales de la Chine. Elles supportent facilement nos hivers, aussi sont-elles cultivées depuis plusieurs années en Angleterre et en France. Mais la composition chimique de ces racines indigènes n'est pas la même que celles des racines exotiques ; les premières ont des qualités médicinales plus faibles. On mange au Thibet, en Tartarie, les jeunes pousses ou les turions, ainsi que les jeunes feuilles radicales de la rhubarbe. Ces productions sont mucilagineuses et nullement purgatives.

Les plantes qui nous occupent portent des racines spongieuses, volumineuses et très longues. Ces racines ne se récoltent que lorsque les plantes ont atteint leur cinquième ou leur sixième année ; on les retire de terre au premier printemps ou en automne. On nettoie ces racines avec soin, on les coupe en gros morceaux que l'on perce d'un fil, et que l'on suspend à l'air libre pour les faire sécher. Souvent on se sert de la chaleur du feu pour enlever à ces tronçons l'humidité dont ils sont abreuvés ; on les expose aussi à l'ardeur du soleil pour parvenir au même but. Cette dessiccation demande à être conduite avec intelligence, elle influe singulièrement sur les qualités et sur les propriétés de la rhubarbe. Dans les contrées de la Chine où l'on fait le commerce de cette racine, on en connaît de deux sortes, l'une qui est parée, et l'autre qui ne l'est pas. Cette dernière est la racine telle qu'on l'extrait de la terre; elle est enveloppée d'une écorce grisâtre, spongieuse, légère, qui forme comme un aubier épais autour du corps de la racine : la rhubarbe parée est dépouillée de cette substance. La bonne rhubarbe doit être pesante, jaune, safranée à l'extérieur; l'intérieur présente des lignes blanchâtres et rougeâtres, qui lui donnent l'apparence d'une espèce de marbre.

Suivant M. Henry, la rhubarbe de la Chine se compose : 1° d'un principe colorant, jaune, analogue au tannin, doué d'une saveur amère, âpre, insoluble dans l'eau froide, soluble dans l'eau bouillante, dans l'alcohol et dans l'éther; 2° d'une huile fixe, douce, rancissant par la chaleur, soluble dans l'éther et dans l'alcohol; 3° d'un peu de gomme; 4° d'une matière amilacée; 5° de ligneux; 6° de surmalate acide de chaux; 7° d'oxalate de chaux, pour un tiers de son poids; 8° d'un peu de sulfate de chaux et d'un sel à base de potasse. La rhubarbe de Moscovie ne se distingue de celle que nous venons d'examiner que par une proportion moins forte d'oxalate de chaux. La rhubarbe de France renferme beaucoup plus de tannin que les précédentes; ce tannin est rougeâtre au lieu d'être jaune, sa saveur est très astringente. Cette rhubarbe indigène contient aussi une plus grande proportion de matière amilacée et beaucoup moins d'oxalate de chaux [1]. (*Bullet. de pharm.*, t. VI.) Lorsque l'on met la rhu-

---

[1] M. Guibourt pense que M. Henry a analysé la racine de rhapontic sous le nom de rhubarbe de France. (*Hist. des drog. simp.*)

barbe infuser dans l'eau, elle se ramollit et se gonfle beaucoup. Cette infusion donne une liqueur claire que l'on peut faire bouillir sans qu'elle perde de sa transparence; mais quand on soumet la rhubarbe à une ébullition prolongée, l'eau extrait des principes qui ne sont solubles dans ce liquide qu'à une haute température, et la liqueur se trouble par le refroidissement.

La rhubarbe s'administre souvent en poudre. On en fait des infusions à froid ou en s'aidant d'une douce température, des décoctions, un extrait. L'alcohol se charge aussi des principes actifs de cette racine. La teinture de rhubarbe a une propriété purgative quand on la prend à une dose assez forte.

La rhubarbe a une saveur amère, astringente, une odeur désagréable. Lorsque l'on suit l'action de cette substance sur les voies intestinales, et que l'on examine tous les changements immédiats qu'elle provoque, on ne tarde pas à découvrir que la rhubarbe recèle une double propriété médicinale, que déjà sa composition chimique pouvait faire prévoir. On remarque une influence tonique au milieu des symptômes qui constituent l'opération purgative qu'elle détermine, et qui forme la principale partie de ses effets.

Quand on donne la rhubarbe à haute dose, comme un gros de sa poudre, l'infusion ou la décoction de deux ou trois gros de cette racine dans un verre d'eau, on obtient tous les changements organiques d'une purgation; le mouvement péristaltique des intestins est augmenté, des déjections alvines, tardives il est vrai, ont lieu; les coliques sont ordinairement légères, et la rhubarbe ne paraît pas attaquer la surface interne

culier, elle augmente la difficulté de respirer, l'anxiété; qu'elle aggrave le danger de la maladie. (*App. med.*, tom. IV, p. 391.)

Lorsque l'on cherchera, dans l'action d'un purgatif, une irritation qui devienne révulsive ou dérivative, à l'égard de la tête ou de la poitrine, on ne prendra pas la rhubarbe; cette racine a une action trop douce. Alors il faut choisir une production douée d'une grande activité, et qui puisse attirer fortement le sang et les forces vitales sur la surface intestinale. C'est ce que l'on obtient du séné, de la coloquinte, etc.

Dans les faiblesses matérielles et vitales de l'estomac, avec des digestions pénibles, la diarrhée, des pneumatoses, de l'inappétence, etc., lorsqu'il n'y a aucun indice d'irritation et de phlogose dans les voies intestinales, on se sert avec succès de la rhubarbe, que l'on donne alors à petites doses. Cette substance récorrobore l'appareil gastrique, excite l'appétit, et rétablit l'intégrité des fonctions digestives : dans ce cas, la rhubarbe de France mériterait la préférence, parcequ'elle contient une plus forte proportion de principes toniques. La rhubarbe administrée dans des diarrhées anciennes a même pu décider la cicatrisation des ulcérations qui couvraient la surface interne des intestins; elle a pu dissiper le gonflement, la condition morbide de la membrane muqueuse qui tapisse ces organes; mais alors la phlogose avait perdu sa vivacité, elle tirait à sa fin; il a suffi de provoquer un changement dans l'état actuel de la surface intestinale pour ramener sa disposition première ou physiologique.

La rhubarbe a été vantée comme un vermifuge efficace. Le développement des vers suppose ordinairement une atonie des intestins, une sécrétion abondante de mucosités qui séjournent sur la surface interne du canal alimentaire : on conçoit que cette substance est alors très convenable. Son action purgative expulse les humeurs contenues dans les intestins et les vers intestinaux qui s'y trouvent, son action tonique restitue à ces parties le ton qu'elles avaient perdu.

La rhubarbe est le purgatif des enfants : on préfère cette production parcequ'elle n'a point d'âcreté, qu'elle ne fait pas d'impression fâcheuse sur les organes digestifs, qu'au contraire, son action tonique en soutient l'énergie. L'infusion aqueuse de rhubarbe sucrée n'est pas très désagréable à prendre, et purge bien les individus de l'âge d'un an à huit. On met un gros de rhubarbe concassée infuser, pendant une nuit, sur les cendres chaudes, dans trois ou quatre onces d'eau ; le lendemain, on passe la liqueur dans un drap ; on ajoute une once de sirop d'orange, ou du sucre ; on fait prendre ce médicament en une, deux ou trois fois, selon l'âge et la disposition actuelle des individus. Les pharmaciens ont aussi un sirop de rhubarbe que l'on donne aux enfants, dans le premier temps de leur naissance, lorsqu'ils ont besoin d'être évacués. Je préfère ce sirop à celui de chicorée composé, qui a une qualité tonique, même stimulante, étrangère à sa vertu purgative, et au moins inutile dans la plupart des cas où l'on emploie cette composition. La coutume a établi dans cette province, que tous les enfants qui viennent de naître seraient purgés avec le sirop de chicorée composé; nous croyons pouvoir assurer que cette pratique a des inconvénients; il est beaucoup d'enfants qui périssent de phlogose intestinale.

Dans quelques pays on mâche la rhubarbe. En avalant la salive chargée des principes de cette substance, l'estomac ressent une impression tonique, qui corrobore son tissu, et anime son action organique. Cet usage peut être avantageux dans les pays humides où le système animal, sans cesse soumis à l'influence d'une atmosphère débilitante, présente une disposition prochaine aux affections qui naissent du relâchement des tissus vivants, de la faiblesse des organes. Enfin la rhubarbe entre habituellement, avec le séné ou les follicules de séné, dans les infusions et les décoctions purgatives que l'on qualifie du nom de médecines. On mêle souvent la poudre de rhubarbe à celle de jalap, de scammonée, de gomme-gutte, comme un auxiliaire doux de ces puissants agents, et un moyen propre, en même temps, à tempérer leur grande activité.

On a aussi placé parmi les substances purgatives le rhapontic, racine du RHEUM RHAPONTICUM, L., plante qui croît sur le Caucase, et que l'on cultive dans quelques jardins. La vertu tonique domine la vertu purgative dans cette production : il en faut prendre une forte dose pour obtenir quelques déjections alvines. On mange ses jeunes pousses dans plusieurs pays. On mêle quelquefois dans le commerce la racine de rhapontic à celle de rhubarbe.

Famille des liliacées.

Aloès, *aloe soccotrina*, suc extracto-résineux, solide, friable, que l'on retire des feuilles de plusieurs espèces de plantes du genre Aloe, et surtout de l'Aloe perfoliata, L., plante qui croît sur les montagnes du cap de Bonne-Espérance, et que l'on cultive à la Jamaïque, à la Barbade; on la trouve aussi en Italie et dans l'île d'Elbe, etc. Elle se plaît dans les lieux secs. On en fait des plantations pour en retirer le suc qui nous occupe. Lorsque ces végétaux ont atteint l'âge de deux ou trois ans, on en récolte les feuilles, qui sont alongées, très épaisses et succulentes. On les coupe à leur base, et on les dresse dans un vase: il s'en écoule une grande quantité d'un suc liquide, d'un jaune verdâtre, et d'une excessive amertume. On laisse rapprocher, épaissir, et enfin dessécher ce suc à l'air libre, et en l'exposant au soleil: on se sert aussi de l'action du feu. L'aloès, obtenu par ce moyen, est très pur. Les plantations dont nous venons de parler durent l'espace de douze ans, et plus.

On coupe les feuilles, qui ne fournissent plus de suc propre, par morceaux que l'on met bouillir dans l'eau. On en retire une sorte d'extrait moins pur et plus coloré que le premier aloès. Le dépôt lui-même, soumis à une nouvelle ébullition, donne encore un nouveau produit auquel on ajoute souvent des matières étrangères pour en augmenter le poids.

Aussi connaît-on trois sortes d'aloès. Mais il est encore incertain si leurs dissemblances proviennent des procédés plus ou moins parfaits, à l'aide desquels on les a obtenus, ou si les variétés qu'offrent ces aloès ne viendraient pas de ce qu'ils sont extraits de diverses espèces de plantes. La première sorte d'aloès se nomme aloès succotrin ou mieux soccotrin, parceque l'on tirait d'abord cette substance de l'île de Soccotora ; cet aloès est d'un jaune rougeâtre, il a une surface brillante, une saveur extrêmement amère, une odeur résineuse: sa poudre est d'un jaune doré. Cet aloès est d'une grande pureté; il se dissout presqu'en entier, lorsqu'on le met dans l'eau d'abord, et que l'on recouvre ensuite le résidu d'alcohol. La seconde espèce s'appelle aloès hépatique; celui-ci a une couleur plus foncée, que l'on a trouvée analogue à celle du foie, d'où lui vient son nom. Il est plus friable, sa surface est moins brillante, son odeur nauséabonde et forte. Enfin on connaît sous le nom d'aloès caballin une substance d'une couleur presque noire, d'une odeur très fétide, dans laquelle on trouve les débris des plantes d'où provient cet aloès, et diverses autres impuretés; celui-ci n'est guère usité que dans la médecine vétérinaire. Il a paru une nouvelle sorte d'aloès que l'on a désigné par le titre de lucide, parcequ'il est plus brillant et plus transparent que les autres. On dit que ce dernier est tiré de l'aloès en épi, *aloes spicata.*

Les chimistes se sont occupés de l'analyse de l'aloès. MM. Bouillon-Lagrange et Vogel ont trouvé dans cette substance un principe extractif très abondant, et une matière résineuse insoluble dans l'eau froide, mais soluble dans l'alcohol et dans l'éther. L'aloès succotrin contient soixante-huit parties du premier, et trente-deux parties de substance résineuse. La proportion de résine est plus forte dans l'aloès hépatique; elle est de quarante-deux pour cent. Le premier fournit par la distillation une huile volatile; l'aloès hépatique n'en possède pas. M. Trommsdorff donne l'analyse suivante de l'aloès succotrin: soixante-quinze parties de principe savonneux, amer; vingt-cinq parties de résine et des traces d'acide gallique. Il a trouvé dans l'aloès hépatique 81,25 de principe savonneux, 6,25 de résine, 12,5 d'albumine, et un atome d'acide gallique. (*Bullet. de pharm.*, tom. I.)

L'aloès peut revêtir diverses formes pharmaceutiques, mais la plus ordinaire est la forme pilulaire. Comme cette substance est extrêmement amère, il est plus facile, moins pénible de l'avaler, quand les parties de sa poudre sont rendues cohérentes par un corps muqueux, une matière extractive, etc. On ne donne pas habituellement l'infusion aqueuse d'aloès, on en fait plus souvent des teintures. Cependant la nature chimique de l'excipient ne peut être ici indifférente. Si, comme l'assurent quelques auteurs, la partie résineuse est peu purgative, et que cette propriété réside dans la partie extractive, on conçoit que l'alcohol ne convient plus lorsque l'on veut surtout tirer de l'aloès une puissance cathartique.

L'aloès attaque fortement les voies alimentaires: administré en substance à la dose de douze jusqu'à vingt-quatre grains, il fait sur la surface interne des intestins une impression qui produit des coliques vives et souvent répétées, des déjections liquides, fournies par l'exhalation et les sécrétions intestinales que cette substance rend plus actives. L'action de l'aloès porte principalement sur les gros intestins, et un sentiment profond de chaleur se fait sentir au fondement après chaque selle.

A la dose de deux à six grains à la fois, l'action purgative de l'aloès ne produit plus les mêmes symptômes; mais sa force irritante agit toujours d'une manière notable sur la surface intestinale. On éprouve ordinairement, huit ou dix heures après l'ingestion de l'aloès, une ou plusieurs déjections. Si l'on continue pendant quelques jours l'usage de cette substance, on ne tarde pas à ressentir une chaleur mordicante, une cuisson dans la partie inférieure du rectum. Le gonflement de la membrane muqueuse, qui le tapisse intérieurement, fait qu'après l'expulsion des excréments qu'il contient, on croit qu'il doit encore sortir quelque chose, on tente de nouveaux efforts pour chasser de nouvelles matières. C'est sur cette portion du canal alimentaire que l'aloès porte toute sa puissance; il développe une irritation vive, forte sur la surface interne du rectum; il y établit un centre de fluxion.

Il est remarquable que quand on prend l'aloès à petites doses les digestions conservent leur régularité, l'appétit se maintient, souvent même il devient plus fort, et l'appareil gastrique montre plus d'énergie, plus d'activité. La plupart des auteurs signalent cette particularité dans l'action de l'aloès : il semble stimuler l'estomac et irriter les intestins. Aussi administre-t-on fréquemment les composés aloétiques au moment des repas : leur mélange avec la nourriture n'en trouble pas l'élaboration digestive; c'est quand leurs molécules ont gagné les gros intestins que leur qualité irritante semble se mettre en jeu.

L'aloès produit-il dans l'économie animale des effets généraux? Ses molécules absorbées et versées dans le torrent circulatoire exercent-elles sur tous les tissus vivants une impression stimulante? En résulte-t-il des changements appréciables dans les mouvements organiques et dans l'exercice des fonctions, surtout dans la circulation du sang, dans la température du corps, etc.? Si quelque chose pouvait servir à prouver ces effets, bien qu'ils soient fréquemment inaperçus, c'est la remarque que l'on a faite que l'aloès était contraire aux personnes pléthoriques, à celles qui sont d'un tempérament sec et bilieux, aux femmes grosses, aux individus qui sont sujets à des flux hémorrhagiques, à ceux qui redoutent tous les stimulants. Nous ferons encore valoir, en faveur de l'opinion, que l'usage de l'aloès détermine une excitation générale; une remarque pratique, c'est que cette substance purgative est contre-indiquée dans les fièvres, dans les phlegmasies, dans les hémorrhagies, dans toutes les maladies avec chaleur, avec irritation. Si l'on applique de l'aloès à l'extérieur du corps, ses molécules pénètrent dans le sang, et portent leur influence sur les voies digestives. On prétend qu'il suffit de mettre l'aloès en contact avec la surface d'un cautère pour qu'il donne lieu à des coliques et à des évacuations alvines. On assure que la teinture aloétique appliquée sur des endroits ulcérés, a de même déterminé une purgation très marquée. (Murray, *ouvrage cité*, tom. V, pag. 251.)

La vertu irritante ou purgative de l'aloès le rend précieux pour l'art de guérir. On peut recourir avec confiance à cette substance lorsque l'on veut déterminer l'expulsion des matières contenues dans le canal intestinal, ou attirer les forces de la vie vers les organes abdominaux. Mais il est des avantages particuliers et très nombreux que l'aloès procure à la thérapeutique, et qui procèdent moins de la faculté évacuative de cette substance que de la propriété qu'elle a d'irriter l'intérieur du rectum, et d'y établir un point de fluxion : ce dernier produit devient une puissance révulsive ou dérivative qui mérite une grande attention dans le traitement des maladies de la tête, de la poitrine, même des organes situés dans la région supérieure de l'abdomen. Pour tirer parti de cette propriété de l'aloès, il faut en donner une petite dose, comme celle de quatre à six grains, et l'administrer matin et soir pendant plusieurs jours. Cet agent ne tarde pas à établir sur le rectum un travail fluxionnaire, à produire un gonflement de sa membrane muqueuse, une congestion sanguine vers les vaisseaux hémorrhoïdaux. Le ventre est plus libre qu'à l'ordinaire, les selles sont plus liquides; mais c'est surtout le mouvement organique dont le rectum est le siége qui doit fixer notre attention. Cet effet très remarquable de l'aloès le rend, selon moi, une substance médicinale unique et précieuse, dont l'art de guérir ne saurait se passer sans perdre de sa puissance, sans éprouver une diminution dans ses ressources. L'aloès n'a point de succédanée.

J'emploie fréquemment les pilules suivantes :

℞ Extrait de ménianthe, un gros.
Poudre d'aloès succotrin,
——— de rhubarbe, āā, un demi-gros.
Mêlez exactement et divisez en 24 pilules.

Il n'est point de remède qui m'ait procuré autant de succès, qui m'ait valu autant de compliments que ces pilules. Prises à la dose de deux le matin et deux le soir, immédiatement avant le repas, quelquefois seulement de deux par jour, elles lâchent le ventre, évacuent sans fatigue ce que contiennent les intestins; elles ne tardent pas à établir une irritation souvent bienfaisante sur le rectum. Il est des douleurs, des pesanteurs de la tête, des faiblesses des membres, des étourdissements habituels, un obscurcissement des facultés intellectuelles, etc., que ces pilules dissipent, ou au moins qu'elles diminuent. Après des attaques d'apoplexie, dans beaucoup de lésions de l'encéphale, l'innervation est languissante, les tissus intestinaux tombent dans un état d'inertie, le ventre est toujours serré; l'usage de ces pilules est nécessaire pour vaincre la paresse des gros intestins, pour obtenir des évacuations alvines. Ces pilules aloétiques ont éloigné des accès de migraine qui se répétaient souvent; elles en ont de plus adouci les attaques. Dans des affections de l'appareil respiratoire, des étouffements, des toux humides, dans des palpitations de cœur, on s'est bien trouvé d'en conseiller l'emploi. Dans des vomissements spasmodiques, qui dépendent d'une altération de l'influence nerveuse sur l'estomac, qui ne tiennent pas à une lésion matérielle de ce viscère, ces pilules obtiennent un succès assez prompt. Elles ont paru dissiper à la longue des jaunisses avec un gonflement bien réel du foie. Beaucoup de personnes les prennent pendant quelques jours, tous les mois, ou à des intervalles plus éloignés, avec un avantage incontestable. Les composés aloétiques, pris à petite dose, offrent un moyen sûr pour faire cesser la constipation des vieillards, qui tient ordinairement à une faiblesse matérielle ou vitale des gros intestins. On rencontre souvent des personnes qui se désolent de prendre sans effet des lavements simples : on les satisfait en leur donnant deux ou quatre de ces pilules aloétiques, qui déterminent toujours, dix ou douze heures après leur emploi, l'expulsion des matières contenues dans le cœcum, dans le colon et dans le rectum.

Faisons ici une remarque qui nous conduira à accorder à l'aloès toute l'importance qu'il mérite comme substance médicinale. Les composés où entrait ce suc végétal pour une forte proportion ont joui de la plus grande célébrité. Quelques uns ont été vantés comme capables de prolonger la vie; on a attribué à d'autres des cures surprenantes. L'élixir de longue vie, la teinture sacrée, l'élixir de propriété, les grains de vie, les pilules angéliques, les pilules bénites, etc., etc., ont l'aloès pour principal ingrédient.

On voit souvent un mouvement spontané de fluxion vers les vaisseaux hémorrhoïdaux faire cesser tout-à-coup des accidents morbides, produire la guérison de maladies graves. Fréquemment ces améliorations surviennent et s'effectuent sans qu'il s'écoule de sang hors des vaisseaux, de manière que c'est le nouveau centre de fluxion, porté sur l'extrémité du rectum, qui cause seul ces avantages. Le produit de l'impression irritante que fait l'aloès sur cet intestin semble imiter un travail hémorrhoïdaire, il le remplace, il procure le même bien.

L'action spéciale que l'aloès exerce sur le rectum ne permet pas de donner cette substance aux personnes qui sont tourmentées d'hémorrhoïdes : cependant je ne crois pas que l'aloès provoque aussi souvent qu'on le dit des attaques de cette maladie. J'ai vu grand nombre d'individus faire usage de préparations aloétiques, et en prendre pendant long-temps sans éprouver l'accident qui nous occupe. Je pense qu'il en est de l'aloès pour les hémorrhoïdes comme des emménagogues pour le flux menstruel. Quand la nature prépare les règles, quand elle est disposée à établir la congestion utérine, les emménagogues la favorisent, ils en hâtent la formation ; mais, quand la nature ne s'y prête pas, ces médicaments restent sans influence sur la menstruation. De même l'aloès peut bien exciter les hémorrhoïdes chez les individus qui en ont éprouvé des atteintes, qui ont une prédisposition actuelle à cette affection ; mais, sur ceux qui ne présentent pas ces conditions, l'aloès ne produit qu'un effet purgatif. Sans doute l'assertion de Fallope, qui prétendait que, de cent personnes qui font un usage habituel de l'aloès, quatre-vingt-dix ont des hémorrhoïdes, est pour le moins exagérée.

On accuse l'aloès d'avoir occasioné des maladies organiques, d'avoir produit des accidents graves. Mais alors on donnait tous les jours de fortes quantités de cette substance irritante, on y ajoutait d'autres ingrédients échauffants, on insistait trop long-temps sur son usage, en un mot on ne se servait pas avec la réserve convenable de ce médicament actif. L'expérience prouve que l'aloès est un remède précieux, bienfaisant, quand il est donné d'une main sage et prudente, et quand on surveille assez ses effets immédiats pour démêler s'ils tendent à amener un résultat utile, ou si, au contraire, ils doivent conduire à quelque lésion pathologique.

La vertu emménagogue que l'on a attribuée à l'aloès dépend aussi de ce que cette substance irrite la surface intestinale, et principalement la surface interne des gros intestins. Il est facile de concevoir qu'en attirant les forces de la vie et le sang dans la direction du système utérin, l'aloès favorisera l'éruption des menstrues; l'action stimulante qu'il porte sur les vaisseaux sanguins peut contribuer à cet effet. Cet emménagogue ne convient que quand un état de faiblesse générale, une inertie de l'organe utérin, empêche l'écoulement des règles; il doit être proscrit lorsqu'il existe de la pléthore, de la chaleur ou de la douleur.

L'aloès entre dans les collyres irritants : ce sont ceux dont on se sert dans les ophthalmies chroniques, pour changer le mode d'action morbide de la surface oculaire et des paupières, et pour rappeler ces parties à leur état naturel. On en a aussi saupoudré avec avantage des ulcères humides, atoniques, etc.

Famille naturelle des guttifères.

Les plantes de cette famille sont des arbres ou des arbustes qui appartiennent aux régions brûlantes des tropiques. Leur nom provient de ce que la plupart d'entre eux sont remplis d'un suc gommo-résineux qui a une extrême âcreté.

GOMME-GUTTE, *gummi-guttæ*, *cambogium*, *cambogia*. C'est une gomme-résine, sèche, friable, que l'on retire du GUTTÆFERA VERA, *Kœnig*. On obtient du CAMBOGIA GUTTA, L., un suc que l'on donne souvent en place du premier.

A Siam, la gomme-gutte découle en gouttes des feuilles et des jeunes branches de ces arbres, auxquels on pratique, pour cet effet, des incisions. A Ceylan, elle exsude d'entailles que l'on fait sur l'écorce des tiges, au moment où les fleurs doivent paraître. On augmente l'écoulement de ce suc propre en frappant l'arbre qui le recèle, il paraît que ces percussions déterminent la rupture des cellules où se forme la gomme-gutte. Ce suc gommo-résineux est liquide au moment de sa sortie, il ressemble alors à un lait jaunâtre. On le laisse épaissir au soleil, et on le réduit en masses un peu arrondies et alongées; c'est ainsi qu'il arrive en Europe.

La gomme-gutte est d'une couleur brune orangée au dehors, et d'un rouge safrané en dedans; mise en poudre, elle est d'un jaune pur très éclatant. Elle n'a point d'odeur; elle fait d'abord percevoir très peu de saveur lorsqu'on la met dans la bouche, mais si on la mâche elle s'attache aux dents, puis il s'en dissout une portion dans la salive; alors elle imprime au gosier une certaine sensation d'âcreté et de sécheresse. Cette substance donne à l'eau, par la trituration ou par la simple agitation, une couleur laiteuse. L'alcohol la dissout presque complètement: la liqueur est d'un jaune d'or. La gomme-gutte se fond en grande partie dans les huiles volatiles, qu'elle colore d'un beau rouge orangé. D'après M. Braconnot, cette substance est composée de vingt parties de gomme, et de quatre-vingt parties de résine.

La gomme-gutte, prise intérieurement à la dose de dix à vingt-quatre grains, exerce sur la membrane muqueuse des intestins une impression fortement irritante. Cette surface devient plus rouge, plus chaude, plus sensible; elle éprouve un gonflement: le réseau capillaire qui entre dans sa composition anatomique s'épanouit et se remplit de sang; la sécrétion des follicules muqueux devient très abondante; l'exhalation séreuse surtout, qui habituellement humecte l'intérieur du canal alimentaire, s'exécute avec une activité que prouvent bien les selles aqueuses, très liquides, que l'on rend alors. L'action irritante de la gomme-gutte pénètre jusqu'à la tunique musculeuse des intestins; il en résulte des contractions anomales et douloureuses des faisceaux de fibres qui la constituent, ce qui donne lieu aux coliques que l'on ressent. La gomme-gutte, lors de son passage dans l'estomac, tourmente, agace souvent ce viscère, de là les nausées, les vomissements qui souvent accompagnent l'usage de cette substance. Les vomissements peuvent aussi tenir à l'irritation trop vive des intestins et reconnaître une cause sympathique. L'opération de cette substance gommo-résineuse se manifeste toujours avec une certaine énergie, elle donne lieu à des symptômes très prononcés, elle agit toujours avec la violence des purgatifs drastiques. Une dose trop forte de cette substance, ou une susceptibilité organique très vive des intestins, peut donner aux effets que nous venons de décrire trop d'intensité; alors, au lieu d'une purgation simple et salutaire, on a suscité un état pathologique que l'on nomme *superpurgation*.

La qualité irritante de la gomme-gutte se produit toutes les fois que l'on met cette substance en contact avec une partie vivante. M. le professeur Orfila a vu que les intestins étaient atteints d'une phlogose violente lorsqu'il faisait prendre à des chiens une forte dose de gomme-gutte, et que, liant l'œsophage, il empêchait cette matière de sortir par les vomissements. Déjà Daubenton avait expérimenté que deux gros de gomme-gutte, donnés à un mouton, entraînaient sa perte dans les vingt-quatre heures. M. Orfila a mis cette substance, je dirais presque caustique, en contact avec une plaie saignante, faite à la cuisse d'un chien; il en résulta une inflammation vive, profonde, qui s'étendit, en peu de temps, jusqu'à l'abdomen, et qui fit périr l'animal.

On n'a point constaté d'effets généraux que l'on dût attribuer à l'absorption des molécules de la gomme-gutte, et à leur action immédiate sur le tissu des appareils organiques. La petite dose à laquelle on la donne ne permet pas de croire que ses molécules puissent devenir une cause capable d'irriter les autres parties du système animal. Si, pendant que cette substance fait sentir aux voies digestives sa puissance, on remarque quelques variations dans l'exercice de la circulation, de la respiration, etc., ces changements organiques dépendent de l'influence sympathique que les intestins irrités exercent sur les autres appareils organiques.

Nous devons rappeler que les médecins ont cherché, par différents procédés, à modérer la trop grande activité de la gomme-gutte. Les uns employaient des agents chimiques, comme le vinaigre, le suc de citron, etc. : ils espéraient que, combinée avec ces acides végétaux, la gomme-gutte perdrait une partie de sa qualité irritante. Les autres la soumettaient à une chaleur forte et long-temps continuée ; l'action du calorique pouvait modifier la composition intime de la gomme-gutte et altérer ses facultés naturelles. Dans l'administration thérapeutique de cette substance, il est plus simple, lorsque l'on redoute les suites de son impression, de la diviser avec soin par une proportion assez forte d'une poudre adoucissante ou tempérante, comme celle de racine de guimauve, de réglisse, de crème de tartre, de gomme-arabique. Tenant les molécules de gomme-gutte écartées les unes des autres, ces poudres correctives s'opposent à une impression trop continue ou trop profonde sur les organes digestifs.

Il est des maladies dans lesquelles la gomme-gutte est administrée avec plus de confiance que les autres purgatifs. Nous citerons d'abord l'hydropisie : dans celles des affections pathologiques comprises sous ce titre générique, qui ne sont point accompagnées d'une phlegmasie chronique, dans lesquelles une irritation des intestins ne peut point augmenter les accidents, la gomme-gutte est quelquefois employée avec succès. Dans ces maladies, on donne la gomme-gutte à des doses très fortes, comme dix-huit grains, vingt-quatre et au-dessus. Lorsque l'action de cette substance sur les intestins produit des évacuations séreuses, abondantes et répétées, elle occasione un soulagement marqué; l'infiltration cellulaire diminue et la respiration devient moins gênée; les mouvements des membres sont plus libres, et le malade satisfait redemande le même remède; nous avons vu plus d'une fois la gomme-gutte procurer ces avantages momentanés. Il arrive aussi que l'ébranlement imprimé à toute la machine, par l'irritation intestinale que cause ce médicament, réveille l'action des vaisseaux absorbants, et donne lieu à un écoulement notable d'urine. Mais il faut ici beaucoup de circonspection. On ne doit plus insister sur l'usage de la substance drastique qui nous occupe, lorsque l'on n'obtient pas de déjections séreuses, lorsque le ventre se tuméfie et qu'il est douloureux, lorsque le malade éprouve de l'abattement, de la soif, que la langue devient rouge, etc. Donner une forte dose de gomme-gutte à un hydropique et tenter de rétablir la santé par suite de la révolution que l'on suscite alors dans l'économie animale, c'est toujours employer une méthode curative hardie et dangereuse; bien que de nombreux succès puissent soutenir son crédit, on ne doit y avoir recours qu'avec une grande réserve. On sait que la gomme-gutte est le principal ingrédient des pilules hydragogues de Bontius, de celles purgatives d'Helvétius qui ont joui d'une grande réputation pour le traitement des infiltrations cellulaires, des leucophlegmaties.

On s'est servi de la gomme-gutte dans quelques paralysies. Quand on désire, par une vive impression portée sur les nerfs de la surface intestinale, produire une secousse violente dans tout le système nerveux, provoquer l'encéphale et la moelle épinière, on peut employer cette substance : elle ne manquera pas de produire cet effet ; mais trop souvent il reste inutile. On a cité la gomme-gutte comme un remède efficace dans les fièvres intermittentes. Les avantages que cet agent procure dans ces maladies, dépendent de son action purgative. On en a tiré un parti utile dans l'asthme, dans plusieurs sortes de dyspnées : l'irritation que cette substance établit dans la cavité abdominale peut opérer une heureuse révulsion à l'égard du système pulmonaire ; cette révulsion est également salutaire quand la gêne de la respiration provient de l'irritation de la moelle épinière, de la perversion de l'influence que ce centre de vitalité exerce sur les organes pulmonaires.

On a préconisé les bons effets de la gomme-gutte contre les vers : l'action qu'elle exerce sur les intestins peut déterminer la sortie de ces animaux ; dans d'autres occasions, elle débarrassera le canal alimentaire des mucosités qui le remplissent et qui favorisent le développement des vers. C'est une pratique très louable que d'administrer un vermifuge avant d'avoir recours à ce purgatif. Le remède de madame Nouffer, contre le ténia, offre cette industrieuse combinaison thérapeutique : on donne d'abord trois gros de racine de fougère mâle en poudre, et c'est deux heures après, c'est-à-dire quand cette substance vermifuge a fait sentir à l'animal son pouvoir délétère, que l'on administre un bol dans lequel la gomme-gutte est l'ingrédient dominant. On sent quel avantage a dans cet instant le puissant purgatif que l'on fait entrer dans le canal alimentaire, pour évacuer, avec les matières qui s'y trouvent, l'animal stupéfié par la fougère mâle.

On sait que les médecins italiens emploient souvent la gomme-gutte comme un moyen contre-stimulant. Si ce mot signifiait pour eux une excitation médicinale que l'on oppose à une excitation pathologique, nous entendrions bien leur langage; nous ne nous étonnerions pas de voir l'irritation de la gomme-gutte dissiper une phlogose des voies digestives, faire cesser la diarrhée qui en est la suite, quand nous voyons tous les jours le sulfate de zinc détruire l'ophthalmie, la pierre infernale décider la cicatrisation des ulcères, etc. La gomme-gutte administrée dans une phlogose de la membrane muqueuse intestinale pourra produire un effet salutaire toutes les fois que cette phlogose sera récente, qu'elle n'existera que sur quelques zones du conduit alimentaire, qu'elle sera bornée à la membrane muqueuse, qu'elle ne pénètrera pas la tunique musculeuse ni la tunique péritonéale, toutes les fois que cette phlogose n'aura pas fait des provocations au cœur, au cerveau, à la moelle épinière, etc., et que ces parties ne seront pas en même temps que les organes digestifs dans une condition morbide. La gomme-gutte ne peut plus être utile, elle devient un remède dangereux lorsqu'il y a un trouble fébrile, qu'il existe d'autres lésions que la lésion intestinale, toutes les fois que la phlogose de la membrane muqueuse des voies digestives est très étendue, qu'elle a atteint les tuniques musculeuses et péritonéales, qu'elle a déjà produit des endurcissements de ces tissus, des gonflements, des végétations, des ulcérations, etc.

J'ai pu suivre les effets de la gomme-gutte dans une phlogose des voies digestives; je les ai recueillis. Un jeune homme de dix-huit ans, d'une constitution forte, offrait les symptômes suivants: diarrhée très violente; il allait huit fois du bas dans le jour, et toute la nuit il était debout, c'est son expression; anorexie, langue très rouge, bouche sèche, soif, pouls plein, fréquent, céphalalgie, toux. Le 12 janvier 1823, il prit le matin six grains de gomme-gutte mis en bols avec la conserve de roses, et six grains le soir. Il éprouva après l'ingestion de ce médicament des coliques violentes autour de l'ombilic, des mouvements très prononcés dans l'abdomen; il vomit trois fois, et alla dix fois du bas: la soif continue, la bouche est sèche, la langue rouge, les lèvres écailleuses; le ventre n'est pas tendu ni sensible à la pression; la membrane péritonéale est saine. Le 13, il prend de la même manière dix grains de gomme-gutte le matin et dix grains le soir. Il a vomi sept fois dans la journée, il a été treize fois du bas, il a soif, il n'a pas dormi, il a eu moins de coliques, la langue et les lèvres sont rouges et sèches, les yeux sont creux, la figure altérée, le ventre est dans le même état, point de douleurs à la tête ni dans la poitrine.

Le 14, il prend trente grains de cette même substance : coliques continuelles, vomissements fréquents et douloureux, il rend de la bile, langue et lèvres très rouges, altération remarquable des traits de la face, pouls vif, douleur vers le cardia. Le 15, le malade cesse l'usage de la gomme-gutte, il est mis à une diète amylacée, il boit de la solution de gomme arabique sucrée. Le 16, sa figure a une expression évidemment meilleure ; il n'a plus vomi ; il a dormi ; il n'a plus de douleurs à l'épigastre, mais il continue à aller du bas ; la langue est toujours rouge. Le 17, il se trouvait mieux ; il n'avait plus de colique, mais sa diarrhée avait résisté à l'action de la gomme-gutte. Dix jours après la langue était encore très rouge, les selles restaient liquides, le malade n'allait plus que deux ou trois fois du bas par jour. La lésion de la membrane muqueuse intestinale résista pendant plusieurs semaines à l'emploi d'un régime et de médicaments émollients.

Famille des frangulacées.

Plusieurs espèces de cette famille ont des qualités irritantes très prononcées. L'écorce du *rhamnus frangula* produit des coliques violentes, donne lieu à des vomissements. On a vu les baies de cet arbrisseau occasioner la phlogose des voies alimentaires, et faire périr en peu de jours les enfants qui les avaient avalées.

NERPRUN, *rhamni cathartici*, seu *spinæ cervinæ baccæ*, fruit du RHAMNUS CATHARTICUS, L., arbrisseau indigène qui croît dans les bois, les haies et les lieux incultes, et que l'on nomme aussi *bourg-épine*. Il porte des baies assez petites, qui en mûrissant prennent une couleur noire; elles sont remplies d'un suc d'une odeur désagréable, d'une saveur nauséabonde et amarescente. Ces baies, gardées dans la bouche, font une impression âcre et chaude sur l'organe du goût.

On recueille ces fruits quand ils sont mûrs, on les écrase avec les mains, on en exprime le suc que l'on dépure : en y ajoutant une quantité suffisante de sucre, on en compose, selon les procédés ordinaires, un sirop; c'est sous cette forme pharmaceutique que l'on emploie le plus souvent les fruits purgatifs du nerprun. Lorsque l'on prépare ce sirop avec le suc non fermenté de ces fruits, il est vert; ce sirop est rouge quand on se sert du suc fermenté. M. Vogel a trouvé que ce suc nouvellement exprimé contenait, outre son principe colorant particulier, de l'acide acétique libre, du mucilage, du sucre et une matière azotée; que dans le sucre fermenté il n'existait plus de sucre, de matière azotée, ni sensiblement de mucilage, mais une plus grande proportion d'acide acétique : c'est ce principe, formé par la fermentation, qui change en rouge la couleur verte naturelle au nerprun. (*Bull. de pharm.*, tom. IV.) Le D. Schwilgué a extrait du coagulum que la chaleur produit dans le suc de nerprun, une matière extractive oxygénée, qui, administrée à la dose d'un demi-gros, détermina une purgation avec trouble général. On peut aussi, à l'aide de la chaleur, rapprocher ce suc en le privant de son humidité, et en former un rob : en faisant dessécher les baies de nerprun et en les soumettant à l'action de l'alcohol, on en retire une matière résineuse purgative que Schwilgué a administrée avec succès.

La vertu purgative des baies du nerprun est un des faits les mieux constatés de la matière médicale. Nous ajouterons que ces baies nous offrent un purgatif indigène aussi sûr que ceux qui proviennent de productions exotiques. Comme notre sol n'est pas riche en végétaux d'où nous puissions tirer des agents propres à provoquer la purgation, le nerprun doit nous inspirer un intérêt tout particulier. Que l'on fasse prendre les baies de cet arbrisseau dans leur état naturel, que l'on en donne le suc retiré par expression, le sirop que l'on prépare avec ce suc, ou ce suc épaissi en consistance de rob, on observe toujours, peu de temps après, une irritation des voies alimentaires, marquée par des tranchées et par des déjections alvines. Son usage produit un sentiment de chaleur âcre à la gorge, le long de l'œsophage jusqu'à l'estomac, il occasione de plus une soif vive. On recommande l'usage d'une boisson émolliente pendant la purgation provoquée par cet agent, afin de diminuer les effets irritants qu'il suscite sur la surface intestinale. Vingt baies de nerprun, ou une once de suc exprimé de ces baies, sont une dose suffisante pour produire une purgation prononcée autant que la thérapeutique peut le désirer. Mais c'est presque toujours du sirop de nerprun que l'on se sert; on le donne à la dose d'une à deux onces pris seul ou mêlé avec une eau distillée aromatique.

Il est des médecins qui ont recours au sirop de nerprun très souvent. Ils le font entrer dans les composés dont ils se servent habituellement dans leur pratique pour purger. Ce sirop passe pour un moyen très efficace dans l'hydropisie. Sydenham l'a vu dans cette affection provoquer des évacuations alvines séreuses très abondantes, et améliorer, d'une manière notable, la situation du malade. Ce praticien observateur assure que ce médicament ne met pas le sang en mouvement, et ne rend pas les urines plus colorées, comme le font les autres purgatifs. On lit toujours avec intérêt le récit de Sydenham sur le succès qu'il obtint avec cette préparation médicinale. Il avait conseillé à une dame de Westminster, attaquée d'une hydropisie ascite, de prendre tous les jours une once de ce sirop purgatif : ce remède fit rendre par les selles une quantité prodigieuse d'eau, le ventre se désenfla très vite, et la malade guérit. Sydenham débutait dans la carrière médicale ; heureux de cette cure, notre jeune médecin conclut que le sirop de nerprun était un remède sûr, un spécifique dans l'hydropisie ; il reconnut bientôt qu'il n'existe pas de vertus curatives absolues dans les médicaments; le sirop de nerprun, administré de nouveau dans la même maladie, ne procura plus le même bien; l'irritation des voies intestinales ne devint plus une cause de soulagement; il arriva bien plus, Sydenham vit ce médicament aggraver parfois les accidents morbides. Il est aujourd'hui bien reconnu que, dans le traitement de l'hydropisie, on ne doit pas insister sur l'usage du sirop de nerprun quand il ne produit pas des selles aqueuses, abondantes, et quand, au lieu de soulager le malade, il paraît abattre les forces. Ce moyen pharmaceutique doit se donner le matin à jeun ; on met une interruption de quelques jours, lorsque le malade paraît fatigué, pour y revenir de nouveau.

On s'est servi des baies de nerprun séchées et pulvérisées. On en porte la dose à un gros. On assure que l'écorce moyenne du nerprun a une action irritante qui, lorsqu'elle s'exerce sur la surface intestinale, excite des évacuations alvines, et fait même vomir très souvent; mais on emploie rarement cette production.

Famille des caprifoliacées.

Écorce de sureau, *sambuci cortex interior*, sambucus nigra, L. Nous avons parlé des fleurs du sureau (*classe des excitants*). L'écorce moyenne de cet arbrisseau, c'est-à-dire le tissu cellulaire de son écorce et ses premières couches corticales où, dans un grand nombre de plantes, il existe une abondance de sucs propres, doivent reparaître ici : cette partie du sureau a une faculté purgative. Cette écorce donne une saveur âcre, un peu amère et nauséabonde; elle est à peu près inodore. L'eau et l'alcohol se chargent de ses principes actifs. On l'administre en décoction. Sydenham mettait trois poignées de cette écorce bouillir dans deux livres d'eau et de lait, à parties égales, pour réduire à une livre : cette dose se prenait dans le jour, la moitié le matin, et l'autre moitié le soir. Il y a sans doute des inconvénients à laisser autant d'arbitraire dans la dose d'une matière douée d'une grande activité. Cette écorce perd une partie de sa force par la dessiccation; on conseille d'en mettre alors six gros ou une once pour deux livres de décoction que l'on fait prendre dans le jour.

Le suc exprimé de l'écorce de sureau est aussi employé. Desbois de Rochefort prescrit de piler cette écorce fraîche, en y ajoutant un peu d'eau ou de vin blanc, et de donner le suc que l'on en retirera, à la dose de trois onces, étendu dans un véhicule convenable. D'autres praticiens sont bien plus réservés ; ils pensent que le suc d'écorce de sureau ne doit être administré qu'à la dose d'un gros à une once. La saison de l'année doit singulièrement influer sur les qualités sensibles et sur les propriétés de ce suc.

Ces préparations pharmaceutiques du sureau agissent sur les voies digestives, en les irritant ; souvent elles déterminent des vomissements ; mais toujours leur contact avec l'intérieur des intestins donne lieu à des coliques, à des évacuations alvines, etc. Dans les hydropisies, maladies contre lesquelles on vante l'efficacité de l'écorce de sureau, ces préparations ont souvent produit des évacuations séreuses, abondantes, qui soulageaient beaucoup ; de là le titre d'hydragogue donné à la matière médicinale qui nous occupe. On ne doit pas trop insister sur l'emploi de cette écorce purgative dans les épanchements séreux, dans les infiltrations cellulaires. Sydenham avertit que ce remède ne guérit l'hydropisie qu'en purgeant par haut et par bas, et non point par une vertu spécifique. Il ajoute que, si son action n'est suivie d'aucune évacuation, il ne soulage plus ; mais que si les eaux prennent leur cours par les selles, alors ce remède réussit admirablement, et qu'il faut en continuer l'usage tous les jours jusqu'à la guérison.

Les feuilles de sureau pourraient aussi fournir un purgatif efficace. La décoction ou le suc exprimé de ces feuilles ont la faculté d'irriter les voies intestinales, et de déterminer des évacuations alvines.

Le suc des feuilles d'hièble ou yèble, SAMBUCUS EBULUS, L., exerce une action purgative quand on le prend intérieurement : on s'en est servi dans quelques hydropisies.

Famille des globulaires.

GLOBULAIRE TURBITH, GLOBULARIA ALYPUM, L. On doit à M. Loiseleur-Deslongchamps une série nombreuse d'expériences qui tendent à donner du crédit à cet arbrisseau, qui croît spontanément dans les provinces méridionales de la France, en Languedoc, en Provence, etc. Le docteur Ramel a constaté (*Journal de médecine*, 1784, tom. LII), que les feuilles de cette globulaire fournissent un purgatif sûr et facile à administrer. Quelques botanistes, en parlant de la propriété de cette plante, avaient avancé qu'elle était douée d'une violente énergie, et que son administration était dangereuse : des observations récentes ont démontré que cette assertion était erronée, et que la globulaire turbith, au moins dans notre climat, agit comme un purgatif doux et innocent. Ramel nous apprend que les paysans de la basse Provence se purgent très souvent avec cette plante, et que les personnes les plus délicates, les plus sensibles, s'en servent sans éprouver aucun accident. Depuis longtemps, ajoute-t-il, nous l'ordonnons au lieu de séné.

Ce sont les feuilles de cette plante que l'on emploie. On les donne à la dose de deux, quatre à six gros, que l'on fait bouillir pendant quelque temps dans une, deux ou trois tasses d'eau, avec une demi-once ou une once de miel ou de sucre. Cette décoction, d'une couleur claire, légèrement verdâtre, a une amertume fort intense; mais cette amertume est pure, et n'a rien de trop désagréable.

Cette décoction purgative a été administrée, par M. Loiseleur-Deslongchamps, à vingt-quatre personnes; elle a toujours opéré très doucement. Tous les malades en ont été satisfaits; plusieurs ont assuré n'avoir jamais été purgés avec si peu de fatigue; aucun d'eux ne s'est plaint d'avoir éprouvé le moindre malaise, ou d'avoir eu des nausées. Ils n'eurent aucune colique, ou les coliques restèrent très légères chez ceux qui en ressentirent. Le nombre des déjections alvines fut de trois, quatre, six, même huit chez quelques individus. (*Ouvr. cité.*)

Ce purgatif indigène sera très convenable quand on voudra seulement vider le canal intestinal, et évacuer les matières qu'il contient; l'impression que la décoction de globulaire exerce sur les intestins suffira pour assurer ce résultat. Mais quand le médecin aura l'intention d'irriter les voies alimentaires, d'établir une fluxion passagère sur la membrane muqueuse intestinale, de déplacer en un mot une irritation par une autre qui devienne révulsive, alors la globulaire turbith ne conviendra plus, le séné et les autres purgatifs très actifs mériteront la préférence. Le D. Ramel vante les bons effets de la globulaire, dont nous parlons, dans les fièvres intermittentes; la qualité amère de cette substance doit lui donner des avantages particuliers dans le traitement de ces maladies. Ramel conseille aussi, d'après son expérience, la plante qui nous occupe dans les diarrhées anciennes avec une disposition saburrale des premières voies.

M. Loiseleur-Deslongchamps a soumis à quelques essais la globulaire commune, GLOBULARIA VULGARIS, L., plante qui croît sur les collines sèches dans beaucoup de provinces de la France, et qui est assez commune autour d'Amiens. Donnée en décoction dans l'eau édulcorée avec le miel, à la dose de quatre à six gros, cette plante a déterminé des évacuations alvines, sans causer de coliques ni de nausées : cette décoction est très amère. Ces recherches, que M. Deslongchamps lui-même regrette de n'avoir pu pousser plus loin, ne nous paraissent pas suffisantes pour prononcer que la globulaire commune est douée d'une propriété purgative. Combien de plantes amères prises à la même dose, de quatre à six gros dans un verre d'eau, produiraient des évacuations alvines. En contact immédiat avec les intestins, les principes amers tourmentent leur tissu, ils accélèrent le mouvement péristaltique de ces organes, des déjections en sont le résultat : mais pour cela, ces plantes n'ont pas opéré l'effet organique qui caractérise l'opération purgative.

B. *Substances minérales purgatives.*

Les substances minérales qui possèdent une vertu purgative sont des sels neutres. On les donne rarement en poudre, en bols ou en électuaire ; le plus ordinairement on les administre dans l'eau pure, ou on les unit à un véhicule aqueux, comme la décoction de chicorée sauvage, de fumeterre, de chiendent, d'oseille, de pruneaux, etc. ; ou bien la limonade, le petit-lait, l'infusion légère de feuilles d'oranger. Ces sels ont une saveur amère : on a remarqué que l'addition du sucre, loin de masquer leur amertume, la rendait au contraire plus désagréable. On peut employer ces sels seuls pour provoquer le phénomène de la purgation. Il est d'usage aussi de les joindre comme auxiliaires au séné, à la rhubarbe, etc.

Sulfate de soude. Sel de Glauber. *Sulfas sodæ ; deuto-sulfas sodii, sal mirabile Glauberi.* En examinant le résidu de la décomposition du sel marin par l'acide sulfurique, Glauber découvrit ce sel auquel il appliqua le titre d'admirable. Ce sel existe dans les cendres des plantes marines, on le trouve en dissolution dans les eaux de quelques fontaines qui contiennent en même temps le muriate de soude, on s'empare du sulfate de soude en même temps que l'on extrait le sel marin. Mais c'est surtout en décomposant ce dernier par l'acide sulfurique, dans les ateliers où l'on fabrique l'acide marin, que l'on forme une grande quantité de sulfate de soude : celui du commerce en provient ordinairement. Il en sort aussi des manufactures de muriate d'ammoniaque.

Le sulfate de soude est en gros cristaux qui présentent des prismes transparents à six pans, ordinairement cannelés et terminés par des sommets dièdres. Les cristaux de sulfate de soude n'ont cette forme et cette régularité que quand l'évaporation de l'eau a été très lente, et la cristallisation tranquille ; car on trouve aussi le sulfate de soude cristallisé en petites aiguilles très irrégulières. Pour obtenir ce dernier, on agite l'eau-mère où il est contenu jusqu'à ce qu'elle soit refroidie : au milieu d'un liquide en mouvement la cristallisation devient confuse. On nomme ce sulfate de soude, sel d'Epsom de Lorraine, parcequ'on l'a long-temps fabriqué dans cette province.

Le sulfate de soude se dissout dans moins de trois fois son poids d'eau ; l'eau bouillante en prend 0,80. Exposé à un air sec, ce sel perd une grande partie de son eau de cristallisation, et tombe en une poussière blanche, sans éprouver aucune altération dans sa nature intime. On a soumis ce sel desséché à un examen scrupuleux, et on a vu que dans ce cas il avait perdu environ les 0,56 de son poids. Si l'on administrait ce sel pulvérulent ou effleuri, il ne faudrait donc en donner qu'environ la moitié de la dose ordinaire. La saveur du sulfate de soude est d'abord salée, elle devient ensuite d'une amertume considérable.

Donné à la dose d'une once, ce sel provoque un effet purgatif bien marqué. Il convient de mettre cette quantité dans trois ou quatre verres d'un véhicule aqueux, et de les prendre à une demi-heure de distance. On est souvent obligé d'en donner dix gros ou même douze lorsque l'on désire que la purgation ait une forte intensité. Peu de temps après l'administration de cette substance saline, on éprouve ordinairement de l'anxiété et une sensation désagréable vers l'estomac ; ensuite on ressent de légères coliques qui annoncent que le sulfate de soude est en contact avec la surface intestinale, et bientôt il survient des évacuations alvines. On a remarqué que les sels neutres provoquaient des selles ordinairement séreuses. Les personnes qui emploient ce purgatif se plaignent de ne point rendre des matières jaunâtres, des humeurs épaisses, comme quand elles se servent de la rhubarbe, du séné, etc. Les évacuations causées par le sulfate de soude laissent souvent un sentiment de chaleur au fondement. Cette substance saline donne lieu à une soif assez forte, qui dure toute la journée : cependant l'irritation qu'elle produit reste toujours moins profonde, moins vive que celle des purgatifs résineux, comme le jalap, la scammonée, etc.

Une très petite partie seulement des molécules du sulfate de soude paraît absorbée pendant que cette substance traverse les voies alimentaires. Celui qui prend une once ou plus de ce sel, étend cette matière sur une surface où l'inhalation jouit d'une grande activité ; si beaucoup de molécules salines étaient résorbées, elles irriteraient les tissus vivants avec lesquels le sang les mettrait en contact, il en résulterait un trouble général, une commotion fébrile, ce que l'on n'observe jamais. Quand ce sel agit comme cathartique, qu'il détermine des déjections, il se trouve entraîné hors du corps avec les matières dont on lui doit l'expulsion; on a expérimenté que ces matières contenaient, à la troisième ou à la quatrième évacuation, une grande partie de la substance saline que l'on avait avalée. Mais lorsque la substance saline est donnée à petites doses, ou qu'elle ne suscite plus un effet purgatif, ses molécules pénètrent dans le sang, on les y a trouvées ; dans ce cas, le cours des urines est augmenté, l'appareil urinaire a été excité par la matière saline elle-même. Cullen avait remarqué que les sels neutres purgatifs ne produisaient pas de changements généraux, que leur emploi ne causait pas d'irritation dans le système circulatoire. Cette particularité fait qu'il les regarde comme des purgatifs antiphlogistiques, et qu'il les choisit dans les diathèses inflammatoires.

La thérapeutique se sert souvent du sel de Glauber. Dans toutes les maladies fébriles où l'on veut évacuer le canal alimentaire et prévenir les accidents qui naissent du séjour des matières excrémentitielles dans ce canal, de l'altération que la chaleur fébrile détermine en elles, ce sel se présente comme un agent propre à remplir les vues du praticien. C'est un purgatif doux auquel on pourra recourir avec confiance lorsque l'on voudra seulement expulser ce que contiennent les intestins, en irritant modérément leur intérieur : mais il faudra en choisir d'autres quand on attendra de cette irritation même un avantage curatif, ou quand on cherchera à provoquer un ébranlement salutaire dans tout le corps.

Les auteurs de matière médicale attribuent au sel de Glauber des vertus indépendantes de sa faculté purgative. Telle serait sa propriété fondante, que l'on assure être capable de résoudre les tumeurs du foie, de la rate, du mésentère, de dissiper les dépôts de lait, etc. On conseille l'emploi de ce sel dans les affections cutanées. Enfin, on prétendait qu'il ne convenait pas dans les maladies où l'on supposait que les humeurs avaient contracté une âcreté morbifique, dans les affections scorbutiques, dans les maladies qui présentaient des symptômes de putridité, etc.

Sulfate de potasse, *sulfas potassæ, deuto-sulfas potassii.* C'est un des sels les plus anciennement composés par les pharmaciens. Il était connu sous plusieurs noms avant l'heureuse introduction en chimie d'une nomenclature fondée sur les principes constituants des corps. On l'appelait *arcanum duplicatum, sel de duobus, tartre vitriolé, sel polychreste de Glazer.* On fait ce sel neutre en combinant directement l'acide sulfurique avec la potasse. On l'obtient aussi en décomposant, avec ce même acide, d'autres sels neutres à base de potasse, ou bien en jetant de la potasse dans une dissolution d'un sulfate terreux ou métallique. On le trouve dans les cendres des végétaux ligneux, dans quelques eaux minérales et dans quelques fluides animaux.

Les cristaux de sulfate de potasse offrent des formes variables, selon les conditions dans lesquelles ils se sont formés. Ce sel cristallise en prismes hexaèdres, terminés par des pyramides à six faces : il se dissout dans six fois son poids d'eau à la température ordinaire, et dans cinq fois son poids d'eau bouillante ; ce sel ne s'altère point à l'air : il est quelquefois lumineux dans l'obscurité.

Le sulfate de potasse est d'une saveur amère désagréable : on le donne à la dose de six gros à une once, pour obtenir des effets purgatifs. Quand on l'administre à une dose plus faible, à celle d'un scrupule, d'un demi-gros ou d'un gros, il ne cause plus les symptômes ordinaires de la purgation ; seulement les personnes qui le prennent remarquent qu'il tient le ventre un peu plus libre, et qu'il dérange chez elles l'ordre habituel des digestions. Le sulfate de potasse est peu soluble dans les véhicules aqueux; on croit qu'il reste plus long-temps que les autres sels neutres en contact avec la membrane muqueuse intestinale, et qu'il fait sur elle une irritation plus forte, plus durable. On s'accorde à regarder ce sel comme plus actif et plus irritant que le sel précédent.

On a eu long-temps l'habitude de donner ce sel à la dose d'un gros, pris tous les matins dans une tasse de boisson, aux femmes qui cessent de nourrir, pour détourner le lait, pour diminuer la sécrétion de cette humeur; ce qui ne peut provenir que de l'irritation nouvelle que ce sel établit sur la surface intestinale. Mais la nature ne se prête pas toujours aux intentionts de celui qui emploie les médicamens: le sulfate de potasse, bien qu'il exerce sur l'intérieur des intestins une impression qui attire les humeurs vers ce point, ne réussit que rarement à tarir la source du lait. Il serait dangereux de continuer long-temps l'emploi de ce moyen: les voies alimentaires ne supportent pas sans inconvénient l'agression prolongée, journellement répétée d'un corps irritant.

SULFATE DE MAGNÉSIE, *sulfas magnesiæ*. Ce sel porte aussi le nom de *sel d'Epsom*, parceque depuis long-temps on le retirait par évaporation des eaux minérales d'Epsom en Angleterre. On l'appelait *sel de Sedlitz* lorsqu'on le retirait des eaux minérales de ce nom. Par la même raison il était aussi nommé *sel d'Égra*, parceque les eaux de ce pays en fournissent par évaporation. Ce sel est très répandu dans la nature. On l'a encore désigné par le titre de *sel cathar-*

tique amer. Il ne se retire pas seulement des sources qui en sont très chargées ; on le fabrique encore en Italie, avec des minéraux schisteux, qui contiennent du sulfure de fer et de la magnésie : on les expose à l'air, et on les arrose de temps en temps : le soufre passe à l'état d'acide sulfurique et se porte sur la magnésie. Le sulfate de magnésie du commerce est rarement pur : il contient presque toujours d'autres matières salines en petite proportion.

Ce sel cristallise en prismes à quatre pans terminés par des pyramides à quatre faces : quelquefois on le trouve en masses composées d'une multitude de petites aiguilles. Il est très soluble dans l'eau : ce véhicule en prend un poids égal au sien, à la température ordinaire ; l'eau bouillante en dissout un tiers de plus : exposé à un air chaud et sec, ce sel s'effleurit à sa surface.

La saveur du sulfate de magnésie est fortement amère. Cette substance se donne à la même dose que le sulfate de soude ; elle produit des effets semblables. Ce que nous avons dit de ce dernier sel, est applicable à celui que nous examinons en ce moment. Il sert, en thérapeutique, à remplir les mêmes indications ; il se rend utile dans les mêmes circonstances.

Tartrate de potasse, *tartras potassæ*, *deutotartras potassii*. Ce sel est le produit de la combinaison de l'acide tartarique avec la potasse : on ne le trouve pas dans la nature : on le nommait *tartre soluble*, *sel végétal*, *sal vegetabile*. On le prépare en jetant de la crème de tartre, qui est un tartrate de potasse avec excès d'acide, dans une dissolution chaude de carbonate de potasse. L'acide tartarique achève de se neutraliser en se combinant avec la potasse, et en dégageant l'acide carbonique qui se trouvait uni à cette base : il en résulte un sel neutre qui donne des cristaux en carrés longs terminés par deux biseaux.

Ce sel est très soluble dans l'eau ; il se dissout dans un poids de ce liquide égal au sien à la température ordinaire. L'eau chaude en prend une quantité encore plus considérable. Le tartrate de potasse a une saveur amère, désagréable. Il a les propriétés médicinales du sel de Glauber ; il se donne à la même dose.

Tartrate de potasse et de soude, *tartras potassæ et sodæ*. On appelait ce composé *sel de Seignette*, du nom d'un apothicaire de la Rochelle, qui le forma le premier. L'usage de se purger avec cette substance saline s'introduisit à Paris, et se répandit bientôt dans les provinces. Seignette tenait secrète la composition de ce sel ; sa découverte ne tarda pas à l'enrichir : alors régnait la coutume de se purger fréquemment. Boulduc et Geoffroy dévoilèrent bientôt, par l'analyse, la composition du sel de Seignette ; ils en firent connaître la nature chimique.

Ce sel se fait en saturant avec la soude l'excès d'acide que contient la crème de tartre : cette dernière recèle déjà du tartrate de potasse ; la soude s'unit à la portion d'acide tartarique qui est libre, et le sel neutre qui provient de cette combinaison reste mêlé au premier. Le sel de Seignette offre donc la réunion de deux sels ayant le même acide et des bases différentes. Vauquelin a trouvé que ce sel contenait à peu près 0,54 parties de tartrate de potasse, et 0,46 parties de tartrate de soude. Ce sel forme de beaux cristaux à huit pans, d'une grande régularité.

Le sel de Seignette s'effleurit à l'air; la chaleur le décompose. Il est soluble dans cinq parties d'eau. Les vertus médicinales de ce composé salin sont les mêmes que celles des sels neutres dont nous venons de parler.

SOUS-PHOSPHATE DE SOUDE. PHOSPHATE DE SOUDE. *Sub-phosphas sodæ.* Ce sel résulte de la combinaison de l'acide phosphorique avec la soude. Il est en cristaux incolores, solubles dans trois à quatre parties d'eau, très efflorescents à leur surface. Ce sel a une saveur salée qui n'est point désagréable. Pris à la dose de six gros jusqu'à deux onces, il détermine des évacuations alvines : il ne paraît pas faire une impression bien profonde sur les organes digestifs, car il ne cause ni coliques ni nausées; on le regarde comme le cathartique le plus doux ; on le conseille aux femmes qui ont les nerfs très délicats, aux personnes très irritables : on le choisit quand on veut ménager les voies alimentaires.

EAUX MINÉRALES PURGATIVES. Ce sont celles qui contiennent des sels neutres en dissolution. Nous citerons les eaux minérales de Sedlitz, d'Epsom, de Sejdschutz, de Balaruc, etc. La proportion de la matière saline n'est jamais assez forte dans ces eaux naturelles pour que leur action purgative devienne très prononcée : aussi faut-il les prendre à très hautes doses si l'on veut qu'elles provoquent avec une certaine intensité les effets de la purgation. Cullen pense que le véhicule aqueux contribue par sa masse à ces effets, et il en conclut que, pour augmenter la faculté active des sels neutres cathartiques, on doit toujours les étendre dans un grand volume de liquide. Lorsque l'on administre le sulfate de soude, celui de magnésie, le tartrate de potasse et de soude, etc., à la dose d'une once dans quatre tasses d'une boisson aqueuse, acidule ou émolliente, on fait une sorte d'eau minérale artificielle purgative.

SECTION III. *Des effets immédiats que produisent les médicaments purgatifs.*

L'action d'un médicament purgatif fait naître un ensemble de symptômes qu'il devient important de rassembler, si l'on veut prendre une idée juste de l'opération organique que l'on nomme purgation. Essayons de recueillir ici les traits essentiels de ce tableau. Le médicament doué de la faculté de purger est à peine arrivé dans la cavité gastrique qu'il éteint l'appétit, qu'il excite du dégoût pour la nourriture; souvent il occasione des nausées, quelquefois même il provoque le vomissement. Si la matière purgative est ramenée au dehors, il n'y a point d'effet ultérieur: les fonctions digestives se rétablissent bientôt. Si le vomissement n'a pas lieu, on sent, une heure environ après l'ingestion du médicament, des douleurs dans l'abdomen, elles augmentent peu à peu, elles sont parfois très fortes; une chaleur interne les accompagne, des borborygmes se manifestent, le bas-ventre paraît gonflé. Le pouls est d'abord petit et inégal ; il prend ce caractère au moment où les coliques commencent à devenir pénibles ; quelquefois on éprouve, à cette époque de la médication purgative, des sentiments légers et fugaces de froid. Mais bientôt le pouls devient plus vif et plus fréquent ; la chaleur animale se développe ; la peau paraît sèche et plus chaude. Pendant ce temps, des déjections alvines ont lieu : elles se répètent un nombre de fois indéterminé, elles offrent des qualités variables ; leur quantité n'est pas plus constante ; la sortie des matières produit une impression âcre au fondement : il survient souvent du ténesme, etc. Tous ces effets offrent beaucoup de variations sous le rapport de leur intensité et de leur constance ; chaque purgation ne les réunit pas tous ; souvent plusieurs de ces effets sont peu exprimés, ou manquent entièrement. On observe parfois quelques autres phénomènes, un sommeil tenace, des désirs vénériens, des étourdissements, etc. Enfin, la médication purgative dure de six à huit heures : elle est ordinairement suivie de lassitude, d'accablement, etc.

En remontant aux causes de ces effets, on voit que les purgatifs agissent principalement sur la surface intestinale, et que la plupart des phénomènes qu'ils provoquent dérivent de l'impression qu'ils exercent sur cette partie. Mais on voit en même temps un certain nombre de symptômes généraux qui prouvent que les purgatifs étendent aussi leur puissance aux autres appareils organiques.

Nous devons donc distinguer dans l'opération de

ces agents, 1° une action locale, 2° une action générale.

I. *De l'action locale des purgatifs.*

Les agents purgatifs en contact immédiat avec la surface interne des intestins font sur elle une vive impression. Mais avant de nous attacher à étudier cette agression, rappelons-nous l'organisation anatomique et l'état physiologique de la partie qui la reçoit.

Organisation des voies alimentaires.

La partie du corps qu'attaquent les purgatifs comprend l'estomac, les intestins grêles et les gros intestins. La surface interne du canal que forment ces organes est tapissée d'une membrane muqueuse garnie de villosités très apparentes. Cette membrane fournit un grand nombre de replis circulaires qui augmentent son étendue. Elle offre une multitude de follicules qui sécrètent une mucosité visqueuse : l'action d'un purgatif la rend très abondante, et alors elle forme des glaires. Dans l'intérieur du duodénum, aboutit le conduit excréteur du foie et du pancréas; en irritant son extrémité, les purgatifs agissent sympathiquement sur ces organes glanduleux; ils développent leur vitalité, et font prendre à leurs fonctions sécrétoires une activité singulière. Il s'exécute aussi sur la surface intestinale une exhalation séreuse : l'impression des purgatifs donne à cette fonction un mode d'exercice accéléré, et son produit devient soudain très considérable.

Le canal alimentaire, au-dessous de cette membrane muqueuse, présente une couche musculaire formée de fibres blanches, les unes circulaires et les autres longitudinales. Ce sont elles qui exécutent le mouvement vermiculaire dont ce canal est animé, et qui dirigent la progression des matières contenues dans son intérieur. Aiguillonnées par les purgatifs, ces fibres accélèrent leurs contractions; le jeu péristaltique du canal alimentaire devient plus rapide, et ce qu'il contient parvient très vite au rectum. Enfin, une tunique séreuse recouvre ces parties, qui sont unies intimement entre elles par un tissu cellulaire très serré.

Les intestins reçoivent des artères nombreuses; leur tissu est pénétré par une grande quantité de ramifications vasculaires; et lorsqu'une cause irritante y appelle le sang, ce fluide arrive dans ces organes avec une abondance remarquable. Il existe sur la face interne du canal alimentaire un réseau de capillaires très fourni, très épais; le contact d'une substance purgative le fait épanouir; l'intérieur des intestins devient alors plus rouge; il est en même temps gonflé, plus chaud, etc. Des nerfs multipliés qui naissent des ganglions du grand sympathique portent la vie aux intestins, et expliquent la sensibilité exquise que ces organes offrent quelquefois.

L'endroit du corps qui reçoit les purgatifs, et sur lequel ils agissent, est donc le siége, 1° d'une sécrétion muqueuse que ces médicaments rendent plus abondante; 2° d'une exhalation séreuse dont le produit devient considérable pendant leur action; 3° il reçoit le conduit excréteur du foie et du pancréas; l'irritation de l'extrémité de ce conduit se transmet aux organes d'où il procède; 4° le mouvement péristaltique du canal alimentaire est accéléré par les purgatifs; 5° lorsque ces agents ont avivé, exalté la sensibilité des intestins, il existe dans l'abdomen un centre de fluxion qui exerce sur toutes les parties du système animal une influence remarquable. Voilà les considérations que suggère l'examen anatomique de la surface soumise à l'opération des purgatifs. Voyons plus en détail tous les produits de cette opération.

De l'irritation de la surface intestinale par les purgatifs.

Il serait inutile de nous arrêter à prouver que la propriété médicinale des purgatifs a un caractère irritant. On sait que, donnés à une dose trop élevée, ces médicaments blessent les voies alimentaires, qu'ils y font naître un travail inflammatoire. Les personnes qui prennent des purgatifs trop énergiques ou qui se servent à contretemps de ces agents, éprouvent les accidents de la phlogose de la membrane muqueuse intestinale, de l'entérite, et même de la péritonite; des déjections souvent sanguinolentes, des épreintes, des crampes dans les extrémités inférieures, des tranchées violentes, des angoisses, la tension et la sensibilité du ventre, une dégénérescence pernicieuse des tissus intestinaux, la mort. Les expériences de Wepfer consignées dans son traité *De cicuta aquat.*, celles que nous devons à M. le professeur Orfila (*ouvr. cité*), montrent que les productions naturelles dont nous nous servons pour composer nos médicaments purgatifs peuvent enflammer l'estomac et les intestins des animaux auxquels on les administre, qu'elles causent des lésions analogues à celles que font naître les poisons caustiques. Nous avons vu un purgatif trop célèbre donner lieu à des inflammations de bas-ventre très promptement funestes. Un officier retraité prit ce remède; il alla dix fois du bas, et rendit des matières sanguinolentes; il ressentait une grande chaleur dans le bas-ventre; il était tourmenté par une soif ardente. Le lendemain, les déjections étaient encore fréquentes; mais il éprouvait surtout des coliques violentes, et une chaleur douloureuse au fondement. Le troisième jour, le ventre était gonflé, sensible au toucher; il allait sans cesse à la selle; il rendait des matières liquides sanguinolentes. Sur ce malade, on aurait pu suivre les progrès de l'irritation du purgatif; d'abord elle avait occupé la membrane muqueuse intestinale; elle avait gagné la tunique musculeuse le second jour où s'étaient montrées les coliques; le troisième jour, la sensibilité de l'abdomen prouvait qu'elle avait pénétré jusqu'à l'enveloppe péritonéale des intestins. Cet individu eut bien de la peine à se débarrasser de la maladie que ce remède lui avait donnée : les lésions de ses intestins ne se dissipèrent qu'après un temps assez long.

L'irritation intestinale qui constitue la purgation n'a point cette intensité, elle ne suscite point ces graves symptômes. On donne les agents qui doivent la provoquer à des doses tellement ménagées qu'ils ne provoquent plus un effet pathologique: on retient leur puissance dans des limites restreintes de manière à n'obtenir de leur usage qu'une opération légère, qu'un mouvement organique dont la thérapeutique puisse se servir sans danger pour dissiper, pour combattre des accidents morbides.

C'est donc dans une irritation modérée et passagère des voies alimentaires que consiste la purgation, et l'agent cathartique n'est qu'un corps doué de la faculté de déterminer cette irritation. L'impression que cet agent fait sur la membrane muqueuse des intestins, lorsqu'il est en contact avec elle, décide soudain une exaltation de ses propriétés vitales : les vaisseaux capillaires qui forment sur sa surface un réseau épais s'épanouissent, se remplissent de sang : cette membrane devient gonflée, plus rouge, plus sensible ; sa température vitale augmente ; l'exhalation séreuse, qui habituellement humecte la cavité intestinale, prend une activité singulière, devient plus abondante : les cryptes muqueuses qui recouvrent cette membrane travaillent plus vite, et fournissent en peu d'instants beaucoup de mucosités. L'action irritante des purgatifs sur l'extrémité du conduit cholédoque détermine d'autres mouvements organiques : elle fait entrer le foie dans une sorte de turgescence : cet organe presse son action sécrétoire, et la bile coule avec abondance ; le pancréas, stimulé sympathiquement par l'agression exercée sur son conduit excréteur, fournit aussi un produit plus abondant. D'après le témoignage de Graaf, si l'on ouvre l'abdomen d'un chien quelque temps après lui avoir fait avaler un purgatif, au moment où ce dernier opère, et que l'on examine l'intérieur du duodénum, on voit la bile affluer avec force dans cet intestin ; il en est de même pour l'humeur pancréatique ; il en arrive davantage.

Le produit commun de toutes ces sécrétions et de l'exhalation intestinale parcourt le canal alimentaire, se mêle avec les matières qui y existaient avant l'administration du purgatif. Ce mélange offre des qualités variées : il prend un caractère différent selon qu'une des humeurs excrétées dont nous venons de parler domine dans sa composition. Il est bilieux si le purgatif a déterminé une sécrétion copieuse de bile ; il est séreux si l'exhalation intestinale a été plus abondante ; on y trouvera beaucoup de mucosités si les cryptes muqueuses ont beaucoup fourni, etc.

Il ne faut point se représenter le travail organique que les purgatifs provoquent sur la surface intestinale comme une irritation qui occuperait à la fois toute l'étendue de cette vaste surface, et qui offrirait sur tous ses points la même intensité. Cette irritation a une marche progressive, et elle occupe successivement des zones différentes du canal alimentaire, en commençant par la partie duodénale. De plus, cette irritation est passagère ; elle est vive sur les lieux que la substance purgative touche, attaque actuellement, mais elle s'éteint bientôt après, et cette substance, en traversant les voies digestives, allume cette irritation purgative à mesure qu'elle avance, de manière que tous les points de la surface intestinale en ressentent par degrés les atteintes. Il est vrai toutefois qu'il est des endroits avec lesquels la substance cathartique reste plus long-temps en contact, et que ces endroits éprouvent une impression plus profonde et plus tenace, pendant qu'elle attaque à peine et ne fait qu'effleurer d'autres compartiments sur lesquels elle passe très vite. Ainsi les expériences faites sur les animaux vivants, avec des productions purgatives, autorisent à penser que le duodénum, le colon et le rectum, sont les parties du canal alimentaire qui sentent le plus la puissance, l'aiguillon irritant des médicaments purgatifs. Le duodénum, fixe dans sa position, garni de valvules conniventes, ne peut que lentement se débarrasser de la présence de ces agents. Ils séjournent peu dans les intestins grêles qui les poussent vite dans les gros intestins. Le cœcum, le colon et le rectum qui les reçoivent, supportent plus long-temps le contact de ces agents : aussi trouve-t-on leur intérieur rouge, gonflé, phlogosé, sur les individus qui meurent peu de temps après avoir pris des purgatifs drastiques.

Comme toutes les irritations qui se portent sur un appareil sécréteur ou exhalant, celle que produisent les purgatifs réclame des conditions particulières pour donner lieu à des excrétions plus abondantes. Si l'on veut obtenir des évacuations abondantes, il faut que la membrane muqueuse intestinale soit modérément attaquée, il faut que les follicules sécréteurs qui la recouvrent, que les vaisseaux exhalants qui y aboutissent, que le système hépatique, soient seulement stimulés, et que les mouvements de ces parties soient accélérés sans être troublés. Cette irritation est-elle trop forte, la source des excrétions alvines se tarit aussitôt; blessés par une impression vive, mordicante, les couloirs se resserrent, se bouchent spasmodiquement, et il n'en sort plus rien. C'est pour prévenir cet effet que l'on administre aux personnes qui viennent de prendre un purgatif une boisson adoucissante ou émolliente, comme le bouillon de veau, de poulet, la décoction d'orge, de gruau sucrée avec le sirop d'oranges, de groseilles, etc., la décoction d'oseille, etc. Ces boissons adoucissent l'impression irritante que vient d'opérer le purgatif, elles l'affaiblissent quand elle est trop prononcée; leur action émolliente ou tempérante la ramène au degré convenable, pour qu'une grande affluence d'humeurs en soit le produit.

C'est pour obtenir une irritation modérée, favorable à l'action sécrétoire et exhalante, que l'on a la coutume de faire éprouver aux voies alimentaires comme une préparation particulière, avant d'administrer un médicament cathartique. Quelques jours auparavant, mais surtout la veille de la purgation, on conseille l'emploi des boissons relâchantes ou émollientes dont nous venons de parler, ou une autre tisane analogue. Hippocrate avait senti les avantages de donner aux intestins une disposition organique convenable avant de prendre un purgatif. C'est dans ce sens qu'il faut entendre le précepte qu'il fait de rendre le corps plus humide, ou les humeurs plus fluides, avant de recourir aux médicaments cathartiques. (*Corpora, ubi quis purgare voluerit, facile fluentia reddere oportet.* Aph. 9, sect. II.)

C'est ici que nous devons rappeler la distinction que l'on a faite des purgatifs, en minoratifs ou eccoprotiques, de la particule ἐκ, et de κόπρος; excréments, en cathartiques ou purgatifs moyens, et en drastiques, δραστικὸς, qui agit avec violence, de δράω, j'agis, j'opère, ou hypercathartiques, de ὑπὲρ, préposition qui marque excès, et de καθαρτικὸς, purgatif. Il est important de remarquer que ces dénominations n'annoncent pas des qualités particulières ou une propriété nouvelle dans les substances naturelles auxquelles on les applique, mais qu'elles indiquent seulement une différence de force dans une vertu commune, une inégalité d'intensité dans des effets semblables. Tous ces agents provoquent toujours la même opération organique, mais elle est représentée par chacun d'eux avec des proportions variées, inconstantes. L'irritation d'un minoratif se montre douce et légère ; plus prononcée, elle sera le produit d'un cathartique; si elle est encore plus profonde, plus vive, plus durable, elle décèlera dans l'agent qui l'aura suscitée un caractère drastique. Il ne faut pas croire toutefois que les différents purgatifs que l'on comprend sous ces titres agissent tous d'une manière identique, et que l'on puisse produire avec eux des irritations légères ou fortes en diminuant ou en augmentant la dose de ces agents. Il est des matières purgatives, comme la gomme-gutte, la résine de jalap, la coloquinte, etc., qui attaquent toujours fortement les fibres vivantes, qui tendent à pénétrer leur substance; même à très petites doses, celles-ci ne peuvent devenir des minoratifs. D'un autre côté, les purgatifs doux, les sels neutres, par exemple, à une dose élevée, ne produiront pas la phlogose des voies intestinales, ne susciteront pas les accidents qu'ont coutume d'occasioner les drastiques, quand on en prend un peu plus que de coutume. On sait que, si l'irritation purgative est trop profonde, trop violente, si surtout elle dure trop long-temps, elle forme une sorte de maladie que l'on nomme superpurgation, *hypercatharsis*. Des évacuations alvines qui se répètent sans cesse et qui exténuent l'individu purgé, des tranchées violentes, des crampes dans les extrémités inférieures, des angoisses, de l'agitation, souvent un mouvement fébrile très prononcé, de l'insomnie, puis le lendemain du dégoût, la perte de l'appétit, des digestions long-temps pénibles, des déjections toujours liquides et souvent sanguinolentes; voilà les symptômes ou les accidents qui caractérisent la superpurgation. Cet état vraiment pathologique demande des adoucissants, le lait, la décoction de gruau, la solution de gomme arabique en boisson et en lavements; les opiacées sont parfois très utiles.

Il est facile de concevoir que l'opération purgative sera modifiée par les diverses lésions matérielles et vitales que les intestins éprouvent. Ainsi la surface interne de ces organes peut être irritée; leurs tissus peuvent se phlogoser; on rencontre fréquemment les tuniques intestinales dans un état d'oligotrophie; ils offrent diverses dégénérescences morbides; ils subissent un ramollissement, etc.; l'intérieur des voies digestives peut être chargé d'ulcérations, de végétations, etc. Les intestins peuvent être lésés seulement dans leur vitalité, se trouver dans un état d'atonie, de stupeur, avoir perdu leur sensibilité accoutumée, parceque l'influence des nerfs ne vivifie plus convenablement leurs tissus; ou posséder une irritabilité excessive, parcequ'au contraire cette influence est exagérée; ou enfin être agités de mouvements désordonnés par suite du dérèglement de l'innervation sur ces organes. Chacun de ces états apportera des variations remarquables dans l'opération des purgatifs. Les lésions matérielles peuvent être en même temps associées à une lésion vitale, et ces complications feront encore naître des phénomènes particuliers, des changements nouveaux, dans l'acte de la purgation.

Nous n'avons jusqu'ici considéré l'irritation des voies alimentaires que comme une cause qui augmente l'exhalation et les sécrétions intestinales. Mais nous ne devons pas oublier qu'en attaquant les extrémités nerveuses qui viennent aboutir sur la surface intestinale, les purgatifs y créent un centre où la vitalité se développe momentanément; ce phénomène organique mérite l'attention des praticiens. Dans un grand nombre de maladies, l'irritation purgative produit une diversion utile sur la somme des forces de la vie qui animent le corps, en concentrant une grande partie de ces forces vers l'abdomen. Pour beaucoup d'affections qui ont leur siége vers la tête, la poitrine, même l'estomac, cette sorte d'opération organique peut devenir un moyen thérapeutique efficace, auquel les excrétions alvines n'ont aucune part. Souvent les purgatifs deviennent utiles, quoiqu'ils ne provoquent point d'évacuations, ou que celles qui suivent leur emploi soient si peu abondantes qu'on ne puisse les considérer comme la cause des avantages que procurent ces agents.

Influence des purgatifs sur la tunique musculeuse des intestins.

Ce sont les contractions vermiculaires de cette tunique qui font avancer les matières contenues dans le canal alimentaire, qui les poussent vers le rectum. L'impression immédiate que la substance purgative exerce sur la membrane muqueuse se transmet par contiguité à la couche musculaire, et devient pour celle-ci un aiguillon qui accélère ses mouvements naturels. Aussi, pendant l'action d'un purgatif, les contractions intestinales se pressent, se succèdent dans les diverses portions du canal alimentaire qui se durcissent et se relâchent alternativement. Les matières qui se trouvent dans les intestins au moment où l'on prend le purgatif, les humeurs qui affluent dans ces organes pendant l'action de ce médicament, la boisson que l'on prend pour aider son opération, traversent promptement les voies digestives; voilà la cause de la fréquence, de la répétition, à des distances très rapprochées, des déjections alvines, après l'emploi des agents qui nous occupent.

Il paraît que la substance purgative séjourne peu dans l'intestin *ileum*, et surtout dans le *jejunum*. L'action contractile de ces organes prend un rhythme accéléré qui pousse bientôt tout ce que contient leur intérieur dans les gros intestins. Ces derniers se laissent attaquer plus long-temps par les substances irritantes.

Les coliques sont un symptôme assez constant de la purgation : elles ne peuvent être que le produit des contractions anomales, irrégulières des fibres ou des faisceaux de fibres, qui forment la tunique musculeuse des intestins. Ces coliques annoncent des tiraillements en sens contraire, comme des divulsions dans le tissu de cette tunique et dans les nerfs qui s'y distribuent. Dans l'état naturel, il existe un accord entre les mouvements des fibres longitudinales et ceux des fibres circulaires, il y a simultanéité dans les contractions des faisceaux qui ont la même direction; mais l'irritation purgative trouble cet ordre, et les douleurs abdominales qui accompagnent la purgation sont la suite des mouvements déréglés qui agitent alors la couche musculeuse des intestins. Aussi plus un médicament cathartique a d'énergie, plus les tranchées sont fréquentes et plus elles ont d'intensité. Les cathartiques faibles en provoquent peu, encore sont-elles à peine marquées. Dans les superpurgations elles deviennent violentes, elles offrent un caractère pathologique.

La constitution de l'individu, le degré d'activité de l'innervation sur les intestins, la délicatesse ou la force matérielle de sa tunique musculeuse, influent sur ce symptôme de la purgation, et le rendent tantôt plus, tantôt moins prononcé. Le même médicament purgatif, donné à la même dose, mais à plusieurs individus, suscitera chez l'un de vives coliques, en fera naître peu chez l'autre, le troisième n'en sentira pas. La même personne, à des époques peu éloignées l'une de l'autre, éprouve souvent des effets aussi diversifiés, en se purgeant avec la même substance. Au reste, les tranchées que provoquent les purgatifs tiennent à une loi fondamentale de l'économie animale. La nature a voulu que la tunique musculeuse des intestins perçût les irritations de la membrane muqueuse, afin que les matières susceptibles d'en produire de fâcheuses fussent promptement expulsées par les selles; c'est un moyen établi par elle pour débarrasser les intestins de tout ce qui, introduit seul ou avec les aliments, à dessein ou par accident, irrite leur tissu, les blesse, ou devient pénible pour eux.

Des déjections auxquelles les purgatifs donnent lieu.

Nous avons à examiner dans les évacuations alvines provoquées par les purgatifs 1° la quantité des matières rendues, 2° le nombre des selles, 3° les qualités des déjections.

Quantité. Le volume des évacuations alvines que produisent les purgatifs, est toujours proportionné à la quantité de matières que contient le canal alimentaire au moment où on les administre, à l'abondance des excrétions que l'impression de ces agents fait affluer dans ce canal, à la dose de boissons que l'on prend pour aider la purgation. Des auteurs ont porté à quatre livres et demie le poids des humeurs que devait faire rendre un purgatif pour que son effet fût salutaire. Il est inutile de nous arrêter à démontrer combien cette assertion est puérile.

Ordinairement les premières selles, après l'administration d'un purgatif, sont formées par les matières qui se trouvent déjà dans le cœcum, dans le colon et dans le rectum; ce sont des excréments qui séjournaient dans ces intestins: puis viennent des substances alimentaires réduites en chyme, qui achevaient leur trajet dans les voies digestives, et dont l'action du médicament a précipité la marche. Après ces premières évacuations, on observe des selles plus liquides qui contiennent les humeurs dont l'irritation purgative a provoqué la séparation, les fluides muqueux fournis par les follicules répandus sur la surface interne des intestins, le liquide perspiré par les pores exhalants, la bile dont l'écoulement est devenu plus copieux, etc., etc. : ajoutez les boissons prises pendant l'effet du purgatif, et vous aurez une masse de matières très dissemblables, qui roulent confondues dans le canal alimentaire, et qui constituent les déjections que l'on rend alors.

Nombre des selles. Les humeurs, les matières dont un purgatif provoque l'expulsion, ne sortent pas par l'anus d'une manière continue ni en une seule fois. Leur évacuation a lieu à des distances variables; quelquefois les selles se répètent souvent, d'autres fois elles sont plus rares. Leur fréquence annonce une grande vivacité dans l'irritation que les purgatifs allument dans les voies digestives, ou une grande susceptibilité du colon et du rectum de l'individu sur qui agit le médicament. Si le purgatif attaque doucement le canal alimentaire, si la sensibilité de ce dernier, et surtout celle des gros intestins, est peu développée, la matière des déjections fera un séjour plus long dans l'intérieur de ces organes, elle s'y accumulera, les selles seront plus tardives, et chacune d'elles sera plus abondante.

Il ne faut pas croire toutefois que l'on puisse juger de l'énergie qu'a développée un médicament cathartique par le nombre des déjections qu'il occasione, ni par la quantité de matières qu'il fait rendre. Nous savons qu'une irritation trop forte nuit au libre exercice des fonctions sécrétoires et exhalantes : un purgatif puissant, en attaquant trop vivement la surface intestinale, peut occasioner des excrétions alvines peu abondantes; tandis qu'un purgatif plus faible donnera lieu à un plus grand nombre de selles. Il y a plus, de ce que l'emploi d'une substance purgative n'est pas suivi de déjections alvines, on n'est pas autorisé à conclure que cette substance est restée inerte, qu'elle n'a pas produit d'effet. Si elle a suscité des coliques, si elle a occasioné une chaleur abdominale, si en un mot elle a déterminé sur la surface intestinale une irritation, cette substance a mis en jeu sa vertu pharmacologique : mais l'irritation qu'elle a déterminée, n'a point augmenté l'action des organes sécréteurs ou exhalants qui envoient dans le canal alimentaire leur produit humoral.

L'expérience prouve que le nombre des selles auxquelles les purgatifs donnent lieu n'est rien moins que constant. En administrant le même composé à diverses personnes ou au même individu, à des époques différentes, on n'obtient jamais un résultat semblable. Schwilgué a fait prendre le même sel purgatif à des doses très différentes, il a vu que l'effet ne se proportionnait pas à la quantité de substance médicamenteuse qu'il employait. Il donna à une personne deux onces de sulfate de soude qui procurèrent trois selles ; le lendemain, il fit reprendre à cette même personne une once seulement du même médicament, il obtint cinq selles; le troisième jour, elle n'en avala plus qu'une demi-once, et elle eut encore cinq selles. (*Mat. méd.*, tom. II, pag. 401.) Cet observateur se plaint de n'avoir jamais pu conserver aux purgations une égale intensité quoiqu'il eût pris toutes les précautions qui pouvaient lui assurer une exacte répétition de l'opération médicinale, comme d'employer le même agent, de l'administrer à la même dose, de le faire prendre dans le même véhicule. Schwilgué oubliait que la purgation ne consiste que dans l'irritation des voies intestinales, qu'au moins cette irritation forme la partie fondamentale de l'effet du purgatif : les déjections qui suivent l'action de ce dernier sur les intestins ne sont qu'un produit secondaire de cette action même : l'abondance des déjections dépend plutôt de l'état actuel des intestins, des conditions plus ou moins favorables aux excrétions intestinales que ces organes présentent, etc., que de la propriété agissante des purgatifs.

Qualités des matières évacuées. Les déjections produites par les purgatifs offrent des qualités très variées; elles sont d'une couleur brune, jaune, verdâtre ou grise; les matières que l'on rend paraissent écumeuses ou mêlées à des gaz. Elles peuvent avoir une consistance molle, pultacée, même elles sont souvent tout-à-fait liquides. Elles exhalent une fétidité plus ou moins forte; la chaleur animale s'est développée sur la surface irritée du canal alimentaire; les matières contenues dans les intestins, soumises à cette chaleur pendant qu'elles les traversent, éprouvent une altération intime qui explique la puanteur qu'elles ont en sortant du corps. Ces déjections présentent encore d'autres variations, mais celles-ci dépendent d'un état pathologique des voies alimentaires dont elles décèlent souvent l'existence et le caractère. Des affections du canal digestif peuvent communiquer aux déjections que les purgatifs provoquent une nature insolite, extraordinaire. Si les intestins ont des zones de leur surface intérieure irritées ou phlogosées, si des points de cette surface sont couverts d'ulcérations, d'indurations, de végétations, ou offrent d'autres modifications morbides, s'il y existe des endroits affectés de dégénérescences cancéreuses, etc., les mêmes purgatifs ne fourniront plus des évacuations semblables, leur action ne donnera plus lieu aux mêmes produits. On sait que les malades rendent par les selles des matières blanchâtres, cendrées, jaunâtres, puriformes, semblables à du sang noirci, à du jaune d'œuf, etc. Quelquefois ces selles morbides ont un tel degré d'âcreté qu'elles irritent les voies intestinales comme les purgatifs les plus violents.

Les évacuations alvines qui suivent l'emploi des purgatifs prennent souvent des qualités tranchées, qui permettent de distinguer l'espèce d'excrétion qui domine dans leur composition. Nous ne parlons pas ici des premières selles qui contiennent toujours des matières fécales, lorsque l'individu purgé avait continué de manger, et que son canal alimentaire était rempli du résidu de ses digestions; lorsqu'il ne gardait pas depuis quelques jours une diète rigoureuse : nous parlons des évacuations qui sont le produit de l'irritation purgative et qui contiennent les humeurs sécrétées ou exhalées dont celle-ci détermine la formation.

Les déjections ont-elles une nature aqueuse? l'exhalation intestinale a été très active, elle a fourni une sérosité qui délaie les selles et leur donne une consistance liquide. Il y a eu, pendant l'action du purgatif, une sorte de pluie sur toute l'étendue de la surface intestinale, et le liquide exhalé fait la base des évacuations que provoque le purgatif. On connaît des diarrhées séreuses qu'entretient une exhalation excessive de la membrane muqueuse des intestins : on a vu une diarrhée de cette nature dissiper des bouffissures, des œdèmes, rendre au corps son agilité, ses forces. Dans quelques hydropisies, le liquide épanché dans les mailles du tissu cellulaire ou dans les cavités séreuses est subitement résorbé, puis déposé par exhalation dans les voies digestives, et enfin expulsé par des déjections aqueuses. Dans ce cas, dit Sydenham, les purgatifs évacuent les eaux en si grande abondance par les selles, qu'il semblerait que ces eaux étaient simplement contenues dans les intestins.

Il faut distinguer ces selles aqueuses, produites par l'exhalation soudainement augmentée sur la surface intestinale, de celles qui tiennent à ce que, pendant l'action du purgatif, on prend une quantité considérable de boisson. On rencontre des personnes qui, dans la matinée du jour où elles se sont purgées, ne vont point du bas, et qui, continuant de boire en abondance du bouillon aux herbes ou du bouillon de veau, éprouvent dans l'après-midi une sorte d'indigestion des boissons qu'elles ont prises, suivie de plusieurs déjections aqueuses.

Si, après l'emploi d'un purgatif, les selles se remplissent de mucosités, il est évident que les cryptes de la membrane muqueuse intestinale ont été stimulées, que leur action sécrétoire a été excitée, et qu'il en est résulté la formation des glaires qui se trouvent dans les déjections. Il est des conditions morbides qui favorisent la sécrétion des matières muqueuses; dans quelques diarrhées les selles en sont chargées.

Les purgatifs font fréquemment rendre des déjections bilieuses ; dans ce cas, ces agents ont mis l'appareil biliaire dans un état d'orgasme : l'action sécrétoire du foie a pris une activité insolite, et cet organe sépare du sang une quantité de bile qui, abordant sans cesse dans le canal intestinal, imprime à toutes les selles que le purgatif provoque une couleur et des qualités qui y font reconnaître la présence de cette humeur. On voit souvent une affection pathologique des voies digestives, ou une influence qui s'exerce sympathiquement sur le foie, donner lieu à des évacuations qui semblent entièrement formées par la bile.

Il ne faut pas oublier que les substances naturelles qui ont une propriété purgative recèlent quelquefois une partie colorante qui communique une teinte bien visible aux déjections alvines ; ainsi la rhubarbe, la gomme-gutte colorent en jaune les selles que ces mêmes matières font rendre.

Ici nous pourrions donner un sens physiologique aux expressions *hydragogues, phlegmagogues, cholagogues* et *panchymagogues,* si souvent employées dans la thérapeutique évacuante. Ces expressions serviraient à indiquer qu'un purgatif a principalement influé sur l'exhalation intestinale, ou sur la sécrétion des mucosités, ou sur celle de la bile, ou bien qu'il a déterminé une évacuation de ces humeurs dans des proportions à peu près semblables. Un purgatif a-t-il augmenté l'exhalation intestinale et suscité des déjections séreuses ? il est hydragogue (de ὕδωρ, eau, et de ἄγω, je chasse, je purge). A-t-il agi sur les follicules muqueux, et fait rendre des selles glaireuses ? il est phlegmagogue (de φλέγμα, pituite, et de ἄγω, je chasse, j'évacue). Détermine-t-il une forte sécrétion de bile, une sorte de dégorgement de l'organe hépatique? alors il prendra le titre de cholagogue (de χολὴ, bile, et de ἄγω). Enfin on pourra le nommer panchymagogue (de πὰν, tout, de χυμὸς, suc, et de ἄγω), lorsque les matières évacuées offriront un mélange à peu près égal des humeurs qui affluent dans le canal intestinal, et qu'elles ne seront pas formées principalement par l'une d'elles.

Mais pour produire des résultats si différents, le purgatif n'a pas eu besoin de changer sa manière d'agir. C'est la disposition actuelle des voies digestives, c'est le tempérament de l'individu qui, le plus souvent, rendent plus actives, ou la sécrétion de la bile, ou celle des mucosités, ou l'exhalation aqueuse : le même médicament, sur différentes personnes, donne souvent lieu successivement à des selles bilieuses, muqueuses ou séreuses. (Voyez *Ess. et obs. de méd. d'Édimb.*, tom. VII, p. 346 et suiv.) Cependant l'observation semble autoriser cette assertion, que certaines substances purgatives paraissent avoir une tendance spéciale à agir plutôt sur un point ou sur une zone du canal intestinal que sur les autres. Il en est qui irritent surtout l'intérieur du duodénum et qui produisent une sécrétion souvent très forte de la bile, comme la rhubarbe. D'autres attaquent principalement les intestins grêles, et sont la cause d'évacuations muqueuses ou séreuses. L'aloès irrite le rectum : mais nous manquons d'expériences qui, bien conduites, pourraient nous dévoiler cette particularité de l'action de chaque purgatif.

Il ne peut échapper à personne qu'en prenant les mots *hydragogues, phlegmagogues, cholagogues*, etc., dans une acception physiologique, nous leur avons fait perdre le sens théorique que les anciens leur avaient donné. Pour eux, les purgatifs hydragogues n'étaient pas des agents destinés à augmenter l'exhalation intestinale, mais des remèdes qui avaient la faculté d'attirer, par une vertu spéciale, une sérosité morbifique qui entretenait un état de maladie, et de l'expulser au dehors. Les cholagogues allaient chercher dans le corps malade une bile dépravée qui s'était fixée sur des organes essentiels à la vie, qui causait des douleurs, qui fomentait la fièvre, etc., ces évacuants la chassaient au dehors, et la guérison devait être la suite de cette opération thérapeutique. Les phlegmagogues ramenaient vers les couloirs du bas-ventre une pituite qui s'était jetée sur les poumons, sur la tête, etc. On connaissait aussi des purgatifs mélanagogues, ou propres à évacuer la mélancolie ou la bile noire; chacun des agents de cette classe passait pour avoir la faculté de s'attacher à une humeur particulière dont il provoquait l'expulsion. (Voyez *le Médecin minist. de la nature*, 1 vol. in-12.)

Idées des anciens sur la purgation.

Ceci nous conduit à rappeler que la purgation n'était pas pour les anciens un phénomène purement physiologique, qu'ils ne voyaient pas seulement dans l'action d'un purgatif une irritation des voies intestinales, des excrétions naturelles augmentées par suite de cette même irritation, des évacuations qui en contenaient le produit. Pour eux, l'opération purgative avait une bien plus grande importance; c'étaient des humeurs, des principes morbifiques, que les remèdes de cette classe attiraient à eux, et qu'ils entraînaient par les selles; l'évacuation de ces humeurs était l'effet capital des agents médicinaux qui nous occupent: les excrétions de la surface intestinale qui sortaient en même temps du corps leur servaient seulement de véhicule.

Dans leur opinion, les maladies tenaient à une cause matérielle qui existait dans le sang. La fièvre devenait un effort que tentait la nature pour s'en débarrasser. Elle annonçait un mouvement dans les humeurs, une sorte de fermentation intestine qui produisait la séparation des principes nuisibles, qui préparait leur expulsion hors du corps. Ce grand travail qui devait dépouiller la masse sanguine des humeurs peccantes, et mettre celles-ci à la disposition des appareils sécrétoires et exhalants, avait reçu le nom de coction ou pépasme. Dans cette théorie, on accordait un rôle important aux purgatifs. Ces agents possédaient la faculté de provoquer, de hâter, d'assurer cette despumation du sang; ils attiraient à eux les matières morbifiques, ils s'en emparaient et venaient les déposer dans les intestins, par une force élective que l'on comparait à celle en vertu de laquelle les radicules des plantes saisissent dans la terre les éléments propres à nourrir ces dernières, et les font arriver dans la tige.

Cette propriété occulte des purgatifs était ce que les anciens cherchaient dans ces agents: toutes les précautions prises, avant et pendant la purgation, ne tendaient qu'à préparer les voies, qu'à favoriser la sortie de ces humeurs morbifiques, qu'à assurer, en un mot, une dépuration complète du sang. Mais l'action physiologique du purgatif ne les occupait pas. Il y a plus, elle était regardée comme accidentelle, comme une chose contraire, et l'irritation intestinale devenait un accident qui compliquait la purgation, parcequ'elle pouvait gêner l'exercice de la propriété qui opérait le départ et l'expulsion des matières hétérogènes mêlées au sang. Aussi cherchait-on, par des additions de substances adoucissantes, à empêcher l'agent cathartique de produire cette irritation. Il en était de même pour les coliques : on tentait de s'opposer à leur naissance, en introduisant dans chaque composé purgatif un correctif approprié. Toute substance douée de la faculté de purger reconnaissait une ou plusieurs productions qui, pendant l'opération de cette substance, avaient la mission de réprimer les symptômes étrangers à l'expulsion des humeurs, de diriger l'exercice de sa vertu cathartique, et d'assurer le résultat thérapeutique que l'on attendait d'elle.

Si l'on se pénètre un instant de la théorie qui dirigeait les partisans de la médecine humorale, si l'on se représente chaque maladie comme une série d'accidents occasionés, entretenus par des humeurs dont les agents purgatifs peuvent déterminer la sortie, on conçoit aussitôt pourquoi ces agents ont joui d'un grand crédit, et pourquoi à une certaine époque on s'en servait toujours. Ces moyens pharmacologiques se présentaient au praticien sous un jour si séduisant, qu'il ne balançait jamais à réclamer leurs secours. Ils promettaient d'emporter la cause morbifique, et, par une suite nécessaire, de réprimer les symptômes, de faire cesser le désordre que celle-ci entretenait. Aussi, quand, après un purgatif, la maladie continuait, on en concluait qu'il restait encore quelque chose à évacuer, *tamen aliquid superest*, comme le dit Guy-Patin, et l'on recommençait. L'imagination poursuivait sans fin les restes de cette prétendue humeur peccante, et l'on administrait dans une seule maladie jusqu'à 10, 20 et 40 médecines, comme on le voit dans les lettres si piquantes du médecin que nous venons de citer.

II. *De l'action générale des purgatifs.*

Celui qui scrute attentivement tout ce qui se passe dans le corps vivant pendant qu'il est soumis à l'opération d'un purgatif, aperçoit des changements organiques importants sur des points éloignés du canal alimentaire. Ces effets généraux dépendent, ou des molécules de la substance même du purgatif qui ont été absorbées et portées dans la masse sanguine, ou bien de correspondances sympathiques que la surface intestinale irritée établit avec les divers appareils organiques du corps.

Il est bien connu que les purgatifs accélèrent le pouls : s'il se montre d'abord vif et inégal, ils le rendent bientôt plus fréquent; ils développent en même temps la chaleur animale; puis surviennent la soif, des crampes dans les jambes et les cuisses, une diminution de la transpiration cutanée, une altération dans l'état actuel de l'appareil cérébral et des organes des sens, des vertiges, de l'agitation, de l'insomnie ou de l'assoupissement. Les purgatifs irritent les plaies, les ulcères, les cautères. Après leur action, il y a lassitude, épuisement, etc. Nous devons certainement attribuer à l'irritation des intestins plusieurs de ces symptômes : nous regarderons la soif comme le produit de la chaleur interne que suscite le purgatif; les crampes, comme la suite de l'impression exercée sur les nerfs intestinaux et propagée à ceux des cuisses; l'affaiblissement de la fonction perspiratoire, comme tenant à une diversion des forces cutanées et à l'exaltation de la vitalité intestinale : *in fluxu et vomitu prohibetur perspiratio, quia divertitur*, a dit Sanctorius. (Aph. 54, sect. 1.) Le sommeil qui accompagne la purgation paraît souvent lui-même causé par le développement des propriétés vitales dans l'appareil digestif : il ressemble à celui qui accompagne l'acte de la digestion. Mais les autres changements organiques qui suivent l'emploi d'un purgatif ne dépendent-ils pas de l'action directe de ses molécules sur les tissus vivants ?

L'absorption des matériaux immédiats qui composent les productions purgatives est prouvée par des faits bien constatés. Une ou deux heures après son administration, la rhubarbe imprime une couleur jaune aux urines et à l'humeur de la transpiration cutanée. Souvent cette couleur est si intense qu'un linge trempé dans celle que l'on rend après avoir pris la racine dont nous venons de parler offre une teinte safranée. L'enfant qui tette sa nourrice trois à quatre heures après qu'elle a avalé une infusion de séné éprouve très souvent les effets ordinaires de la purgation. On assure que la chair des grives qui se sont nourries des baies du nerprun a une faculté purgative. (*Van-Swieten, Comm. in aph. Boerhaavii,* tom. I, p. 73.) Les substances minérales cathartiques elles-mêmes sont absorbées : MM. Tiedemann et Gmelin, ayant fait prendre à un chien soixante grains de sulfate de potasse en plusieurs fois, retrouvèrent cette substance dans le sang des veines porte, mésentériques, cave inférieure, et dans le ventricule droit. (*Ouvr. cité.*)

Toutefois ne perdons pas de vue que, pendant l'acte de la purgation, les conditions ne sont pas favorables à l'absorption. La matière du purgatif traverse promptement les voies alimentaires ; elle doit souvent échapper aux bouches absorbantes, qui ne trouvent plus les facilités ordinaires pour s'en emparer. Peut-être aussi doit-on compter pour quelque chose la direction des humeurs qui se portent avec force vers cette surface, et qui doivent gêner tout mouvement rétrograde. Toutefois il est bon de se rappeler que les replis de la membrane muqueuse, si multipliés sur la longue étendue des intestins, arrêtent le cours de la substance purgative, et par là favorisent son absorption. Quand les évacuations alvines tardent à avoir lieu, la matière cathartique reste plus long-temps encore en contact avec la surface interne des intestins, dans ce cas, l'absorption des molécules de cette matière est plus abondante.

Souvent on donne les substances de cette classe à très petites doses : on ne veut plus en tirer un produit purgatif; on dit que ces substances ont une action altérante. Il n'y a plus alors d'irritation intestinale, ni de phénomènes sympathiques. Les molécules de la production médicinale dont on se sert sont prises par l'absorption, et versées dans le torrent circulatoire; ces molécules, par une influence plus occulte, peuvent-elles combattre certaines lésions pathologiques? ces effets thérapeutiques ne dépendront plus de la puissance évacuante. On dit, pour en faire concevoir le mécanisme, que les substances purgatives agissent alors comme des agents fondants, apéritifs, désobstruants.

Nous conclurons que l'absorption de la matière des purgatifs est une opération soumise à de grandes variations. Aussi, quand les effets généraux de ces médicaments ne dépendent pas d'influences sympathiques, mais qu'ils sont une suite de la pénétration de leurs principes dans la masse sanguine, ces effets offrent de singulières anomalies. Les changements que les purgatifs suscitent dans l'exercice de la circulation du sang, dans la chaleur animale, dans les fonctions cérébrales, ne renaissent pas avec constance; ils ne présentent pas une intensité proportionnée à la quantité de substance médicamenteuse que l'on a employée. Souvent ils sont si légers, si fugaces, qu'on ne peut qu'avec peine en constater l'existence, bien que l'on ait pris une dose assez forte de la matière purgative.

Une autre remarque importante dans l'étude de la médication purgative, c'est que toutes les substances qui ont la vertu commune de purger ne suscitent pas les mêmes phénomènes généraux. Toutes irritent la surface intestinale et déterminent des déjections alvines; mais toutes n'attaquent pas les autres tissus organiques de la même manière, ne font pas naître des variations identiques dans les fonctions de la vie. L'ellébore produit des altérations dans les facultés cérébrales : pendant son action, on éprouve souvent de l'obscurcissement dans la vue, une légère surdité, des agitations dans les membres, etc. Les principes toniques de la rhubarbe font acquérir plus d'énergie aux tissus organiques, les mouvements de la vie paraissent plus forts après son administration à haute dose. Le séné rend le pouls plus fréquent, plus vif; il développe la chaleur animale. Les sels neutres stimulent les reins, augmentent le cours des urines, etc., etc.

Nous n'avons point encore parlé d'une source d'influence que les purgatifs exercent sur tout le corps; c'est celle qui procède des liquides mêmes qu'ils lui soustraient. Ces agents affaiblissent les forces de la vie, parcequ'ils entraînent hors du système animal des principes qui auraient servi à l'assimilation, qui auraient produit une restauration de ces forces : ils les affaiblissent encore parcequ'ils diminuent la masse sanguine, qu'ils font baisser l'action impulsive et stimulante qu'en recevaient tous les organes. Des praticiens ont regardé la purgation comme un moyen propre à affaiblir l'énergie vitale lorsqu'elle était excessive.

Section IV. *Du mélange des substances purgatives avec celles des classes précédentes.*

Mélange des purgatifs avec les toniques.

Quand, dans une préparation pharmaceutique, on trouve des substances purgatives unies à des substances toniques, il faut se demander si l'usage de cette préparation donne lieu à des évacuations alvines; car l'apparition ou l'absence de ces dernières annulle ou laisse entière la propriété médicinale qui doit corroborer le tissu des organes. Au moment de l'arrivée dans les voies digestives des ingrédients purgatifs et des ingrédients toniques, les premiers mettent en jeu leur force irritante; s'ils accélèrent le mouvement péristaltique des intestins, le composé médicamenteux traverse promptement le canal alimentaire, les principes toniques sont expulsés par les selles; ils n'ont point été pris par les suçoirs absorbants; il n'y a point d'effets généraux. Au contraire, si les ingrédients purgatifs n'attaquent que faiblement la surface intestinale, s'il ne survient point d'évacuations alvines, ou si seulement celles-ci sont très tardives, alors les principes médicamenteux, plus long-temps soumis à l'action des bouches absorbantes, sont importés dans la masse sanguine.

L'administration des compositions formées d'ingrédients toniques et d'ingrédients purgatifs peut donc donner lieu à deux sortes d'effets qui semblent s'exclure réciproquement: 1° un effet local qui part de la vertu purgative, et qui, décidant l'expulsion des principes médicamenteux, arrête tous les effets ultérieurs; 2° des effets généraux qui n'ont tout leur développement, toute leur énergie, que lorsqu'il ne survient pas d'évacuations intestinales. Dans l'emploi des mélanges qui nous occupent, il faut savoir lequel de ces deux résultats on veut produire, et déterminer la dose de médicament que l'on doit faire prendre au malade pour obtenir toujours l'opération qui doit être thérapeutique. Il y a un terme précis en-deçà duquel des effets généraux se manifestent; au-delà, l'effet purgatif se montre, et c'est le seul phénomène qui soit remarquable.

Appliquons ces considérations à l'emploi des toniques dans le traitement des fièvres intermittentes. On fait prendre à un malade deux gros, une demi-once, même plus, de quinquina en poudre. On désire soumettre tout le système à l'influence de cette substance. Si on y ajoute un ingrédient purgatif, et que ce dernier soit assez abondant ou assez puissant pour susciter des déjections alvines peu de temps après l'ingestion du médicament, l'intention du praticien ne sera pas remplie; la matière médicamenteuse sortira du corps, ce dernier ne sentira pas l'influence tonique du quinquina. Cependant des médecins recommandables louent la combinaison de la rhubarbe, d'un sel purgatif, etc., avec l'écorce péruvienne. Quand les principes de cette écorce soumettent tous les systèmes organiques à leur puissance corroborante, elle a certainement une manière à elle de combattre la périodicité de la fièvre tout-à-fait indépendante de l'opération évacuante.

Dans l'exercice simultané de la propriété tonique et de la propriété purgative, la première accroît singulièrement l'énergie de la dernière. Aussi recommande-t-on de diminuer la dose des productions qui recèlent une vertu cathartique, quand on les mêle avec une substance douée de la vertu tonique : celle-ci, en corroborant le tissu des intestins, en développant leur tonicité, les rend plus sensibles à l'aiguillon de la matière purgative ; l'irritation que cette matière suscite, se montre plus vive, plus profonde ; les évacuations deviennent plus promptes. Cette assertion se vérifie toutes les fois que l'on met en usage un mélange de poudre de jalap, de scammonée, etc., avec celle de la gentiane, de l'aunée, du quinquina, de roses rouges, etc. Il en est de même quand on fait prendre les feuilles ou les follicules du séné dans une décoction de racine de patience sauvage, de pissenlit, de feuilles de chicorée sauvage, de fumeterre, etc. La quantité de sirop de nerprun nécessaire pour donner à la poudre de quinquina la consistance d'un électuaire, suffit pour que ce dernier ait une qualité purgative. Les apozèmes où se trouvent réunis les principes de l'écorce du Pérou et ceux du séné, de la rhubarbe, produisent ordinairement des évacuations abondantes.

Mélange des purgatifs avec les excitants.

Il existe un grand nombre de formules qui offrent des substances excitantes unies à des substances purgatives. Nous devons les ranger sous deux classes. Dans la première, nous placerons les composés où la matière douée d'une vertu cathartique est rare, peu abondante ;

ces composés ne donnent pas ordinairement lieu à des déjections alvines; leurs principes actifs sont absorbés: les auteurs disent que, dans cette circonstance, les composés dont nous parlons deviennent altérants et ne sont plus purgatifs. Nous réunirons, comme agents thérapeutiques tout-à-fait différents, les mélanges où les principes purgatifs sont assez rapprochés, assez puissants, pour irriter la surface intestinale, pour décider des évacuations alvines; la partie excitante de ces compositions ne produit plus une opération indépendante; elle reste subordonnée à la partie cathartique: les évacuations que celle-ci détermine, entraînent les matériaux qui devaient provoquer une excitation; ces matériaux n'ont d'influence que sur la surface intestinale où s'exécute le phénomène de la purgation.

Mais cette influence topique est réelle; elle mérite d'être signalée. L'observation prouve que les excitants augmentent encore plus que les toniques l'énergie des principes purgatifs. A mesure que les premiers parcourent l'intérieur des intestins, ils stimulent le tissu de ces organes, ils provoquent le développement de leur vitalité; les principes purgatifs qui les accompagnent produisent une impression plus profonde, plus forte, sur une surface devenue plus sensible, plus irritable. La marche de la purgation offre une célérité inaccoutumée; les évacuations ont lieu plus tôt; elles ne sont point ordinairement précédées du malaise, des nausées que l'on remarque quand on donne les purgatifs purs. Les anciens avaient reconnu l'avantage des mélanges dont nous nous occupons ici. Chaque production purgative reconnaissait, comme nous avons vu, un ou plusieurs correctifs qui ordinairement étaient doués d'une vertu excitante. Les raisons d'après lesquelles ils se conduisaient peuvent n'être pas fondées, mais toujours est-il vrai de dire qu'un agent stimulant se montre un auxiliaire efficace de la vertu cathartique, et qu'en accélérant le travail de la purgation cet agent évite quelques uns des désagréments qui accompagnent cette opération médicinale. Les anciens ajoutaient la semence d'anis à la poudre ou à la décoction de séné, la poudre de gingembre à celle du turbith, celle de fenouil à celle de scammonée, etc., etc.

Mélange des purgatifs avec les diffusibles.

Le vin, l'alcohol et l'éther, ont la faculté d'enlever au séné, au jalap, à la rhubarbe, à la coloquinte, à l'ellébore noir, etc., leurs principes purgatifs. Lorsque l'on met ces substances macérer dans les liquides dont nous venons de parler, on obtient des composés pharmaceutiques, des vins et des teintures, où la vertu purgative se trouve alliée avec la vertu diffusible. Dans l'emploi thérapeutique de ces liqueurs, on distingue bien les effets qui procèdent de ces deux vertus. On démêle même sans peine que leur exercice n'est pas simultané, mais qu'elles ont un développement successif. Aussitôt après l'administration d'un vin ou d'une teinture purgative, il est facile de voir que l'estomac et le canal intestinal éprouvent une excitation : cette influence part évidemment du véhicule de ce médicament. C'est plus tardivement que se manifestent les symptômes ordinaires de la purgation, des coliques, du mouvement dans les intestins, des déjections alvines.

L'action stimulante de ces composés sera toujours proportionnée à la quantité de liquide spiritueux ou vineux que l'on aura prise. Si ce liquide est peu chargé de principes carthartiques; si pour obtenir une purgation, il faut en administrer une forte dose, on observera des effets stimulants très marqués: ces effets dureront long-temps. Au contraire, l'influence propre au véhicule sera peu sensible, elle n'aura qu'une durée instantanée, si, riche de matériaux purgatifs, il n'en faut qu'une ou deux cuillerées pour que ces matériaux soumettent les intestins à leur puissance irritante. Dans ce cas l'action du liquide diffusible est passagère, momentanée; elle a cessé d'exister quand l'opération cathartique se manifeste.

Mélange des purgatifs avec les émollients.

Les émollients qui relâchent les tissus vivants, qui affaiblissent leur tonicité, doivent diminuer la puissance des agents purgatifs, lorsqu'ils arrivent en même temps qu'eux sur la surface intestinale, ou lorsque leur action précède celle de ces derniers. Le petit-lait, le bouillon de veau, celui de poulet, la tisane de chiendent, de guimauve, d'orge mondé, de gruau, et toutes les boissons analogues que l'on fait prendre avant ou pendant l'opération d'un purgatif, ont pour produit immédiat de préparer les voies digestives à son agression, ou de modérer la violence de son impression sur les organes qui fournissent les excrétions intestinales. La manne, la casse, les corps gommeux sucrés que l'on unit aux substances purgatives avant de les administrer, servent de correctifs à ces dernières; ces additions ne conviennent plus, quand c'est de l'irritation intestinale seulement ou de l'ébranlement général qui l'accompagne que le médecin attend du succès.

Mélange des purgatifs avec les acidules.

L'action des acidules tend toujours à réprimer l'impression des substances purgatives lorsqu'elle devient trop forte ou trop profonde. Le suc du citron, de l'orange mêlé à la décoction des feuilles et des follicules du séné, à celle de la rhubarbe, etc., ou la limonade, l'eau de groseilles, le bouillon d'oseille, etc., pris après l'administration de ces substances purgatives, remplissent constamment cette indication. Les tamarins, la crème de tartre ne produisent pas d'autre effet, quand on les joint à des matières purgatives, au jalap, à la scammonée, à la gomme-gutte, etc. On conçoit facilement qu'en modérant la trop grande vivacité de l'irritation que les purgatifs établissent sur la surface alimentaire, les acidules peuvent parfois favoriser l'exhalation et les sécrétions intestinales, rendre les évacuations plus faciles et plus abondantes. Mais ils ne conviennent plus lorsque l'on donne les purgatifs avec le dessein d'établir momentanément une forte irritation sur la surface intestinale, obtenir un produit révulsif ou dérivatif, ou susciter un ébranlement salutaire dans tout le système animal.

Mélange des purgatifs avec les narcotiques.

Si l'opium se trouve dans une préparation purgative, il jette le canal alimentaire dans une sorte d'engourdissement, et par là il paraît avoir émoussé l'aiguillon cathartique. Dans une médecine où l'on ajouterait un peu d'opium, il faudrait augmenter la dose des ingrédients purgatifs si l'on voulait obtenir des effets d'une intensité égale à ceux qu'ils ont coutume de produire lorsqu'on les donne seuls. Lorsque l'on a donné à un individu un médicament purgatif trop violent, ou si la sensibilité exaltée des voies digestives rend son impression trop forte ; si enfin il survient des tranchées pénibles, des déjections trop répétées, un malaise général, des phénomènes nerveux, etc., l'opium est un moyen sûr pour dissiper cette série d'accidents et pour rétablir le calme : quelques cuillerées d'une potion narcotique suffisent pour procurer au malade un soulagement prompt. Sydenham faisait précéder l'ingestion d'un purgatif par une petite dose d'opium lorsqu'il remarquait une sensibilité trop vive, et qu'il craignait que l'impression irritante du cathartique ne suscitât un trouble trop prononcé. Fréquemment ce praticien donnait le soir un médicament opiacé à ceux qu'il avait purgés le matin.

SECTION V. *De l'emploi thérapeutique des purgatifs.*

Les médicaments purgatifs ont eu la plus grande vogue ; ils ont passé pour les moyens les plus efficaces, les plus sûrs, les plus précieux de la thérapeutique.

Leur crédit reposait sur la faculté qu'on leur avait attribuée d'attirer les principes morbifiques, les causes matérielles des maladies, de les entraîner dans le canal alimentaire, et de les expulser au dehors. On supposait dans les déjections alvines ces humeurs nuisibles; c'était à leur sortie que l'on rapportait les amendements qui avaient lieu après l'emploi de ces agents évacuants. Si les accidents continuaient, on en concluait qu'il restait encore dans le fluide sanguin des éléments morbifiques, et c'était toujours aux purgatifs que l'on avait recours pour s'en débarrasser: dans l'opinion des praticiens de l'époque dont nous parlons, la purgation était une opération nécessairement curative. Les progrès de la physiologie lui ont enlevé son importance, et l'ont dépouillée du prestige dont l'imagination des humoristes l'avait enveloppée. La purgation n'est plus qu'un phénomène physiologique qui se passe dans l'abdomen, qui intéresse l'action d'un certain nombre d'organes sécréteurs et exhalants, qui donne lieu à des excrétions plus abondantes et à des évacuations alvines répétées. Nous ne verrons plus dans les purgatifs cette vertu occulte si efficace dans la théorie humorale, et dont l'exercice devait susciter entre les parties du sang un mouvement dépuratoire, le dépouiller de ce qu'il contenait de vicié, en un mot le purifier.

Quoi qu'il en soit, les médecins les plus recommandables ont célébré la puissance curative de ces médicaments. On a vu des praticiens qui purgeaient sans fin, qui semblaient n'avoir de confiance que dans les cathartiques, qui les regardaient comme des remèdes convenables dans tous les genres de maladies, et qui prétendaient justifier la bizarrerie de leur conduite par les succès qu'ils obtenaient.

Il suffit au fond de considérer l'influence physiologique que les purgatifs exercent sur l'économie animale pour concevoir toute l'étendue des ressources qu'ils offrent à la thérapeutique. Avec ces agents elle obtient plusieurs effets bien distincts qui remplissent des indications particulières. 1° Les purgatifs servent pour vider l'intérieur des intestins, pour expulser les matières que ces organes contiennent. On sait de quelle importance est cette évacuation : dans l'état de santé, son interruption trouble ordinairement l'exercice des fonctions digestives ; souvent la constipation cause une pesanteur de tête, de l'oppression, du malaise, etc. Dans l'état de maladie, il est encore plus nécessaire que les voies alimentaires ne retiennent pas trop long-temps les matières qui les traversent, ni les humeurs excrétées qui s'y rendent : car ces matières, en séjournant dans le canal intestinal, perdent leurs qualités naturelles ; elles y acquièrent une propriété irritante, elles occasionent divers accidents. 2° L'irritation que les purgatifs établissent sur la surface interne des intestins augmente l'action sécrétoire du foie, du pancréas et des follicules muqueux qui la recouvrent, elle provoque une exhalation considérable sur cette surface ; toutes ces humeurs affluent dans la cavité intestinale ; tous les organes abdominaux semblent éprouver un dégorgement : l'effet évacuant des purgatifs se montre utile dans un grand nombre de maladies. 3° Pendant cette opération, les forces vitales sont appelées vers l'abdomen; le sang s'y porte en plus grande quantité; il y a plus de chaleur et de sensibilité que de coutume dans cette partie du système animal; ce grand développement de la vitalité abdominale exerce une action dérivative ou révulsive à l'égard de la tête, de la poitrine; dans les affections des organes qui appartiennent à ces cavités, cette opération est souvent salutaire. 4° Une forte irritation des nerfs qui recouvrent la surface intestinale imprime une énergie inaccoutumée à l'influence du grand sympathique, elle modifie l'état actuel de l'encéphale et de la moelle épinière, et par suite elle secoue, elle agite tous les organes; c'est un mouvement qui se communique partout, qui ébranle toute la machine. Ne voit-on pas parfois un purgatif drastique, administré à un hydropique, ranimer brusquement la fonction absorbante, décider la rentrée dans le torrent circulatoire d'un liquide aqueux qui séjournait dans le tissu cellulaire ou dans une cavité séreuse, occasioner des selles liquides abondantes, ou même donner lieu à un flux d'urine, etc.? 5° Enfin l'impression que les purgatifs exercent sur les tissus organiques, lorsque leur administration n'est pas suivie d'évacuations alvines, mais que leurs molécules ont été absorbées, doit aussi être prise en considération. On sait que les anciens faisaient grand cas de la puissance occulte qu'ont alors les purgatifs : ils les regardaient comme des remèdes altérants très efficaces : ils les donnaient à petites doses que l'on répétait de loin à loin, etc.

Il est digne de remarque que ceux des anciens médecins qui suivaient la doctrine hippocratique étaient conduits à employer les purgatifs dans les cas où la pratique éclairée par la physiologie reconnaît aujourd'hui leur utilité, et à les rejeter dans les circonstances où l'état des voies digestives ne permettrait pas d'y recourir sans qu'il en résultât des accidents. Hippocrate avait dit, *concocta purgare et movere oportet, non cruda : neque in principiis, nisi turgeant, plurima vero non turgent.* Aph. 22, sect. 1. Or on attacha un grand intérêt à la connaissance des signes qui annonçaient que la coction ou le pépasme était effectué, que les matières morbifiques avaient été préparées par la nature pour leur expulsion, que l'on pouvait en toute sûreté mettre en jeu la vertu purgative. Souvent il fallait attendre pendant quelque temps que les humeurs eussent perdu leur crudité : on devait même aider leur coction, ce qui assurait une purgation aisée et salutaire, par l'emploi de boissons délayantes et adoucissantes. On s'était attaché également à signaler les symptômes qui, dès l'invasion de la fièvre, décelaient la turgescence actuelle des humeurs, indiquaient que l'on pouvait, sans préparation, tenter leur expulsion. Si alors on employait une boisson adoucissante, c'était pour maîtriser l'orgasme de la matière morbifique, pour l'attirer vers les couloirs du bas-ventre.

Les signes qui révèlent que le pépasme ou la coction pathologique a eu lieu, et que les humeurs demandent à être évacuées, sont, l'humidité de la bouche ; l'enduit blanchâtre ou jaunâtre de la langue ; le gonflement, avec souplesse et sans aucune douleur, du bas-ventre et des hypochondres ; une disposition molle et souple de la peau ; des urines bilieuses et safranées ; quelques tranchées; des déjections liquides; des borborygmes; le pouls souple. Qui ne reconnaîtra à ces indices une condition physiologique des voies alimentaires favorable à l'impression irritante des agents dont nous nous occupons? Qui ne voit que dans cette disposition, un purgatif déterminera une activité singulière dans les organes sécréteurs et exhalants du bas-ventre, qu'il occasionera des excrétions faciles, abondantes et salutaires? Les signes qui, dans le début d'une maladie, annonçaient la turgescence des humeurs et le besoin d'évacuer sans délai, ne diffèrent pas essentiellement de ceux que nous venons d'exposer : on insiste particulièrement sur le gonflement non douloureux de l'abdomen, ce qui indique une affluence des humeurs vers les organes sécréteurs et exhalants qui sont dans cette cavité; une aptitude plus prononcée de ces organes à remplir leurs fonctions; une tendance spontanée à se débarrasser par des excrétions plus abondantes de la congestion sanguine qui s'est comme formée dans leur tissu, etc. Les purgatifs viennent alors au secours de la nature; ils aident son travail, ils favorisent ses vues.

Voyons maintenant à quoi l'on reconnaît que les humeurs sont encore dans un état de crudité, que l'on ne doit pas tenter de les expulser par le moyen des purgatifs. Le défaut de coction des humeurs est prouvé par la sécheresse de la bouche, la violence de la soif; l'ardeur, l'aridité, la rigidité, quelquefois la noirceur de la langue; la limpidité ou la couleur enflammée des urines; l'élévation plus ou moins douloureuse du bas-ventre; un sentiment intérieur d'ardeur dans les intestins; la rareté des déjections alvines dont la matière est séreuse ou consistante; la tension et la vivacité du pouls; la peau non perspirable, etc. Or qui oserait faire traverser les voies alimentaires par des purgatifs lorsqu'elles sont dans la situation physiologique que décèlent tous ces signes? N'est-il pas évident que leur impression irritante blesserait la surface intestinale qui est plus sèche, plus rouge, plus sensible, que dans sa condition ordinaire; qu'elle crisperait les organes sécréteurs et exhalants qui aboutissent sur les voies alimentaires, qu'elle occasionerait des tranchées violentes, et qu'au lieu d'une purgation douce et salutaire, elle ne produirait que l'évacuation forcée, pénible d'un peu de sérosité? L'agression d'un purgatif sur les intestins dans la disposition où nous les supposons ici exaspérerait la fièvre dans les maladies aiguës, donnerait aussitôt un surcroît d'intensité à tous les accidents morbides, produirait la prostration des forces, le délire, de l'abattement, de l'anxiété, de l'agitation, etc.

Au reste, pour accorder ce que les auteurs racontent des bons effets des purgations dans les maladies aiguës, avec le témoignage de l'observation journalière, il ne faut pas perdre de vue que l'on a long-temps confondu sous le même titre, les matières laxatives qui ont la faculté de décider des évacuations alvines, en relâchant le tissu des intestins, et les purgatifs qui donnent également lieu à des déjections par le bas, mais en irritant l'intérieur de ces organes. Quand, dans une affection pathologique, on vante en général l'usage des purgatifs, il faut se rappeler que les praticiens comprennent aussi, sous cette dénomination, les corps sucrés, mucilagineux et huileux que nous nommons laxatifs.

Maladies de l'appareil digestif.

On se sert rarement des purgatifs dans le traitement des affections de l'estomac. Quand il y a indication de provoquer une irritation de cet organe, ce n'est pas aux agents de cette classe que le praticien s'adresse; il prend ceux que nous avons réunis dans la classe suivante, sous le titre de médicaments émétiques.

Lorsque la membrane muqueuse qui recouvre l'intérieur des intestins présente des signes évidents d'une irritation morbide, le contact d'un purgatif avec cette membrane, l'impression qu'il fera sur elle peut avoir des résultats différents. 1° Si cette irritation est vive, très étendue, si elle occupe la plus grande partie du canal alimentaire, le purgatif l'exaspèrera, l'animera davantage; il donnera lieu à des tranchées violentes qui dureront plusieurs jours; il occasionera des déjections séreuses, fatigantes, très fétides; il augmentera le dégoût, la soif, la chaleur du ventre; il causera du ténesme, de l'abattement, etc. 2° Si l'irritation des voies digestives est associée à d'autres lésions qui occupent les principaux organes de l'économie animale, l'encéphale, le cœur, etc.; ou autrement, s'il existe un état de fièvre, il devient plus dangereux encore d'attaquer avec un purgatif la surface intestinale : en exaspérant son état morbide, on multiplie, on rend plus puissantes les provocations sympathiques qu'elle fait aux organes dont nous venons de parler; tous les accidents fébriles redoublent d'intensité. 3° Si l'irritation de la membrane muqueuse intestinale est apyrectique, si elle est bornée à quelques points seulement de cette membrane, si ces points sont séparés par des zones saines, il arrive souvent que le contact d'un composé purgatif avec les endroits affectés soit l'occasion de leur retour à l'état naturel : ce composé oppose, dans les endroits dont nous parlons, une nouvelle irritation à celle qui y existe : cette perturbation les rétablit souvent dans leur condition physiologique, comme nous voyons que cela se passe sur les membranes muqueuses qui sont accessibles à nos yeux. Les purgatifs ont guéri des diarrhées, des flux dysentériques, des tranchées, des ténesmes, etc., que produisait une phlogose de l'intérieur des intestins.

Dans l'entérite, les purgatifs doivent être repoussés : leur impression sur les tissus intestinaux qui sont gonflés, tendus, ramollis, pénétrés de sang, en un mot enflammés, peut avoir les suites les plus graves. Nous avons souvent parlé du danger d'attaquer des tissus qui sont actuellement dans un état inflammatoire, parcequ'une agression un peu vive peut alors décider les dégénérescences les plus fâcheuses. Les purgatifs procurent difficilement alors quelques déjections alvines ; le mouvement péristaltique des intestins est interrompu dans les zones où la tunique musculeuse est tuméfiée par un travail phlegmasique.

La surface intestinale offre fréquemment des ulcérations ; si elles sont nombreuses, si elles reposent sur des tissus enflammés, si elles sont environnées de rebords endurcis, si leur fond est chargée de rougeurs, de végétations, etc., les purgatifs sont au moins inutiles. L'irritation passagère qu'ils excitent ne peut détruire le travail morbide de ces parties, souvent elle l'anime d'avantage, elle augmente ses progrès. Ces ulcérations entretiennent toujours une diarrhée ou une dysenterie, elles donnent lieu à des tranchées; l'usage des purgatifs n'obtient aucun succès contre ces affections, quand elles ont pour cause les lésions que nous venons d'indiquer. Mais ces agents réussissent lorsque les ulcérations intestinales sont isolées, récentes, peu nombreuses, superficielles; lorsqu'elles ne sont pas jointes à des dégénérescences anciennes et profondes. On a vu les purgatifs arrêter des flux diarrhéiques, dysentériques, qu'ils semblaient devoir augmenter; alors ils font plus, ils rappellent l'appétit, ils rétablissent un exercice régulier des digestions. Loin de pouvoir rendre quelques services dans les endurcissements des tissus intestinaux, dans les affections cancéreuses de ces organes, on les accuse d'avoir souvent provoqué ces lésions: on a vu ces terribles maladies suivre un emploi répété, abusif, des purgatifs.

Quand les intestins sont dans un état d'oligotrophie, les purgatifs ne sont pas propres à déterminer une nutrition plus active de leurs tissus: les évacuations qu'ils produisent alors sont peu abondantes. C'est quand les tuniques intestinales ont beaucoup d'épaisseur, qu'elles sont bien nourries, que les cathartiques donnent lieu à des déjections faciles, répétées et copieuses.

La membrane muqueuse intestinale éprouve dans quelques leucophlegmaties une altération remarquable. Elle est gonflée, molle, œdémateuse, couverte de matières glaireuses qui semblent continuer son tissu, faire corps avec elle. Il y a alors dégoût, intumescence de l'abdomen, désordre des digestions. Les purgatifs ne sont-ils pas propres à combattre cette lésion? Leur impression sur la membrane muqueuse intestinale ne doit-elle pas opérer un dégorgement salutaire de son tissu, expulser au dehors les mucosités qui la recouvrent, aviver en quelque sorte cette membrane? Ne peut-elle pas la remettre dans sa disposition naturelle?

Quand l'influence trop puissante des nerfs donne aux tissus intestinaux une irritabilité excessive, l'usage des purgatifs amène souvent des accidents; ces agents ont alors trop de prise sur les intestins, leurs effets sont exagérés: même à des doses modérées, ils offensent ces organes, ils causent des superpurgations. Le contraire se remarque lorsque l'innervation affaiblie a jeté le canal alimentaire dans un état d'engourdissement: les purgatifs agissent peu; des doses assez fortes des productions les plus actives donnent des effets peu prononcés, produisent à peine quelques déjections. Alors les cathartiques doux ne font presque rien.

Les purgatifs sont souvent utiles dans le traitement des maladies du foie. L'irritation qu'ils établissent sur la surface duodénale provoque cet organe, détermine une sécrétion abondante de bile; ces agents opèrent dans beaucoup de circonstances un dégorgement salutaire du tissu hépatique. Mais quand le foie est pris de phlogose, l'usage des purgatifs tourmente ce viscère, peut étendre le foyer phlegmasique, donner à la maladie plus de violence. Il est d'autres lésions du foie qui repoussent également les médicaments de cette classe, comme son hypertrophie, une trop grande susceptibilité vitale, etc. Alors les purgatifs produisent des évacuations qui contiennent une grande quantité de bile, mais le malade n'en retire qu'un soulagement léger et surtout momentané.

On conseille les purgatifs, pris à petites doses que l'on répète plusieurs fois le jour, quand une portion du tissu du foie est endurcie, quand le cours de la bile est interverti, et qu'il y a jaunisse, goût amer à la bouche, etc. C'est dans ces affections que la rhubarbe, l'aloès, les sels neutres, les eaux minérales salines ont paru obtenir des succès signalés.

Les agents de cette classe ne paraissent pas convenir dans le traitement de la péritonite : on peut cependant avoir besoin dans cette maladie des purgatifs doux pour évacuer les voies digestives. Il arrive souvent que le péritoine intestinal est dans un état de phlogose, et que la membrane muqueuse qui tapisse l'intérieur du canal alimentaire soit restée saine ; alors l'emploi d'un purgatif n'offre pas d'inconvénient, il peut parfois opérer un mouvement dérivatif salutaire.

Les purgatifs conviennent dans les maladies vermineuses : c'est de leur qualité évacuante que procède ici leur utilité, ils tendent à expulser les vers intestinaux ; ils expulsent toujours les matières muqueuses dont la présence dans le canal alimentaire favorise le développement de ces animaux. On peut donner les purgatifs seuls, et l'on rapporte des exemples nombreux de leur efficacité anthelmintique : on a vu le jalap, la gomme-gutte, l'élatérium, le séné, la rhubarbe, faire rendre des lombrics, même le ténia. Mais il est une manière plus ingénieuse de s'en servir, c'est de les donner quelques heures après l'emploi d'une substance vermifuge, comme la racine de fougère mâle, la semenline, la mousse de Corse, etc.; ces dernières substances, contraires aux vers, les engourdissent, les font périr; le purgatif, par son impression irritante, en provoque l'expulsion.

Maladies de l'appareil circulatoire.

Dans les fièvres où l'appareil circulatoire éprouve une excitation morbide qui se manifeste par la force et par la vitesse des contractions du cœur, des pulsations artérielles, par la coloration et la chaleur de la peau, l'opération des agents purgatifs sur la surface intestinale ne peut être d'aucune utilité contre la lésion de cet appareil; s'il y a absorption de leurs molécules, la condition morbide du cœur et des canaux artériels augmentera. Lorsque la surface digestive est irritée, les purgatifs deviennent nuisibles, parceque leur impression sur les nerfs de cette surface provoque l'encéphale et tout le système nerveux, que par suite l'affection de l'appareil circulatoire reçoit encore une nouvelle activité.

Dans la cardite, dans la péricardite, les purgatifs ne sont pas des remèdes usités: la propriété qu'ils ont de produire une irritation sur la surface intestinale peut-elle, dans quelques cas, servir à opérer une révulsion salutaire? Les purgatifs ne sont pas plus intéressants lorsqu'il y a hypertrophie du cœur, ou, au contraire, un état d'oligotrophie de son tissu, une dilatation, ou un ramollissement des parois de cet organe.

Dans les lésions vitales du cœur qui tiennent à un excès, à une perversion de l'influence nerveuse, qui se manifestent par des battements trop forts, par des secousses convulsives, par des palpitations de cet organe, les purgatifs peuvent faire cesser ces accidents en attirant sur la surface intestinale un travail morbide qui occuperait l'encéphale, la moelle épinière, les plexus nerveux.

Maladies de l'appareil respiratoire.

On a souvent vu les purgatifs guérir un rhume, un catarrhe pulmonaire, la bronchite; ces agents appelaient sur la surface intestinale le travail morbide qui existait sur la surface pulmonaire; lorsque la phlogose de la membrane muqueuse des voies aériennes dure déjà depuis quelque temps, qu'elle a perdu sa vivacité première, que les sécrétions de cette membrane se sont rétablies, que la toux est devenue humide, les purgatifs soulagent encore, ils finissent par éteindre la maladie. Huxham, et plusieurs autres praticiens, parlent de toux épidémiques qui disparaissaient quand la diarrhée se montrait.

Les auteurs défendent les purgatifs dans la péripneumonie lorsque l'expectoration est établie, qu'elle montre un caractère critique, qu'elle soulage le malade; ils craignent qu'une irritation provoquée sur les voies alimentaires n'intervertisse les efforts salutaires de la nature. Cependant on rencontre des péripneumonies dans lesquelles des évacuations alvines spontanées jugent la maladie : n'est-il pas permis d'imiter, à l'aide des purgatifs, cette marche de la nature? n'est-il pas raisonnable de chercher à soulager les organes respiratoires en établissant un centre d'irritation sur la surface interne des intestins, lorsque l'état de ces derniers le permet?

Dans le traitement de la pleurésie, les purgatifs offrent moins d'intérêt; l'observation leur est moins favorable. Leur opération dans la cavité abdominale ne promet quelque utilité qu'après que l'inflammation de la plèvre aura été combattue par les saignées, les émollients; que quand on voudra détruire par un effet révulsif ou dérivatif un reste de phlogose qui continuerait d'occuper les organes pulmonaires.

Dans l'hémoptysie l'irritation intestinale que produit un purgatif peut être nécessaire après les saignées convenables, parcequ'elle tend à prévenir la congestion sanguine à laquelle les organes pulmonaires sont alors si sujets. Les purgatifs peuvent rendre des services incontestables dans l'œdème des poumons.

Quelques lésions vitales des organes respiratoires réclament les purgatifs; il est des dyspnées, des suffocations que ces agents enlèvent ou au moins qu'ils améliorent beaucoup : l'irritation qu'ils établissent sur la surface des intestins, soit qu'on les administre par le haut ou en lavement, paraît détruire celle qui tourmentait l'encéphale, la moelle épinière ou les plexus nerveux; les poumons ne reçoivent plus l'innervation spasmodique qui gênait ou troublait leur action; ces organes rentrent dans leur condition naturelle. Les purgatifs ont aussi été administrés avec avantage dans la coqueluche.

Maladies de l'appareil cérébral.

Dans la phlogose locale de l'arachnoïde (hémicranie, céphalalgie locale, apyrectique), les purgatifs peuvent opérer une révulsion utile : on les a vus éloigner les accès de migraine, faire cesser des maux de tête violents. Quand une phlogose vive, profonde occupe les méninges encéphaliques, qu'elle a une grande étendue, qu'elle est associée à d'autres phlogoses qui sont fixées sur les organes circulatoires, digestifs, etc., en un mot quand il existe un état de fièvre, les agents de cette classe ne promettent plus les mêmes avantages; leur opération provoque souvent un redoublement de tous les symptômes pyrectiques; elle donne une nouvelle intensité à la maladie. Ce résultat a principalement lieu dans les fièvres, lorsque la surface intestinale est actuellement phlogosée; parceque la substance purgative offense les nerfs de cette surface, et que son impression sur ces derniers provoque l'encéphale, la moelle épinière, cause une innervation désordonnée sur tous les organes.

Les purgatifs méritent une certaine confiance dans quelques lésions du cerveau et du cervelet; on pourra parfois les employer dans l'inflammation sourde de ces organes, lorsque les voies digestives seront à peu près saines, et que ces agents n'y trouveront pas une phlogose ou une autre affection qu'ils exaspéreraient. Administrées en boisson ou en lavements, les substances purgatives établiront sur la surface intestinale une irritation qui appellera le sang vers l'abdomen, et tendra d'une manière efficace à débarrasser la tête, à diminuer l'engorgement sanguin qui s'y serait formé, à prévenir celui qui la menacerait.

Dans le traitement de l'apoplexie, ces agents sont très recommandables ; d'abord ils peuvent prévenir cette terrible maladie ; ils conviennent encore quand elle existe. Si le sang n'est pas sorti de ses vaisseaux, s'il n'y a pas eu hémorrhagie cérébrale (coups de sang, congestion sanguine de l'encéphale), les purgatifs peuvent, avec d'autres moyens, les saignées locales ou générales, les pédiluves irritants, rappeler le sang vers le bas-ventre, dissiper l'embarras de l'encéphale, rendre à cet organe sa condition première, rétablir la liberté de son action. Lorsqu'il y a eu épanchement de sang dans le cerveau, lorsqu'il y a compression, déchirement de la substance cérébrale, l'action des purgatifs sur la surface intestinale est toujours avantageuse ; mais leur pouvoir contre ces altérations encéphaliques est malheureusement trop borné.

Les suites de l'apoplexie sont très variées, et les purgatifs sont fréquemment indiqués pour les combattre. Avec eux, on dissipe la constipation opiniâtre qui tourmente les malades, et qui annonce un décroissement de l'influence nerveuse sur les tissus intestinaux. Ces derniers sont dans une sorte de stupeur, il faut faire une impression profonde sur eux pour exciter leur action ; on emploie souvent dans ce cas les purgatifs les plus actifs à une dose élevée sans obtenir des évacuations alvines.

Dans la paralysie, l'hémiplégie, la paraplégie, une forte irritation intestinale peut devenir salutaire. Quand il n'existe pas d'altération matérielle grave dans l'encéphale ou dans la moelle épinière, les purgatifs, en attirant le sang vers l'abdomen, en y créant un centre de fluxion, ne peuvent-ils pas soulager, débarrasser même le point de l'appareil cérébral qui est affecté? Leur impression sur les nerfs des intestins se transmet à tout l'ensemble du système nerveux, le secoue, réveille sa vitalité, peut rétablir le cours de son influence sur les muscles soumis à la volonté, si une désorganisation du cerveau ou du prolongement rachidien ne détruit pas les salutaires efforts de ces agents.

Les tubercules, les endurcissements, les ramollissements, les ulcérations, les abcès du cerveau, après avoir été précédés des symptômes, des accidents d'une cérébrite, d'une fièvre ataxique, d'une congestion sanguine avec coma, etc., se manifestent ordinairement sous d'autres formes séméiotiques; ils provoquent des accès de tremblements, la manie, l'épilepsie, beaucoup d'autres affections que l'on a regardées comme des névroses. Dans le traitement de ces maladies, le praticien a toujours deux choses à examiner : 1° la lésion permanente de l'encéphale, qui fait le fond de la maladie, qui semble la nourrir, et qui souvent ne se décèle que par des signes très obscurs; 2° la lésion passagère qu'éprouvent dans chaque accès les mêmes parties, l'encéphale et ses enveloppes, l'état d'irritation, de turgescence, d'engorgement, etc., où elles entrent alors.

Dans l'épilepsie, les purgatifs ne peuvent être administrés au moment des accès. On ne peut avoir la pensée de les opposer à la congestion sanguine qui occupe alors le cerveau, qui s'étend sans doute à la moelle épinière, à l'irritation vive qui saisit alors tout l'appareil nerveux; mais, dans l'intervalle des accès, ils auront plus de succès; un usage journalier de ces agents peut prévenir ces espèces de turgescences encéphaliques, les éloigner, au moins diminuer leur violence. On rapporte des observations d'épilepsie que les purgatifs ont guéri. Il faut penser que cette maladie ne tenait qu'à une lésion bien légère de l'encéphale ou de la moelle épinière, et qu'il aura suffi, pour la guérir, du travail organique que les purgatifs font naître dans l'intérieur de l'abdomen.

L'usage des purgatifs dans la manie demande quelques réflexions. Dans l'idiotisme, il existe ordinairement une altération matérielle grave de l'encéphale; les diverses régions de cet organe offrent un volume, une figure, une densité, une coloration, etc., qui s'éloignent de l'état naturel. Que peuvent faire les purgatifs contre de semblables lésions? Dans la démence, le cerveau peut n'être que comprimé: une exhalation surabondante dans l'arachnoïde occasionera une pression sur la surface encéphalique; ce liquide gênera les mouvements, l'action des organes contenus dans le crâne; il y aura diminution, abolition des facultés intellectuelles et des facultés physiques, stupidité, délire, tremblement, demi-paralysie, etc. Il peut exister, avec cette cause morbide, un certain degré d'arachnoïdite, etc. Dans ces occasions, on peut tirer un parti favorable de l'emploi journalier des purgatifs; leur opération sur la surface intestinale tendra à débarrasser la tête; elle peut même décider des résorptions salutaires. Nous avons souvent sous les yeux, à l'Hôtel-Dieu, des vieillards qui, après une fausse attaque d'apoplexie, après une affection cérébrale, restent dans un état de démence; un traitement de plusieurs semaines, dans lequel les purgatifs entrent comme une partie essentielle, amène souvent un changement très remarquable dans leur condition. Ils recouvrent une grande partie de leurs facultés physiques et morales. C'est encore sur ces malades que l'on rencontre une grande insensibilité des intestins; ils supportent les purgatifs drastiques les plus forts; ils en prennent des doses élevées sans qu'il survienne d'accident, sans qu'il y ait superpurgation.

Dans la monomanie, il est rare que les purgatifs soient indiqués. Il existe alors une ou plusieurs altérations matérielles dans l'encéphale. Les symptômes qui accompagnent ce mode d'aliénation mentale, la céphalalgie, l'insomnie, les rêves, les réveils en sursaut, les tremblements des membres, les hallucinations, etc., en sont des preuves incontestables; mais ces altérations sont fréquemment très légères, et il en est qui échappent à notre investigation, ou bien, quand on cherche à les déterminer, à se les représenter, on est étonné de leur peu d'étendue ou d'importance anatomique. Ce qui d'ailleurs s'oppose alors à l'administration des purgatifs, c'est l'état des intestins: l'excessive susceptibilité qu'ont ordinairement ces organes ne permet pas d'introduire dans leur intérieur les productions irritantes avec lesquelles on compose les médicaments purgatifs. Lorsque l'on désire tenir le ventre libre, ou obtenir quelques évacuations alvines, on s'adresse aux substances laxatives, comme l'huile de palma-christi, la manne, ou au moins on ne hasarde que les cathartiques doux, comme les sels neutres.

Dans la manie avec accès, il y a deux sortes de lésions. Au moment de l'exaltation des forces musculaires, de la dépravation des perceptions, etc., il y a rougeur, gonflement, chaleur, en un mot, phlogose de l'arachnoïde, irritation, turgescence de plusieurs points de la substance cérébrale : ce sont ces lésions périodiques, passagères, qui produisent le délire frénétique, les visions extraordinaires, les mouvements convulsifs, les actes de fureur, les cris, etc., etc., et tous les symptômes qui surviennent dans ces temps de trouble. Il y a en même temps, dans le cerveau de ces maniaques, des lésions moins étendues, mais durables, qui ont précédé les accès, qui leur survivent, et qui paraissent les provoquer de temps en temps : ces lésions sont souvent peu perceptibles quand le calme est rétabli dans l'économie animale; cependant, en suivant avec soin le malade, en observant tout ce qui tient à l'exercice de ses facultés sensoriales, intellectuelles, affectives et musculaires, il est rare que l'on n'aperçoive pas quelque phénomène qui décèle la lésion cérébrale. Dans cette espèce de manie, les purgatifs sont utiles pour prévenir les accès, en empêchant le sang de se porter à la tête, d'allumer dans le cerveau le foyer morbide qui les produit. On peut aussi les diriger contre la lésion permanente que cet organe renferme. Les purgatifs ont obtenu des succès dans la manie, qu'il serait injuste de méconnaître. Ils ont joui d'un crédit dans le traitement de cette maladie que l'expérience avait consacré. Ne sait-on pas que l'ellébore noir était, dans les temps anciens, le remède que l'on opposait toujours à la manie.

Lorsqu'il existe une myélo-méningite générale, lorsque la phlogose des méninges spinales donne lieu à une innervation désordonnée qui provoque tous les organes, l'usage d'un purgatif produirait une soudaine exaspération des symptômes multipliés que produit cette lésion, parceque les tissus intestinaux ont alors une susceptibilité qui repousse toute impression irritante, qui la rend redoutable. Cette condition morbide des méninges spinales constitue, comme nous l'avons dit, une maladie particulière, idiopathique; elle s'associe souvent à d'autres affections; elle se remarque parfois dans les maladies éruptives et leur donne un caractère pernicieux; elle forme la lésion principale des fièvres ataxiques, des typhus, etc; on peut de là juger si les purgatifs conviennent dans toutes ces maladies.

Quand la myélo-méningite n'occupe qu'une région, qu'une zone du prolongement rachidien et que, selon le point où elle réside, elle suscite seulement des spasmes de l'œsophage, ou une oppression, ou la toux, ou des secousses, des palpitations de cœur, ou une dyspnée, ou des crampes d'estomac, des coliques, etc., les purgatifs ne sont plus proscrits d'une manière absolue. Si la lésion occupe les parties supérieures de la colonne vertébrale, et que les intestins n'aient pas une susceptibilité morbide, il est possible qu'une irritation intestinale se montre favorable, qu'elle déplace celle qui tourmente la moelle épinière, qu'elle apaise les accidents qui naissent de cette dernière; mais si la myélo-méningite s'est développée vers l'extrémité inférieure du prolongement rachidien, l'estomac, et surtout les intestins, auront une irritabilité qui ne permettra plus de recourir aux purgatifs. On ne doit point perdre de vue que les lésions vitales, par une longue durée, peuvent amener une lésion matérielle. Un tissu organique, à force d'être provoqué par une innervation trop abondante, entre souvent dans un état de phlogose, éprouve une modification physique, une dégénérescence; les purgatifs peuvent, dans le cas qui nous occupe, faire succéder une lésion matérielle à une lésion seulement vitale des organes digestifs.

Dans l'inflammation du corps même de la moelle épinière, ou la myélite, les agents de cette classe ne promettent nullement d'être favorables. Quelques autres lésions de cette partie si essentielle de l'édifice animal, comme son engorgement, son ramollissement, son oligotrophie, etc., présentent-elles des cas où les purgatifs soient indiqués [1]?

---

[1] Les affections de la moelle épinière sont plus fréquentes qu'on ne le suppose; elles font une partie essentielle d'un grand nombre de maladies, mais elles restent méconnues. Qu'il me soit permis de joindre à ces réflexions une observation. La nommée Félicité....., âgée de 41 ans, quitta au mois de septembre 1823 son village, pour venir à Amiens. Jusque là elle avait joui d'une bonne santé, mais huit jours après son arrivée dans cette ville elle eut un grand mal de tête avec un dévoiement, puis survinrent bientôt des vomissements de tout ce qu'elle prenait: quand sa nourriture était descendue dans l'estomac, elle ne la rendait jamais, elle n'éprouvait plus aucune douleur, et la digestion s'en faisait facilement; mais

Dans les plecto-neurites, ou dans les irritations qui s'établissent au milieu des plexus nerveux du système

---

les aliments s'arrêtaient ordinairement dans l'œsophage, ils lui causaient pendant quelque temps de grandes souffrances; c'est alors qu'elle les rejetait. Vers le mois d'octobre, elle éprouva une fièvre, pendant laquelle se manifesta une vive céphalalgie, des douleurs le long de la colonne vertébrale, plus fortes dans le dos, et ces dernières douleurs correspondaient avec celles que la malade ressentait dans l'épigastre, etc. Cette fièvre dura peu de temps. Le 2 janvier 1824, la malade entre à l'Hôtel-Dieu; elle accuse toujours une douleur vers la partie inférieure du sternum et le long de la colonne vertébrale. Du 23 janvier; la feuille d'observation porte que la malade éprouve souvent de grandes chaleurs qui remontent le long de l'œsophage au pharynx, et donnent lieu en se terminant à des picotements sur la langue: cet état reste à peu près le même jusqu'au 28 février: alors la malade dit que les douleurs qu'elle ressent dans la colonne épinière se prolongent jusque dans les membres supérieurs et inférieurs. Le 2 mars elle se plaint sans cesse, elle garde le lit, elle a beaucoup maigri; sa figure s'altère; il y a un commencement de bouffissure sur tout le corps; elle compare à un feu brûlant ce qui lui remonte dans l'œsophage. Du 2 au 13 mars, on observe un grand dépérissement; la malade ressent toujours des chaleurs, des douleurs le long de la colonne vertébrale qui se propagent dans les membres. La langue est très rouge, le pouls est d'une extrême faiblesse, les mains s'enflent; elle ne prend plus rien; elle souffre de tout le corps. Le 4 avril, mort.

L'ouverture du cadavre nous découvrit deux lésions bien remarquables que les symptômes nous avaient annon-

ganglionaire, et qui occasionent dans l'action naturelle de tous les viscères les troubles que l'on désigne sous le nom de spasmes, l'usage des purgatifs demande une grande circonspection : toutefois les pilules qui contiennent de l'aloès produisent dans ce cas un effet re-

---

cées : 1.° une œsophagite; 2° une myélo-méningite avec ramollissement et oligotrophie de la moelle épinière. Le tiers inférieur de l'œsophage était dilaté; ses tissus ramollis, sa surface interne d'un rouge très vif, qui allait en augmentant jusqu'à l'ouverture cardiaque de l'estomac, où cette couleur se terminait : la cavité gastrique avait sa couleur naturelle : on y apercevait seulement quelques points rouges. La gaîne vertébrale était recouverte d'un lacis de vaisseaux très épais ; son extérieur offrait un rouge écarlate : cette couleur avait plus de vivacité dans les points où cette gaîne laisse passer les nerfs, elle était aussi plus prononcée depuis la nuque jusque vers la fin des vertèbres dorsales. Une assez grande quantité de sérosité remplissait le canal spinal ; le cordon médullaire était plus petit ; dans plusieurs endroits le rétrécissement était très remarquable : ce cordon nous a paru également moins ferme, moins solide, dans un état de mollesse morbide. Le cerveau et les autres viscères ne nous ont rien offert de remarquable. Nous observerons que l'existence de la myélo-méningite aurait dû se manifester par un plus grand nombre de phénomènes ; mais l'état de la moelle épinière nuisait à ses effets séméiotiques. Les méninges rachidiennes provoquaient inutilement un centre de vitalité qui n'avait plus son volume, son importance anatomique. Ajoutez que tous les autres organes, le cœur, l'estomac, les intestins, le foie, etc., étaient oligotrophiés, ce qui rendait peu apparentes les excitations qu'ils pouvaient recevoir.

marquable. L'irritation qu'elles établissent sur le rectum semble empêcher la formation de ces spasmes, et surtout maîtriser leur mobilité.

Dans une névrilémite ou une névralgie locale, les purgatifs peuvent être administrés avec succès; fréquemment leur action sur la surface intestinale est devenue dans ces affections une opération révulsive salutaire. Lorsque la névrilémite est générale, lorsque tous les tissus, pénétrés de cordons nerveux dans un état de phlogose, ont acquis une sensibilité exagérée, morbide, les intestins ne peuvent souffrir l'agression des substances purgatives; ils se révoltent contre leur contact, leur administration cause des accidents.

Dans les lésions des organes des sens, des yeux, de l'oreille, etc., les purgatifs se montrent des remèdes efficaces; il est des ophthalmies, des otites, des aberrations de la vue et de l'ouïe, que les médicaments qui nous occupent font cesser.

Nous devons parler ici de quelques affections que les pathologistes nous donnent comme des maladies qui ont une essence particulière, et dans lesquelles les lésions de l'appareil cérébral jouent le plus grand rôle. Nous citerons d'abord l'hypochondrie. Chez un grand nombre de malades, les symptômes de l'appareil digestif dominent; le canal alimentaire offre à la fois une délicatesse matérielle, une oligotrophie de ses tuniques et une irritabilité extrême de ces mêmes parties; le malade éprouve de l'inappétence, son appétit est déréglé, par moment il est vorace; il y a pesanteur, gêne dans l'épigastre après les repas, des rapports, des flatuosités, des coliques; une constipation opiniâtre ou de la diarrhée. Les purgatifs ne peuvent rien contre ces lésions; leur action les augmenteraient encore. Chez d'autres malades, on est surtout frappé des symptômes qui partent de l'appareil cérébral; il y a un certain degré d'arachnoïdite; par moments, elle acquiert plus de force; les céphalalgies, l'embarras du cerveau, les étourdissements, les éblouissements, des chaleurs qui montent vers la tête, des tintements d'oreilles, la vivacité des sensations, le trouble du sommeil, etc., en sont les preuves. Il y a également une myélo-méningite, c'est l'irritation des méninges rachidiennes, qui, selon la hauteur ou le point qu'elle occupe, cause des spasmes de l'œsophage, un sentiment d'oppression, une petite toux, des palpitations de cœur, des soulèvements d'estomac, des coliques, des inquiétudes, des tiraillements dans les membres, etc. Il s'établit aussi des plecto-neurites, des irritations spontanées dans les plexus nerveux, qui concourent à produire les accidents que l'on attribue à des spasmes. Souvent il se déclare une sorte de névrilémite générale: tous les tissus deviennent douloureux; le malade souffre de tout le corps; il détaille avec complaisance tout ce qu'il éprouve, et craint toujours de ne pas avoir assez insisté sur les éléments de sa maladie. Les purgatifs doivent être alors repoussés; leur opération ne ferait qu'exaspérer toutes les lésions. Dans le troisième degré de l'hypochondrie, les symptômes qui naissent de l'appareil digestif, ceux surtout que fournit l'appareil cérébral, augmentent d'intensité; ils se succèdent, se confondent, présentent un ensemble séméiotique très compliqué: le malade tombe dans une maigreur extrême; il a un teint jaunâtre; la réparation nutritive ne se fait plus; il s'abandonne à la tristesse; tout l'épouvante; il croit mourir à chaque instant, etc., etc. Il est évident que les purgatifs seraient dangereux dans cette circonstance.

Nous trouverons de même dans l'hystérie les symptômes de l'arachnoïdite, de la myélo-méningite et des plecto-neurites. Dans l'intervalle des accès, il y a céphalalgie souvent violente, avec des exacerbations lorsque quelque cause excite l'encéphale; tête brûlante, des vertiges, des bourdonnements d'oreilles : il y a des douleurs dans le dos, avec une gêne au larynx, des difficultés passagères pour avaler, des oppressions, de la toux, des palpitations de cœur, des vomissements, des coliques, des crampes dans les membres, etc. De loin à loin, il survient des accès: la malade a le sentiment d'un globe, d'une boule qui remonte du bas-ventre jusqu'au cou (plecto-neurite), elle éprouve une suffocation, elle crie; le sang se porte au cerveau; la céphalalgie redouble, la figure devient bleuâtre; il y a perte de connaissance, des mouvements convulsifs des membres et des muscles de la face; par moments, des roideurs comme tétaniques, des efforts incroyables, une agitation extraordinaire, des gonflements instantanés de l'abdomen, des tensions violentes du diaphragme, etc. Après un temps plus ou moins long, la connaissance revient, l'encéphale a repris l'exercice de ses facultés, tout est rétabli dans l'ordre naturel. On ne peut rien obtenir d'utile de l'opération des purgatifs contre les lésions permanentes, et contre les lésions passagères qu'offre cette maladie.

Dans la colique de plomb, affection qui me paraît être une lésion vitale des intestins et avoir son principe dans l'appareil nerveux, les purgatifs font un grand bien. Alors le canal intestinal est contracté, sa sensibilité est moins vive, son mouvement péristaltique suspendu. On peut presser sur les intestins sans occasioner de douleurs, le malade dit au contraire retirer quelque soulagement de cette pression : l'abdomen est déprimé; il y a une gêne douloureuse dans sa cavité; constipation opiniâtre, des nausées et des vomissements. D'autres symptômes décèlent l'état morbide de l'encéphale et de la moelle épinière : tremblements, convulsions surtout dans les membres supérieurs, douleurs vagues, paralysie, etc. L'expérience a prouvé qu'il est alors avantageux d'irriter fortement la surface intestinale : les purgatifs les plus actifs, administrés par le haut et en lavements, triomphent ordinairement de cette maladie.

Maladies de l'appareil musculaire.

Les purgatifs ne doivent rendre aucun service dans l'inflammation du tissu musculaire et dans les autres lésions matérielles des muscles soumis à la volonté; dans les lésions vitales de ces organes, c'est sur l'appareil cérébral que l'on dirige l'action des remèdes.

Maladies de l'appareil urinaire.

Dans la néphrite, dans la cystite, les purgatifs ne conviennent pas : la chaleur, l'irritation qu'ils produisent dans les voies digestives pourraient augmenter la phlegmasie des reins et de la vessie. Il est quelques lésions de ce dernier organe, l'épaississement de sa membrane muqueuse, avec une sécrétion surabondante de mucosités, avec ardeur des urines, avec difficulté de les rendre, que l'opération des purgatifs peut diminuer momentanément. Dans les lésions vitales de la vessie qui procèdent d'un affaiblissement de l'innervation, l'action des purgatifs sur la surface intestinale offre plus d'intérêt : les purgatifs ont combattu la paralysie de la vessie, etc.

Maladies de l'appareil génital.

Les services que les purgatifs peuvent rendre dans ces maladies ne sont pas faciles à déterminer. Dans les flueurs blanches, à la fin d'une blennorrhagie, on emploie avec succès les agents de cette classe pour faire cesser la sécrétion morbide dont la membrane muqueuse du vagin ou de l'urèthre est le siége : l'irritation qu'ils établissent sur la surface intestinale appelle, détourne celle qui existe sur la membrane que nous venons de citer. On a donné les purgatifs dans quelques occasions comme emménagogues ; ils ont aidé ou même provoqué la menstruation : l'ellébore noir et l'aloès ont la réputation d'avoir souvent déterminé l'écoulement des règles et de les avoir rendues plus abondantes.

Maladies du système cutané.

Guidés par l'opinion que les maladies éruptives offraient une dépuration du sang, les médecins ont pendant long-temps insisté sur l'usage des purgatifs dans le traitement de ces maladies : ils croyaient aider la nature, seconder ses vues, en déterminant des évacuations intestinales. Lorsqu'on considère ces maladies comme des phlogoses de la peau, qui peuvent être associées à d'autres phlogoses situées sur les principaux appareils organiques, on est conduit à adopter une pratique bien différente. Dans la petite-vérole, la rougeole, la scarlatine, l'érysipèle, s'il n'existe avec la lésion cutanée qu'une lésion, qu'une surexcitation des organes circulatoires, la maladie est simple, bénigne, elle consiste dans un appareil fébrile sans symptômes nerveux, sans accidents fâcheux; les purgatifs sont au moins inutiles. Quand, avec la double lésion de la peau et des organes circulatoires, il y a phlogose des voies digestives, que la langue est rouge, sèche, l'épigastre sensible, le ventre gonflé, etc., les purgatifs seraient nuisibles, ils feraient beaucoup de mal : si l'on veut alors lâcher le ventre, il faut se servir des substances laxatives. Aux lésions dont nous venons de parler vient-il s'ajouter une lésion des méninges encéphaliques ou rachidiennes, ou encore une lésion des organes pulmonaires? les signes menaçants de l'arachnoïdite ou d'une congestion cérébrale se manifestent-ils? voit-on apparaître ceux de la péripneumonie ou de la pleurésie? alors les purgatifs deviennent des agents bien dangereux: ces graves maladies réclament d'autres secours.

Lorsqu'à la suite de la scarlatine le malade s'expose au froid, il éprouve subitement une intumescence cellulaire; mais ce produit morbide cache ordinairement d'autres lésions dont quelques unes sont sérieuses. Nous avons trouvé sur une jeune fille de treize ans, morte dans cet état d'hydropisie, l'arachnoïde cérébrale injectée, le cerveau de consistance ferme, se ponctuant de rouge; la gaîne vertébrale remplie d'une sérosité rousseâtre, sa surface extérieure était rouge, plus sanguine, surtout dans la région cervicale (la malade se plaignait souvent d'un sentiment de strangulation); la poitrine était pleine d'une eau rousseâtre : les poumons offraient une densité remarquable; ils étaient pneumonisés, mais en les pressant il en découlait une grande quantité d'eau sanguinolente (pneumonie œdémateuse) : cœur sain : abdomen rempli de sérosité; intérieur des intestins grêles phlogosé; estomac et gros intestins sains; surface convexe du foie couverte d'exsudations albumineuses; vésicule du fiel épaissie, œdémateuse. Que de lésions diverses dans cette affection! combien sont éloignés du but ceux qui ne voient alors qu'une hydropisie à traiter, que des urines à faire couler!

Dans les dartres, dans les teignes, il y a une lésion de la surface cutanée qui ne fait pas de provocations sympathiques au cœur, aux autres appareils, qui ne produit pas un trouble fébrile. Comme les organes digestifs ne sont pas irrités ni phlogosés dans ces maladies, on a pu employer avec plus d'avantage les purgatifs : des observations bien dignes de confiance déposent en leur faveur pour le traitement des dartres.

Maladies du système fibreux.

Les purgatifs ont été conseillés dans la goutte, mais il faut distinguer le temps des accès des intervalles qui les séparent. Il serait imprudent d'irriter les intestins au moment où des fluxions goutteuses se forment dans les articulations, et se portent de l'une à l'autre. (Sydenham. *Tractat. de podagra.*) Mais dans l'intervalle des accès, les purgatifs sont convenables. Des compositions pharmaceutiques qui ont été recommandées contre la goutte, qui ont joui d'une grande célébrité, offrent un mélange de matières toniques et de matières purgatives.

Maladies du tissu cellulaire.

On a donné avec succès les purgatifs les plus actifs dans la leucophlegmatie : il existe dans les formulaires des recettes d'une réputation imposante contre ces maladies, dont les productions les plus énergiques de cette classe font la base : les pilules de Bontius, celles de Bacher, la poudre hydragogue d'Helvétius, etc. Lorsque ces agents parviennent à déterminer une exhalation considérable sur la surface intestinale, qu'ils provoquent des selles aqueuses abondantes, ils soulagent toujours les hydropiques; ils peuvent même, s'il n'existe pas de lésions graves d'un ou de plusieurs organes, concourir à leur guérison. On a aussi remarqué, et Sydenham a noté cet effet, que l'action des purgatifs ne se borne pas à l'appareil digestif, que leur influence se propage à tout le corps, qu'ils redonnent de l'énergie à l'absorption, qu'ils augmentent le cours des urines.

Toutefois le traitement des hydropisies par les purgatifs demande une grande réserve. Ces agents font du mal lorsque les voies digestives sont irritées : ils excitent une grande chaleur dans le bas-ventre, ils sèchent la langue, ils la rendent plus rouge, etc. Leur emploi est plus favorable quand la membrane muqueuse intestinale est molle, couverte de mucosités, dans un état d'œdème; alors l'impression irritante des purgatifs ne cause plus de tranchées vives; leur emploi n'est pas suivi de soif, d'accablement, etc.; les purgatifs font rendre beaucoup d'eau par les selles, ils diminuent l'oppression des malades, ils facilitent l'exercice de toutes les fonctions: le corps désenfle, les membres exécutent leurs mouvements avec une aisance que le malade ne connaissait plus; il conçoit les plus douces espérances, il croit à une guérison prochaine. Trop souvent les purgatifs cessent bientôt de faire rendre des selles aqueuses, on en augmente inutilement la dose; on est obligé de renoncer à leur usage.

Des fièvres.

L'état d'irritation, même de phlogose, où se trouve la surface gastro-intestinale dans les fièvres, établit un rapport plus étroit entre elle et les autres appareils organiques du corps. Lorsque l'on administre alors un purgatif, non seulement son impression sur les tissus intestinaux peut étendre la lésion dont ils sont le siége, animer la phlogose qui les pénètre, occasioner même des dégénérescences redoutables; mais en même temps l'agression qu'ils soutiennent se propage d'une manière sympathique au cœur, à l'encéphale, à la moelle épinière, etc., elle augmente l'état morbide de ces organes, et la fièvre redouble d'intensité; les symptômes deviennent plus menaçants, de nouveaux accidents se manifestent; la maladie prend un autre caractère. On a souvent vu, après l'emploi d'un purgatif, une fièvre qui se montrait bénigne revêtir tout-à-coup une forme ataxique, parceque l'opération du purgatif sur la surface intestinale avait provoqué l'encéphale et le prolongement rachidien, parceque cette opération avait étendu, exaspéré les lésions peu importantes, légères qui occupaient ces centres de vitalité. Le purgatif a offensé les intestins : une diarrhée, des selles séreuses, excessivement fétides, le ténesme, le gonflement du ventre, en sont la preuve. Ce même agent a blessé l'appareil cérébral ; la céphalalgie qui acquiert plus de violence, le délire, l'abattement, des mouvements convulsifs, l'irrégularité du pouls, les soubresauts de tendons, etc., le dénotent. Lorsqu'il y a une congestion sanguine dans l'encéphale, assoupissement, stupeur générale, etc., l'usage des purgatifs paraît plus rationnel : ils doivent alors, comme les épispastiques, tendre à débarrasser le cerveau, opérer un effet révulsif salutaire. Mais il faut toujours avoir égard à l'état actuel des organes digestifs ; il faudrait que l'agression des purgatifs sur ces derniers ne put pas nuire. Dans les fièvres, les principaux appareils organiques du corps offrent un système de lésions clos, lié, dépendant ; dans cet ensemble pathologique, on ne peut augmenter une lésion sans exaspérer les autres.

Autrefois on se servait fréquemment des purgatifs dans le traitement des fièvres ; aujourd'hui on redoute leur emploi, et l'expérience dépose en faveur de la nouvelle méthode de les traiter. Il est au fond difficile de justifier l'administration d'agents irritants dans des affections où les organes digestifs, circulatoires, encéphaliques, même pulmonaires, les reins, la peau, sont dans un état de surexcitation ou de phlogose. On a peine à concevoir comment, à l'époque où la purgation était en faveur, on pouvait réitérer aussi souvent qu'on le faisait l'usage des substances que nous réunissons dans cette classe, sans amener une inflammation violente et pernicieuse des tissus intestinaux. Des praticiens n'hésitaient pas à purger leurs malades tous les deux ou trois jours. Il est incontestable qu'une phlogose méconnue des intestins était souvent le résultat de ce mode de traitement; on ne peut même s'expliquer comment cet accident n'avait pas toujours lieu, qu'en se rappelant que l'on saignait aussi souvent que l'on purgeait. Les évacuations sanguines éteignaient sans doute le feu phlegmasique que les cathartiques tendaient à allumer.

Quand, dans le cours des fièvres, on veut obtenir l'expulsion des matières fétides que contient le canal alimentaire, prévenir les accidents qui naissent de l'altération de ces matières, de leur séjour dans l'abdomen, comme des flatuosités, des coliques, un gonflement intestinal, de l'anxiété, de l'oppression, etc., on doit recourir aux agents laxatifs, comme l'huile de palma-christi, la crème de tartre, le tamarin, ou au moins choisir des purgatifs doux, dont l'action ne soit pas irritante et se borne à vider les intestins.

Des fièvres intermittentes.

Dans les fièvres intermittentes pernicieuses, on avait sans délai recours au quinquina, on ne perdait pas un temps précieux à purger le malade; le succès justifiait ordinairement cet empressement. Dans les fièvres intermittentes bénignes, on ne suivait plus cette route directe, on commençait par administrer plusieurs purgatifs, et l'on n'arrivait au quinquina qu'après avoir fait subir un traitement préparatoire au corps malade. On a reconnu l'inutilité de ces lenteurs : le point essentiel est en général de faire cesser la fièvre, de s'opposer à des accès qui ébranlent l'édifice animal, qui fatiguent les principaux organes de la vie, qui peuvent engendrer des lésions très graves. On s'empresse aujourd'hui d'ordonner le sulfate de quinine, et l'on se félicite de trouver dans cette précieuse substance un moyen sûr d'arrêter le cours des fièvres périodiques.

CLASSE VIIIe.

MÉDICAMENTS ÉMÉTIQUES.

SECTION I. *Considérations générales sur les médicaments émétiques.*

Les médicaments émétiques, *medicamenta emetica*, du verbe grec ἐμέω, je vomis, sont des agents médicinaux qui ont beaucoup d'analogie avec ceux dont nous venons de nous occuper. Comme les purgatifs, les émétiques irritent les voies alimentaires; comme eux, ils décident l'expulsion des matières que l'estomac et les intestins recèlent, et des humeurs dont leur action même occasione la formation; mais c'est surtout la surface gastro-duodénale qu'attaquent les médicaments de cette huitième classe; c'est par la bouche que s'opèrent les évacuations qu'ils provoquent. Ces circonstances caractérisent leur mode de médication; elles leur assurent une place distincte dans toute classification pharmacologique. On donne encore à ces agents le titre de vomitifs, *medicamenta vomitiva, vomitoria*, du verbe latin *vomere*, vomir.

On définit les émétiques des médicaments qui ont la propriété de provoquer le vomissement. Ce phénomène est à la vérité le plus remarquable de ceux que suscite l'emploi de ces agents : il est loin cependant de constituer seul leur opération. Les émétiques font naître dans le corps vivant d'autres effets dont l'importance physiologique balance au moins celle du vomissement, et qui concourent efficacement aux avantages que ces remèdes procurent à la thérapeutique.

Ces autres effets, nés de l'action des émétiques et indépendants du vomissement, doivent même former le fond, la partie principale de la médication émétique; car une foule de substances, différentes par leurs qualités sensibles, par leur constitution chimique, et par l'espèce d'impression qu'elles exercent sur les organes, ont la faculté commune de faire vomir quand on en prend une grande quantité, ou quand l'estomac ne peut supporter leur contact. Tous les jours on voit un médicament tonique ou excitant déterminer des nausées, même le vomissement, les premières fois que les malades s'en servent. L'eau tiède, une chose que l'on prend avec répugnance, cause souvent le même effet, etc.; mais tous ces moyens n'ont pas laissé sur la surface alimentaire l'impression que fait un médicament émétique, n'ont pas produit l'autre partie de la médication de ce dernier, dont nous voulions parler tout à l'heure.

Arrivé dans l'organe gastrique, un agent émétique irrite sa surface interne, et bientôt cette irritation se propage à la surface duodénale. Cette agression augmente l'action sécrétoire des cryptes muqueuses qui sont répandues sur ces parties, elle donne lieu à une exhalation séreuse considérable. L'irritation de l'extrémité des conduits cholédoque et pancréatique est suivie soudain d'un état d'orgasme dans l'organe hépatique et dans le pancréas : sécrétée avec une abondance étonnante, la bile afflue dans la cavité intestinale. Voilà la source des matières variées que l'on rend après l'emploi des agents qui nous occupent. Quelquefois ces agents pénètrent aussi dans l'intérieur des autres intestins : alors leur action est suivie de déjections par le bas.

L'irritation gastrique et duodénale, provoquée par les médicaments émétiques, a un caractère spécial. Toutes les causes irritantes ne font pas naître celle qui suit l'administration de ces médicaments. Pour expliquer notre pensée, nous rappellerons que la plaie d'un vésicatoire veut une impression particulière pour fournir une suppuration abondante. Tous les corps qui attaquent la surface dermoïde ne conviennent pas pour procurer cet effet, comme l'ont prouvé les expériences tentées par Schwilgué. (*Mat. méd.*, tom. II, page 349.) L'irritation émétique a une durée, une nature qui lui sont propres. Elle doit, en pharmacologie, inspirer un grand intérêt ; elle est la partie essentielle de l'opération des médicaments de cette huitième classe.

Remarquons que le vomissement peut manquer sans que l'irritation des voies alimentaires cesse d'avoir lieu. L'absence du vomissement ne prouvera donc pas que la propriété du médicament que l'on a employé est restée nulle, ou a changé de caractère. La condition principale de l'action d'un médicament émétique a toujours lieu, si l'intérieur de l'estomac, du duodénum et même des autres intestins, a senti le pouvoir de sa force irritante ; mais, avant d'examiner plus en détail ce sujet, dirigeons nos recherches sur les substances végétales et minérales qui appartiennent à cette classe.

SECTION II. *Des substances qui ont une propriété émétique.*

Ces substances sont peu nombreuses ; cependant il en est qui sortent du règne végétal, et d'autres qui sont des produits de la chimie.

A. *Substances végétales émétiques.*

Famille naturelle des rubiacées.

IPÉCACUANHA OFFICINAL, IPÉCACUANHA ANNÉLÉ, Mérat et Richard fils, *ipecacuanha*, *ipecacoanha*, *radix brasiliensis*, *ipecacuanhæ annulatæ radix*. On donne principalement ce nom en pharmacie aux racines du CALLICOCCA IPECACUANHA, Brotero ; CEPHAELIS EMETICA, Persoon ; plante vivace qui habite les endroits ombragés et humides des bois, au Brésil, dans les provinces de Fernambouc, de Bahia, de Rio-Janeiro, de Mariana. On arrache cette plante, et on en sépare les racines, que l'on fait sécher avec soin. Celles-ci présentent, dans leurs qualités extérieures et dans leur constitution chimique, des variations qui les avaient fait distinguer en plusieurs sortes. On connaissait dans les pharmacies un ipécacuanha gris et un ipécacuanha brun ; on pensait que ces racines provenaient de plantes d'espèces distinctes ; on regardait le premier comme les racines du *callicocca ipecacuanha*, et le second comme celles du *psychotria emetica* dont nous parlerons plus loin.

Les recherches de MM. Mérat (*Dictionnaire des scienc. méd.*, art. *Ipécacuanha*) et Richard fils (*Bullet. de la société de la faculté de méd. de Paris*, 1818, n° 4) ont démontré que ces racines proviennent d'une seule et même plante, de celle que nous avons citée au commencement de cet article. Les dissemblances qu'elles offrent dépendent probablement de la nature du terrain où on les a recueillies, et surtout de l'époque de l'année où on les a récoltées.

Ces racines composent en entier l'ipécacuanha du commerce, d'après l'examen que M. Mérat a fait de celui qui se trouve chez les principaux droguistes de Paris. Ces racines sont de la grosseur d'une petite plume à écrire, d'un gris noirâtre et quelquefois rougeâtre; elles sont composées d'une écorce et d'un axe ligneux filiforme. La première est ridée à l'extérieur et présente des étranglements rapprochés, qui lui ont fait donner le nom d'*ipécacuanha annelé*. La cassure de cette racine montre que la partie corticale est grise, résineuse, compacte : sa saveur est amère et un peu âcre. M. Mérat distingue trois variétés bien tranchées dans ces racines.

L'ipécacuanha devient moins abondant dans le commerce depuis quelques années; on assure même que cette branche d'exportation sera bientôt perdue pour les provinces qu'elle enrichit, si l'on ne prend des mesures pour prévenir la destruction de la plante qui l'entretient. Nous avons vu que cette plante était vivace :

elle tend donc à se reproduire annuellement par ses racines; or, en s'emparant de celles-ci, on opère la destruction d'une multitude d'individus. Mais il existe une cause de dépopulation encore plus active : on cueille la plante dont nous parlons dans tous les temps de sa végétation, il est très rare que ses graines parviennent à leur maturité. Il semble donc que le végétal d'où nous tirons l'ipécacuanha doive prochainement être une espèce éteinte, puisque nous lui enlevons les deux moyens que la nature lui a donnés pour se perpétuer, ses racines traçantes et ses graines.

Aussi les voyageurs rapportent-ils que l'on ne trouve plus cette plante dans les lieux voisins des colonies. Il faut s'enfoncer dans les terres, pénétrer au loin dans les forêts pour en découvrir. Le raisonnement indiquait le moyen de prévenir la disette d'ipécacuanha, dont nous sommes menacés; l'expérience en a confirmé la bonté; c'est, 1° de régler la récolte de ces racines de manière à ce qu'elle n'ait lieu qu'après la maturité des fruits, dans le temps de la dissémination des graines; 2° de faire des plantations de *callicocca ipecacuanha* proportionnées au besoin de la médecine : des essais heureux ont prouvé que cette plante se multipliait facilement de boutures. (Voyez les détails fournis à M. Alibert par M. Colomb, *Eléments de thérapeutique.*) M. de Humboldt a vu ce végétal cultivé dans plusieurs endroits du Pérou. Il résultera encore d'autres avantages de cet arrangement. 1° Cueillies à une époque convenable de la végétation, ces racines émétiques auront constamment la même composition chimique et la même énergie de propriété. On sait que cette partie d'un végétal varie selon la saison dans laquelle on l'examine. 2° Les racines qui proviendront des plantations ne seront retirées de terre qu'après plusieurs années. Il est bien connu que les racines vivaces forment peu à peu leurs matériaux chimiques. Il faut souvent quatre à cinq révolutions solaires pour qu'elles aient engendré tous leurs sucs propres, et surtout qu'elles les aient convenablement élaborés, pour que l'on puisse en former enfin des agents qui possèdent toute la puissance que la thérapeutique cherche en eux.

Les pharmacologistes ont distingué, dans l'ipécacuanha, la partie corticale de la partie ligneuse qui occupe le centre; quelques uns avaient avancé que toute la vertu de cette racine était concentrée dans l'écorce, et que le *meditullium* était une substance inerte qu'il fallait rejeter. D'un autre côté, des auteurs recommandables affirmaient que la partie ligneuse des racines d'ipécacuanha avait autant d'efficacité que la partie corticale; ils étaient d'avis que la thérapeutique pouvait employer l'une ou l'autre sans choix. M. Henry, professeur de chimie à l'école de pharmacie de Paris, a voulu éclaircir par des expériences positives ce point encore douteux de la doctrine pharmaceutique. Il a fait pulvériser avec soin le corps ligneux dépouillé de son écorce; il a remis de cette poudre à différents praticiens de la capitale, et tous l'ont vue déterminer le vomissement comme le fait ordinairement l'ipécacuanha. (*Annal. de chimie*, t. LVII.) Mais tout l'effet de cette substance sur l'économie vivante ne consiste pas dans le vomissement; de plus, l'analyse de l'ipécacuanha, par MM. Magendie et Pelletier, démontre que la matière vomitive, dont nous parlerons tout à l'heure, est moins abondante dans le *meditullium* que dans l'écorce. Il nous paraît raisonnable de conserver l'usage où l'on est de ne point continuer la pulvérisation de l'ipécacuanha, jusqu'à ce que toute la partie ligneuse ait passé à travers le tamis, et d'accorder à l'écorce une préférence qu'elle paraît mériter, au moins par la constance de son activité.

Une substance médicinale aussi célèbre en matière médicale que l'ipécacuanha, un médicament qui avait reçu les éloges d'un grand nombre de praticiens distingués, ne pouvait manquer d'attirer l'attention des chimistes. Il était intéressant de connaître la composition intime d'une production dont la thérapeutique faisait tant de cas, de savoir quels étaient les matériaux immédiats qui la constituaient. Aussi voyons-nous cette substance exciter le zèle d'un grand nombre de savants, et devenir l'objet de travaux importants, d'expériences multipliées : Boulduc, Lassone fils, Cornette, M. Henry, et M. Masson-Four, apothicaire à Auxonne, ont successivement fait connaître le résultat de leurs recherches sur l'ipécacuanha.

Mais il était réservé à MM. Magendie et Pelletier de donner une analyse complète de cette matière médicinale. (*Jour. de pharmac.*, avril 1817.) Ces savants ont reconnu dans l'ipécacuanha l'existence de la gomme, de l'amidon, et d'une substance extractive non vomitive qui se rapproche des extraits ordinaires. Ils y ont trouvé une matière grasse qui jouit d'une grande âcreté, dont l'odeur très pénétrante se rapproche de celle de l'huile essentielle du raifort, et devient insup portable quand on l'exalte par la chaleur : cette matière agit avec beaucoup d'énergie sur la gorge et le voile du palais, mais elle ne provoque point le vomissement. MM. Magendie et Pelletier ont découvert de plus, dans l'ipécacuanha, une substance particulière dont ils ont fait un principe immédiat nouveau, et qu'ils nomment *émétine*, parceque c'est de lui que procède la propriété vomitive de l'ipécacuanha. Quand il est desséché, ce principe a la forme d'écailles transparentes, d'une couleur brune rougeâtre; son odeur est presque nulle, sa saveur amère, un peu âcre, mais nullement nauséabonde. Exposée à l'air, cette matière n'éprouve d'autre altération que de tomber en déliquescence, en absorbant l'humidité atmosphérique : l'eau la dissout sans l'altérer. L'acide acétique est un de ses meilleurs dissolvants; les acides oxalique, tartarique, n'ont aucune action sur elle, non plus que les sels de fer. Elle ne trouble ni ne décompose le tartrate antimonié de potasse; déjà l'expérience prouvait que ce sel conservait sa vertu émétique quand on le mêlait avec de l'ipécacuanha. Nous devons ici faire connaître l'action de l'acide gallique sur le principe immédiat qui nous occupe : cet acide précipite l'émétine de ses dissolutions aqueuses ou alcoholiques, et contracte avec elle une union intime qui change sa nature et lui enlève sa propriété. Dans le cas donc où l'émétine, administrée à trop forte dose, produirait un effet violent, susciterait des accidents, rien ne serait plus facile que d'anéantir son activité : il suffirait de faire prendre au malade une légère décoction de noix de galle.

MM. Magendie et Pelletier ont constaté sur eux-mêmes la faculté qu'a cette décoction de neutraliser la puissance de l'émétine. Ne pourrait-on pas recourir à ce même moyen lorsque l'on désirerait arrêter brusquement les effets de l'ipécacuanha?

M. Pelletier avait cru dans son premier travail soumettre à l'analyse les racines du *callicocca ipecacuanha*, et celles du *psychotria emetica* : MM. Mérat et Richard fils ont démontré que ce chimiste ne s'était toujours servi que des racines de la première plante ; que celles qu'il nomme ipécacuanha gris, et celles qu'il désigne sous le titre d'ipécacuanha brun, proviennent de l'espèce de callicocca que nous venons d'indiquer. Les différences extérieures de ces racines, l'inégalité de proportion de leurs principes, paraissent, comme nous l'avons dit, dépendre du terrain ou plutôt des diverses époques de l'année où on les a recueillies. Voici le résultat des recherches de M. Pelletier sur ces productions médicinales :

Analyse de la partie corticale de l'ipécacuanha brun, Pelletier, *ipécacuanha gris ou annulé*, Mérat. *Première variété.*

Émétine	16
Matière grasse	2
Cire végétale	6
Gomme	10
Amidon	42
Ligneux	20
Acide gallique, des traces	»
Perte	4
	100

Analyse de la partie corticale de l'ipécacuanha gris, Pelletier, *ipécacuanha gris rouge*, Mérat. *Seconde variété.*

Émétine.	14
Matière grasse.	2
Gomme.	16
Amidon.	18
Ligneux.	48
Perte.	2
	100

Analyse de la partie ligneuse de l'ipécacuanha brun.

Émétine	1,15
Matière extractive non vomitive. . . .	2,45
Gomme.	5
Amidon.	20
Ligneux	66,60
Acide gallique, des traces.	»
Matière grasse, des traces.	»
Perte	4,80
	100

On donne la poudre d'ipécacuanha à la dose de 15, 20 à 30 grains. On divise cette dose en deux ou trois parties que l'on fait prendre à un quart d'heure ou à une demi-heure de distance l'une de l'autre. On prétend que l'ipécacuanha montre plus d'activité quand il est réduit en poudre très fine. On délaie ordinairement cette poudre dans un peu d'eau sucrée ou dans un autre véhicule. C'est une pratique très sage de n'administrer les agents émétiques qu'en plusieurs prises : comme ils suscitent le vomissement d'autant plus vite que leur action première est plus prompte et plus puissante, si l'on en prend en une fois une forte quantité, elle fait vomir aussitôt après son ingestion, et elle détermine elle-même son expulsion : le premier vomissement ramenant hors des voies digestives toute la substance médicamenteuse, il ne peut plus y avoir d'action médicinale ultérieure. Au lieu qu'en mettant le médicament émétique en deux ou trois doses, on est plus sûr qu'il fera, sur la surface de l'estomac et du duodénum, l'impression qu'il doit y laisser.

L'eau, le vin et l'alcohol dissolvent l'émétine et les autres principes de l'ipécacuanha ; aussi s'est-on servi de ces différents excipients pour s'emparer de la vertu de cette plante. L'infusion et la décoction d'ipécacuanha présentent des agents émétiques très efficaces : on conseille environ un gros de cette racine pour six ou huit onces d'eau que l'on donne en trois prises. Lorsque l'on met cette racine bouillir dans ce véhicule, il dissout de l'amidon et acquiert de la consistance. On fait aussi usage du vin d'ipécacuanha, que l'on nomme vin de Brésil : la dose est d'une à deux onces selon les âges ; on le fait prendre par cuillerées, en mettant quelque distance entre chacune d'elles. On compose de même une teinture alcoholique d'ipécacuanha, dont on fait prendre jusqu'à une once. M. Alibert s'en sert habituellement pour les enfants, à l'hôpital Saint-Louis.

On conserve, dans les pharmacies, le sirop d'ipécuanha, que l'on donne par petites cuillerées. C'est la décoction aqueuse de cette racine que l'on a épaissie avec du sucre. On a rarement recours à ce médicament pour faire vomir : il ne produit guère cet effet que sur les enfants. Le plus souvent il est employé comme remède expectorant. L'impression qu'il fait sur la surface gastrique se propage-t-elle par sympathie à l'appareil pulmonaire? D'après les expériences physiologiques de M. Magendie, il paraîtrait que les molécules de l'ipécacuanha sont absorbées et qu'elles vont agir immédiatement sur le tissu pulmonaire; mais toujours le vomissement ne contribue plus aux effets thérapeutiques que procure alors cette substance. Il en est de même des tablettes d'ipécacuanha, qui sont un mélange de la poudre de cette substance et de sucre, rendus cohérents à l'aide du mucilage de gomme-adragant. Chaque tablette contient un quart de grain, un demi-grain ou un grain d'ipécacuanha. Ces tablettes ne font vomir que lorsqu'on en avale six, huit et plus à la fois. Mais, prises une à une et à la distance de plusieurs heures, elles ont un autre mode d'action. On s'en sert dans beaucoup d'affections catarrhales de la poitrine, comme nous le dirons plus loin.

L'émétine peut s'administrer, pour faire vomir, à la dose de quatre grains, que l'on fait dissoudre dans quatre onces d'un véhicule aromatisé et sucré. On prend cette quantité en deux fois. On fait aussi des pastilles avec cette substance : chacune d'elles contient un huitième de grain d'émétine. Des succès ont mérité des éloges à ces préparations dans les cas où l'on avait coutume de recourir à la racine d'où on retire ce principe.

L'ipécacuanha, mis en contact avec un tissu vivant,

agit sur lui en l'irritant : il déterminerait même la phlogose de l'organe sur lequel on l'applique si l'on employait une forte dose de cette substance. M. Magendie a fait avaler dix grains d'émétine à un chien ; le vomissement commença au bout d'une demi-heure, se prolongea assez long-temps, et l'animal s'assoupit. Il mourut quinze heures environ après avoir pris cette matière vomitive. L'examen anatomique montra la membrane muqueuse du canal intestinal, depuis le cardia jusqu'à l'anus, fortement enflammée, ainsi que le tissu propre du poumon. Nous devons ici signaler un fait important. De quelque manière que l'émétine pénètre dans l'économie animale, elle exerce toujours une impression très marquée sur le système digestif et sur les poumons. Ces parties offrent des traces non équivoques d'une forte inflammation dans les animaux que cette matière a fait périr. L'émétine dissoute dans l'eau fut injectée dans la veine jugulaire, dans la plèvre, dans l'anus, ou introduite dans la substance des muscles de plusieurs chiens ; on observa toujours les mêmes résultats : vomissements prolongés, déjections alvines, assoupissement consécutif, mort dans les trente heures qui suivaient les expériences. A l'ouverture des corps on trouvait une inflammation de la membrane muqueuse intestinale et des organes pulmonaires (*lieu cité*).

L'ipécacuanha, mis dans la bouche, donne une saveur amère et âcre ; son odeur est désagréable et un peu nauséabonde. La poudre de cette substance, disséminée dans l'air atmosphérique, picote l'intérieur des narines d'une manière pénible, et souvent occasione le saignement de nez. Se porte-t-elle sur les yeux, elle produit un gonflement et la rougeur de leur surface. Attirée dans les poumons par la respiration, cette poudre irritante peut s'attacher à la gorge et déterminer une inflammation de cette partie. Elle pénètre aussi dans les cellules bronchiques; elle blesse leur tissu, elle donne lieu à une grande difficulté de respirer; elle a même occasioné un crachement de sang. (Geoffroy, *Mat. med.*; Murray, *App. med.*, tom. Ier, pag. 802.)

Ne devient-il pas facile maintenant de juger l'espèce d'impression que l'ipécacuanha en poudre, ou les préparations pharmaceutiques qui sont tirées de cette substance, font sur la surface interne de l'estomac et des intestins? N'est-il pas évident que l'ipécacuanha irritera ces organes, qu'il développera leur vitalité, qu'il appellera le sang dans leur tissu, et que ce fluide viendra épanouir le réseau capillaire de la membrane muqueuse qui les recouvre intérieurement? Cette surface ne peut devenir plus rouge, plus chaude, plus vivante, sans que les cryptes qui la recouvrent ne fournissent davantage de mucosités, et sans que l'exhalation des petits vaisseaux, plus considérable, ne verse dans les voies digestives une abondance de sérosité. Ce travail organique gagnera bientôt la cavité du duodénum; mais là un autre phénomène se manifestera. L'extrémité du canal cholédoque sera irritée; cette agression précipitera l'action sécrétoire du foie et du pancréas; ces organes entreront dans une sorte d'orgasme, et la bile, comme l'humeur pancréatique, afflueront dans le canal alimentaire.

Pendant cette opération irritante, pendant que les effets qui en dépendent ont lieu, un grand mouvement appelle de temps à autre l'attention de l'observateur. Des vomissements surviennent, et font sortir par la bouche toutes les humeurs dont l'agent émétique détermine la formation, les boissons que l'on vient d'avaler, ainsi que les matières qui se trouvaient déjà dans l'estomac et dans le duodénum. Que l'acte du vomissement soit indépendant de l'irritation que l'ipécacuanha a établie sur la surface gastro-duodénale, c'est ce que nous ne chercherons pas ici à éclaircir; il suffit, pour notre objet, que cette irritation ne soit pas méconnue.

L'ipécacuanha produit encore d'autres phénomènes qui se font apercevoir sur des points éloignés des voies digestives. Telle est la phlogose que l'émétine, à haute dose, allume dans le parenchyme des poumons, comme nous l'avons vu plus haut. Telle est aussi la céphalalgie, et surtout la somnolence qui accompagne quelquefois l'action de l'ipécacuanha, (Hahnemann, *de viribus med. positiv.*, tom. I, pag. 163.), et que l'émétine suscite avec une intensité remarquable, etc.

La médication déterminée par l'ipécacuanha présente donc trois choses bien distinctes : 1° l'irritation des voies digestives; 2° des vomissements; 3° les modifications qu'éprouvent l'encéphale, les poumons, etc. Ces trois produits n'offrent pas toujours la même énergie, la même intensité; on voit au contraire que chacun d'eux devient plus ou moins prononcé selon la manière dont on administre la substance qui les provoque. Ainsi donne-t-on tout-à-coup une forte dose d'ipécacuanha, ou l'individu qui en fait usage a-t-il un estomac très sensible à l'impression de cet agent, on obtient des vomissements prompts; mais, comme toute la matière médicamenteuse est rejetée, il n'y a pas d'irritation intestinale ni d'effets généraux. Si on administre l'ipécacuanha en plusieurs prises, si l'on met un intervalle entre chacune d'elles, si l'organe gastrique, peu susceptible, souffre le contact de cette substance, les vomissements sont plus tardifs, moins fréquents; il y a une forte irritation de la surface interne de l'estomac et des intestins; souvent même elle se propage jusqu'aux gros intestins, il y a des déjections alvines répétées: dans ce cas, quelques effets généraux se manifestent. Il est un grand nombre de maladies dans lesquelles on donne les préparations pharmaceutiques tirées de l'ipécacuanha à petites doses; dans ces occasions, ces remèdes ne suscitent ni vomissements ni déjections alvines; c'est par une action sympathique ou par suite de l'absorption de leurs molécules que ces agents modifient l'état pathologique des organes malades, qu'ils opèrent des effets utiles. L'observateur n'aperçoit alors, dans la médication de l'ipécacuanha, que des phénomènes généraux.

On a avancé, comme une proposition confirmée par l'expérience, que cette racine, à la dose de dix grains, produisait autant d'effet qu'à une dose double et même plus forte. Il est évident qu'alors toute l'action de ce médicament ne consiste plus dans la provocation du vomissement, et que l'on tient compte des autres parties de sa médication; dix grains de cette substance qui séjourneront dans les voies alimentaires produiront une irritation plus profonde et plus durable de la surface interne des intestins, des changements organiques plus prononcés, que vingt grains qui seraient rejetés par le vomissement aussitôt après avoir été avalés. Dans l'usage que la thérapeutique fait de l'ipécacuanha, cette remarque devient importante, parceque l'irritation intestinale, le vomissement et l'influence que cette production exerce sur les autres organes du corps, rendent des services particuliers et distincts dans l'exercice de la médecine : avant d'administrer l'ipécacuanha, le praticien doit toujours savoir quelle est la partie de son opération dont il veut se servir.

La découverte de l'émétine prouve que les travaux des chimistes tendent à éclairer la science pharmacologique ; mais cette découverte est-elle également importante pour la thérapeutique? Nous rappellerons que des praticiens très estimables admettent dans l'ipécacuanha une propriété excitante qui émane de la composition naturelle de cette racine, qui tient peut-être à la matière grasse, âcre, d'une odeur forte, qu'elle recèle, et qui n'existe plus dans l'émétine. Nous ajouterons qu'ils font jouer un rôle important à cette propriété indépendante de la vertu émétique, dans la guérison de beaucoup de maladies. Nous croyons que, dans un grand nombre d'occasions, le médecin préférera l'ipécacuanha en nature à l'émétine pure. L'avantage le plus réel que promet ce principe, c'est d'éviter aux malades la répugnance qu'inspire la poudre d'ipécacuanha.

IPÉCACUANHA STRIÉ, Mérat, IPÉCACUANHA SANS AN-

NEAUX, Richard fils, *ipécacuanha noir,* de quelques auteurs. Ce sont les racines du PSYCHOTRIA EMETICA, *Mutis*, que l'on connaît sous ce nom. Cette plante croît abondamment dans le royaume de la Nouvelle-Grenade. MM. de Humboldt et Bonpland l'ont trouvée auprès du fleuve de la Madelaine. M. Mérat assure que cette racine ne se rencontre point dans l'ipécacuanha du commerce de Paris: il ne l'a vue que dans des droguiers (*lieu cité*).

Ces racines sont cylindriques, un peu contournées: elles offrent de distance en distance des étranglements circulaires, mais assez éloignés; on y remarque de plus des stries longitudinales. Leur extérieur présente une teinte d'un gris un peu rougeâtre: l'axe ligneux est blanc. On trouve dans ces racines une couche corticale, noirâtre, surtout quand on l'humecte, et dont la cassure est résineuse; cette partie est plus tendre, moins friable, que dans la racine du *callicocca* dont nous nous occupions tout à l'heure. Mais ce qui distingue surtout l'ipécacuanha sans anneaux du précédent, c'est le défaut de saveur: il n'est nullement amer; lorsqu'on le mâche, à peine perçoit-on à la longue un goût faiblement poivré.

M. Pelletier s'est occupé de l'analyse de ces racines, à la prière de M. Mérat. 100 parties lui ont fourni 9 grains d'émétine, 12 grains de matière grasse; le reste était formé de gomme, de ligneux et d'une grande proportion d'amidon: ces racines recèlent aussi quelques atomes d'acide gallique. On voit que cet ipécacuanha contient plus de matière grasse que le précédent; or cette matière a beaucoup d'âcreté, mais elle n'est nullement émétique. M. Caventou en a avalé six grains en une seule prise, sans en ressentir le moindre dommage. L'ipécacuanha dont nous nous occupons recèle aussi moins d'émétine que l'espèce précédente; il est donc moins propre que cette dernière à déterminer une irritation sur les voies intestinales et à provoquer le vomissement; au moins il faudrait en prendre une dose plus élevée pour obtenir ces effets avec l'intensité que l'ipécacuanha ordinaire a coutume de leur donner.

Au reste, on ne se sert pas habituellement de l'ipécacuanha sans anneaux ou strié. Des essais faits, à l'hôpital de la Charité, par M. le D. Lerminier, ont prouvé que cette racine offrait un remède infidèle; que ses effets n'étaient pas constants. (*Dict. des scienc. méd.*, lieu cité).

Ipécacuanha blanc, ipécacuanha amylacé, *ipecacuanhæ albæ radix*, racine du Richardia brasiliensis. Gomez. Cette racine est grosse comme une plume de pigeon, d'un gris blanc à l'extérieur, ridée et recouverte d'anneaux qui ne sont pas complets, qui souvent ne vont qu'à la moitié du corps de la racine; sa cassure est d'un blanc remarquable, elle met à nu beaucoup d'amidon; son axe ligneux est ordinairement plus gros que la partie corticale. Cette racine est absolument insipide au goût.

M. Pelletier a retiré, par l'analyse de 100 parties de cette racine, 6 de matière vomitive ou émétine, 2 de matière grasse; le reste était composé d'amidon et d'une petite quantité de ligneux. On voit que cette production renferme peu de matériaux actifs ou médicinaux; que surtout elle est peu propre à composer des agents émétiques, puisqu'elle est pauvre du principe qui provoque le vomissement: aussi l'ipécacuanha blanc est-il rarement employé en médecine; on ne le trouve que chez les curieux et dans les drogues de mauvaise qualité. (*Mérat*, lieu cité).

Famille naturelle des aristoloches.

ASARUM, *asari radix, folia,* ASARUM EUROPÆUM, L., plante vivace qui vient dans les bois et dans les lieux couverts des provinces méridionales. Elle se trouve aussi aux environs de Paris : on la nomme vulgairement *cabaret, rondelle, oreille-d'homme.* Sa racine présente une souche rampante, brunâtre, garnie de fibres; cette racine se divise supérieurement en tiges courtes, terminées par deux feuilles opposées et réniformes.

On se sert, en médecine, de la racine et des feuilles. M. Caventou s'était assuré que cette production ne contenait pas d'émétine. (*Diction. des scienc. méd.*, art. *Ipécac.*) Depuis ce temps, MM. Lassaigne et Feneulle nous ont donné une analyse exacte de la racine d'asarum. (*Journ. de pharmac.*, tom. VI, pag. 561.) D'après leurs recherches, elle contient :

1° Une huile volatile concrète d'une odeur très aromatique, d'une saveur chaude et piquante;

2° Une huile grasse très âcre, qui paraît jouer un rôle dans l'action médicamenteuse de cette racine;

3° Une matière jaune analogue à la cytisine : une petite quantité de cette substance provoqua de fortes nausées; il paraît que c'est elle qui recèle la faculté émétique de cette racine;

4° De la fécule ;
5° Du muqueux ;
6° De l'ulmine ;
7° De l'acide citrique ;
8° Du citrate acide et du malate de chaux :
9° Un acétate, un sel à base ammoniacale, et des sels minéraux.

On porte à trente grains environ la dose de racine d'asarum en poudre qu'il faut prendre lorsqu'on s'en sert pour provoquer le vomissement. Tournefort assure que plus cette racine est récente, plus elle a d'activité : alors la dose peut être diminuée de moitié, sans que les effets perdent de leur intensité. Quand cette racine a vieilli, elle n'est plus vomitive. On peut également employer la poudre des feuilles. On a aussi composé avec ces ingrédients un vin médicinal qui possédait la vertu émétique.

L'asarum a une activité incontestable. Les organes des sens y découvrent une odeur désagréable et nauséabonde, une saveur âcre, amère et aromatique. Si on mâche un morceau de la racine, elle picote et échauffe l'intérieur de la bouche et de la gorge : les feuilles produisent le même effet. Attirée par les narines, la poudre de cette plante agit fortement sur la membrane muqueuse qui tapisse leur intérieur ; peu de temps après, il en découle une abondance de mucosités liquides, quelquefois mêlées de sang ; il survient en même temps des éternuments répétés. L'asarum entre dans la composition des poudres sternutatoires.

Prise à l'intérieur, la poudre de cette racine exerce une vive impression sur l'estomac et les intestins ; elle irrite leur surface muqueuse, et donne plus d'activité aux organes sécrétoires qui viennent y aboutir. Elle augmente en même temps l'exhalation séreuse dont la surface alimentaire est le siége : des vomissements se manifestent de temps à autre, et font sortir au dehors les matières contenues dans la cavité gastrique et duodénale : quelquefois l'irritation se propage sur les intestins grêles, et gagne les gros intestins, alors l'asarum suscite des déjections alvines, et fait naître les phénomènes ordinaires de la purgation. MM. Coste et Willemet (*Mat. méd. indigène*) ont vu un homme robuste atteint d'un cours de ventre simple, et qui ne ressentait aucune colique, en éprouver de violentes après avoir pris quarante grains de cette poudre ; il vomit quatre fois avec beaucoup d'efforts, et rendit cinq selles dont les dernières étaient sanguinolentes.

Il est très remarquable, pour l'histoire de la thérapeutique, qu'avant la découverte de l'ipécacuanha, les médecins se servaient ordinairement de l'asarum lorsqu'ils voulaient obtenir un effet émétique. Cet agent ne trompait que bien rarement leur attente ; son énergie, la constance de son action, semblaient devoir le préserver de l'oubli dans lequel il est tombé depuis la découverte de la racine du Brésil. Il résulte toutefois du témoignage de Cullen, et des expériences de MM. Coste et Willemet, que la puissance médicinale de l'asarum ne diffère guère de celle de l'ipécacuanha. Si l'asarum purge quelquefois sans faire vomir, cette variation se remarque de même dans l'effet de la racine brésilienne.

M. Loiseleur-Deslongchamps a constaté, par une

série d'expériences, que la force émétique des feuilles d'asarum avait plus d'énergie que celle de la racine; il va même jusqu'à avancer que, réduites en poudre très fine, ces feuilles offrent un remède émétique qui l'emporte sur tous les autres. Le résultat de ses essais semble, au fond, autoriser cette assertion. Toujours cette substance a provoqué des vomissements répétés. Il donnait de vingt à quarante grains de cette poudre médicinale.

Famille des violacées.

On a attribué la propriété émétique aux racines de plusieurs plantes de cette famille. Celles du VIOLA ODORATA, L., plante vivace qui habite les haies, les prairies, et qui porte au printemps des fleurs d'une odeur si suave, ont été soumises à l'observation. MM. Coste et Willemet ont employé la poudre de ces racines; ils ont vu qu'à la dose de deux scrupules, surtout d'un gros, elle excitait trois à quatre vomissements et provoquait cinq à six selles copieuses. Deux à trois gros de racine sèche de violette, bouillis dans six onces d'eau, pour réduire à quatre, donnent un médicament d'une administration plus facile et qui produit les mêmes résultats. Employé par deux dysentériques, ce remède les a suffisamment évacués, et a paru opérer de la même manière que l'ipécacuanha. (*Mat. méd. indigène,* pag. 6). Il est utile de savoir que M. Caventou a trouvé dans les racines de la violette odorante une très petite quantité d'émétine [1].

---

[1] M. Boullay vient d'extraire de la violette VIOLA ODORATA, L., un principe actif, alcalin, amer, âcre et vireux,

L'espèce de violette nommée VIOLA CANINA, L., plante vivace qui habite les bois, et dont la fleur est inodore, a été aussi employée par les observateurs que nous venons de citer. Son usage a été suivi d'un vomissement et de sept évacuations par le bas. Niemeyer a, quelques années après, publié de nouvelles expériences sur les vertus de cette production ; il résulte de ses tentatives que la poudre de cette racine provoque plus souvent des déjections alvines que des vomissements. Si l'on voulait examiner de nouveau la valeur de cette substance médicinale, il serait important de fixer d'abord l'époque où l'on doit la récolter. Cette plante fleurit, ainsi que la précédente, au mois de mars : il convient de prendre toujours ses racines en automne ou au printemps, c'est le moment où elles recèlent le plus de sucs propres.

Nous citerons encore les racines du VIOLA PARVIFLORA, L., que l'on trouve mêlées, suivant M. Decandolle, à l'ipécacuanha du commerce; celles du VIOLA CALCEOLARIA, L., dont on se sert à Cayenne pour faire vomir; celles du VIOLA DIANDRA, L.

Famille des euphorbiacées.

Les plantes de cette famille sont remplies d'un suc

---

semblable à l'émétine de l'ipécacuanha. Cette substance possède des qualités vénéneuses très énergiques qui ont été constatées par M. le professeur Orfila. Ce principe paraît résider également dans les racines, les feuilles, les fleurs, même les semences de cette plante. (*Journ. de pharmac.*, janvier 1824.)

laiteux, qui a une grande âcreté, qui fait une impression irritante, même caustique, sur les parties vivantes qu'il touche. Nous avons vu (tom. II, pag. 538) que l'on pouvait s'en servir pour déterminer le phénomène de la purgation. On ne trouvera pas étonnant de nous voir revenir sur ces végétaux, en traitant des productions émétiques; on conçoit facilement qu'ils doivent tourmenter fortement l'estomac lorsqu'on les prend à l'intérieur; cette agression devient souvent une cause de vomissements répétés.

MM. Coste et Willemet avaient déjà fait, sur l'usage des euphorbes comme agents émétiques, des essais qui paraissaient favorables à ces végétaux; mais ils n'avaient pas distingué les espèces qu'ils employaient. M. Loiseleur-Deslongchamps s'est de nouveau livré à des recherches sur cette matière; nous lui devons un travail sur les euphorbes, qu'il a envisagées comme des substances propres à remplacer l'ipécacuanha.

Cet observateur a employé les racines des plantes qui nous occupent; il les arrachait au commencement de l'été et les mettait sécher à l'air libre. Quand leur dessiccation était complète, il les faisait réduire en poudre bien fine. La partie corticale de ces racines se pulvérise facilement, mais la partie ligneuse, ou l'axe de ces racines, résiste plus long-temps; on la rejetait. M. Deslongchamps a remarqué que les racines des euphorbes vivaces avaient plus d'activité que les racines des euphorbes annuelles. Les sucs propres d'où procède cette activité sont bien plus abondants et surtout plus élaborés dans les premières que dans les dernières.

Il résulte des expériences comparatives auxquelles ce médecin a soumis les diverses espèces d'euphorbes, que l'euphorbe de Gérard, EUPHORBIA GERARDIANA, l'euphorbe cyprès, E. CYPARISSIAS, et l'euphorbe des bois, E. SYLVATICA, provoquent ordinairement un effet émétique. La poudre des racines de ces plantes, à la dose de quinze à vingt-quatre grains, que l'on prend en deux ou trois fois à un quart d'heure de distance, suscite plusieurs vomissements et cause fréquemment quelques selles. L'euphorbe cyprès paraît plus énergique que les deux autres espèces, on doit rarement donner plus de dix-huit grains de sa poudre.

M. Caventou a cherché inutilement l'émétine dans le suc de l'EUPHORBIA HELIOSCOPIA, L., ou réveil-matin.

Famille des apocynées.

Dans un grand nombre de pays, on se sert habituellement de plantes qui appartiennent à cette famille pour faire vomir les malades. Ces plantes contiennent un suc laiteux, amer, âcre, caustique; elles irritent l'organe gastrique; il n'est pas étonnant qu'elles provoquent le vomissement lorsqu'on en administre à l'intérieur la poudre ou la décoction.

Nous citerons les racines du CYNANCHUM IPECACUANHA de Willden.; selon M. Mérat (*lieu cité*), ce sont ces racines que M. Pelletier a analysées sous le nom d'ipécacuanha blanc. 100 parties lui ont fourni, 5 d'émétine, 35 de gomme, 1 de substance végéto-animale, 57 de ligneux; il n'a trouvé ni matière grasse ni amidon dans cette production. Nous noterons aussi le CY-

NANCHUM TOMENTOSUM, dont les racines sont employées comme émétiques dans les hôpitaux de l'île de Ceylan ; l'ASCLEPIAS CURASSAVICA, qui sert au même usage dans les Antilles. On assure que la racine de l'ASCLEPIAS VINCETOXICUM, commun dans nos bois, a aussi la propriété émétique : M. Orfila a administré souvent cette plante à des chiens ; ces animaux sont morts un ou deux jours après ; leur estomac était enflammé.

Nous pourrions encore citer d'autres familles botaniques d'où la matière médicale tire, dans quelques pays, des agents émétiques. Ainsi l'écorce des racines du SPIRÆA TRIFOLIATA, famille des rosacées, est employée aux États-Unis, sous le nom d'ipécacuanha ; elle se donne à la dose de trente grains (*Decandolle*, ouvr. cité). La racine du DORSTENIA BRASILIENSIS sert au Brésil pour faire vomir, etc.

Ne perdons pas de vue toutefois qu'il ne suffit pas qu'une substance naturelle provoque des vomissements, pour qu'on doive décider qu'elle jouit d'une vertu émétique. Le vomissement déterminé par les substances que nous réunissons dans cette classe a quelque chose de particulier ; il est associé à une irritation spéciale de la surface gastrique et duodénale, quelquefois des autres intestins ; à une excitation remarquable de l'action sécrétoire du foie, du pancréas, des follicules muqueux, à une augmentation de l'exhalation intestinale.

Cette irritation, qui fait une partie essentielle de l'opération des médicaments émétiques, est peu profonde et passagère ; elle s'éteint entièrement deux ou trois heures après sa provocation : la thérapeutique peut la susciter sans crainte, toutes les fois que les organes digestifs ne sont pas dans un état pathologique qu'elle pourrait aggraver ou faire dégénérer. A ces effets, à cette manière d'agir, on reconnaîtra un agent doué d'une propriété émétique.

L'expérience prouve que toutes les plantes qui recèlent un suc âcre, caustique, font vomir; mais les qualités de ce suc montrent quelle sera la conduite de ces plantes à l'égard des voies digestives. C'est parcequ'elles tourmentent l'organe gastrique, qu'elles blessent son tissu, qu'il les repousse. Leur action a une nature toxicologique; ces plantes tendent à produire sur les parties qu'elles attaquent une lésion permanente; le vomissement qu'elles provoquent est un des effets de leur puissance vénéneuse; nous n'y retrouverons plus ce caractère bienfaisant, cette douceur qui caractérise au fond l'action des agents émétiques.

Ce que nous venons de dire s'applique aux végétaux de la famille des renonculacées, des clématites, des euphorbiacées, des vérâtres, des colchiques, etc. Si quelques espèces de ces familles fournissent des remèdes émétiques ou purgatifs, c'est que l'art a su modifier, adoucir l'excès d'énergie de leur action.

De même, des substances exemptes de toute qualité malfaisante excitent le vomissement, lorsque, par suite d'une disposition morbide ou insolite de l'estomac, elles font sur lui une impression pénible, elles le tourmentent : ainsi des boissons amères, toniques ou excitantes, produisent fréquemment cet effet les premières fois qu'on en prend; les tisanes mucilagineuses qui sont lourdes, indigestes, donnent lieu au même résultat. Or ces vomissements, efforts salutaires que tente la nature pour expulser quelque chose de nuisible, ne sont pas ceux de la médication émétique; il y manque l'irritation de la surface gastrique et duodénale, qui, dans cette médication, se montre si importante, qui produit des phénomènes physiologiques si remarquables, et qui se rend si utile dans la pratique de la médecine.

B. *Substances minérales émétiques.*

TARTRATE DE POTASSE ET D'ANTIMOINE, TARTRATE ANTIMONIÉ DE POTASSE, TARTRE ÉMÉTIQUE, TARTRE STIBIÉ. *Tartras stibii et potassæ, tartras potassæ stibiatus, tartarus emeticus, tartarus stibiatus.* L'antimoine, chez les anciens, porte le nom de *stibium.*

Ce médicament, recommandable par une action sûre et constante et par les services qu'il rend à la thérapeutique, a essuyé une sorte de persécution. Le temps où l'on commença à s'en servir offre une époque remarquable dans l'histoire de la médecine. Ce remède se présentait avec une force dont le développement suscite des changements organiques importants, et qui promettait à l'art de guérir une puissante ressource. La première chose à faire, c'était de bien déterminer le caractère de cette force, de mesurer son étendue, d'observer avec soin les effets physiologiques qu'elle provoquait. Mais au lieu de suivre cette marche, on ne s'attacha qu'aux effets secondaires ou curatifs du sel dont nous allons nous occuper: dès lors on lui attribua les améliorations comme les accidents qui suivaient son administration ; on le rendit responsable des phénomènes, des circonstances nouvelles, des redoublements, qui tenaient à la marche, aux progrès même des maladies dans lesquelles on s'en servait.

Aussi les uns, témoins des cures que le tartre émétique procurait, le reçurent avec enthousiasme : les autres, qui l'accusaient de tout le mal qu'il n'empêchait pas, le repoussaient avec une sorte d'horreur. Chacun crut devoir, dans cette lutte, adopter une opinion : la science médicale devint une arène où l'on combattit avec un acharnement incroyable.

Cette grande querelle, dans laquelle se trouvaient compromis les intérêts de l'humanité, fut assez sérieuse pour attirer l'attention du gouvernement. Le parlement crut devoir défendre l'emploi d'un remède que l'on attaquait avec tant de chaleur, contre lequel il s'élevait tant de charges; mais dans ce temps même où une autorité tutélaire arrachait des mains inhabiles un instrument que l'étendue de ses propriétés, que sa grande énergie rendait dangereux, des esprits sages s'occupaient d'en observer sans prévention les effets, d'en régler l'usage thérapeutique. L'expérience prouva bientôt que ce sel recélait, comme tous les médicaments héroïques, une activité forte et puissante; que comme eux il procurait de grands succès quand il était employé à propos, et faisait beaucoup de mal quand on s'en servait à contre-temps. Ce sel rentra alors dans la matière médicale, il prit rang parmi les agents émétiques, dont il devint le plus sûr et le plus usité.

Le tartrate antimonié de potasse ne se trouve pas tout formé dans les produits de la nature. Pendant long-temps on suivit pour l'obtenir des procédés différents. On peut le préparer en mêlant du peroxyde ou du verre d'antimoine avec un égal poids de crème de tartre; on fait bouillir ce mélange dans douze parties d'eau distillée; ensuite on filtre la liqueur et on l'évapore jusqu'à pellicule. Elle donne par le refroidissement des cristaux en octaèdre aigus; c'est le tartre stibié. Dans cette opération, l'oxyde d'antimoine enlève à la crème de tartre sa portion libre d'acide tartarique, avec lequel il se combine et forme du tartrate d'antimoine qui reste confondu avec le tartrate de potasse de la crème de tartre. On obtient ce sel émétique d'une manière plus économique en jetant parties égales de sous-sulfate d'antimoine et de crème de tartre dans de l'eau pure: on fait bouillir la liqueur, on la concentre, puis on la filtre; en se refroidissant elle dépose des cristaux très purs de tartrate d'antimoine et de potasse.

La tartre stibié est d'une couleur blanche. Exposé à l'air, il perd peu à peu sa transparence et s'effleurit à sa surface. Il est très soluble dans l'eau; ce liquide en prend la moitié de son poids quand il est bouillant. Ce sel est toujours acide: sa dissolution rougit les couleurs bleues végétales. Tous les acides minéraux le décomposent, ainsi que les alcalis et les terres alcalines. Les sulfates de soude et de chaux n'altèrent pas sa nature; mais le carbonate de chaux sépare ses principes et produit dans sa dissolution aqueuse un précipité formé par l'oxyde d'antimoine et le tartrate de chaux: on ne doit donc pas administrer ce sel émétique dans de l'eau de puits qui contiendrait du carbonate calcaire.

Les substances végétales qui recèlent de l'acide gallique décomposent le tartrate antimonié de potasse. Le principe astringent s'unit à l'oxyde d'antimoine, et forme avec lui un composé nouveau qui n'a plus la vertu émétique. Ce fait est d'un grand intérêt pour la pratique médicale : il apprend que l'on ne doit jamais compter sur les effets émétiques de la substance saline dont nous nous occupons, lorsqu'on la donne dans une décoction ou une infusion de plantes amères ou styptiques, comme le quinquina, la racine de patience, celle de fraisier, les roses rouges, etc. L'infusion de noix de galle offre un réactif sûr pour découvrir partout la présence du tartre stibié : aussitôt qu'on en verse quelques gouttes dans une liqueur qui contient ce sel, on obtient un précipité d'un blanc sale tirant sur le jaune. Si l'on a donné une trop forte dose de tartre stibié, ou si l'on désire arrêter l'action de cette substance, on réussit sûrement en donnant une infusion ou une décoction de quinquina ou de toute autre substance riche en acide gallique, lorsqu'il n'y a pas long-temps que le tartre stibié est avalé, et que ses molécules sont encore dans l'estomac ou dans le duodénum.

L'albumine, la gélatine, le bouillon, ne troublent point la dissolution de tartre stibié. La bile de l'homme ne produit également aucune altération dans la nature intime de ce sel.

M. Thenard, qui a soumis à une analyse exacte

cette composition médicinale (*Annales de chimie*, tom. XXXVIII), a trouvé dans 100 parties de tartre émétique :

Tartrate de potasse.	34
Tartrate d'antimoine.	54
Eau.	8
Perte.	4
	100

Ce sel est très facile à prendre. Il est inodore, et, lorsqu'il se trouve étendu dans une grande quantité d'eau, sa saveur âcre et métallique est à peine sensible. Si l'on veut obtenir de son action des vomissements réitérés quatre, cinq ou six fois, on fait dissoudre deux ou trois grains de ce sel dans trois ou quatre verres d'eau bien pure. On donne chaque verre à un quart d'heure ou à une demi-heure de distance l'un de l'autre; on fait prendre de l'eau tiède, lorsque les nausées deviennent fortes, pour favoriser le vomissement. On peut aussi ne mettre ce sel émétique que dans cinq à six cuillerées de liquide, que l'on donne une à une et à des intervalles rapprochés, jusqu'à ce qu'on ait obtenu l'effet désiré. Ce mode d'administration convient quand la déglutition est difficile, quand les malades ne peuvent avaler un grand volume de liquide; il réussit parfaitement avec les enfants. On aromatise le véhicule avec un peu d'eau de fleurs d'oranger, on y ajoute du sucre ou du sirop, et on se sert d'une cuillère à café.

Le tartrate antimonié de potasse irrite les tissus vivants avec lesquels on le met en contact: dissous dans l'eau et appliqué sur la peau dénudée ou sur une surface suppurante, il produit de la chaleur et une douleur très forte. Il occasione quelquefois l'inflammation des tissus sous-jacents et peut même faire naître de petites escarres. (Schwilgué, *Mat. méd.*) On sait que, mêlé avec la graisse et appliqué sur la peau, ce sel détermine deux ou trois jours après une éruption de pustules rouges, dures, rondes, qui se remplissent bientôt d'un liquide puriforme, et deviennent alors des boutons déprimés au centre, qui ressemblent un peu à ceux de la vaccine; il est souvent nécessaire de faire de nouvelles onctions sur les boutons naissants pour prévenir leur avortement. Les boutons sont entourés d'une aréole d'un rouge vif; le tissu réticulaire sur lequel ils reposent est gonflé et doué d'une très vive sensibilité: ils donnent lieu à des picotements très pénibles, à des douleurs aiguës; le plus léger attouchement est insupportable. Si l'on applique cet onguent sur une partie de la peau où il y ait des ulcérations légères, des piqûres de sangsues, des déchirures de l'épiderme, les pustules naissent plus vite, elles sont plus larges et prennent promptement une couleur noirâtre: elles sont toujours très sensibles.

J'ai vu vingt grains environ de tartrate d'antimoine et de potasse que l'on avait avalés par méprise au lieu de crème de tartre, donner lieu aussitôt après à des douleurs violentes dans la région de l'estomac, à des syncopes; puis survinrent des vomissements qui se succédaient sans relâche, des déjections alvines qui semblaient continuelles; des tranchées faisaient crier le malade, il se plaignait surtout de crampes insupportables dans les muscles des jambes et des cuisses; le pouls était petit, la figure pâle; il y avait accablement, prostration des forces: cet état m'offrait une grande ressemblance avec un choléra-morbus.

De fortes doses d'émétique, qu'un vomissement salutaire n'avait pas rejetées au dehors, ont produit une inflammation mortelle du système digestif.

Ces accidents, ces lésions organiques, conformes à ce que l'on trouve dans les animaux que le tartre émétique fait périr, nous dévoilent le caractère de la propriété de cette matière saline, nous font connaître l'espèce d'impression qu'elle exerce sur la surface des voies alimentaires. Il est évident que cette substance met en jeu une propriété irritante, et qu'une grande partie des effets qu'elle suscite dépendent de l'exercice de cette propriété sur la surface gastro-intestinale. Mais ces effets ne restent pas toujours proportionnés à la dose de tartre stibié que l'on emploie. J'appellerai ici l'attention de mes lecteurs sur la pratique de Rasori, médecin de Milan, qui, dans la péripneumonie, administre à ses malades, vingt grains, un scrupule, jusqu'à un gros de tartre stibié par jour, sans provoquer des vomissements répétés, des évacuations excessives, comme on devrait le penser.

Lorsque l'on prend le tartre stibié à la dose d'un à quatre grains, en trois ou quatre verres d'eau, dans l'espace de quelques heures, on éprouve un sentiment de malaise à l'épigastre; puis des soulèvements d'estomac, des nausées se font sentir. L'irritation que ces symptômes décèlent sur la surface gastrique se propage dans l'intérieur du duodénum : elle détermine ordinairement un état d'orgasme dans l'appareil hépatique et dans le pancréas ; la bile coule en abondance dans l'intestin que nous venons de nommer, elle reflue dans la cavité gastrique; des vomissements ont lieu de temps en temps, avec des efforts différents, inégaux, selon les individus. L'irritation que cause le tartre stibié peut pénétrer dans les intestins grêles et même dans les gros intestins. Quand cette propagation de l'irritation a eu lieu, il n'y a plus ordinairement de vomissements : il survient des coliques, il s'opère une sécrétion abondante des follicules muqueux de la surface intestinale ; il se fait aussi sur cette partie une forte exhalation séreuse, et des déjections alvines en sont le produit. Mais cette extension de la faculté irritante du tartre stibié ne s'obtient pas toujours : le plus ordinairement, c'est la partie supérieure du canal alimentaire, l'estomac et le duodénum, qu'elle attaque; sa puissance semble s'affaiblir à mesure qu'elle parcourt les intestins; marche inverse de l'irritation purgative, qui paraît faible sur l'estomac, qui se prononce davantage sur les intestins grêles, et qui montre un caractère plus énergique, plus opiniâtre sur les gros intestins.

Mais il y a dans l'action de ce sel sur le corps de l'homme quelque chose de bien remarquable, d'inaperçu jusqu'ici : c'est qu'en augmentant beaucoup les doses que l'on a coutume d'en prendre, surtout en les répétant à peu de distance l'une de l'autre, on n'obtient plus les mêmes effets.

Qu'un individu avale trois ou quatre grains de tartrate d'antimoine et de potasse dans une cuillerée ou dans un verre d'un véhicule aqueux, il éprouvera un ou deux vomissements, il ira une ou deux fois du bas: rarement les évacuations seront plus répétées, plus considérables. Si deux heures après il reprend encore trois ou quatre grains de tartre stibié, les vomissements ainsi que les déjections deviendront plus rares, souvent ils n'auront plus lieu. Cet individu pourra ainsi introduire dans son corps vingt, vingt-quatre, trente-six grains et plus du sel antimonial qui nous occupe, sans vomir et sans aller du bas. Il pourra le lendemain et le surlendemain répéter l'usage de ce sel à la même dose, sans observer plus d'effets: il aura même de l'appétit, il sera tourmenté par la faim; ce médicament semble quelquefois stimuler l'organe gastrique, éveiller sa vitalité. D'autres personnes continuent d'éprouver, immédiatement après l'ingestion du tartre stibié, quelques soulèvements d'estomac; une partie du liquide qu'elles avalent remonte à la gorge; il se fait un grand mouvement, du tumulte dans le canal alimentaire; le ventre se gonfle par moments; si elles rendent une ou deux selles, elles sont liquides; il y a de la soif. Bien que le médicament qui nous occupe ne provoque ni vomissements, ni selles, on voit qu'il tourmente toujours les organes digestifs. Le cinquième ou le sixième jour, quelquefois plus tard, le médicament est repoussé: celui qui le prend a pour lui une répugnance singulière; il l'accuse d'avoir éteint son appétit, de lui causer du dégoût, un état de malaise; alors les vomissements reviennent fréquemment, ce qui ajoute encore à l'anxiété que ce moyen produit: ces derniers effets ne s'aperçoivent pas sur les malades qui ont le cerveau pris, qui n'ont point le libre exercice de leurs facultés intellectuelles. D'autres phénomènes appellent l'attention de l'observateur pendant que le corps est sous l'influence du tartre stibié. Le pouls se ralentit d'une manière remarquable, devient souvent d'une lenteur extraordinaire (50 à 55 pulsations par minute), tout en conservant sa force et sa vivacité. Après que l'on a cessé l'usage du tartre stibié, les organes digestifs montrent pendant quelque temps que le médicament qui nous occupe les a offensés. Il y a inappétence, des rapports, des gonflements abdominaux, des coliques, du mouvement dans le canal alimentaire, des déjections liquides, etc. Ces phénomènes, qui parfois durent assez long-temps, ne prouvent-ils pas que ce remède a mis l'estomac et les intestins dans une condition morbide, ordinairement légère à la vérité, mais qu'il est ici fort important de constater et de signaler. J'ai vu souvent le tartre stibié, donné à hautes doses, augmenter, le deuxième ou le troisième jour, la perspiration cutanée ; la peau restait constamment humide, il s'établissait une diaphorèse abondante et continue. J'ai cru remarquer qu'alors les malades supportent mieux ce remède ; ils n'ont plus de nausées, de malaise, etc. ; la peau semble une issue par où s'échappe la puissance de ce médicament.

On avait peine à accorder ce que l'on savait des propriétés et de l'action du tartre stibié avec la pratique des médecins italiens. Quand, pour la première fois, j'ai fait prendre ce médicament à des doses très élevées, j'ai été étonné des résultats que j'ai obtenus :

toujours les premiers effets sont des nausées, des vomissements, des coliques, des selles; mais loin de continuer, loin d'augmenter, ces effets s'apaisent bientôt, et alors on peut donner, sans les voir paraître, des quantités surprenantes du sel antimonial. Tout d'abord il suscite un appareil effrayant de symptômes; mais bientôt son opération s'adoucit, sa puissance semble faiblir; ce n'est plus qu'un agent fort ordinaire. Cherchera-t-on dans l'encéphale, ou plutôt dans le prolongement rachidien, la cause de ce phénomène? faut-il croire que l'innervation subit alors un changement, une modification, un décroissement, que c'est elle qui cesse de provoquer les organes qui concourent à l'acte du vomissement? Pour fortifier cette assertion, ne faut-il pas rappeler que les contractions du cœur éprouvent en même temps une diminution remarquable de fréquence, que le pouls ne bat plus que cinquante fois environ par minute, qu'il y a de plus de l'accablement, une débilité musculaire bien prononcée sur quelques personnes? Tous ces phénomènes ne dépendent-ils pas de la même cause, ne décèlent-ils pas une modification dans les centres de vitalité de l'appareil cérébral, un affaiblissement dans l'influence que les nerfs portent sur le cœur, sur l'estomac, sur le diaphragme, sur les muscles, etc.? Quoi qu'il en soit, il ne faut pas perdre de vue que l'absence des vomissements n'empêche pas que les organes digestifs ne sentent toujours la force du tartre stibié; l'estomac éprouve toujours la même impression directe de la part de ce sel antimonial.

Ce que nous croyons important de remarquer ici,

c'est que l'administration du tartre stibié ne nous paraît innocente que tant que les voies alimentaires sont saines, tant que les tissus gastriques et intestinaux ne sont pas gonflés, rouges, plus sensibles, modifiés par un travail de phlogose. L'estomac a une résistance qu'il tient de la vie et dont la puissance est étonnante, admirable: les rougeurs, les irritations, les gonflements que font éprouver à ses tissus les médicaments émétiques et autres, s'effacent avec une merveilleuse promptitude, aussitôt que ces médicaments ont quitté la cavité gastrique; mais cette résistance se perd avec la condition physiologique de ce viscère. Les agressions qu'il supporte sans peine quand il est dans un état naturel, occasionent des changements profonds, des dégénérescences pernicieuses, quand un état morbide l'occupe. Dans la péripneumonie, que Rasori traite avec le tartre stibié, dans le rhumatisme aigu que l'on guérit par le même procédé, les tissus gastriques et intestinaux sont ordinairement libres; il n'existe point de gastrite ni d'entérite. En serait-il de même si ces dernières affections existaient? le sel antimonial ne porte-il pas une impression trop souvent suivie de résultats fâcheux sur les voies digestives, lorsqu'elles sont irritées ou phlogosées?

Mes observations ne m'ont jamais fait apercevoir la tolérance, l'aptitude si importante dans la doctrine rasorienne, qu'aurait le corps malade de dominer la vertu du tartre stibié, de maîtriser sa propriété vomitive, sa propriété évacuative, tant qu'il recèle une cause morbifique. Ce sel a produit des effets analogues dans les situations les plus dissemblables sur les personnes atteintes de péripneumonies, de phlogoses articulaires ou de rhumatismes aigus, comme sur celles qui avaient les viscères des cavités splanchniques dans une condition saine ou physiologique. Dire, avec les médecins italiens, que le tartre stibié agit sur la diathèse morbide, et non sur les organes, c'est avancer une proposition spécieuse que dément l'expérience. Dire que l'on peut juger de la force, de l'étendue de la maladie par les effets que produisent de hautes doses du sel antimonial; que l'absence des vomissements et des déjections décèle toujours une cause morbifique grave; que cette nullité apparente d'effets annonce que le remède reste au-dessous du mal, qu'il s'épuise contre lui, qu'il faut en augmenter la dose, c'est émettre un précepte extrêmement dangereux. Nous ajouterons quelques observations.

Un jeune homme tourmenté de fluxions rhumatismales qui attaquent successivement les articulations des membres, entre à l'Hôtel-Dieu le 23 octobre 1822; il prend de trois heures en trois heures une cuillerée de la potion suivante :

> ℞ Eau de roses, ℥ ij.
> Eau de fleurs d'oranger,
> Sirop de guimauve, āā ℥ j.
> Tartre stibié, gr. vj.
> Mêlez.

Il vomit après la première cuillerée, les autres donnent seulement des nausées ; il a été deux fois du bas; il conserve son appétit; sa peau est humide, collante; il sue. Du 24, il prend la même potion avec dix grains de tartre stibié : il ne vomit pas, il n'a même plus d'envies de vomir : il n'a pas été du bas; il a eu un peu de coliques au point du jour; bon sommeil la nuit; appétit; il continue de suer. Du 25, la potion contient douze grains d'émétique: il a un peu vomi le matin; il a eu peu de coliques; bon appétit, trois selles molles, langue blanche, point d'altération; grande chaleur à la peau, et sueur la nuit. Du 26, la potion contient 14 grains de tartre stibié: après chaque cuillerée, il a pendant une demi-heure des nausées; deux selles liquides avec peu de coliques; bon appétit, langue blanchâtre, humide; point de soif, point de sueurs; urine comme à l'ordinaire. Le malade cesse l'usage de sa potion; les organes digestifs ne paraissent pas dans un état morbide; ses douleurs rhumatismales ont cessé tout-à-fait par le moyen de ce traitement.

Charles Malandrini, âgé de vingt et un ans, militaire, est au septième jour d'une péripneumonie. Il éprouve dans le côté gauche de la poitrine une douleur profonde qui augmente par la toux; la percussion est insonore de ce côté, mais elle n'est pas douloureuse; on n'entend pas l'air pénétrer à gauche; il pénètre librement à droite; l'expectoration est peu abondante; langue blanche; selles rares: le malade a été saigné une fois; on le saigne de nouveau le 22 mars 1823, et on le met à l'usage de la potion suivante, dont il prend une cuillerée de deux heures en deux heures.

℞ Eau distillée de roses, ℥ij.
Eau distillée de fleurs d'oranger.
Sirop de guimauve, āā ℥j.
Tartre stibié. gr. xvj.

Il vomit la première cuillerée; il va cinq fois du bas avec beaucoup de coliques, il rend des matières liquides et fétides; le ventre est sensible au toucher sans être gonflé; la figure est pâle, un peu fatiguée; peu de soif; il sent moins la douleur, la gêne de la poitrine.

Du 24, il prend la même potion avec dix-huit grains de tartre stibié: il ne vomit pas; il va trois fois du bas dans le jour et deux fois la nuit: il a toujours des douleurs dans le ventre, qui paraît un peu gonflé; il dit avoir la poitrine plus libre.

Du 25, il continue la potion avec vingt-quatre grains du sel antimonial, mais il n'en prend que la moitié: il ne vomit pas; il a fait deux selles sans coliques; il n'a plus de douleur dans le ventre; il a eu soif la nuit, n'a pas sué; la langue est blanche, humide; pouls vif, fréquent.

Du 26, il a pris le reste de sa potion; point de vomissement, une selle liquide, point de colique; appétit, peu de soif, point de sueurs; ventre souple, non douloureux à la pression; la percussion à gauche n'est point bien sonore: le malade dit qu'il est bien; il veut manger; l'expression de sa figure est bonne.

Du 27, il a fait une selle liquide; langue blanche, ventre souple, appétit, convalescence.

Le nommé Surhomme avait depuis quelques semaines des douleurs vagues dans les jambes; depuis deux jours il a un rhumatisme articulaire. Il sue toutes les nuits; les lèvres sont rosées, la langue est blanche au centre; il a bon appétit, l'épigastre n'est pas sensible; il ne va à la selle que tous les deux ou trois jours; ventre un peu gonflé. Il prend, le 31 mars 1823, de deux heures en deux heures, une cuillerée de la potion précédente avec seize grains de tartrate d'antimoine et de potasse. Il vomit après la première cuillerée un peu de nourriture; il rejette de la bile jaune après la deuxième et après la troisième; il a toujours des nausées et des coliques après les suivantes; il ne va pas du bas; il éprouve une sueur considérable; il ne vomit plus. Le ventre est souple, point sensible à la pression : lèvres écailleuses, langue humide, peu rouge; il a une grande soif, mais il ne boit pas, de peur de vomir; il n'a pas faim; pouls naturel, plein; douleurs rhumatismales moindres.

Du 1er avril, il prend la même potion avec vingt grains de tartre stibié. Il a toujours des envies de rejeter, mais il ne vomit pas; il éprouve beaucoup de tranchées, de chaleur dans le ventre et dans le dos : il a été du bas; le ventre n'est pas douloureux à la pression; langue blanchâtre, humide : il est toute la nuit dans une diaphorèse considérable; les urines sont brûlantes et sortent avec peine; le travail rhumatismal est dans les deux mains, et fait beaucoup de mal.

Du 2 avril, la potion contient vingt-quatre grains du médicament qui nous occupe. Toujours des nausées, mais le malade ne vomit pas : il va une fois du bas avec de grandes coliques; il éprouve un mouvement remarquable, du tumulte, des flatuosités dans le bas-ventre. Chaque cuillerée cause des nausées, des tranchées, un état très pénible d'anxiété, qui amène une sueur abondante. Les douleurs rhumatismales sont diminuées; le malade commence à remuer les membres; il a de l'appétit, demande à manger.

Du 3, il a la même potion, mais il n'en prend que cinq cuillerées: la dernière a provoqué un vomissement pénible; le malade éprouve une chaleur brûlante à la gorge avec un sentiment de strangulation; il sent la même chaleur dans le bas-ventre, qui paraît gonflé: de temps en temps des portions d'intestins semblent se tendre, se roidir; il ne va pas du bas; il a sué la nuit; la figure est meilleure; il a de l'appétit.

Du 4, il ne prend plus sa potion: il éprouve de la cardialgie, des rapports; il ne va pas du bas, et il a le sentiment d'une grande réplétion de l'abdomen; bon appétit.

Du 5, il prend le matin deux grains de tartre stibié dans quatre verres d'eau; chaque verre le fait vomir; il rend de la bile jaune; il a des coliques. Il est remarquable que ce moyen produise sur lui l'effet accoutumé d'un vomitif, tandis que vingt-quatre grains ne provoquaient plus de vomissement. Il ne va pas du bas: le ventre reste gonflé; les tuniques intestinales me paraissent tuméfiées, dans un état de fluxion; sueur abondante dans l'après-midi.

Du 6, il va du bas: il rend des matières solides en grande quantité; il est soulagé.

Du 7, il rend avec peine une selle solide: il a le fondement échauffé, douloureux.

Du 8, il ne va pas à la selle; le ventre est sensible à la pression, le malade y sent une grande chaleur. Un lavement émollient et un bain le soulagent beaucoup; il urine peu et avec peine.

Le 9, même état.

Le 10, il ne va du bas qu'en prenant un lavement; urines rares, douleurs dans l'abdomen, lèvres rouges, sèches; cardialgie, rapports aigres, vomituritions.

Du 16, quinze sangsues à l'anus ont beaucoup donné, et ont dissipé la plupart des accidents que le malade ressentait.

Du 20, son appétit est revenu; le ventre est souple, les organes digestifs ont repris leur condition physiologique.

Une jeune fille qui avait été frappée d'amaurose à la suite de violents maux de tête, mais qui du reste jouissait d'une parfaite santé, prit, le 11 décembre 1822, une cuillerée, de deux heures en deux heures, d'une potion qui contenait huit grains de tartre stibié pour quatre onces de véhicule. Après chaque cuillerée, elle n'avait pas de nausées, mais il lui remontait quelque chose dans la bouche qui avait le goût de la potion. Elle va dans le jour dix fois du bas sans coliques; il s'opère fréquemment une grande commotion dans son bas-ventre; les intestins sont agités de contractions anomales : elle n'a pas sué.

Du 12, elle prend la même potion avec douze grains de tartre stibié; point de nausées, point de vomissements; six selles sans coliques; beaucoup de trouble dans les intestins; point de sueur : elle a beaucoup d'appétit, trouve bon ce qu'elle prend; point de rapports, de soif; langue humide, point rouge.

Du 13, la potion contient seize grains du sel antimonial qui nous occupe : point de vomissements; douleur à l'épigastre, qui augmente après chaque cuillerée ; point de selles, point de coliques ; beaucoup d'appétit : point de sueurs.

Du 14, elle continue sa potion, mais on n'en donne que trois cuillerées : chacune d'elles cause des nausées, fait même rejeter un peu de liquide par le haut, détermine des selles : on cesse l'usage du remède.

Du 16, elle recommence à prendre sa potion : nausées, point de vomissement ; huit selles avec coliques ; point de sueurs ; douleurs dans l'épigastre et dans le bas-ventre, qui augmentent par la pression : répugnance pour les aliments.

Du 17, on cesse le remède : plus de nausées ; encore cinq selles ; douleurs épigastriques et abdominales, plus fortes par la pression ; point de soif.

Quelques jours ont suffi pour que le rétablissement des fonctions digestives soit effectué. Ce traitement n'a eu aucune influence sur les yeux : la cécité est toujours complète.

M. Magendie a fait avec l'émétique des expériences curieuses sur un grand nombre d'animaux. (*De l'influence de l'émétiq. sur l'hom. et les anim., avec le rapp. fait à l'académ. des sciences*, Paris, 1813.) Surpris d'abord de voir que le tartre stibié, donné à la même dose et à des animaux de la même espèce, faisait périr les uns et ne causait aux autres que quelques accidents momentanés, il chercha la raison de cette diversité de résultats. Il reconnut bientôt que ce sel, pris à forte dose, n'était pas nuisible dès qu'il provoquait un vomissement prompt qui le ramenait au dehors ; qu'au contraire quand il ne faisait pas vomir, il occasionait des lésions pathologiques funestes, et la mort souvent en quelques heures. Tous les animaux dont il lia l'œsophage et qui gardèrent l'émétique dans leur canal digestif, périrent deux heures environ après l'ingestion de cette substance.

Six à huit grains de tartre stibié dissous dans trois onces d'eau, sont introduits dans les veines d'un chien adulte et de moyenne taille; bientôt on observe les phénomènes généraux suivants. L'animal a de la peine à respirer, son pouls acquiert de la fréquence; puis on remarque de légers tremblements, la respiration devient de plus en plus difficile; le pouls se montre irrégulier, intermittent; la sécrétion de la salive est plus considérable. Ces accidents vont en augmentant, l'animal tombe dans un grand état d'agitation; il périt deux ou trois heures après l'injection. L'ouverture du corps présente les poumons profondément altérés: ces organes ont perdu leur couleur propre pour en prendre une orangée ou violacée. Leur tissu n'éprouve plus la crépitation particulière qu'il fait entendre quand il est sain: ils sont gorgés de sang, comme hépatisés en certains points, et analogues dans d'autres au parenchyme de la rate. (Magendie, *ouvrage cité.*)

A mesure que la lumière augmente en physiologie, on aperçoit dans les sciences médicales des difficultés nouvelles. Ainsi les expériences de M. Magendie ont conduit à demander si le vomissement que produit le tartre stibié dépend de l'impression que ce sel porte sur les tissus mêmes de l'estomac, ou s'il ne faut pas plutôt regarder comme la cause de ce phénomène la provocation que les extrémités des nerfs gastriques, blessées par le sel antimonial, font à l'encéphale et à la moelle épinière; ou enfin s'il ne faut pas le rapporter à l'action que les molécules du sel émétique exercent, après leur absorption, sur l'appareil cérébral, d'où résulte toujours la mise en jeu des organes qui exécutent le vomissement. Les partisans de l'absorption du médicament ont pour eux des faits imposants. L'émétique injecté dans les veines fait vomir tout de suite après cette opération ; il ne faut pas plus d'une à deux minutes pour que les vomissements se déclarent : tandis qu'avalé par l'animal, ce n'est qu'au bout d'une demi-heure environ que ces effets ont lieu. On aperçoit les efforts du vomissement dans les animaux auxquels on a enlevé l'estomac, lorsqu'on injecte dans les voies de la circulation du tartre stibié, etc.

Dans l'étude de la puissance que le tartrate antimonié de potasse met en jeu sur l'économie animale, nous ne devons pas seulement nous attacher à l'irritation des voies digestives et à l'acte du vomissement; il est d'autres effets importants qui appartiennent encore à l'action de cette substance saline. Souvent, après son administration, on voit s'établir une abondante diaphorèse, les urines deviennent plus copieuses, etc. D'autres phénomènes prouvent à l'observateur que l'influence de cette substance se porte aussi sur les principaux organes, sur l'encéphale, sur les poumons, etc. ; il est des personnes qui éprouvent pendant son action des douleurs dans la poitrine, des tremblements, des mouvements dans les membres, une agitation générale, etc. Quoi qu'il en soit, il n'est pas démontré que les molécules du tartre stibié pénètrent dans le système animal. Rasori a fait faire l'analyse chimique de l'urine d'un homme à qui il administrait jusqu'à quatre scrupules de cette substance saline par jour, et qui n'éprouvait ni vomissement ni diarrhée; on ne put reconnaître un atome de tartre stibié dans le liquide urinaire. L'application du sel antimonial sur la peau ne donne pas lieu au vomissement. J'ai cependant vu des onctions sur l'épigastre, avec l'onguent d'Antenrieth, occasioner des nausées pénibles. On continua ces onctions plusieurs jours, chaque fois elles furent suivies du même accident : il faut peut-être dire que l'épigastre était couvert de plaies récentes de sangsues, que cette condition avait pu favoriser l'absorption.

Il ne peut être inutile, en étudiant l'action du tartre émétique sur l'économie animale, de noter quelques autres phénomènes que nous ont fait connaître les expériences du physiologiste que nous avons cité. L'injection de ce sel dans les veines détermine la phlogose des voies intestinales, quoiqu'il n'ait pas été mis en contact direct avec elles. Les animaux soumis à cette expérience présentaient après leur mort la membrane muqueuse du canal intestinal rouge et fortement injectée, surtout celle de l'estomac, du duodénum et du rectum : non seulement cette phlogose se manifeste par la couleur, l'injection et le gonflement de la membrane, mais encore par une couche albumineuse qui recouvre toute l'étendue du canal intestinal depuis le cardia jusqu'à l'anus. Des expériences répétées prouvent qu'une dissolution d'émétique mise en rapport avec le péritoine, introduite dans le tissu cellulaire ou dans le parenchyme des organes, suscite toujours le vomissement et des déjections alvines.

Nous nous occuperons plus loin des avantages que le médecin peut retirer de l'usage interne du tartre stibié; mais nous devons dire ici que ce sel a fourni à la thérapeutique un moyen épispastique dont on se sert souvent. On mêle un gros, deux gros de tartre stibié avec une once d'axonge de porc, selon que l'état de la peau du malade demande une agression plus ou moins puissante; on frictionne l'endroit où l'on veut faire naître des pustules avec un demi-gros ou un gros de cet onguent; on répète ces onctions deux ou trois fois le jour, et bientôt on voit s'y établir un travail dont nous avons parlé plus haut: ce travail devient en thérapeutique un mouvement dérivatif ou révulsif, dont on tire un grand parti pour appeler à la peau une irritation, une phlogose qui occupe les parties internes de la poitrine ou du bas-ventre. Dans les toux, la coqueluche, les pleurésies apyrectiques, dans des lésions abdominales, etc., ce topique a montré de l'efficacité, et son emploi est toujours sans danger.

Kermès minéral, oxyde d'antimoine hydro-sulfuré rouge, sous-hydro-sulfate d'antimoine. *Kermes minerale, hydrosulfuretum rubrum stibii sulfurati* (Codex). Cette préparation antimoniale a aussi porté le nom de poudre des Chartreux, *pulvis Carthusianorum*. Ce médicament est toujours en poudre; il doit être léger, d'un aspect velouté, d'une belle couleur brun-pourpre. Cette préparation chimique est insoluble dans l'eau; elle se décolore peu à peu lorsqu'on la laisse exposée au contact de la lumière ou à l'air libre : dans ce dernier cas, l'oxygène de l'air brûle l'hydrogène du kermès.

On prépare cette substance médicinale de plusieurs manières. On peut broyer ensemble deux parties de sulfure d'antimoine et de potasse du commerce, puis faire fondre ce mélange dans un creuset. On réduit la masse fondue en poudre, et on fait bouillir cette dernière dans l'eau. En filtrant la liqueur, et en la laissant en repos, elle dépose une grande quantité de kermès. On pourra aussi s'en procurer abondamment en faisant bouillir pendant un quart d'heure, dans l'eau, deux parties de sulfure d'antimoine avec une partie de potasse ou de soude caustique; la liqueur, filtrée pendant qu'elle est chaude, donne, en se refroidissant, du kermès.

On obtient un précipité plus beau en suivant le procédé de M. Cluzel, qui consiste à faire bouillir, pendant une demi-heure, dans une chaudière de fer, une partie de sulfure d'antimoine pulvérisé, vingt-deux parties de carbonate de soude cristallisé, dans deux cent cinquante parties d'eau; ensuite on filtre la liqueur, on la reçoit dans des terrines chaudes; elle donne, par le refroidissement, un beau kermès que l'on recueille sur un filtre: on lave cette substance avec de l'eau bouillie, et on la conserve dans des vases bien fermés.

Le kermès, pris à la dose de quatre à six grains, en une seule fois, irrite les voies intestinales, provoque le vomissement : quelquefois il détermine des évacuations alvines. Ordinairement on divise cette poudre au moyen d'un peu de sucre, on délaie ce mélange dans deux cuillerées d'eau ou de vin que l'on fait avaler au malade. On peut aussi mêler le kermès à du sirop que l'on donne par cuillerées jusqu'à ce qu'on ait obtenu l'effet que l'on désire.

Le kermès s'administre encore à plus petites doses que l'on éloigne l'une de l'autre : si on les rapproche trop, cette substance suscite quelquefois des nausées légères. Employé de cette manière, le kermès produit un effet modéré sur la surface alimentaire ; souvent il augmente un peu les excrétions alvines. Lorsque l'on veut augmenter l'énergie expultrice du tissu pulmonaire, et rendre l'expectoration plus facile, ou quand on a l'intention d'exciter un dégorgement de la membrane muqueuse des voies aériennes, on emploie le kermès minéral à petites doses ; on en mêle un, deux, même quatre grains dans quatre onces de looch blanc pectoral ou dans un même volume d'une potion huileuse, et on donne d'heure en heure une cuillerée de ce mélange. Le kermès, ne se dissolvant pas dans l'eau, reste en suspension dans les liquides qui lui servent d'excipient ; voilà pourquoi on préfère ceux qui ont une certaine consistance, et qui ne laissent que bien lentement précipiter les molécules de cette substance médicinale. On fait aussi entrer le kermès dans des bols ou des pastilles : on l'unit alors avec le beurre de cacao, le blanc de baleine, la gomme arabique, la poudre de guimauve, etc.

On a donné le kermès minéral, comme le tartre stibié, à des doses qui paraissaient devoir occasioner une lésion sérieuse des organes digestifs, un véritable empoisonnement. J'avais vu cinq grains de cette substance produire une gastrite intense et qui a duré fort long-temps : j'ai vu depuis que l'on pouvait prendre impunément des quantités beaucoup plus fortes de ce médicament. C'est dans la condition où se trouvent actuellement les tissus gastriques et intestinaux, qu'il faut, selon moi, chercher la solution de cette anomalie.

Le nommé Désanclos, atteint d'un rhumatisme articulaire, qui n'a pas la langue rouge, qui a l'épigastre libre, l'estomac en bon état, bon appétit, prend, de trois heures en trois heures, huit grains de kermès minéral divisé avec du sucre et délayé dans un peu d'eau. Le premier paquet le fait vomir deux fois, le deuxième provoque un vomissement et une selle, le troisième ne fait pas vomir, le malade va deux fois du bas. Le lendemain matin, il ne ressent pas de chaleur ni de douleurs dans l'épigastre ou dans les autres régions de l'abdomen, il n'est pas altéré, il n'a pas soif; langue blanchâtre, point de sueur, il n'a pas uriné plus que de coutume; ses douleurs rhumatismales sont plus fortes; le malade se trouve plus souffrant qu'avant d'avoir pris ses paquets. Il prend le second jour un demi-gros de kermès minéral, mêlé avec un gros de sucre blanc, et divisé en huit doses, qu'il avale de trois heures en trois heures. Il n'a pas eu d'envies de vomir, a été trois fois du bas sans coliques; peu de sommeil, grande soif: par moments de l'oppression; sueur la nuit. La fluxion rhumatismale est passée du poignet droit dans le poignet gauche et le coude du même côté. Le troisième jour, il prend deux scrupules de kermès minéral arrangé de la même manière. Il ne vomit pas, n'a même pas de nausées : six selles sans coliques; soif, moiteur de la peau; il a de l'appétit, il mangerait; langue humide, moins sèche; point de chaleurs dans la cavité abdominale. La douleur du bras gauche est plus forte. Le quatrième, il continue de prendre deux scrupules de kermès minéral en huit doses : deux selles; la nuit il a rejeté un peu de la boisson qu'il avait prise le soir; il n'a pas sué; la langue se charge, elle est jaunâtre, un peu sèche, point de douleurs à l'épigastre ni dans l'abdomen; la figure me paraît souffrante. Le cinquième jour, le malade ne prend que quatre paquets; il les refuse; il dit que ce remède lui enlève son appétit. Point de vomissements, deux selles, grande soif : langue un peu rouge, lèvres sèches, grande chaleur, fièvre le soir, sueurs la nuit; la fluxion rhumatismale s'est reportée sur le bras droit. Le sixième jour, il ne reçoit que cinq paquets : un vomissement, une selle, grande altération, plus d'appétit, point de coliques; sueurs le jour et la nuit; les douleurs rhumatismales sont apaisées. Le septième jour, il a pris les huit paquets : deux vomissements, une selle, soif, inappétence; langue un peu sèche au centre; point de douleurs dans l'abdomen; douleurs rhumatismales diminuées. Le huitième jour, il prend toujours ses huit paquets ou deux scrupules de kermès minéral : point de vomissements, deux selles; étourdissements et saignements du nez; il n'y a point de céphalalgie; sueurs, point d'appétit, lèvres sèches : il cesse l'usage du kermès. Le neuvième jour, langue blanchâtre, soif, un peu d'appétit, une selle, point de vomissement, sueurs. Les jours suivants l'appétit est revenu; il a continué à rendre des selles liquides, qui alternaient avec un état de constipation : sept à huit jours après, les fonctions digestives étaient régulières, l'estomac et les intestins avaient recouvré leur état physiologique. L'affection rhumatismale s'est dissipée peu à peu.

La femme Lalée, âgée de 25 ans, était attaquée de phthisie bien constatée. Elle venait de loin à loin à l'Hôtel-Dieu passer quelques semaines. On la mettait à un régime adoucissant, on s'occupait de calmer sa toux, etc. Sa maladie s'aggravait de jour en jour, elle était maigre, pâle, toujours souffrante. Elle se présenta à la fin d'avril 1824 avec des accidents nouveaux et récents; grande oppression, douleurs dans les deux côtés de la poitrine, toux fréquente et pénible, râle muqueux, percussion sourde, expectoration visqueuse, pouls petit, accablement. Nous reconnûmes, ce que nous rencontrons assez souvent, qu'une péripneumonie venait de s'associer à sa phthisie, que le tissu pulmonaire qui sépare, environne dans les phthisiques les tubercules, était chez elle gorgé de sang, dans un état d'inflammation. Nos ressources chez cette malade étaient bien bornées : nous ne pouvions recourir aux saignées; nous avions peu à espérer des topiques révulsifs, et rien à attendre des boissons, des loochs adoucissants, etc. Nous nous déterminâmes à essayer la pratique des médecins italiens, à employer le kermès minéral à hautes doses. Nous lui en prescrivîmes six grains mêlés à un peu de sucre, de deux heures en deux heures, il n'y eut ni vomissements, ni selles : le soir elle était un peu mieux;

l'expectoration paraissait moins visqueuse. Le lendemain matin l'oppression revint plus forte; elle cessa le kermès, elle en avait pris un gros; elle mourut dans la journée. A l'ouverture du cadavre, nous trouvâmes les poumons dans l'état où nous les présumions. Toutes les parties du tissu pulmonaire qui n'étaient pas tubercules, se trouvaient dans un état d'hépatisation très prononcé. L'estomac, petit, oligotrophié, avait sa surface interne très pâle : il n'y avait dans la cavité gastrique ni injections vasculaires, ni rougeurs, aucune trace de phlogose. Le duodénum et le jéjunum étaient également exempts d'inflammation; leurs tuniques étaient aussi amincies, oligotrophiées. Tout le kermès semblait ramassé dans l'iléum : la plus grande partie de cet intestin était gonflée par un liquide rougeâtre, sanguinolent, épais, dans lequel on reconnaissait facilement le kermès : dans cette partie de l'intestin, la membrane muqueuse était rouge, ramollie, injectée finement, dans un état d'altération bien évident : la tunique musculeuse elle-même participait à cette inflammation : la tunique péritonéale était saine. Les gros intestins n'offraient dans leur intérieur aucun signe de phlogose : on vit seulement à la face interne du rectum et du colon descendant quelques ulcérations anciennes : la membrane muqueuse qui les environnait était saine et pâle. L'affection de l'iléum est sans aucun doute le produit de l'action du kermès sur sa surface interne; cette affection n'était pas incurable ni mortelle; si elle avait opéré une révulsion salutaire à l'égard des poumons, nous aurions prolongé les jours de la malade : c'est ce que nous désirions obtenir. Si le kermès, en traversant l'organe gastrique, le duodénum et le jéjunum, a fait rougir, a irrité l'intérieur de ces organes, cet effet a peu duré; il n'existait plus, ces parties avaient repris leur condition physiologique au moment de la mort, qui eut lieu huit heures après avoir cessé l'usage du kermès.

SOUFRE DORÉ D'ANTIMOINE, OU OXYDE HYDRO-SULFURÉ ORANGÉ D'ANTIMOINE, SOUS-HYDRO-SULFATE D'ANTIMOINE SULFURÉ. *Sulphur antimonii auratum, hydrosulphuretum luteum oxydi stibii sulphurati.* Cette préparation antimoniale a une couleur moins foncée que le kermès minéral : on pense qu'elle contient moins d'oxyde d'antimoine et plus de soufre que ce dernier. Elle s'obtient en versant dans les eaux-mères d'où l'on a retiré le kermès, un acide : on emploie ordinairement l'acide acétique.

Le soufre doré d'antimoine jouit d'une propriété irritante. Pris à la dose de cinq à six grains, il suscite le vomissement : il peut aussi exciter des déjections alvines. A plus forte dose, il occasionerait une phlogose sur quelques points du canal alimentaire. (*Orfila*, ouvrage cité.) On se sert rarement du soufre doré d'antimoine pour faire vomir les malades ou pour irriter la surface intestinale, pour obtenir un effet purgatif. On assure qu'il était la base de beaucoup de remèdes secrets employés par des empiriques contre les maladies rhumatismales, cutanées, scrophuleuses. Il est bon de remarquer que, dans ce cas, le soufre doré d'antimoine se donne à très petites doses, qu'il perd ordinairement sa propriété vomitive.

Des autres préparations antimoniales.

Un grand nombre d'autres composés antimoniaux ont la faculté d'exciter le vomissement; mais leur emploi est toujours accompagné de danger. Le foie d'antimoine, le verre d'antimoine, le vin émétique, etc., sont aujourd'hui regardés plutôt comme des poisons que comme des médicaments. L'impression que ces agents font sur l'organe gastrique et sur les intestins est trop violente pour devenir salutaire; leur usage laisse souvent sur ces organes une lésion profonde et fâcheuse : au lieu d'un effet médicinal que l'on attend d'eux, ils créent un état pathologique qui complique la maladie contre laquelle on dirigeait leur force active. Aussi a-t-on renoncé à l'emploi de ces composés chimiques. On continue cependant de se servir encore du vin émétique; mais on le donne en lavement, lorsque l'on veut établir sur la surface interne des gros intestins un travail comme fluxionnaire très intense, et former dans ce point du corps un centre de vitalité qui soit révulsif à l'égard de la tête, de la poitrine, etc.

Sulfate de zinc, vitriol blanc. Nous devons citer cette substance saline au nombre des composés chimiques qui peuvent déterminer le vomissement. On sait qu'elle irrite les surfaces vivantes avec lesquelles on la met en contact : c'est cette faculté qui l'a fait entrer dans les collyres résolutifs. Donné à l'intérieur, à la dose de trois à quatre grains, ce sel fait vomir. Mais la thérapeutique a rarement recours à cet agent; elle préfère se servir du tartrate antimonié de potasse : le sulfate de zinc n'est plus conseillé que dans le cas de narcotisme, lorsqu'on veut un vomissement très prompt, et que l'on ne craint point d'offenser l'organe gastrique dont la sensibilité est engourdie.

Section III. *Des effets immédiats que produisent les médicaments émétiques.*

Éclairé par la physiologie, le médecin considère dans la médication émétique, 1° l'irritation de la surface gastrique et duodénale qui produit une série de changements organiques fort importants ; 2° l'acte du vomissement, qui présente à l'examen de l'observateur les matières qu'il fait sortir des voies digestives, et l'ébranlement violent qu'il imprime à toute la machine ; 3° l'influence générale de l'agent émétique, ou les phénomènes qu'il détermine dans des points éloignés des voies alimentaires. Examinons, dans cet esprit, l'action des médicaments émétiques.

I. *Action locale des émétiques.*

Considérations anatomiques sur l'estomac et le duodénum.

Les agents émétiques établissent une irritation sur la surface interne de ces deux organes. Pour bien concevoir toute l'importance de cet effet, il faut se représenter l'organisation de ces parties et rappeler les phénomènes physiologiques dont ils sont le siége.

On sait que l'estomac offre une dimension très variable et qu'il est susceptible d'acquérir un volume considérable. On sait aussi que ce viscère est composé de trois tuniques : une extérieure, que lui fournit le péritoine : une seconde, d'une nature musculeuse, composée de fibres longitudinales et de fibres circulaires ; la contraction successive de ces fibres presse les matières contenues dans l'estomac, les pousse vers le pylore, les fait traverser cet orifice et arriver dans le duodénum : une troisième tunique tapisse intérieurement l'organe gastrique ; celle-ci appartient à l'ordre des membranes muqueuses ; elle présente un grand nombre de replis irréguliers qui paraissent d'autant plus nombreux que ce viscère est plus resserré sur lui-même. Dans l'estomac, la membrane muqueuse se fait remarquer par une consistance plus molle, par une couleur rougeâtre et par le grand nombre de villosités qu'elle possède. Dans l'épaisseur de cette membrane se trouvent des follicules qui y sont très multipliés, et qui sécrètent les mucosités que l'on rencontre habituellement dans l'intérieur de ce viscère. Le degré de densité, d'épaisseur des tuniques gastriques, offre une circonstance importante à noter. On les trouve souvent amincies, ramollies, oligotrophiées, etc.

L'estomac reçoit quatre artères qui lui portent une abondante quantité de fluide sanguin. Ces vaisseaux se divisent sur cet organe ; ces divisions se ramifient à l'infini : leurs extrémités vont s'épanouir à la surface de la membrane muqueuse et y former un réseau vasculaire, d'où sortent sans doute les orifices exhalants qui fournissent la perspiration dont l'intérieur de cet organe est ordinairement humecté. L'estomac a un grand nombre de filets nerveux qui lui viennent de la huitième paire et du plexus solaire du grand sympathique, aussi la sensibilité de cet organe est-elle toujours très grande : les physiologistes le regardent comme un point où la vitalité est habituellement développée. Les impressions que l'estomac reçoit semblent, par l'effet des liens sympathiques qu'il entretient avec les divers appareils organiques du corps, retentir à la fois dans tout le système animal.

Le duodénum tient à l'estomac, il le continue; il a une organisation analogue à celle de ce viscère; il se compose des mêmes parties et réunit les mêmes conditions physiologiques. Le duodénum reçoit, dans l'acte de la digestion, les matières que l'estomac lui fournit; mais, dans d'autres temps, c'est le duodénum qui fait refluer dans l'estomac les substances qui se trouvent dans son intérieur. Cette particularité devient intéressante, quand surtout on s'occupe de l'opération des médicaments émétiques. Il est un autre objet que nous devons ici signaler: c'est dans le duodénum que viennent aboutir les conduits excréteurs qui apportent, du foie et du pancréas, les humeurs sécrétées par ces organes. Nous savons que l'irritation exercée par la substance émétique sur l'extrémité de ces conduits, est comme perçue par les organes auxquels ils appartiennent. Pendant l'action d'un émétique, ces derniers éprouvent un changement analogue à celui que l'on remarque dans les glandes salivaires lorsque l'on tient dans la bouche un corps qui irrite l'extrémité de leurs conduits excréteurs: la vitalité de ces glandes augmente, le sang afflue dans leur parenchyme, leur action sécrétoire est accélérée, il en découle une exubérance d'humeurs. La surface vivante sur laquelle agissent les émétiques jouit aussi de la faculté absorbante.

Enfin, cette partie des organes digestifs peut offrir un phénomène singulier : au milieu d'efforts violents, tout ce que contient l'estomac est rejeté au dehors par la bouche : le duodénum lui-même pousse vers la cavité gastrique les matières qui se trouvent dans son intérieur, et elles sortent également hors du corps. Ce grand mouvement ébranle la machine tout entière, il agite le matériel des divers tissus organiques; il appelle toute l'attention du pharmacologiste. Connaissant l'organisation, les habitudes et les facultés du lieu où les émétiques vont mettre en jeu leur puissance, nous pourrons mieux saisir les effets qui dépendent de son exercice.

Irritation de la surface gastrique et duodénale.

A peine arrivés dans l'organe gastrique, les émétiques manifestent leur caractère; ils irritent cet organe; ils déterminent un développement soudain de la vitalité sur la membrane muqueuse qui tapisse son intérieur; le sang pénètre, épanouit le réseau capillaire qui existe à la surface de cette membrane; l'estomac devient aussitôt plus rouge et plus sensible. Poussée par l'action contractile de ce viscère dans le duodénum, la substance émétique y exerce la même impression, y suscite les mêmes phénomènes organiques.

Ce développement de la vitalité n'a qu'une existence momentanée. Si l'irritation causée par l'émétique était plus durable, si surtout elle pénétrait plus profondément, elle cesserait d'appartenir à l'ordre des mouvements dont la thérapeutique peut se servir; elle prendrait un caractère pathologique; elle pourrait alors altérer le tissu de ces parties, amener des lésions fâcheuses. Mais l'action d'une substance émétique ne provoque, quand les organes digestifs sont sains, qu'un changement superficiel qui s'efface bientôt sans laisser aucune trace après lui.

Bien que le travail établi par un médicament émétique sur la surface interne de l'estomac et du duodénum dure peu de temps, il donne lieu à plusieurs effets qu'il est important de signaler. 1° L'exhalation qui humecte habituellement l'intérieur des voies digestives prend un rhythme accéléré, et fournit un produit beaucoup plus fort. Au lieu du suintement insensible qui caractérise un état ordinaire ou naturel, il se fait une pluie abondante dans les cavités gastrique et duodénale. La grande activité de cette perspiration ne peut être mise en doute: on voit des personnes qui emploient une liqueur émétique par cuillerées rendre, au troisième ou au quatrième vomissement, une quantité assez considérable d'eau. Darwin cite un homme qui n'avait avalé en tout qu'une pinte de boisson, et qui vomit environ six pintes de liquide. Très souvent la matière des vomissements reste toujours séreuse; alors elle provient de l'exhalation gastrique et duodénale. 2° Le travail sécrétoire des follicules muqueux est en même temps plus actif: incités par l'irritation émétique, ces follicules travaillent plus vite et fournissent beaucoup de mucosités. Les matières épaisses, filantes, visqueuses que l'on rejette par le vomissement sont la suite de cette grande activité; on dit alors que le médicament a fait rendre des glaires. 3° Les émétiques influent aussi sur la faculté sécrétoire du foie; l'abondance de bile dont ils provoquent la formation est sans doute le produit le plus remarquable de leur opération.

Il ne faut pas croire que toute la bile qu'un vomitif fait sortir hors du corps existait dans l'estomac ou dans les voies alimentaires avant l'administration de ce médicament. La sécrétion de cette humeur est le plus souvent déterminée par le médicament lui-même; c'est un produit de l'exercice de sa puissance sur l'économie animale. Ou l'impression de cet agent sur la surface duodénale, en irritant le conduit cholédoque, met l'appareil hépatique dans un état de turgescence, excite sa vitalité, y appelle une congestion sanguine, et occasione ainsi une sorte de débordement de bile; ou les molécules mêmes du médicament émétique sont absorbées par les radicules veineuses, comme le pense M. Magendie; elles arrivent dans l'organe hépatique, et le mettent dans l'état d'orgasme dont nous venons de parler. Toujours est-il constant que les substances émétiques décident une sécrétion prompte, instantanée et copieuse de l'humeur biliaire; que, pendant l'action de ces substances, ce liquide afflue dans le duodénum; que de cet intestin il remonte dans la cavité gastrique, et qu'il est rejeté par la bouche. Dans les matières que chaque vomissement expulse hors du corps, cette humeur se trouve pour une proportion plus ou moins forte; elle sort quelquefois pure; le plus souvent elle est mêlée avec des mucosités, avec le liquide exhalé, avec la boisson que l'on a avalée, et avec ce que contenaient l'estomac et le duodénum.

Il est des affections pathologiques dans lesquelles il se forme, en peu de minutes, des quantités notables de bile. Tels sont les débordements de cette humeur que l'on voit quelquefois arriver dans le frisson des accès des fièvres intermittentes. Une personne qui a la langue nette, de l'appétit, point de mauvais goût à la bouche, rend tous les deux jours ou même tous les jours, si la fièvre est quotidienne, plusieurs livres de bile pendant le froid de l'accès. Ne faut-il pas croire que, tout-à-coup et par suite du resserrement des vaisseaux capillaires cutanés, le sang reflue dans l'intérieur du corps; que le foie en reçoit une forte dose; qu'incité par l'abord de ce fluide, cet organe augmente son action? A l'époque des règles, on observe sur quelques femmes un phénomène analogue; la congestion sanguine qui se prépare vers l'utérus semble d'abord atteindre l'appareil hépatique, augmenter ses mouvements sécrétoires, et décider la formation instantanée de la grande quantité de bile que ces femmes rejettent par le vomissement, deux ou trois jours avant que la menstruation paraisse. Raymond, dans son ouvrage sur les maladies qu'il est dangereux de guérir, pag. 240, rapporte l'observation d'une religieuse qui rendait le matin, par le vomissement, près de quinze livres d'une bile fort claire, d'un jaune tirant sur le vert et d'un goût amer, et qui après cette évacuation était gaie et faisait parfaitement toutes ses fonctions.

Que le sang qui sert à composer la bile soit le liquide plus oxygéné, plus vivifiant, que porte au foie l'artère hépatique; ou que les principes qui servent à former cette humeur proviennent du sang chargé d'hydrogène carboné que la veine-porte fait arriver dans cet organe; ou bien que ces deux sangs concourent simultanément à cette opération, de telle sorte que le premier animerait seulement l'organe sécréteur, exciterait sa vitalité, et que le second lui fournirait passivement les éléments propres à la confection de la bile, peu importe à notre sujet: il suffit de savoir que le foie peut être stimulé comme les autres glandes sécrétoires; qu'il est susceptible d'entrer dans un état de turgescence et de fournir en peu d'instants un produit considérable. Il est évident toutefois que nous n'entendons parler ici que de la bile hépatique; il n'y a que celle-ci qui puisse être à volonté augmentée: c'est elle qui donne lieu à ces évacuations excessives d'humeur biliaire que provoquent quelquefois les émétiques, ou qui accompagnent un état de maladie. Dans l'acte du vomissement, la bile cystique sort aussi de son réservoir; elle reflue dans la cavité gastrique, d'où elle est expulsée avec les matières qui s'y trouvent: mais cette bile ne paraît qu'après un certain nombre d'efforts; il lui faut quelque temps pour remonter dans l'estomac.

Il semble facile d'expliquer pourquoi on ne rend pas de bile lorsque l'on vomit immédiatement après l'ingestion d'un émétique : la puissance irritante de cet agent n'a pas encore gagné le duodénum, le foie ne l'a pas encore sentie. On conçoit pourquoi au contraire cette humeur est toujours mêlée aux matières qui sortent de l'estomac, lorsque les vomissements sont tardifs; dans ce cas, le médicament émétique a eu le temps d'agir sur l'organe sécréteur de la bile, de décider un afflux de cette humeur dans la cavité intestinale.

Le pancréas ressent en même temps que le foie l'influence irritante des médicaments émétiques; et son action sécrétoire est également accélérée après leur usage. Le liquide fourni par cet organe paraît toujours peu abondant; cependant il ne doit pas être tout-à-fait négligé dans l'examen des excrétions dont les médicaments qui nous occupent provoquent la sortie. On sait que l'humeur pancréatique est transparente, qu'elle ressemble beaucoup à la salive; des physiologistes célèbres ne seraient pas éloignés d'attribuer à une sécrétion excessive de cette humeur certains vomissements séreux. (*Article* Digestion, *du Diction. des scienc. méd.*, pag. 428.)

Nous avons vu que l'effet irritant des médicaments émétiques ne reste pas toujours borné à l'intérieur de l'estomac et du duodénum. Lorsque le vomissement n'a pas rejeté toute la substance médicinale, celle-ci pénètre dans le canal alimentaire; elle établit sur la surface interne des intestins grêles et des gros intestins une irritation qui réunit tous les caractères de l'action purgative, qui en détermine tous les effets. Cette partie de la matière émétique que l'on a employée donne lieu à des évacuations alvines qui dépendent des mêmes causes que celles dont nous avons parlé en traitant de la médication purgative. Les praticiens désirent souvent obtenir ce résultat composé lorsqu'ils emploient un émétique. Pour y parvenir plus sûrement, ils lui associent une substance purgative : on nomme ces mélanges des *éméto-cathartiques*.

Quelquefois les émétiques ne causent pas de vomissements : toute la matière médicinale pénètre dans les intestins, sur lesquels elle met en jeu sa propriété irritante. Alors elle cause une purgation très marquée, elle donne lieu à des déjections répétées ; dans ce cas, le médicament émétique n'a eu qu'un effet purgatif. Il est vrai que, considérée dans son essence, dans son caractère ou dans les productions qui la recèlent, la propriété émétique ne diffère pas de la propriété purgative. L'impression que ces deux propriétés font sur les voies alimentaires est la même ; c'est toujours le même phénomène organique, une irritation, qu'elles déterminent ; seulement elles n'attaquent pas les mêmes points du système digestif. L'irritation émétique se montre dans toute sa force sur l'intérieur de l'estomac et du duodénum ; elle s'affaiblit ensuite, elle perd de son intensité à mesure qu'elle s'étend sur le reste du canal alimentaire. Au contraire, l'irritation purgative, d'abord faible et modérée sur la partie supérieure de l'appareil digestif, sur l'estomac, ne se montre dans toute sa force que lorsqu'elle a atteint les intestins grêles et surtout les gros intestins. Il est de plus un phénomène qui accompagne l'irritation émétique, qui sert à la caractériser, c'est le vomissement, dont nous allons nous occuper. Quelque ressemblance que l'on trouve entre l'action physiologique des substances émétiques et celle des substances purgatives, on ne peut cependant les réunir. La thérapeutique elle-même commande de les séparer, parcequ'elle en retire des avantages distincts : Stoll répète sans cesse, dans sa *Médecine clinique*, que les purgatifs ne peuvent remplacer les émétiques.

II. *Du vomissement produit par les émétiques.*

L'acte du vomissement nous présente deux choses à examiner : 1° les secousses qu'impriment à toute la machine vivante les efforts au milieu desquels il s'exécute ; 2° les qualités et la quantité des matières qu'il fait sortir hors du corps.

Des secousses que le vomissement communique au système animal. On regardait l'estomac comme capable d'exécuter seul le vomissement ; on pensait que cette opération organique était produite par la contraction subite et comme convulsive des fibres musculaires de cet organe. Mais M. Magendie, par une suite d'expériences très ingénieuses, a prouvé que l'estomac pouvait rester dans un état passif pendant le vomissement. Il a été conduit à assurer que l'action du diaphragme et celle des muscles larges du bas-ventre suffisaient pour déterminer l'expulsion des matières contenues dans ce viscère. (*Mém. sur le vomissem.*) Mais ce n'est pas l'acte du vomissement, considéré comme phénomène physiologique, qui doit ici nous intéresser ; ce sont les efforts auxquels il oblige tout le corps, ce sont les changements qu'il produit dans l'exercice des fonctions de la vie que nous devons étudier. Il suffit de considérer un individu qui vomit pour rester convaincu que cette opération exerce sur tous les organes une puissante influence : on reconnaît alors que le vomissement est quelque chose de très important dans la médication émétique, qu'il constitùe une partie essentielle de cette médication, que son absence la rend incomplète et la dénature.

Seul, et indépendamment des autres produits de l'action d'un émétique, le vomissement suscite dans l'économie vivante un ensemble de mouvements organiques, un ébranlement général, bien digne de fixer l'attention du pharmacologiste; on ne ressent d'abord qu'un sentiment d'anxiété vers la région épigastrique, bientôt on éprouve un malaise général qui augmente à mesure que les nausées deviennent plus prononcées, et qui se termine par des efforts considérables dont l'estomac semble être le centre ou le terme. Au moment où le vomissement s'exécute, où les matières sont lancées avec force par la bouche, le diaphragme et les muscles abdominaux se contractent convulsivement, toute la machine est vivement secouée; tous les appareils organiques ressentent des commotions vives et répétées; tous les viscères éprouvent des succussions mécaniques qui retentissent jusque dans la profondeur de leur tissu. Ce violent ébranlement est tel que l'on interdit l'usage des émétiques aux personnes attaquées d'un anévrisme, que l'on recommande à ceux qui portent une hernie de la contenir exactement pendant qu'ils vomissent, etc. L'acte du vomissement est pour la nature un travail qui intéresse toutes les fonctions, qui change, modifie l'ordre actuel de leur exercice. Le pouls est petit, serré, inégal, au moment où se prépare le grand mouvement qui nous occupe : on prétend même qu'il se ralentit d'une manière sensible. Une sueur d'anxiété précède les vomissements, une abondante diaphorèse les suit ordinairement. La respiration ne se fait que par saccades, les cellules bronchiques se débarrassent des mucosités qu'elles contiennent; toutes les excrétions deviennent instantanément plus fortes, etc., etc.

On sait qu'un certain nombre de causes très différentes les unes des autres peuvent également faire vomir. La vue d'une chose qui excite un dégoût extrême, l'eau tiède bue en abondance et avec précipitation, l'huile fixe pure, deux grains d'opium, etc., etc., excitent le vomissement. La nature se sert souvent de ce moyen pour chasser de l'estomac les substances nuisibles qui y ont pénétré; l'innocuité de beaucoup d'empoisonnements qui devaient être funestes s'explique par les vomissements spontanés qui ont suivi de près l'ingestion de la substance vénéneuse. Cette opération organique reste toujours identique et produit les mêmes effets, quelle que soit la cause qui l'a provoquée; mais ce qui distingue le vomissement qui fait partie d'une médication émétique, c'est la coexistence de l'irritation dont nous avons plus haut exposé les résultats et signalé l'importance.

Les anciens, pour rendre le vomissement plus facile, remplissaient d'aliments la cavité gastrique. Il est constant que cet acte exige moins d'efforts, devient moins pénible, quand l'estomac a plus de volume, quand il est distendu par des matières molles ou liquides. C'est pour obtenir des vomissements avec moins de peine que l'on fait avaler à ceux à qui on administre un émétique beaucoup d'eau tiède, d'eau sucrée, de petit-lait, d'infusion de camomille romaine, de feuilles d'oranger, etc. L'absence des efforts dont nous parlons distingue la vomiturition du vomissement : la première s'opère sans secousses et semble bien le produit d'une contraction de l'estomac, d'une sorte de succion qu'exécuterait l'œsophage dans ce viscère, et qui ramènerait dans la bouche une partie des matières qu'il renferme ; le vomissement s'exécute toujours au milieu d'un grand appareil de mouvements divers, et donne lieu à une secousse qui embrasse tout le système animal.

Des matières rejetées par le vomissement. Ceux qui prennent un agent émétique rejettent d'abord une portion du médicament qui a été avalé, mêlée avec les matières qui se trouvaient dans l'estomac. Mais bientôt ils rendent diverses humeurs qui sont le résultat immédiat de l'impression irritante que l'émétique a faite sur la surface gastrique et duodénale, qui n'ont été sécrétées que peu d'instants avant d'être expulsées.

Les *qualités* des matières que les émétiques font rejeter sont donc importantes à noter. En tenant compte de ce qui provient de la boisson que l'on a prise, des substances que l'estomac contenait, on peut par l'examen de ces matières déterminer quelle est l'humeur qui domine dans ces évacuations, quels sont par suite les organes qui ont fourni le plus pendant l'opération de l'agent émétique sur les voies digestives.

Si les vomissements ne font rendre qu'un liquide aqueux, si sa quantité dépasse de beaucoup celle des boissons que l'on avale, on pourra croire que l'exhalation a été excitée sur la surface gastrique, qu'une pluie de sérosité a eu lieu par les pores de cette surface ; et que c'est le produit de cette exhalation excessive que le vomissement ramène au dehors. La matière des vomissements est-elle épaisse, visqueuse, insipide? se compose-t-elle de mucosités filantes et floconneuses? il sera évident que l'impression du médicament a surtout développé la vitalité des cryptes muqueuses, qui sont répandues sur la surface de l'estomac et du duodénum; les mucosités qui sortent de l'estomac sont le résultat de l'excitation que ces cryptes ont éprouvée.

Lorsque les matières que l'on vomit sont colorées par l'humeur biliaire, qu'elles ont un goût amer, elles attestent que le foie, stimulé par la substance émétique, est entré dans une sorte de turgescence et que la sécrétion de la bile hépatique a été considérable. Quelquefois on rend cette bile presque pure, elle est fluide et d'un jaune clair: plus souvent elle est mêlée aux liquides contenus dans l'estomac, elle leur communique une couleur safranée; au contact de l'air, ces liquides prennent une nuance verdâtre. La bile cystique sort aussi avec les matières que l'on rejette par le vomissement; mais celle-ci ne vient que tardivement; elle se reconnaît à sa saveur plus amère, à sa consistance plus épaisse, à sa couleur d'un vert foncé.

Dans l'état de maladie, la matière des vomissements présente souvent des qualités extraordinaires. Une lésion dans les organes digestifs, une modification morbide du foie, du pancréas, ou des cryptes muqueuses, expliqueront bien toutes les anomalies que l'observation pathologique fait rencontrer dans les qualités des humeurs que l'estomac rejette hors du corps. On a vomi des matières acides ou d'une âcreté telle qu'elles brûlaient la gorge au passage, des matières noires semblables à de l'encre, des liquides épais que les auteurs comparent à du jaune d'œuf, à de la lie, à du gluten, à de la colle de poisson, à de la suie détrempée, etc.; l'état morbide des organes qui fournissent ces excrétions peut seul rendre raison de la nature insolite que ces dernières présentent.

La *quantité* d'humeurs dont les émétiques procurent l'expulsion n'est pas égale pour tous ceux à qui on administre ces médicaments. Il est des cas où l'on rend peu de choses, et d'autres où l'on vomit une abondance singulière de matières. Ces différences de produit, après l'action du même agent médicinal, dépendent des conditions dans lesquelles se trouve l'individu sur qui il agit, et principalement de la disposition de ses organes digestifs. Si ces derniers répondent à l'excitation que leur imprime l'émétique, ils fournissent une grande quantité de fluides excrétés. Au contraire l'impression de l'émétique peut occasioner dans ces organes une sorte de crispation qui fermera leurs couloirs; alors il en sort peu de chose, la matière des vomissements contient peu d'humeurs; l'estomac ne renvoie que les boissons dont le malade fait usage.

Le *nombre* des vomissements varie selon les individus. En général on ne doit vomir que cinq à six fois dans une médication émétique; ce nombre annonce un effet médicinal. Quand les vomissements se prolongent et qu'ils sont accompagnés d'une pénible anxiété, l'emploi du médicament émétique cause un effet presque pathologique qui devient plus nuisible que salutaire.

III. *Action générale des émétiques.*

Une médication émétique ne se compose pas seulement d'une irritation des voies alimentaires et de vomissements; on doit aussi compter les phénomènes organiques qui, pendant cette médication, apparaissent sur des points éloignés de l'appareil digestif. L'irritation de la surface gastrique et duodénale donne lieu à des effets sympathiques importants. D'abord elle cause dans les forces de la vie une distraction subite : attirées vers l'abdomen, ces forces se trouveront tout-à-coup moins abondantes, moins puissantes dans d'autres appareils organiques, et cette soustraction peut, quand ces derniers sont dans un état morbide surtout, opérer un changement favorable dans leur situation actuelle. De plus, l'impression que ressentent alors les extrémités nerveuses qui existent sur la surface de l'estomac et du duodénum se propage à l'encéphale, à la moelle épinière, aux divisions, aux plexus du nerf grand sympathique; elle change l'état actuel, le mode de vitalité de tout l'appareil cérébral; elle donne à l'innervation un caractère, une puissance qui peut amener bien des phénomènes. Peut-être faut-il tenir compte, pour expliquer ces derniers, de la pénétration dans le fluide sanguin des molécules de la substance émétique, et de l'action de ces molécules sur les tissus vivants.

Les effets généraux des émétiques sont, le pouls plus développé, une douce diaphorèse ou une évacuation d'urine, des agitations involontaires dans les jambes, un effort hémorrhagique, etc. C'est l'observation qui a porté les médecins à attribuer aux médicaments émétiques une propriété diaphorétique, une propriété diurétique et une propriété emménagogue. Cette dernière peut être le produit de la secousse que ces médicaments impriment à tout le système, et à l'appareil circulatoire en particulier; elle dépend le plus souvent de ce que, par leur action irritante sur les voies digestives, ces agents attirent le sang vers l'abdomen. Dans l'effet sudorifique des émétiques, nous distinguerons la sueur pénible qui accompagne l'action de vomir, de la sueur douce, universelle, qui a lieu quand les vomissements sont terminés, et qui se manifeste aussi dans quelques cas quand l'émétique n'a pas fait vomir. L'agitation produite par un émétique est tellement prononcée, que Sydenham avait coutume de donner à ses malades, le soir du jour où il les avait fait vomir, une préparation opiacée pour éteindre l'irritation, pour faire cesser le trouble que cette opération médicinale laisse après elle.

Les substances émétiques, quand on les prend à hautes doses et qu'elles donnent naissance à un état pathologique, produisent quelquefois des accidents singuliers; c'est une phlegmasie gangréneuse qui attaque ou menace toutes les extrémités du corps. Une femme prit un petit verre de vin blanc dans lequel elle avait mis infuser du verre d'antimoine; elle éprouva peu de temps après des vomissements répétés et un évanouissement prolongé; elle fut bientôt atteinte d'une douleur très vive au pied droit : le lendemain la gangrène s'en empara. (Wepfer, *De cicut. aquat.*) Une autre femme avait employé sans succès plusieurs moyens pour se purger; un chirurgien lui administra un remède violent qui la fit considérablement évacuer par le haut et par le bas. Il survint des crampes, des mouvements convulsifs dans les membres, une angoisse cruelle. Bientôt cette femme ressentit des élancements très douloureux aux extrémités; il se forma des ecchymoses sur divers point du corps. Frappés de gangrène, la partie cartilagineuse du nez, la lèvre inférieure, la peau du menton, le bout de deux doigts du pied droit, l'orteil du pied gauche, se sont successivement détachés. (*Journ. de médec.*, tom. XXXVIII.) J'ai été témoin d'un fait analogue. Une femme d'un des faubourgs d'Amiens avait reçu d'un herboriste un remède qui devait la purger. Elle éprouva des vomissements continuels et des déjections tellement abondantes, qu'elle tomba dans un extrême abattement; on l'apporta à l'Hôtel-Dieu: le lendemain elle avait le bout du nez, les oreilles, les pommettes des joues d'un violet très foncé; la même couleur existait sur les pieds et sur les mains; la gangrène s'empara rapidement de toutes ces parties; elle a perdu un de ses pieds et plusieurs doigts de l'autre.

SECTION IV. *Du mélange des émétiques avec les médicaments des classes précédentes.*

Les substances émétiques sont rarement mêlées à d'autres; et l'on trouve dans les formulaires peu de combinaisons pharmaceutiques dans lesquelles le tartre stibié ou l'ipécacuanha soit un ingrédient principal: il est facile d'en concevoir la raison. Le vomissement est un des effets ordinaires de l'usage de ces substances;

quand il a lieu, il détermine la sortie hors de l'estomac des autres matières médicinales que l'on avait unies avec elles; ces matières deviennent par conséquent des additions inutiles. Si la totalité de leurs molécules n'a pas été expulsée, il est difficile d'apprécier la quantité qui reste dans le corps; on ne peut pas compter sur le produit d'une action médicinale qui devient éventuelle et incertaine. Il n'y a que trois cas qui permettent d'allier les émétiques avec d'autres agents médicamenteux: c'est lorsque les premiers entrent dans la composition que l'on forme pour une très faible dose, lorsqu'ils ne peuvent plus susciter le vomissement: ou quand les matières que l'on associe au corps émétique sont seulement un auxiliaire de sa vertu: ou bien quand, dans ces réunions d'ingrédients différents, la substance vomitive est décomposée, et qu'elle perd sa propriété.

Mélange des émétiques et des toniques.

Une grande quantité des substances douées de la vertu tonique ont la propriété de décomposer le tartrate antimonié de potasse. Ajouté à une infusion ou à une décoction de quinquina, de noix de galle, de colombo, etc., ce sel change de nature, est privé de sa vertu émétique. Mêlé à la poudre de ces substances, à celle de cachou, le tartre stibié éprouve la même altération. On a donné des doses considérables de cette substance avec du quinquina sans exciter des vomissements. On a aussi vu le vomissement s'arrêter lorsque l'on administrait une décoction de l'écorce péruvienne pendant l'opération du sel antimonial dont nous parlons. Le colombo a produit le même effet : une légère infusion de noix de galle agirait d'une manière plus efficace encore.

La chimie prouve que si l'acide gallique se trouve en contact avec le tartre stibié, il s'empare de l'oxyde d'antimoine, et forme un composé nouveau, insoluble dans l'eau, et qui n'a point la vertu de faire vomir, même donné à une dose élevée. Mais on a attribué à ce produit chimique des propriétés médicinales, et, sans des preuves suffisantes, on lui a fait jouer un rôle important dans le médicament suivant, que Desbois de Rochefort employait contre les fièvres quartes surtout.

℞ Quinquina en poudre, ℥j.
Tartrate d'antimoine et de potasse, gr. xvj.
Sel d'absinthe, ʒj.
Sirop d'absinthe, s. q.
Mêlez pour faire 60 bols dont on prend 20 par jour.

Le praticien que nous venons de nommer a très souvent employé cette préparation et jamais elle n'a excité le moindre soulèvement de cœur. Nul doute que, dans ce mélange, le tartre stibié n'éprouve une décomposition et qu'il ne se forme en même temps une nouvelle substance saline ; mais faut-il, pour expliquer l'efficacité curative de cet électuaire, admettre que cette substance, créée par le rapprochement des principes du quinquina et du sel antimonial, est la cause principale des avantages que ce composé procure à la thérapeutique ? L'écorce péruvienne ne conserve-t-elle pas toute sa puissance dans ce mélange ?

Mélange des émétiques et des excitants.

On ne fait en général usage de médicaments composés d'émétiques et d'excitants, qu'en mettant les premiers pour une proportion tellement faible qu'ils ne produisent plus d'effet vomitif. Ainsi dans les potions que l'on conseille pour favoriser l'expectoration, et dans lesquelles on mêle le kermès minéral, le tartre stibié ou l'ipécacuanha, avec l'oxymel scillitique, le sirop de lierre terrestre, l'eau distillée d'hyssope, de cannelle, de menthe, etc., la matière douée d'une vertu émétique se trouve toujours pour une très petite dose. Comme on n'administre ces potions que par cuillerées, le malade ne prend chaque fois qu'une quantité de kermès, de tartre stibié, ou d'ipécacuanha, insuffisante pour provoquer le vomissement, même pour occasioner des nausées. L'irritation que ces substances suscitent alors dans les voies alimentaires, n'est même plus assez forte pour causer des évacuations intestinales, pour opérer un effet purgatif.

Lorsque dans ces mélanges la dose de la substance émétique est plus élevée, il survient des vomissements; dès lors la substance excitante n'a plus qu'un rôle secondaire. Cependant l'exercice simultané de ces deux vertus produit un résultat remarquable; l'impression excitante éveille la vitalité de la surface gastrique, elle la rend plus sensible à l'action des émétiques, et les effets de ces derniers deviennent plus prompts et plus marqués. Cullen dit que l'on produit d'ordinaire un vomissement subit en faisant avaler, immédiatement après la substance émétique, l'infusion tiède de camomille, ou, ce qu'il est plus aisé de trouver sous la main, une cuillerée à café de la moutarde dont on se sert pour la table. (*Mat. méd.*, tom. II, pag. 504, *traduct.*)

Mélange des émétiques avec les diffusibles.

On trouve, en pharmacie, des préparations qui sont des exemples de ces mélanges. Le vin et la teinture d'ipécacuanha contiennent la faculté émétique de la racine brésilienne avec la faculté diffusible de l'excipient. Ces deux vertus se trouveront aussi dans une potion alcoholique à laquelle on a ajouté deux ou trois grains de tartrate d'antimoine et de potasse. On aura cette double propriété lorsqu'on administrera cinq grains de kermès minéral dans un demi-verre de vin. En examinant ce qui se passe après l'administration de ces médicaments composés, on voit que la puissance diffusible se manifeste d'abord, qu'elle exalte la sensibilité dans les voies digestives, et que par là elle donne plus de prise à l'impression subséquente de la matière émétique. Il est des cas où la thérapeutique tire un grand parti de la réunion des agents alcoholiques aux émétiques. Dans le narcotisme, lorsque la puissance stupéfiante de l'opium, des plantes solanées a engourdi les organes qui provoquent ou exécutent l'acte du vomissement, le tartre stibié agit plus tôt, excite des vomissements plus prompts, si on le donne dans une liqueur alcoholique. Ce mélange est également favorable dans quelques comas, dans certaines affections soporeuses où l'on veut faire vomir le malade, et où l'appareil gastrique est comme frappé de stupeur.

Mélange des émétiques avec les émollients.

Si l'on mêle le tartre stibié, le kermès minéral ou l'ipécacuanha avec la poudre de gomme arabique, ou si l'on délaie ces substances dans un looch ou dans une huile fixe, la matière gommeuse, oléagineuse ou mucilagineuse, s'interposant entre les parties de l'agent émétique, ralentit leur action, diminue la force de leur impression. Cette matière tend encore à opérer le même résultat, en relâchant le tissu des organes digestifs, en les rendant moins sensibles à l'aiguillon des molécules irritantes qui les accompagnent dans les voies alimentaires.

Mélange des émétiques avec les tempérants.

Nous avons ici deux choses à examiner: l'action chimique des acides végétaux sur la matière émétique; l'action tempérante de ces mêmes acides sur les organes où les émétiques vont développer leur puissance. Il est connu que les acides tartarique et citrique décomposent le tartrate antimonié de potasse; mais les substances salines nouvelles que forment ces acides restent en dissolution dans la liqueur, et produisent également le vomissement. On peut ajouter à une eau émétisée du sirop de limons ou de groseilles, sans détruire sa vertu vomitive. Si l'on administre, pendant l'action d'un médicament émétique, de l'eau de groseilles, de la limonade, de l'oxycrat, etc., cette boisson acidule affaiblit l'irritation que ce médicament établissait sur la surface gastrique et intestinale.

Mélange des émétiques avec les narcotiques.

Il est bien connu que l'opium émousse l'aiguillon des substances émétiques, et qu'il leur enlève souvent la faculté de faire vomir. Lorsque l'on donne un mélange de tartre stibié ou d'ipécacuanha et d'opium, ordinairement il ne survient pas de vomissement; ces matières médicinales restent dans le canal alimentaire, et l'on voit naître une médication générale très prononcée.

La poudre de Dover, dont les Anglais font un fréquent usage dans les affections rhumatismales, dans des toux chroniques, dans des diarrhées rebelles, etc., se compose d'opium, d'ipécacuanha et d'une matière saline. Les recettes de cette préparation varient. On trouve la suivante dans la pharmacopée de Parmentier; l'ipécacuanha domine dans ce médicament.

℞ Sulfate de potasse,
Nitrate de potasse, de chaque un gros et demi.
Ipécacuanha en poudre, dix-huit grains.
Extrait d'opium, quatre grains.
Mêlez ensemble. La dose de cette poudre est d'un scrupule et même d'un demi-gros.

Dans la pharmacopée de Londres on trouve une formule différente où l'opium entre pour une proportion plus forte. La voici :

℞ Ipécacuanha en poudre,
Opium sec, de chaque un gros.
Sulfate de potasse, une once.
Mêlez ensemble. La dose est de douze grains à un demi-gros.

Ces deux poudres ne produisent pas les mêmes effets. J'ai souvent employé la première; je l'ai toujours vue occasioner un sentiment pénible à la région de l'épigastre et provoquer des nausées : ces accidents durent plusieurs heures ; ils persistent même pendant la sueur. Cette poudre ne cause pas d'évacuations alvines. C'est surtout la puissance de l'ipécacuanha qui se manifeste après son administration. Dans les phénomènes organiques, que la seconde poudre fait naître, on distingue davantage l'influence de l'opium. Deux ou trois heures après l'avoir prise, on aperçoit les signes qui annoncent une congestion vers l'encéphale; on voit que ce remède porte à la tête. Un malade, atteint d'une douleur rhumatismale dans l'épaule, prit le matin à jeun, pendant deux jours, un demi-gros de cette poudre. Le premier jour, il sentit quelques nausées, il fut engourdi toute la journée. Le deuxième jour il eut des envies de vomir plus prononcées; il éprouva, l'après-midi et le soir, de l'assoupissement, une grande pesanteur de tête, un accablement singulier, les paupières étaient gonflées et tombantes, en un mot il fut légèrement narcotisé.

Le produit le plus important auquel la poudre de Dover donne lieu est une diaphorèse abondante : c'est sur elle que compte ordinairement le thérapeutiste quand il a recours à ce remède; c'est de cette évacuation cutanée qu'il se promet un grand avantage. Mais n'oublions pas que pour déterminer la pléthore des vaisseaux capillaires de la peau, ce qui établit et entretient une forte sueur, on fait prendre, après l'administration de la poudre de Dover, plusieurs tasses d'une boisson aqueuse; on a soin que cette boisson soit très chaude: le malade se tient au lit, il couvre son corps d'épaisses couvertures, etc. La part que ces divers moyens ont à la naissance de la diaphorèse est telle, qu'elle n'a point lieu quand on les néglige. Peut-on, d'après cela, attribuer au composé seul qui nous occupe cet effet sudorifique?

Mélange des émétiques avec les purgatifs.

Ce mélange se pratique souvent dans l'exercice de la médecine. Il est assez fréquent de conseiller un ou deux grains de tartre stibié avec un ou deux gros de sulfate de soude ou de magnésie dans quatre verres d'eau; comme aussi de mêler dix à douze grains d'ipécacuanha en poudre, dans un verre d'une infusion de séné, etc. Ces composés se nomment des *éméto-cathartiques;* ils procurent ordinairement des évacuations par le haut et par le bas. Comme la faculté émétique et la faculté purgative ont un caractère analogue, que leur exercice donne toujours lieu à une irritation des voies digestives, elles peuvent se développer sans que l'une gêne l'opération de l'autre. La substance émétique irrite la surface gastrique et duodénale, et met en même temps en jeu les organes qui exécutent le vomissement; puis la substance purgative étend cette irritation sur la surface des intestins grêles et des gros intestins, à moins que la matière médicinale n'ait été tout-à fait rejetée par le vomissement.

L'effet d'un éméto-cathartique est toujours modéré, parceque cet agent se compose ordinairement d'une demi-dose d'une substance émétique avec une demi-dose d'une substance purgative. Le plus communément un éméto-cathartique fait vomir deux ou trois fois et procure trois ou quatre selles. L'irritation qu'il provoque dans le canal alimentaire est toujours douce, modérée et passagère.

Les éméto-cathartiques présentent, dans la pratique de la médecine, quelques avantages particuliers. Ils conviennent lorsque l'on veut irriter doucement les voies digestives, et obtenir à la fois, sans fatiguer les malades, des évacuations par le haut et par le bas. Stoll avait fréquemment recours à cette réunion d'une substance purgative et d'une substance vomitive. Ces combinaisons médicamenteuses ne conviennent plus si l'on a seulement besoin du vomissement, comme dans les empoisonnements par des substances stupéfiantes : alors on se hâte de faire vomir le malade ; on choisit un agent dont l'effet ne soit ni douteux ni tardif, et on en donne une dose capable d'amener promptement le résultat que l'on désire.

SECTION V. *De l'emploi thérapeutique des médicaments émétiques.*

La thérapeutique peut recourir aux médicaments émétiques, 1° lorsqu'elle veut évacuer par le vomissement les matières actuellement contenues dans l'estomac et dans le duodénum ; 2° lorsqu'elle désire nettoyer le canal intestinal, en excitant des évacuations par le bas ; on opère cet effet en donnant ces médicaments par petites doses, que l'on éloigne l'une de l'autre ; 3° de plus, les agents émétiques servent pour mettre en action les organes sécréteurs et exhalants qui aboutissent sur la surface gastro-intestinale, pour provoquer un dégorgement subit du tissu de toutes ces parties; 4° ils offrent un moyen sûr pour appeler les forces vitales vers l'abdomen, pour produire, à l'égard de la tête et de la poitrine, un mouvement révulsif; 5° en même temps que le vomissement chasse hors du corps ce que contient l'organe gastrique, il imprime à tout le système animal un violent ébranlement: cette secousse mécanique remplit fréquemment des indications particulières; 6° la thérapeutique obtient encore d'autres produits de l'usage des substances émétiques: elle les conseille souvent à titre d'agents expectorants, diaphorétiques, diurétiques, emménagogues, etc. Il est évident que le médecin doit d'abord décider quel est celui des effets que nous venons d'énumérer qu'il veut provoquer, afin de remplir, dans l'administration du médicament, les conditions propres à assurer la naissance de l'effet désiré.

Maladies de l'appareil digestif.

L'estomac et le duodénum éprouvent souvent un état morbide qui paraît être une surexcitation ou une irritation légère de leur membrane muqueuse. Cette membrane est gonflée, sa surface est recouverte d'une abondante sécrétion muqueuse; le malade a de l'inappétence, il se plaint de ne pouvoir manger, il a même du dégoût: la langue est humide, large, mais chargée d'un enduit blanchâtre; il y a un goût fade à la bouche; la salive paraît plus épaisse, filante; on éprouve un sentiment de plénitude à l'épigastre. Si le foie participe à l'état morbide de la surface gastro-duodénale, si ce viscère est dans un état de turgescence, s'il a une tendance à fournir une surabondance de bile, on observe quelques phénomènes de plus : la bouche est amère, la langue jaunâtre, le malade se plaint de rapports désagréables; il vomit souvent de la bile pure. Alors le tartre stibié ou l'ipécacuanha produit un effet vomitif et un effet évacuatif également salutaires. L'impression du médicament sur la surface gastro-duodénale change son mode actuel de vitalité ; elle donne lieu à une sécrétion abondante de mucosités, à une exhalation considérable. Cette agression se propage en même temps au foie ; elle décide la formation instantanée d'une énorme quantité de bile, le tissu hépatique semble se dégorger; le malade rend une très grande quantité d'humeurs: après l'opération du médicament émétique, il se sent soulagé, la région épigastrique est devenue libre ; il est bien, il témoigne sa satisfaction ; le mauvais goût à la bouche, les nausées, le malaise, etc., ont disparu. Il est peu de remèdes qui aient une utilité plus incontestable.

Mais si la surface gastro-duodénale est prise d'une vive irritation, que décèlent les lèvres d'un rouge vif, écailleuses, la langue rétrécie, pointue, rouge au moins aux bords et à sa pointe, sèche, fendillée, etc., la soif, un sentiment de chaleur dans la région épigastrique qui est sensible à la pression, un médicament émétique devient un remède incertain, dangereux, souvent pernicieux. Son action irritante sur l'estomac et sur le duodénum, qui ont une susceptibilité morbide, cause ordinairement des accidents nouveaux; elle étend, elle anime la lésion dont ces parties sont le siége, elle provoque des vomissements accompagnés d'angoisses, elle peut décider une dégénération fâcheuse des tissus gastriques. Mais le mal que fait l'agent émétique ne se borne pas toujours aux parties qu'il attaque; ses effets nuisibles sont plus nombreux, quand la lésion de l'estomac a fait des provocations au cœur, au cerveau, etc., enfin quand il existe un état de fièvre. Alors ce médicament semble à la fois offenser tous les appareils organiques du corps. Cependant l'opération du vomitif peut faire rendre une grande quantité de mucosités et de bile : les assistants ne manquent pas de se féliciter de ces évacuations; loin de penser à accuser le remède, ils vantent ses bons effets, ils croient lui devoir beaucoup pour les humeurs qu'il a fait sortir du corps. Toutefois le malade souffre davantage, il est accablé, le pouls est plus vif, plus fréquent, la chaleur de la peau a de l'âcreté; il y a de l'insomnie, il se manifeste des symptômes nerveux; l'appareil fébrile devient plus menaçant.

La cavité gastrique n'est fréquemment irritée que dans quelques points de sa surface : il en est de même pour l'intérieur du duodénum; dans cette conjoncture, l'usage d'un émétique est moins dangereux : on méconnaît souvent le mal qu'il fait, parceque ce mal reste peu apparent. Quand les endroits irrités sont peu nombreux, quand la substance médicamenteuse fait sur eux une impression passagère, elle ne provoque plus les fâcheux résultats que nous venons d'exposer, elle peut même, en opposant cette irritation à celle qui existe sur les organes digestifs, les ramener à leur condition physiologique, comme nous voyons que cela a lieu souvent sur les membranes muqueuses accessibles à la vue. Voilà ce qui rend encore bien éloignée l'époque où les médecins seront d'accord sur l'usage thérapeutique des médicaments émétiques. On appuiera sur l'observation des opinions contradictoires.

Lorsque tous les tissus de l'estomac et des intestins sont pénétrés par un travail de phlegmasie, lorsqu'ils sont rouges, gonflés, turgescents, l'administration d'un émétique peut avoir les suites les plus funestes; son agression peut déterminer dans ces parties des dégénérescences aussi promptes que pernicieuses. Il est très ordinaire de voir un émétique produire une gastrite; quel mal ne doit pas produire ce remède quand il rencontre déjà cette affection!

Une demoiselle éprouva un vomissement bilieux, elle ressentait en même temps des douleurs d'estomac, avec un malaise général. Sa mère lui administra deux grains de tartre stibié dans quatre verres d'eau, afin d'aider l'expulsion de la bile, qu'elle regardait comme la cause de la maladie de sa fille. Le premier verre fit vomir des matières bilieuses; le deuxième verre fut rejeté aussitôt qu'il arriva dans l'estomac, et il causa un sentiment d'accablement qui fit renoncer à l'emploi des deux autres. Je vis cette malade le lendemain: elle éprouvait de la douleur à la région épigastrique, et des nausées; le pouls était vif et un peu fréquent; une teinte jaunâtre se répandait sur toute la peau. Elle prit du bouillon de poulet, du petit-lait avec le sirop de gomme arabique, et des bains. Tous les accidents se dissipèrent insensiblement, ainsi que l'effusion ictérique, et, peu de jours après, la santé de cette jeune personne était tout-à-fait rétablie.

On a vanté l'usage des émétiques dans les diarrhées, dans la dysenterie: si un état de phlogose des gros intestins, même des intestins grêles entretient ces maladies, n'est-il pas possible qu'une irritation de la surface gastrique devienne une opération révulsive à l'égard de cette phlogose, qu'elle la fasse cesser? S'il y a des ulcérations sur la membrane muqueuse des gros intestins, que ces ulcérations soient récentes, superficielles, qu'elles ne reposent pas sur des tissus épaissis, dégénérés, n'est-il pas possible que l'impression de la substance émétique, si elle arrive sur les endroits malades, décide leur cicatrisation?

Le tartre stibié est un secours aussi utile qu'efficace dans les empoisonnements par des substances stupéfiantes, lorsqu'on est appelé peu de temps après l'ingestion du poison, et qu'on peut le supposer encore dans l'estomac. Dans ce cas il faut une forte dose du médicament émétique. On conseille d'en donner plusieurs grains à la fois, et même de les mettre dans une liqueur alcoholique. L'estomac est comme frappé de stupeur: il faut une impression plus forte pour que cet organe la perçoive, ou qu'une influence stimulante, comme celle d'un véhicule alcoholique donné à la substance émétique, rende l'estomac sensible à l'action de cette substance.

On donne le tartre stibié à la dose de six grains et plus dans la colique des peintres ou colique de plomb. Ce moyen fait partie de ceux que l'on emploie à l'hôpital de la Charité de Paris contre cette maladie. Le tartre stibié irrite alors les extrémités des nerfs qui aboutissent sur la surface muqueuse de l'estomac et des intestins : il agit à peu près comme le vésicatoire que l'on applique sur une cuisse affectée d'une névralgie.

On peut, à l'aide d'un émétique, obtenir, comme nous l'avons dit, le dégorgement de l'organe hépatique lorsqu'il est dans un état d'orgasme. Mais on ne peut pas espérer d'avantages bien marqués de l'usage des remèdes de cette classe dans les lésions matérielles du foie, un état de phlogose, un endurcissement de son tissu, la dégénérescence graisseuse, etc.

Quand le péritoine est phlogosé, et que la membrane muqueuse intestinale est saine, ne peut-on pas, en irritant cette dernière avec un médicament émétique ou purgatif, obtenir un effet dérivatif salutaire ?

C'est en traitant des maladies de l'appareil digestif, dans lesquelles les émétiques peuvent être employés, que l'on sent le besoin de combattre cet axiome trop répandu, que *le vomissement se guérit par le vomissement*. On s'étonne qu'une pareille proposition ait été émise, et on serait porté à adopter une proposition contraire, quand on réfléchit, 1° aux vomissements que produisent les lésions matérielles de l'estomac qui ne sont pas de nature à céder à l'usage d'un émétique, que ce dernier même ne ferait qu'aggraver, comme une irritation, une phlegmasie, un endurcissement des tissus gastriques, un squirrhe, un cancer, des ulcérations, etc. ; 2° aux vomissements qui ont leur cause dans une lésion de l'encéphale, de la moelle épinière, des plexus nerveux, qui sont le produit d'une innervation désordonnée, et qu'un émétique ne peut pas arrêter; 3° à ceux que provoque l'utérus ou un autre organe souffrant, un calcul, etc.; 4° aux vomissements qui tiennent à une hernie, 5° à ceux qui accompagnent la grossesse, etc.

Maladies de l'appareil circulatoire.

On n'oppose pas les émétiques aux maladies du cœur, du péricarde et des gros vaisseaux. On redoute leur action dans les anévrismes.

Maladies de l'appareil respiratoire.

On a recours fréquemment aux émétiques dans l'affection de la trachée-artère et du larynx que l'on nomme croup. Malheureusement ce moyen n'est qu'une faible ressource à opposer à une maladie dont les progrès sont si rapides et les suites si funestes. L'irritation de la surface gastro-duodénale, les efforts du vomissement, la diaphorèse qui les suit, n'empêchent pas toujours la fatale couche membraneuse qui vient tapisser les voies aériennes de se former. Aucun secours ne m'a paru plus efficace qu'une application de sangsues sur la partie antérieure du cou, lorsqu'elle est faite dans le début de la maladie, et qu'on laisse couler le sang long-temps.

On a vu les émétiques guérir, d'une manière aussi prompte que sûre, une bronchite, un catarrhe pulmonaire. L'irritation que ces remèdes établissaient sur la surface gastrique détournait celle qui occupait les voies respiratoires. L'acte du vomissement décidait une sueur révulsive qui appelait à la peau le travail morbide dont les organes pulmonaires étaient affectés. Il est vrai de dire que dans ces maladies l'effet thérapeutique des émétiques n'est pas sûr : souvent leur administration offense les organes digestifs sans soulager les organes pulmonaires : le produit de leur usage est une lésion nouvelle que l'on ajoute à celle qui existait déjà. Il n'est pas rare de rencontrer des enfants à qui on a donné inutilement contre une toux, une irritation des voies aériennes, une dose de poudre ou de vin d'ipécacuanha, de tartre stibié pour les faire vomir, à qui on continue d'administrer du sirop ou des tablettes d'ipécacuanha, pour évacuer les glaires, etc. ; les accidents continuent, ils augmentent même ordinairement. L'estomac et les intestins de ces petits malades sont évidemment irrités ; l'affection de ces organes rend plus grave, plus sérieuse celle des poumons : elle joint aux accidents qui existaient déjà des coliques, de la soif, de la diarrhée, etc. En mettant ces malades à l'usage d'une boisson adoucissante, le bouillon de poulet, l'eau et le sirop de gomme arabique, de guimauve, etc., d'une nourriture douce, amylacée, etc., et surtout en supprimant l'usage des remèdes irritants dont nous avons parlé, on voit s'évanouir d'une manière très rapide la lésion des organes respiratoires et celle des organes digestifs.

On s'est servi des substances émétiques dans l'hémoptysie. L'irritation de la surface gastro-duodénale, devenait-elle alors une cause capable de détourner, d'appeler la congestion sanguine qui existait sur la membrane muqueuse des poumons ou qui la menaçait sans cesse? Cette méthode curative ne peut être adoptée qu'après que l'on a pratiqué les saignées convenables.

On ne peut se promettre aucun avantage de l'administration d'un émétique dans la pleurésie, si l'inflammation de la plèvre est très étendue et très vive. Mais on a vu ce moyen avoir un grand succès lorsque la phlogose était bornée à un petit espace, qu'elle était récente, qu'elle n'avait pas une grande intensité : alors cette phlogose cède, d'une manière merveilleuse, aux efforts réunis de l'irritation révulsive de la surface gastrique, des évacuations qu'elle détermine, et de la diaphorèse abondante qui suit l'opération de ce remède.

Dans la péripneumonie, on ne se servait du tartre stibié, de l'ipécacuanha, du kermès minéral, qu'à petites doses et à la fin de la maladie, pour faciliter l'expectoration, pour la rendre plus abondante. On veut aujourd'hui employer le tartre stibié et le kermès minéral d'une autre manière et avec une intention différente : on donne ces substances à très hautes doses, on les continue pendant un certain nombre de jours. Le tartre stibié a-t-il alors une action résolutive sur le tissu pulmonaire? son utilité dépend-elle d'une opération révulsive? Pour pénétrer la raison du bien que fait ce sel dans la péripneumonie, il ne faut pas perdre de vue le décroissement qu'éprouve l'innervation et sur le cœur et sur la partie malade : le ralentissement du pouls ne dénote-t-il pas celui qui doit avoir lieu dans le travail morbide....

Nous rappellerons d'abord la condition anatomique des poumons, organes d'une texture molle, lâche, spongieuse : nous rappellerons que leur tissu se laisse facilement distendre, pénétrer par le sang; qu'un travail inflammatoire lui fait promptement éprouver une modification morbide qui le convertit en une masse solide, ayant l'aspect de la chair musculaire ou du foie, et qu'alors tous les secours de la thérapeutique sont ordinairement insuffisants. Ne doit-on pas encourager les observateurs zélés, les amis de l'humanité qui cherchent une nouvelle méthode curative pour guérir la péripneumonie. Dirigé par des vues purement systématiques, un médecin italien annonce un procédé à l'aide duquel il assure obtenir de brillants, de nombreux succès : la raison, la sagesse veulent que ce procédé soit examiné avec un soin scrupuleux; chaque médecin doit faire des vœux pour que l'on détermine la valeur d'un mode de traitement, qui d'abord a jeté l'épouvante dans le monde médical.

J'ai employé plusieurs fois, avec succès, le tartre stibié, après avoir fait précéder la saignée, à la dose de vingt-quatre à trente grains par jour dans la péripneumonie. Je consignerai seulement ici le fait suivant, parceque le traitement occasiona une lésion des voies digestives, dont l'ouverture du cadavre permit d'apprécier l'étendue ou l'importance.

Le nommé Charlemagne Leroi, âgé de quarante ans, portefaix, d'une constitution robuste, d'un tempérament sanguin, tombe à la renverse le mercredi 16 janvier 1823, étant chargé d'un fardeau. Le coup de cette chute porta principalement sur le côté gauche de la poitrine. Cet homme venait de se livrer à un travail pénible; il était en sueur et peu vêtu; il resta exposé à un très grand froid. Bientôt après il éprouva un frisson général, de la céphalalgie, de la courbature, de l'oppression, une toux opiniâtre, une douleur aiguë dans le côté gauche de la poitrine. La toux, qui d'abord était sèche, fut bientôt accompagnée d'une expectoration visqueuse et sanguinolente.

Le malade ne reçut aucun secours jusqu'au samedi soir, qu'il fut visité par un étudiant en médecine qui lui fit une abondante saignée, et qui lui prescrivit des boissons adoucissantes. Le lendemain matin, il réitéra la saignée et appliqua douze sangsues sur le point douloureux. Entré à l'Hôtel-Dieu, le lundi 20 janvier, le matin, il offrait les symptômes suivants,

Appareil respiratoire. Oppression considérable, douleur profonde du côté gauche de la poitrine, toux opiniâtre avec expectoration abondante, visqueuse et sanguinolente; percussion douloureuse à gauche et donnant un son mat: avec le stéthoscope, on entend un râle crépitant dans la partie postérieure de ce côté de la poitrine; il y a égophonie dans la partie antérieure; l'air ne pénètre pas dans le bas du poumon de ce côté; la percussion est retentissante dans un point de la largeur de la main, il y a pneumothorax.

Le poumon droit est sain; l'air y pénètre librement.

Appareil circulatoire. Les battements de cœur sont très forts; on les sent dans une grande étendue de la poitrine; le pouls est dur et vif.

Appareil digestif. Cet appareil paraît sain, seulement les lèvres et la langue sont sèches; il y a de la soif.

Appareil cérébral. Aucun symptôme ne sort de cet appareil. L'exercice des facultés intellectuelles est libre; les organes des sens sont dans leur disposition naturelle.

Appareil musculaire. Le malade fait agir facilement les membres; il y a un léger état de contraction des muscles de la face.

Les autres appareils n'offrent rien de remarquable.

Prescriptions. Deux saignées dans la journée, solution légère de gomme arabique sucrée pour boisson, quatre onces de looch blanc pectoral; d'heure en heure une cuillerée de la potion suivante :

℞ Eau distillée de roses, ℥ ij,
——— de fleurs d'oranger,
Sirop de guimauve, āā ℥ j.
Tartrate d'antimoine et de potasse, gr. xv.
Mêlez.

Le malade a pris deux cuillerées de cette potion sans vomir : il a ressenti des coliques et du tumulte dans les intestins; il a rejeté la troisième cuillerée; il a continué de prendre sa potion, sans éprouver de nouveaux vomissements, il avait seulement des nausées assez fréquentes; il ressentait des douleurs dans le ventre : plusieurs selles de matières liquides.

Du 21 matin. Le malade dit se trouver mieux, il respire avec un peu moins de gêne. La bouche est pâteuse, les dents sont couvertes de mucosités; mais l'état de la poitrine est à peu près le même; le sang des saignées offre un caillot contracté, recouvert d'une couenne épaisse, d'une grande densité.

Point de saignée, légère solution de gomme pour boisson, looch blanc, potion avec vingt grains de tartrate d'antimoine et de potasse, au lieu de quinze.

Du 22. Le malade a pris toute sa potion; il n'a pas

vomi, n'a pas été du bas, mais il a eu des tranchées, beaucoup de tumulte dans les intestins; le ventre est un peu élevé; il y a des pneumatoses intestinales; le malade ressent de la douleur dans l'abdomen quand il tousse; la langue est blanche et humide. Du côté de la poitrine, on remarque une amélioration incontestable : respiration plus libre, moins d'oppression; douleurs de poitrine singulièrement diminuées; expression de la figure meilleure; expectoration blanche, à peine quelques stries sanguines. Pouls toujours vif et fort. Il y a eu de fortes sueurs.

A la clinique on note les effets du remède antimonial, l'irritation qu'il opère sur la surface intestinale, la grande diaphorèse qu'il détermine, l'action dérivative ou révulsive qui en résulte relativement aux poumons malades; on regarde ces mouvements comme les causes évidentes de l'amélioration que l'on a obtenue.

Le malade prendra d'ici à demain 24 grains de tartre stibié.

Du 23. Toute la potion a été prise; point de vomissements, point de déjections alvines; des nausées, même quelques vomituritions; aucun sentiment de douleur quand on presse l'épigastre ou le bas-ventre : langue blanche; dents chargées de matières visqueuses; beaucoup de sueurs hier dans la journée. 72 pulsations; expectoration facile; les matières que le malade rend sont blanches, écumeuses et visqueuses; il se trouve bien, les accidents diminuent avec une rapidité étonnante.

Du 24. Il prendra encore 24 grains de tartre stibié. Chaque cuillerée de la potion fait vomir; on en a discontinué l'usage. Il existe à l'extrémité de la langue deux petites ulcérations aphtheuses; le malade est altéré : il a les dents chargées de matières visqueuses; ventre un peu gonflé, point sensible à la pression; nouvelles sueurs : le pouls est toujours vif et fort; on soupçonne une hypertrophie du cœur.

La lésion de la poitrine est singulièrement améliorée, mais les voies digestives sont dans un état morbide qui est évidemment l'ouvrage du remède.

Du 25. Quoiqu'il ne prenne plus de tartrate d'antimoine et de potasse, il éprouve toujours des nausées, il a rejeté deux fois ses boissons, il a eu deux selles avec des coliques : les ulcérations de la langue se guérissent; l'expression de la figure est meilleure; l'état de la poitrine est encore amélioré; pouls toujours fort.

Du 26. Il a eu hier dans la journée et dans la nuit des déjections réitérées avec coliques, qui l'ont beaucoup affaibli. Les matières qu'il rend sont liquides et très fétides : il y a soif; point de sensibilité à l'épigastre ni au ventre.

Du 27. Il continue à rendre des selles liquides. Il prendra deux livres de décoction blanche avec addition de trente gouttes de laudanum liquide de Sydenham.

Du 28. Il n'a pas été du bas depuis hier. Langue humide, ses ulcérations sont guéries; la soif continue : il a beaucoup sué la nuit; l'expression de la figure est excellente.

Du 29. Il a été une fois à la selle; il a soif; il a eu une forte sueur la nuit. Les organes pulmonaires reprennent leur condition naturelle : les symptômes qui partaient de cet appareil diminuent progressivement.

Du 30. Retour inattendu de tous les accidents de la pleuro-péripneumonie. Les deux côtés de la poitrine sont pris ; la lésion du poumon droit, qui était resté sain, se reconnaît à la percussion et avec le stéthoscope. Le malade ne respire qu'avec peine : face altérée ; abdomen gonflé, résistant ; les intestins forment *masse*. Pouls fort, vif ; il y a un travail morbide sur le cœur ou ses annexes. On reconnaît que le malade est dans le plus pressant danger, on attribue le retour de la maladie à des aliments que le malade s'est procurés.

Prescription. Deux saignées ; solution de gomme-arabique pour boisson : de deux heures en deux heures, une prise de la poudre suivante :

> ℞ Kermès minéral, ℈j.
> Sucre blanc en poudre, ℈ij.
> Mêlez et divisez en 12 doses.

De temps en temps, une cuillerée de looch blanc pectoral.

Du 31. Le malade a pris les douze paquets sans ressentir d'envies de vomir ni de colique ; il est dans un état de diaphorèse continuelle ; une sueur épaisse couvre son corps : on l'a changé plusieurs fois de linge dans la journée.

Le sang offre un caillot épais et couenneux, au milieu d'une grande proportion de sérosité.

Il sera saigné deux fois encore, et prendra les paquets suivants :

> ℞ Kermès minéral, ʒ ß.
> Sucre blanc en poudre, ℈ij.
> Mêlez et divisez en douze doses.

Du 1er février. La diaphorèse continue; le kermès ne donne pas de nausées, ne provoque pas de déjections alvines ni de coliques; la langue n'est pas sèche ni rouge; l'épigastre et l'abdomen ne sont nullement sensibles à la pression; les dents sont chargées de mucosités noirâtres; il y a de la soif.

Le pouls est toujours d'une force remarquable: les battements de cœur sont vifs et s'entendent dans le côté droit; la sueur continue jusqu'à neuf heures du soir; la gêne de la respiration est toujours très grande: on entend beaucoup de bruit dans la poitrine.

La tête est bien libre, les facultés intellectuelles sont dans une parfaite intégrité.

Les symptômes partent tous de l'appareil respiratoire, de l'appareil circulatoire et de l'appareil digestif; l'appareil cérébral n'en fournit aucun.

Il sera encore saigné une fois, et continuera le kermès à la même dose.

Du 2. Le sang présente encore un caillot couenneux.

Le kermès n'a produit ni vomissement ni déjections alvines.

Le malade est dans un état d'agonie. La sueur a cessé; le ventre est gonflé.

Mort à six heures du soir.

Ouverture du cadavre.

Cerveau. La surface des hémisphères cérébraux paraît plus humide. L'arachnoïde est très pâle; la substance cendrée semble un peu décolorée. Il n'y a point d'eau dans les ventricules: du reste rien de remarquable.

Poitrine. Les deux poumons adhèrent à la plèvre

costale par leur surface externe. Le poumon gauche remplit toute la cavité pectorale; il y a une union intime entre les deux lames de la plèvre. S'il a existé dans le premier temps de la maladie de la sérosité, un pneumo-thorax de ce côté, tout a été résorbé. Le tissu de ce poumon est solide, endurci, d'une couleur marbrée; aucun point de son étendue n'a conservé sa qualité spongieuse: quand on le coupe, il en exsude un liquide roussâtre, écumeux. Le poumon droit est moins dur, moins altéré; il conserve une certaine mollesse dans plusieurs endroits, qui ne se sont engorgés qu'au moment de la mort. Il est sorti de l'air de la cavité droite de la poitrine, quand on l'a ouverte; il y avait un pneumo-thorax dans un point de cette cavité. On remarquait des fausses membranes sur la surface du poumon droit. On se rappellera que la pleuro-péripneumonie de ce côté est récente.

Le cœur avait un volume d'un tiers plus fort au moins qu'il ne devait être. Les parois des deux ventricules étaient très épaisses. Cet organe imprimait à chaque contraction une impulsion plus forte à la colonne de sang qu'il poussait dans l'aorte et dans l'artère pulmonaire : cette circonstance organique n'a-t-elle pas contribué à donner plus d'intensité au travail inflammatoire dont les poumons étaient le siége? Il y avait un peu d'eau dans le péricarde; les gros vaisseaux offraient une rougeur très prononcée à leur naissance; un peu de phlogose avait tourmenté ces parties, et explique bien la vivacité particulière que l'on trouvait au pouls: la force des battements du cœur provenait du volume de ce viscère.

Abdomen. L'estomac a ses tuniques épaissies : sa surface interne est pâle, couverte de mucosités blanchâtres ; il y a des injections vasculaires et une rougeur assez prononcée vers la petite courbure de cet organe. Les intestins grêles offrent quelques taches violacées extérieurement : on trouve dans leur intérieur une matière abondante, épaisse, rougeâtre, visqueuse, qui paraît être des glaires colorées par le kermès que le malade a pris. L'intérieur de ces intestins est dans plusieurs endroits plus rouge : mais cet état morbide est peu prononcé. Le colon ascendant est très rétréci ; sa surface interne est pâle, point phlogosée : le colon transverse et le colon descendant sont au contraire dilatés et remplis de gaz. Le foie est sain, la vésicule du fiel rétrécie contient une petite quantité d'une bile qui paraît altérée. Le péritoine était dans sa disposition naturelle. L'appareil digestif a donc présenté des lésions que l'on est en droit d'attribuer à l'usage des préparations antimoniales ; mais ces lésions étaient bien moins étendues qu'on ne le craignait ; elles n'ont point une importance qui puisse faire condamner sans restriction le traitement dont on a fait choix dans ce cas. C'est l'altération du tissu pulmonaire, sa conversion en une masse solide, imperméable à l'air, qui a amené la mort ; la légère phlogose que l'on avait établie à la surface interne des intestins se serait évanouie peu de temps après que l'on aurait eu cessé l'emploi du remède, si les poumons avaient repris leur état normal.

On a vanté l'emploi des émétiques dans les toux convulsives, dans la coqueluche ; on prétend que ces remèdes rendent les quintes moins violentes et moins fréquentés. Il faut que l'état de l'estomac permette d'irriter sa cavité, pour que l'on espère du succès des émétiques; leur action curative me paraît provenir de la révulsion que l'irritation gastrique opère à l'égard des organes pulmonaires. La coqueluche est souvent une lésion vitale des poumons; c'est dans les enveloppes de la moelle épinière, ou dans les plexus du système ganglionaire, c'est dans le désordre de l'innervation, que se trouve la cause de la maladie; si alors l'irritation gastrique appelle à elle la lésion du système nerveux, si elle rétablit ce dernier dans sa condition physiologique, la maladie diminue et cesse bientôt. Des applications topiques du tartre stibié sont également salutaires: l'éruption de pustules qu'elles établissent sur la peau de la poitrine agit comme l'irritation gastrique, appelle à elle le travail morbide qui tourmente les organes pulmonaires.

Maladies de l'appareil cérébral.

L'irritation de la surface gastrique a souvent fait disparaître celle de l'arachnoïde, et par suite enlevé une céphalalgie, dissipé l'accablement et les autres phénomènes que cette lésion produisait. Mais le succès n'a lieu ordinairement que quand la lésion de l'arachnoïde encéphalique est peu étendue, et surtout qu'elle est apyrectique. Quand il y a une phlogose vive des méninges cérébrales, que cette phlogose occupe une grande partie de ces membranes, quand surtout elle est jointe à un travail de phlogose sur les organes digestifs, circulatoires, etc.; l'administration d'un émétique fait ordinairement augmenter la cause morbide qui existe dans la tête : aprèsson opération, la céphalalgie est plus aiguë, il y a de l'agitation, etc.

On ne conseille pas les émétiques dans les maladies que nous nommons myelo-méningites, dans les plecto-neurites, ou dans les affections que l'on appelait nerveuses, spasmodiques, etc.

Dans les apoplexies, l'administration d'un émétique peut être funeste : si ce médicament excite le vomissement, s'il porte davantage le sang à la tête, il rendra plus active l'hémorrhagie cérébrale, si elle se fait ; il peut la déterminer, si elle n'avait pas lieu : il causera alors la mort du malade. Quand la substance émétique ne fait pas vomir, elle établit sur la surface gastro-intestinale une irritation qui a souvent été favorable. Il faut alors avoir l'attention d'examiner les organes abdominaux ; il faut s'assurer qu'ils ne sont pas dans un état morbide (ce qui arrive assez souvent), car l'action de la substance émétique l'augmenterait sans que rien vînt l'annoncer, puisque les perceptions du malade ne sont plus libres.

On prétend que l'émétique a quelquefois fait cesser l'épilepsie. Quelle est la lésion que ce remède a alors combattue? Nous avons déjà dit que dans cette maladie il y avait une lésion permanente qui peut avoir son siége dans toutes les parties qui reçoivent des nerfs ; que toujours il se formait, à chaque accès, une nouvelle lésion de l'appareil cérébral, une irritation brusque, spontanée, une turgescence de l'encéphale, et que c'était ce dernier état qui produisait les phénomènes morbides qui caractérisent les accès. L'opération de l'émétique pourrait-elle enlever, détruire la première lésion? Elle a pu quelquefois éloigner la seconde, s'opposer à sa naissance.

On a vanté les émétiques dans la manie, dans la mélancolie, dans les paralysies, dans les convulsions, etc.; mais nous ne devons plus voir, dans les affections auxquelles on donne ce nom, que des formes séméiotiques particulières sous lesquelles se montrent les lésions de l'appareil cérébral. Il faudrait pouvoir déterminer la nature, le siége de ces lésions, pour concevoir quelle a pu être alors l'utilité d'une irritation portée sur la surface gastro-intestinale.

Dans les plaies de tête, Desault employait avec avantage le tartre stibié; il le donnait à petites doses, qu'il éloignait assez pour que le vomissement n'ait pas lieu. A l'aide de cette substance, il établissait sur la surface gastro-intestinale une irritation salutaire qui détournait celle qui menaçait l'arachnoïde, qui tendait à empêcher l'encéphale ou ses enveloppes de recevoir un foyer de phlogose.

On a vu l'inflammation des yeux et celle des autres organes des sens céder à l'usage de l'émétique.

Maladies de l'appareil utérin.

Quand un état d'inertie de l'utérus retient les règles, l'ébranlement que l'acte du vomissement occasione prépare souvent la fluxion menstruelle, établit même cette fonction périodique; l'irritation intestinale, en appelant le sang vers l'abdomen, concourt au même résultat. Ici le médicament émétique est emménagogue; d'autres fois il agit comme un remède astringent. On a quelquefois employé un émétique pour arrêter une perte utérine : l'irritation est alors inutile ; mais l'acte du vomissement, en secouant le tissu de l'utérus, détermine un resserrement des pores par où le sang s'échappait, arrête l'écoulement de ce fluide. Le mouvement d'une voiture fait souvent le même effet. On n'administre pas les médicaments émétiques aux femmes pendant le temps de la menstruation. On ne doit les donner qu'avec circonspection dans un état de grossesse : toutefois l'expérience prouve qu'on peut faire vomir les femmes pendant la gestation.

Maladies du système cutané.

Dans les affections de la peau qui ne sont point accompagnées d'un trouble fébrile, les dartres, les affections psoriques, on ne fait point usage des médicaments émétiques. Au contraire, il était ordinaire d'y avoir recours dans les maladies éruptives qui donnaient lieu à une fièvre bien marquée, comme la petite vérole, la rougeole, la scarlatine, l'érysipèle, etc. ; mais, dans ces maladies, nous trouvons si fréquemment les voies digestives dans un état d'irritation, même de phlogose attestée par la rougeur vive des lèvres, de la langue, la sécheresse de ces parties, la soif, le vomissement, la sensibilité de l'épigastre, des selles liquides et fétides, des coliques, etc., que nous regardons comme très dangereux le contact d'une substance émétique avec la surface gastro-duodénale. On voit bien fréquemment l'administration d'un vomitif produire une exaspération des symptômes, faire naître de nouvelles lésions, déterminer de nouveaux accidents, donner à la maladie un caractère ataxique ou adynamique.

Toutefois, quand les organes digestifs sont peu affectés, quand ils peuvent supporter l'impression de la substance irritante, un émétique peut, comme l'attestent des praticiens, déterminer un mouvement de diaphorèse qui aide, qui favorise l'éruption.

Maladies du système fibreux.

Nous avons employé, d'après le conseil de M. le professeur Laennec, le tartre stibié à hautes doses dans des rhumatismes articulaires. Nous avons obtenu des sueurs abondantes qui ont évidemment amené une solution de cette affection bien plus prompte qu'elle n'a coutume d'être. Nous avons donné plus haut des observations où l'on a pu voir les effets de ce mode de traitement.

Maladies du tissu cellulaire.

On a vu, dans la leucophlegmatie, le tartre stibié agir comme diurétique, donner lieu à des évacuations d'urine considérables. Un homme de quarante ans, livré aux travaux de la moisson, fut attaqué, après de grandes fatigues, d'une infiltration cellulaire. Il avait le visage jaune, la respiration difficile, les urines presque supprimées, le ventre très gros, toute l'habitude du corps tendue : il prit, après d'autres médicaments qui n'avaient produit aucun bien, deux grains d'émétique qui opérèrent une évacuation abondante; le cours des urines se rétablit un peu. Le malade employa une seconde dose de ce sel, qui occasiona des déjections répétées, et qui excita le cours des urines, au point que vingt fois par jour il rendait plus d'un demi-setier d'un liquide très clair et d'une odeur très forte. L'œdème se dissipa entièrement. (*Journ. de méd. chirurg.*, etc., tom. XII, pag. 324.)

Des fièvres.

Les fièvres offrent toujours une série d'irritations qui occupent les principaux appareils organiques, qui forment comme un système de lésions propre à cette classe de maladies. Au milieu de ces lésions, nous avons ici besoin de signaler celle de l'appareil digestif, qui offre bien des degrés d'intensité, qui présente toutes les nuances que l'on peut établir depuis l'irritation la plus légère jusqu'à la phlogose la plus vive. On conçoit tout d'abord ce que l'on doit attendre des émétiques dans ces maladies; leur impression irritante ne fera point un mal évident, appréciable si l'état morbide de la cavité gastrique est peu prononcé; ils seront très nuisibles, ils donneront à la fièvre un caractère alarmant, si cette cavité est actuellement rouge, plus sensible, irritée, si les tissus de l'estomac sont turgescents, pris d'un travail phlegmasique.

Pendant long-temps on a donné un émétique dans le début de toutes les maladies fébriles; on voyait alors un grand nombre de fièvres adynamiques et ataxiques : ordinairement le soir du jour même où le malade avait pris l'émétique, ou le jour qui suivait, il éprouvait plus d'agitation, de chaleur, d'accablement; la peau était plus sèche, plus aride, le pouls plus vif, plus fréquent; il se déclarait du délire; les traits de la figure s'altéraient, etc. Aujourd'hui on a abandonné cette méthode; et les maladies fébriles sont plus bénignes; elles se compliquent bien rarement d'ataxie ou d'adynamie.

Un enfant de huit ans tombe malade ; on lui donne un grain de tartre stibié dans un verre d'eau. Je le vis le même jour au soir. Sa mère, alarmée, me dit que tous les accidents fébriles étaient augmentés depuis l'emploi du vomitif. La région de l'épigastre, même le bas-ventre, étaient sensibles au toucher; le malade continuait à évacuer du bas des matières séreuses; il paraissait accablé; le pouls offrait beaucoup de vivacité; la peau était sèche. Des boissons adoucissantes et acidules, des lavements émollients, des fomentations mucilagineuses sur l'abdomen, ont calmé en peu de temps cette irritation des voies alimentaires. Un homme a depuis quelques jours une fièvre légère ; il se plaint de dégoûts, de rapports amers, de nausées ; il prend trois grains de tartre stibié. Dès le soir, il a une fièvre extrêmement forte, du délire; le lendemain, il offre les symptômes nerveux qui caractérisent la fièvre ataxique. Croira-t-on que l'action irritante du sel émétique sur la surface gastrique et duodénale soit étrangère aux accidents qui ont suivi son usage? Les tissus organiques que ce sel attaque sont animés par les nerfs grands sympathiques et par le pneumo-gastrique; l'impression que ressentent les extrémités de ces nerfs ne doit-elle pas se propager par continuité de tissu à l'encéphale et à la moelle épinière? ne peut-elle pas communiquer à ces organes le travail de phlogose, qui existe dans l'intérieur de l'estomac et des intestins? ne doit-elle pas exaspérer l'irritation qui se trouverait déjà sur les parties de l'appareil cérébral que nous venons de nommer.

Les émétiques allument quelquefois dans l'organe

gastrique des phlogoses, qui compliquent la maladie fébrile, qui peuvent même la rendre mortelle. Un garçon de douze ans, doreur, d'une constitution sèche et grêle, est pris de la fièvre avec céphalalgie, nausées et vomissements. On lui donne un émétique. Dès lors la céphalalgie est plus intense; il se déclare une douleur à l'épigastre, avec une toux sèche; la langue est rouge, la peau chaude, la physionomie abattue, la soif vive, le pouls fréquent et fort; des vomissements répétés tourmentent ce jeune homme dans la nuit; les accidents vont en augmentant, et trois jours après il meurt. A l'ouverture du cadavre, on remarque quelques lésions à la tête. Les environs de l'orifice œsophagien de l'estomac sont fortement enflammés; le pylore est légèrement rouge; toute la membrane muqueuse parsemée de points de la même couleur. On trouve les intestins grêles d'un violet sale à l'extérieur, et fortement injectés; des plaques rouges sur les gros intestins. (*Journ. de méd.*, sept. 1816.)

Nous espérons que le lecteur ne nous prêtera pas l'intention de ressusciter d'anciennes querelles. Nous voulons seulement que les praticiens se rappellent que les émétiques agissent sur les organes digestifs comme des corps irritants; que, si ces organes sont actuellement dans une condition morbide, si leurs tissus sont rouges, plus sensibles, plus chauds, phlogosés, l'action de ces médicaments augmentera encore ces lésions, leur donnera un nouveau degré de vivacité. On sentira sans doute que le contact d'un émétique avec les nerfs de la surface gastrique ne peut jamais être, dans les fièvres, une chose indifférente, que cette agression provoquera l'encéphale, la moelle épinière, et par suite le cœur et les autres organes. Heureux si nous inspirons une salutaire réserve à ceux qui se croient obligés de commencer toujours le traitement d'une fièvre par l'administration d'un vomitif, et qui continuent de donner le tartre stibié à petites doses pendant le cours de cette maladie. Nous osons les assurer qu'en modifiant leur pratique, ils s'étonneront de rencontrer plus rarement les fièvres que l'on désigne sous les noms de fièvres putrides ou de fièvres malignes; ils s'étonneront surtout de ne plus trouver la même intensité aux symptômes qui les caractérisent.

Nous avons déjà dit qu'un état pléthorique, et surtout une exaltation des forces circulatoires, peut produire une turgescence de l'appareil hépatique, peut occasioner les symptômes ordinaires de l'embarras gastrique, comme l'amertume de la bouche, la langue jaunâtre, du dégoût, des nausées fatigantes, des soulèvements d'estomac, etc. C'est l'abondance de sang que reçoit alors le foie, c'est l'énergie avec laquelle ce fluide pénètre ce viscère, qui le met dans un état d'orgasme, et qui cause, qui entretient ces accidents. Aussi les voit-on disparaître aussitôt que l'on a désempli les vaisseaux: la saignée ou l'application des sangsues sur l'épigastre est un remède sûr contre cette nouvelle sorte d'embarras gastrique. Après que l'évacuation sanguine a eu lieu, les malades sentent que la région supérieure du bas-ventre est plus libre; ils se félicitent de n'être plus tourmentés de rapports, de nausées, du goût amer de la bouche, etc.

Des fièvres intermittentes.

On a souvent arrêté le cours d'une fièvre quotidienne, tierce, double-tierce, en administrant un émétique. Il était d'usage de faire vomir avant de recourir au quinquina. On donne sans cette préparation le sulfate de quinine : des succès journaliers prouvent qu'il est toujours sage d'arrêter la fièvre le plus tôt qu'on le peut, d'empêcher des secousses périodiques qui ébranlent toute la machine, qui souvent occasionent des lésions graves dans différents viscères.

CLASSE IXᵉ.

MÉDICAMENTS LAXATIFS.

SECTION I. *Considérations générales sur les médicaments laxatifs.*

Les médicaments laxatifs, *medicamenta laxativa, laxantia*, du verbe latin *laxare*, élargir, relâcher, amollir, sont encore des agents qui provoquent des évacuations par le bas. A l'époque où toutes les substances qui donnaient lieu à des déjections alvines passaient pour posséder la propriété de purger, les médicaments laxatifs étaient confondus avec les médicaments cathartiques. On les regardait comme des remèdes de la même nature, doués d'une vertu qui était commune aux uns et aux autres; seulement, comme les productions que nous appelons dans cette classe agissent plus doucement et plus lentement, on admettait que leur puissance était moins forte, mais on n'élevait aucun doute sur une identité de caractère dans la vertu médicinale de tous ces agents. Les purgatifs avaient une faculté plus développée, plus énergique: cette même faculté se retrouvait dans les laxatifs, mais elle y était plus débile. On ne croyait pas pouvoir établir en pharmacologie une classe particulière sur une simple inégalité de pouvoir.

Nous avons déjà dit que des évacuations par le haut

ou par le bas sont un mauvais moyen pour découvrir ce qui se passe dans les voies digestives : ces évacuations dépendent fréquemment de causes tout-à-fait différentes, même opposées ; elles peuvent tenir à des impressions qui n'offrent pas la moindre analogie ; les choses les plus disparates font aller à la selle, provoquent le vomissement. Il faut donc remonter plus haut, et considérer le travail organique qui accompagne ou qui décide les déjections alvines et l'action de vomir, pour reconnaître les matières médicinales qui ont une même manière d'agir, qui évacuent le canal alimentaire par suite de la même agression, et pour noter celles qui opèrent ces effets par un autre mécanisme.

A mon sens, il n'est point d'agents en matière médicale qui se conviennent moins, qui se repoussent par plus de motifs que les laxatifs et les purgatifs ; tout en eux est opposé. Nous arrêtons-nous à la composition chimique, les premiers sont formés d'un corps sucré, de mucilage, d'huile fixe ; les seconds fournissent à l'analyse de l'extractif, de la résine, un principe amer, des sels, etc. Examinons-nous les qualités sensibles, les laxatifs sont inodores et ont une saveur sucrée, fade ou acide ; les purgatifs exhalent ordinairement une odeur nauséabonde ; ils laissent sur l'organe du goût une saveur amère, désagréable.

Mais c'est surtout à l'action de ces médicaments sur les organes digestifs que nous devons nous attacher pour faire sortir l'opposition qui existe entre le caractère de leur propriété médicinale. Les substances laxatives font sur la surface intestinale une impression relâchante :

nous avons vu que les matières purgatives y établissaient au contraire une irritation spéciale, et qu'elles mettaient en action tous les organes sécréteurs et exhalants qui aboutissent sur cette surface. Les premières sont fréquemment attaquées par les forces digestives, et converties en chyme, ce que ne peuvent jamais éprouver les dernières.

La séparation que l'observation pharmacologique tardait à opérer est depuis long-temps effectuée dans la thérapeutique. L'expérience clinique apprenait à ne pas confondre les agents laxatifs avec les agents purgatifs. Les praticiens ne cessaient de répéter que les substances laxatives n'irritaient pas le bas-ventre, qu'elles ne causaient pas de chaleur, de soif, comme les substances cathartiques. Ils ajoutaient que les premières n'accéléraient pas le pouls, ne provoquaient pas l'excitation générale qui suit toujours l'administration des dernières. Ils ne craignaient pas de recourir aux laxatifs dans les maladies fébriles, dans les irritations des voies alimentaires, dans les affections inflammatoires, et alors ils s'interdisaient soigneusement l'emploi des cathartiques. Ils remplissaient tous les jours avec ceux-là des indications thérapeutiques pour lesquelles ceux-ci ne pouvaient convenir. N'est-ce pas reconnaître que, bien que les laxatifs évacuent les voies alimentaires comme les vrais purgatifs, cependant ces deux sortes d'agents recèlent une propriété agissante différente ?

Cessons de voir dans les médicaments purgatifs et laxatifs des remèdes qui jouissent du privilége d'entraîner par les selles les humeurs morbifiques, de faire sortir hors du corps les causes matérielles des maladies. Examinons l'impression que ces deux classes de remèdes portent sur les voies digestives, étudions la nature du travail organique qu'ils y établissent : alors nous reconnaîtrons que les laxatifs et les purgatifs ne peuvent rester confondus sous un titre commun. Au lieu de l'irritation si importante, si féconde en résultats que les derniers suscitent dans l'intérieur des intestins, les laxatifs font naître un changement opposé : leur contact tend à relâcher le tissu de l'estomac et des intestins ; ces médicaments deviennent incommodes pour ces organes ; une sorte de commotion survient dans le canal intestinal ; toutes les matières qui se trouvent dans son intérieur sont expulsées au dehors. Nous ne considérons ici que l'endroit sur lequel les laxatifs sont appliqués ; en étendant notre attention à tout le système animal, nous verrons la faculté propre à ces agents partout différente de celle qui appartient aux purgatifs. Ces derniers portent sur tous les appareils, et en particulier sur les vaisseaux circulatoires une influence excitante, qui rend le pouls plus vif, plus fréquent, la chaleur animale plus développée, etc., les laxatifs mettent en jeu une puissance tempérante ou adoucissante ; ils calment une agitation pathologique, ils tempèrent l'ardeur fébrile, etc. Faut-il d'autres raisons que celles dont nous faisons ici l'exposition pour justifier la séparation des purgatifs et des laxatifs dans une distribution pharmacologique.

Section II. *Des substances naturelles qui ont une propriété laxative.*

Les productions que l'on emploie pour obtenir un effet laxatif sont formées des mêmes principes chimiques qu'un grand nombre d'aliments; aussi arrive-t-il souvent que l'estomac élabore les substances que nous donnons comme laxatives, et qu'il en tire des sucs nutritifs: alors elles perdent leur qualité pharmacologique, elles ne provoquent plus d'évacuations alvines. La digestion des matières laxatives a fréquemment lieu lorsqu'on les donne à petites doses, qu'elles sont récentes, et que leurs matériaux n'ont point subi d'altération. Elles conservent leurs qualités médicinales quand on en administre à la fois une grande quantité, que leur constitution naturelle a éprouvé quelque changement, qu'elles ont vieilli, etc.

A. *Substances végétales laxatives.*

Substance sucrée.

Manne, *manna*, *manna solutiva*, *mel aereum*, *mel roridum*. Excrétion que l'on recueille, dans la Calabre et dans la Sicile, sur le frêne à feuilles rondes, FRAXINUS ROTUNDIFOLIA, Lamarck, et sur le frêne à fleurs, FRAXINUS ORNUS, L., famille des jasminées. Ce suc exsude spontanément des gerçures de l'écorce de cet arbre: on favorise de plus sa sortie en pratiquant des incisions sur le tronc et sur les rameaux avec un instrument destiné à cet usage. Ce suc, au moment de sa sortie, est liquide, très blanc et très pur; il s'épaissit bientôt sur l'écorce, et prend insensiblement de la solidité. On le recueille et on le met sécher au soleil; il sort quelquefois avec tant d'abondance qu'il tombe par terre. On trouve aussi de la manne sur les feuilles de ces frênes, où elle se présente en gouttelettes de la grosseur d'un grain de froment ou de millet.

On a remarqué que le frêne était beaucoup plus productif quand il était cultivé; aussi, dans les provinces du royaume de Naples, où le commerce de la manne est un objet d'une haute importance, soigne-t-on la culture de cet arbre. Il ne donne pas de manne avant d'avoir atteint l'âge de dix ans; mais il en fournit pendant trente à quarante années.

C'est dans le courant de juin que l'on commence à apercevoir cette exsudation sucrée; elle dure jusque vers la fin de septembre. On va tous les matins la ramasser; dans les jours pluvieux on n'en récolte pas, parceque les eaux du ciel délaient ce suç et l'entraînent dans la terre. On a remarqué que les jeunes arbres en donnaient plus que les vieux; un temps humide, des rosées abondantes favorisent sa formation. On trouve aussi de la manne sur le frêne ordinaire et sur le frêne à feuilles de lentisque. On rencontre sur d'autres arbres une excrétion sucrée qui est de la même nature que la manne. Les feuilles du mélèze se chargent souvent, en mai et en juin, de petits grains un peu gluants que l'on ramasse et que l'on connaît sous le nom de manne de Briançon.

Dans les pharmacies, la manne se distingue en plusieurs espèces: 1° la manne en larmes, *manna lacry-*

mata, manna in guttis, est en globules oblongs, d'une couleur très blanche, d'un goût sucré et douceâtre, d'une odeur qui n'est point désagréable ; 2° on rapproche de cette variété de manne celle qui se présente comme des stalactites alongés avec une cannelure d'un côté ; quelques uns la nomment manne cannelée ou en canons, *manna cannulata* : celle-ci s'est concrétée sur des petits morceaux de bois ou de paille que l'on avait enfoncés dans les incisions de l'écorce des frênes ; 3° on appelle manne en sorte, *manna communis*, celle qui est en grumeaux irréguliers, d'un blanc jaune, souvent liés en masses plus ou moins considérables par un suc brun et visqueux ; 4° lorsque ce suc est abondant, la manne prend le titre de manne grasse, *manna pinguis*. Les parties qui composent cette dernière ont été recueillies par terre au pied des frênes, elles sont fréquemment mêlées d'impuretés. Cette dernière sorte de manne est aussi altérée dans le commerce par diverses additions étrangères, par du miel, de la farine, etc. Quelquefois, pour rendre son activité plus prononcée, on y ajoute de la poudre de jalap et de scammonée, sophistication malheureuse qui change le caractère de la force médicinale de la manne.

Cette substance est soluble dans l'eau : on peut, par l'évaporation du liquide, retrouver la manne, sans qu'elle ait éprouvé de changement dans sa nature chimique. Schwilgué avait exposé ce suc végétal pendant plusieurs jours à la chaleur d'un bain aqueux bouillant : ce suc conserva toute sa force laxative. La manne ne contient aucun principe volatil : son eau distillée ne produisit aucun effet sur un individu à qui on l'administra. La solution aqueuse de manne, abandonnée à elle-même à la température de quinze degrés, fournit une certaine quantité d'acide acétique. Si l'on ajoute à la liqueur un peu de levûre de bière, et qu'on la mette dans un air plus chaud, on obtient une liqueur alcoholique. (Bouillon-Lagrange, *Journ. de pharm.*, tom. III, pag. 11.)

Aidé par le calorique, l'alcohol dissout entièrement la manne; mais par le refroidissement ce liquide en dépose environ les 0,625, à l'état d'une masse cristalline, très blanche, légère et spongieuse. (Neumann.) M. Thenard regarde cette matière, que l'on trouve dans les diverses espèces de manne, et surtout dans la manne en larmes, comme un principe particulier des végétaux, qu'il nomme *mannite* [1]. Ce principe est inodore, doué d'une saveur sucrée fort agréable; il se fond promptement dans la bouche. La mannite est décomposée par le feu; elle n'attire pas l'humidité de l'air; elle se dissout très bien dans l'eau; elle n'est pas susceptible d'éprouver la fermentation spiritueuse. M. le docteur Vassal a donné la mannite à la dose de six gros à deux enfants, et à la dose d'une once et

[1] On trouve la mannite dans le suc d'ognon, de melon, de cannes. M. Laugier vient de découvrir ce principe dans le suc de carottes. La fermentation acéteuse paraît le développer. Fourcroy et M. Vauquelin avaient déjà mis en question si la manne ne dépendait pas d'une altération de cette nature qu'éprouvait le suc de certains frênes. (*Journal de physique*, mois de décembre 1817, pag. 472.)

demie à deux grandes personnes, sans obtenir aucun effet laxatif. A froid, l'alcohol n'attaque pas ce principe, mais il enlève à la manne une autre matière qui a quelque analogie avec le sucre.

La manne s'administre rarement à l'état solide. On la prend ordinairement en dissolution dans l'eau, la dose est de deux à quatre onces, lorsque l'on veut qu'elle détermine des évacuations par le bas. On peut la faire fondre dans du petit-lait ou dans un verre d'émulsion que l'on aromatise avec un peu d'eau de fleurs d'oranger. La chaleur paraît développer l'odeur nauséabonde de ce suc végétal : cette odeur est moins sensible lorsqu'on le fait dissoudre à froid et par trituration dans le véhicule que l'on a choisi.

Au surplus, l'odeur qu'exhale la manne de nos pharmacies est une odeur acquise ; elle ne procède pas d'un principe chimique : elle décèle au contraire une altération intime de la substance de ce corps médicamenteux. Il en est de même de sa saveur : elle doit être sucrée ; lorsqu'elle offre quelque chose de désagréable ou de nauséabonde, sa constitution naturelle a éprouvé une modification ; elle s'est détériorée. La manne, que nous regardons ici comme une production médicinale, remplace le sucre de cannes dans les lieux où on la récolte : on la mange, on la met dans les pâtisseries ; elle ne provoque pas de déjections par bas, quelque quantité qu'on en prenne. On sait que la manne la plus pure, celle dont les principes sont peu ou point altérés, lâche à peine le ventre. La matière qui caractérise cette substance, la mannite, ne paraît pas avoir la propriété de faire aller à la selle.

Bien que la manne n'ait plus dans nos pharmacies les qualités douces qui la distinguent au moment de sa récolte, elle se digère souvent, lors même qu'on l'administre comme remède. L'action laxative de la manne ne serait donc qu'une absence de son caractère alimentaire, ou autrement cette substance ne donne lieu à des déjections alvines que lorsqu'elle n'est pas élaborée par les forces gastriques et transformée en chyme. Plus la manne est vieille, plus ses effets sont marqués : elle purge sûrement quand elle est devenue brune, rance, et qu'elle a une odeur nauséabonde. Ces observations confirment notre assertion. Des anciens auteurs de matière médicale que combat Mesué voulaient retrancher le suc qui nous occupe de la liste des médicaments ; ils se fondaient sur ce que, formé de principes alimentaires, il était ami de la nature, et ne pouvait la contrarier utilement dans l'état de maladie, ni servir à changer l'ordre vicieux des mouvements morbides.

On peut distinguer dans l'action de la manne sur le corps vivant deux parties : 1° une action locale, 2° une action générale. La première se passe entièrement dans les voies digestives : peu après l'ingestion de cette substance, on éprouve fréquemment un sentiment de pesanteur à l'épigastre ; quelquefois il survient de légères coliques, des flatuosités ; puis, au bout de quelques heures, ont lieu les déjections, dont l'abondance dépend de l'état dans lequel se trouve le canal alimentaire au moment où l'on administre ce remède. Une femme prend deux onces de manne fondue dans un verre de lait : quatre heures après, coliques, trouble dans les intestins ; elle alla cinq fois du bas en peu de temps ; les intestins semblaient se débarrasser de quelque chose qui les importunait. Le lendemain matin cette femme avait son appétit ordinaire, l'appareil digestif avait repris son état physiologique. L'opération de la manne paraît tenir à ce qu'elle passe de l'estomac dans la cavité intestinale, avec ses qualités physiques ou avec sa crudité, à ce qu'elle n'a pas été changée en chyme dans l'organe gastrique. Elle est pour les intestins un corps étranger ; leur mouvement contractile s'accélère, et des évacuations alvines expulsent les matières qui se trouvent dans les premières voies. L'usage de la manne ne cause point de chaleur abdominale, la soif, etc., comme les purgatifs.

On remarque que les personnes qui prennent de la manne perdent l'appétit, éprouvent pendant plusieurs jours de la difficulté à digérer leur nourriture, et souvent conservent une trop grande liberté du ventre. Ce corps sucré et muqueux a détruit le ton de l'organe gastrique, a relâché son tissu, a énervé les forces digestives. Cet effet est surtout marqué quand la personne qui prend la manne a un estomac et des intestins délicats, quand les tuniques de ces organes sont minces, ont peu de volume, ou quand l'innervation qui les vivifie a perdu de son énergie. J'ai vu dernièrement un homme qui prenait, pour un rhume, deux onces de manne tous les soirs, ce qui lui procurait plusieurs selles le lendemain matin : dès le quatrième jour il sentit son estomac s'affaiblir ; il eut de l'inappétence, ses digestions devinrent plus lentes et pénibles, il éprouva un amaigrissement sensible. Du vin d'Alicante et des toniques rétablirent l'action des organes gastriques et dissipèrent ces accidents.

Pour obtenir de l'usage de la manne des déjections alvines répétées et abondantes, il faut en avaler de deux à quatre onces. Les personnes qui n'en prennent à la fois que deux gros ou environ n'éprouvent point de désordre dans les voies digestives, ni les évacuations qui en sont la suite: en petite quantité, la matière sucrée se prête mieux à l'élaboration digestive. Si la manne est devenue rance, si elle a contracté une qualité âcre, son usage produit une impression particulière sur la surface interne des intestins: elle agace ces organes; elle décide une sorte de commotion de tout le système digestif qui décide son expulsion. Dans ce cas même la manne ne cause pas un effet cathartique, elle ne suscite pas l'irritation spéciale qui caractérise l'opération des purgatifs; elle ne peut, dans l'usage thérapeutique, servir pour attirer les forces vitales et le sang vers les organes abdominaux, pour causer une révulsion, une dérivation, etc.

La manne produit des effets généraux; son influence s'étend à tout le système animal: cette influence a un caractère émollient ou adoucissant; elle tend à relâcher les tissus vivants, à affaiblir leurs mouvements. Les avantages que la thérapeutique retire de son emploi vont nous fournir un argument puissant en faveur de cette assertion: il est reconnu que la manne convient dans les affections inflammatoires, dans les irritations morbides; les praticiens conseillent son usage dans la première période des fièvres; ils assurent l'avoir vue modérer la soif, l'ardeur fébrile, favoriser le cours des urines, calmer l'agitation du sang, etc. Déjà les pharmacologistes avaient reconnu que ce suc mucoso-sucré n'agissait pas sur le système animal comme les autres purgatifs : ils avaient remarqué qu'il produisait bien des évacuations alvines, mais qu'il ne mettait pas le sang en ébullition, qu'il n'accélérait pas le pouls, qu'il ne développait pas la chaleur animale comme le font les autres cathartiques. Ils défendent la manne aux personnes d'une complexion molle et lymphatique; ils recommandent de s'en servir pour purger les individus d'un tempérament sec, d'une sensibilité exquise, les enfants, les femmes enceintes et délicates. (Geoffroy, *Tractat. de Mat. med.*) Le caractère de la puissance médicinale de cette substance ne se décèle-t-il pas par ces observations? N'est-il pas prouvé que la manne a une action émolliente et adoucissante?

Dans les décoctions purgatives, on mêle ordinairement la manne aux ingrédients irritants, aux sels neutres, aux feuilles et aux follicules de séné, à la rhubarbe, à la scammonée, au jalap, etc. On a cru long-temps que la manne portait dans ces composés une force auxiliaire de celle des principes cathartiques. Mais il est évident que ce corps sucré joue dans ces mélanges un rôle opposé et qu'il sert seulement de correctif; son influence adoucissante rend moins vive, moins profonde l'impression irritante des matières purgatives. (*Mitigat tormina quæ excitare senna solet apud sensibiliores*, selon Bergius.) Disons enfin que les médecins se servent aujourd'hui plus rarement de la manne qu'autrefois : cette substance médicinale, si renommée dans les siècles derniers, a beaucoup perdu de son crédit.

Fruits mucoso-sucrés.

CASSE, *cassia, cassiæ fistula.* On donne ce nom en pharmacie au fruit du CASSIA FISTULA, L., grand arbre de la famille des légumineuses, qui croît aux Indes orientales, dans l'Arabie, la Perse et en Égypte, et que l'on a aussi introduit aux Antilles, au Brésil, au Mexique, où il prospère dans les lieux les plus chauds. Cet arbre s'élève très haut; on l'a comparé au noyer pour son port; on l'appelle *cassier*, ou *caneficier*.

La casse est un légume cylindrique, long d'un à deux pieds, de la grosseur du pouce et au-delà, présentant deux sutures longitudinales, divisé dans son intérieur par des cloisons transversales qui forment un grand nombre de loges : celles-ci sont remplies d'une matière molle et noire au milieu de laquelle existe la graine. Ces fruits sont suspendus aux branches du cassier par un pédicule qui les laisse mobiles; ils sont d'abord verts et tendres : en cet état, on les recueille dans quelques contrées, on les fait bouillir dans l'eau, et on les confit au sucre. A mesure que ces fruits avancent vers leur maturité, ils durcissent; ils deviennent enfin noirs et ligneux. On distingue dans le commerce la casse orientale, qui vient de l'Égypte et du Levant, de la casse occidentale, qui nous est apportée du Brésil et des Antilles. La première est plus grosse, elle a une surface unie : la seconde est plus petite, plus raboteuse et plus dure.

La pulpe qui remplit les cloisons de la casse est la partie à laquelle est attachée la propriété laxative; cette pulpe doit avoir une saveur sucrée agréable; mais cette qualité n'existe que dans la casse qui n'a éprouvé aucune altération; car la matière pulpeuse de ce fruit est très sujette à fermenter: alors elle perd sa constitution naturelle, elle devient aigre, elle n'est plus propre à lâcher le ventre. Souvent cette pulpe est privée de son humidité, elle s'est desséchée; les graines du fruit, libres dans son intérieur, font du bruit lorsqu'on le secoue. Cet autre genre d'altération est également nuisible, et la casse qui l'a éprouvé doit être rejetée.

La composition chimique de la matière pulpeuse dont nous nous occupons est analogue à celle de nos fruits mucoso-sucrés. Cette matière a fourni à M. Vauquelin une substance parenchymateuse, de la gélatine, du gluten, de la gomme, du sucre et un principe extractif.

Dans les pharmacies, on nomme casse en bâton le fruit du cassier dans son état naturel. On désigne sous le titre de casse en noyaux ce que l'on obtient en ratissant l'intérieur de la casse, après l'avoir fendue dans sa longueur. La casse mondée est la pulpe de ce fruit que l'on a séparée des noyaux en l'étendant sur un tamis de crin, et en pressant dessus avec une spatule. Cette pulpe prend le nom de casse cuite quand elle a été mêlée avec du sucre sur un feu doux, et qu'on y a ajouté un peu d'eau de fleurs d'oranger. On connaît encore un extrait de casse que l'on prépare en délayant le parenchyme de cette production dans l'eau et en faisant évaporer la liqueur. Il est bon de ne pas oublier que la partie ligneuse de la casse recèle des principes acerbes et qu'il ne faut en laisser aucune parcelle bouillir dans l'eau. On administre la pulpe de casse par cuillerées. On soumet la casse en noyaux à l'action du feu, dans l'eau, dans le petit-lait, ou dans une infusion, une décoction mucilagineuse; ces excipients délaient la matière pulpeuse que contient ce fruit; ils en restent chargés, ils deviennent épais, consistants.

Pour obtenir de l'emploi de la casse un effet laxatif, il faut prendre en une fois environ deux onces de sa pulpe ou boire plusieurs verres d'une décoction qui en soit très chargée. L'expérience prouve que si on ne prend que des petites doses de casse, elle ne cause plus de déjections alvines. Cette substance douce, et semblable par sa constitution intime aux matières alimentaires, subit souvent dans l'estomac une élaboration digestive; elle est transformée en chyme et perd sa vertu médicinale. La pulpe de casse, récente et bien préparée, est agréable au goût. La casse cuite forme une sorte de confiture qui est assez friande.

Quand la casse reste dans l'organe gastrique sans être digérée, et qu'elle passe dans les intestins avec ses qualités naturelles, elle exerce sur ces organes une impression inaccoutumée. La présence de cette substance devient fatigante, pénible pour le canal alimentaire : il s'établit comme une commotion intestinale, et au bout de cinq à six heures des évacuations alvines emportent la substance médicamenteuse et les matières qui se trouvaient dans les voies digestives; ces évacuations sont d'un noir remarquable, parcequ'elles contiennent la partie colorante de la casse. Pendant l'action laxative de cette production, on ressent des coliques, on est tourmenté par des flatuosités qui dépendent de causes dont nous avons parlé en traitant de la manne. Quelquefois la pulpe de casse occasione des nausées, suscite les accidents d'une indigestion. Les auteurs donnent le conseil d'administrer une boisson aqueuse quand ces symptômes se manifestent. Nous entendons parler ici de la casse qui est bien conservée, qui a ses qualités naturelles : si ce fruit s'est détérioré, si ses principes ont été altérés par un mouvement de fermentation, si, au lieu de sa nature douce, émolliente, la casse a contracté une nature âcre, irritante, il est inutile de dire qu'elle fera sur la surface digestive une autre espèce d'impression; son emploi sera suivi de soif, de tranchées, etc.

La casse exerce une influence adoucissante ou émolliente sur tout le système vivant. Le caractère de cette influence se manifeste bien lorsqu'il existe actuellement une affection inflammatoire, que la chaleur animale est très développée, que la circulation du sang a une accélération très prononcée, etc.; l'usage de cette substance, surtout lorsqu'elle est unie à un véhicule aqueux, calme ces accidents ou au moins modère leur intensité. En Égypte, on fait prendre la casse intérieurement pour rafraîchir le sang; en Amérique, on s'en sert pour affaiblir la chaleur fébrile et pour éteindre la soif. La casse communique quelquefois aux urines une couleur noirâtre; c'est lorsque les principes colorants de cette substance ont été absorbés pendant son trajet dans le canal alimentaire, et qu'ils sont expulsés par les reins.

La thérapeutique se sert de la casse pour évacuer le canal intestinal, dans les maladies où l'on craindrait d'employer des purgatifs irritants. C'est l'action locale de la casse qui devient dans ce cas avantageuse. Cette substance médicinale est aussi conseillée dans les phlegmasies du système pulmonaire, dans les rhumatismes aigus, dans les irritations des organes urinaires, etc. Geoffroy dit (*Loc. citat.*), qu'elle offre un secours précieux dans la péripneumonie, dans la pleurésie, etc., lorsqu'on désire évacuer les premières voies. Les praticiens, qui vantent la casse comme un remède utile dans les maladies inflammatoires, ont soin de remarquer qu'elle n'excite point de trouble dans la masse sanguine, qu'elle n'augmente point la chaleur animale, qu'elle ne fait enfin aucune impression irritante ni stimulante sur les organes vivants.

Il serait inutile d'expliquer pourquoi on défend l'usage de la casse aux individus qui ont un affaiblissement matériel ou vital de l'estomac, dont les digestions s'exécutent lentement et d'une manière pénible, à ceux que tourmente une constipation habituelle produite par l'oligotrophie ou par l'atonie des gros intestins. On concevra facilement pourquoi cette matière émolliente nuit aux tempéraments lymphatiques, aux personnes sujettes à éprouver des flatuosités pénibles, etc. On a composé avec la pulpe de casse des topiques adoucissants qui, appliqués sur des gonflements fluxionnaires et inflammatoires, ont procuré un soulagement marqué.

On mêle souvent la casse à d'autres ingrédients purgatifs, comme les sels neutres, le jalap, le séné, etc. La propriété adoucissante de la casse est anéantie par la force irritante de ces substances; elle se borne à être le correctif de l'impression de ces dernières. M. Vauquelin a trouvé dans l'extrait de casse du commerce de l'oxyde de cuivre que ce chimiste croit provenir des vases de ce métal dont on se sert pour faire cette préparation pharmaceutique.

Pruneaux doux. Nous devons encore rappeler ici ces fruits dont il a été déjà question (*voyez* tom. II, p. 460 et 595), parcequ'on s'en sert fréquemment pour opérer un effet laxatif. On ramollit le parenchyme des pruneaux en les mettant bouillir dans l'eau : la coction développe leur principe sucré et les dépouille d'une partie de leur acidité. Si dans cet état on en prend à la fois une grande quantité, ils lâchent ordinairement le ventre. La pulpe de ces fruits, à la dose de trois à six onces, manque rarement de causer des déjections par le bas. Il en est de même de la décoction de pruneaux, lorsqu'elle est épaisse, concentrée et édulcorée avec le miel; quelques verres, bus à peu de distance l'un de l'autre, font ordinairement aller plusieurs fois à la selle.

Les pruneaux présentent un parenchyme mucoso-sucré, de nature alimentaire. Lorsqu'ils pénètrent dans les voies digestives, mêlés avec d'autres nourritures ou en petite quantité, ils éprouvent une élaboration digestive; ils sont convertis en chyme dans la cavité gastrique, ils fournissent des éléments réparateurs dans les intestins. Lorsque cette substance est seule, rapprochée, elle devient pour l'estomac une masse épaisse et pesante, sur laquelle les forces digestives ont peu de prise; elle passe dans le duodénum avec ses qualités chimiques; tous les effets qu'elle fait naître dans les premières voies en sont la conséquence.

On sait que le jus sucré de la pomme et celui du raisin, que l'on connaît sous le nom de cidre et de vin doux, occasionent aussi des évacuations par le bas lorsque l'on en use avec intempérance, et qu'ils n'éprouvent point dans l'estomac l'élaboration digestive.

Matières acides.

Nous ferons ici mention de la crème de tartre et des tamarins que nous avons déjà vus parmi les agents tempérants, parcequ'on les regarde aussi comme des substances avec lesquelles on peut vider le canal alimentaire, on peut provoquer des évacuations alvines.

Les tamarins (*voyez* tom. II, pag. 589) ne font aller à la selle que lorsqu'on avale une certaine quantité de leur pulpe acide, ou que l'on prend une décoction très chargée de leurs principes. Cet effet est la suite immédiate de l'impression pénible, mordicante que ressent alors l'intérieur des intestins. Cette agression détermine une accélération du mouvement péristaltique de ces organes; la nature pousse hors du corps tout ce qui se trouve dans leur cavité. Délayés dans un grand volume d'eau, les matériaux des tamarins ne possèdent plus qu'une action tempérante, il ne causent plus d'évacuations alvines. Si l'on avait placé d'abord ces fruits exotiques avec nos citrons, nos groseilles, etc., dans les matières médicales, comme le demandaient leur constitution chimique et le caractère de leur propriété, on ne souffrirait pas aujourd'hui que l'on voulût les en séparer : mais habitué que l'on est à voir les tamarins avec les purgatifs ou les laxatifs, on s'étonnerait que l'on n'en parlât point en traitant de ces derniers. Il est toutefois incontestable que l'action physiologique des tamarins sur la surface alimentaire n'est ni celle des vrais cathartiques ni celle des laxatifs mucilagineux ou huileux. Le praticien pourra, en les administrant convenablement, décider des évacuations par le bas, obtenir l'expulsion des matières contenues dans le canal intestinal; mais avec ces fruits il ne suscitera point l'irritation que font naître les purgatifs; il n'y trouvera point non plus l'influence adoucissante, émolliente qui est propre aux laxatifs.

La crème de tartre (*voyez* tom. II, pag. 607) provoque aussi des évacuations par le bas, lorsqu'on la prend à la dose d'un gros à une once à la fois. Si on se rappelle que cette substance saline n'est point soluble dans les sucs gastriques, on concevra que sa poudre, en parcourant l'intérieur des intestins, doit titiller, agacer fortement les fibres de ces organes; ses molécules produisent cet effet, même lorsqu'elles sont tenues en dissolution dans l'eau à l'aide de l'acide boracique ou du borate de soude; l'impression qu'elles font sur les voies digestives ne peut avoir lieu sans qu'il en résulte des contractions plus rapides dans la couche musculeuse du canal alimentaire, et bientôt l'expulsion par l'anus des matières qui sont contenues dans ce canal. Les déjections qui surviennent alors sont la suite directe de l'agacement insupportable qu'éprouvent les intestins; mais on n'aperçoit pas dans l'effet de la crème de tartre cette irritation spéciale qui caractérise l'exercice de la propriété purgative. On ne remplira point avec cette substance les indications multipliées pour lesquelles la thérapeutique a recours au séné, au jalap, à la scammonée, etc.

Des huiles fixes.

Les huiles fixes sont des agents laxatifs d'un effet sûr, lorsqu'on en prend quelques cuillerées à peu de distance l'une de l'autre. On mêle ordinairement l'huile avec un sirop à parties égales; on donne à ces mélanges le titre de potions huileuses.

On voit tous les jours l'huile associée à des substances alimentaires, éprouver, dans l'appareil gastrique, une décomposition. Comme les parties du corps huileux sont alors divisées, elles résistent moins aux forces digestives : l'huile, dans cette circonstance, perd, dans la cavité de l'estomac, ses qualités naturelles; elle est réduite en chyme quand elle arrive dans les intestins; elle ne fait point sur ces organes d'impression insolite. De même, quand elle est divisée par un sirop, que l'on ne prend ce mélange que par cuillerées, et que l'on met plusieurs heures d'intervalle entre chacune d'elles, l'huile, quoique non digérée, n'agit pas toujours assez fortement sur les intestins pour troubler leurs mouvements, elle ne cause point constamment d'évacuations alvines.

On observe d'autres effets, on obtient d'autres produits, lorsqu'une plus grande quantité d'huile fixe arrive pure dans l'estomac, ou que ce liquide n'est que divisé momentanément par un sirop; dans ce cas les forces digestives ne peuvent rien contre le corps oléagineux; il conserve dans la cavité gastrique ses qualités chimiques; ce n'est plus du chyme, c'est l'huile elle-même qui passe de cette cavité dans le duodénum et bientôt après dans les autres intestins; sa présence tourmente ces organes, et la nature suscite une commotion de tout le canal alimentaire; tout ce qu'il contient est rejeté par l'anus. On retrouve par globules l'huile que l'on a avalée, dans les évacuations alvines.

HUILE D'AMANDES DOUCES. Nous avons déjà présenté cette substance comme un agent émollient (tom. II, p. 456); nous avons vu en même temps que, mêlée à un sirop adoucissant, et donnée par cuillerées, d'heure en heure, cette huile provoquait souvent des déjections alvines. Toutefois cet effet n'est pas sûr: l'huile d'amandes douces ne lâche pas le ventre comme l'huile de palma-christi; celle-ci a, dans son action laxative, une certitude, une énergie que nous ne trouvons pas dans la première.

HUILE DE RICIN, ou de PALMA-CHRISTI, *oleum ricini* vel *palmæ christi*, huile que l'on retire par expression des amandes des graines du RICINUS COMMUNIS, L., plante originaire de l'Inde, de la Barbarie, de l'Amérique. Dans les contrées méridionales, le ricin est un arbre de quatre à cinq mètres; il est soumis, dans nos latitudes septentrionales, à la condition des plantes annuelles: il porte une tige herbacée, et se reproduit de graines tous les ans. Les fruits de cette plante sont des capsules à trois loges et à trois graines. Les amandes de ces dernières contiennent l'huile dont nous allons nous occuper. On dépouille ces graines de leur péricarpe, on brise le tégument propre aux amandes et on le rejette; on dépouillait aussi ces amandes de leur embryon, on croyait que ces parties accessoires étaient remplies d'un suc âcre et irritant (le ricin appartient à la famille des euphorbes). M. Guibourt (*ouvr. cité,*) prétend que l'amande du fruit du ricin, privée de son germe, est âcre par elle-même; que cette âcreté, légère en France, est très forte dans les climats chauds; qu'elle se détruit ou se volatilise par l'ébullition dans l'eau. Pour obtenir l'huile de ricin, on jette ces amandes dans un mortier; on les écrase bien exactement avec un pilon, puis on les soumet à la presse. M. Faguer délaie la pâte de ricin dans de l'alcohol; il met ce mélange à la presse; il soumet le produit à la distillation, il évapore l'humidité, et met filtrer l'huile qui reste : cette huile est très douce. (*Journ. de pharm.*, tom. VIII, p. 476.) On prépare encore l'huile de palma-christi par un autre procédé. On expose les graines du ricin à une légère chaleur, qui puisse modifier l'état du mucilage qu'elles contiennent; on les pile ensuite dans un mortier de marbre; on délaie cette masse dans l'eau, et l'on fait bouillir ce liquide: bientôt une substance huileuse se montre à la surface; on la recueille avec soin. L'huile que fournit ce procédé est plus colorée que la première.

Le ricin prospère dans les provinces du midi de la France. M. Fournier, pharmacien à Nîmes, cultive cette plante en grand; il livre au commerce une huile indigène de palma-christi évidemment supérieure à celle d'Amérique. Cette huile est d'une belle couleur blanche, transparente, privée d'extractif, et, ce qui est digne de remarque, parfaitement douce. *Journ. de pharm.*, tom. V. M. Charlard, pharmacien à Paris, a consigné dans le même recueil des recherches intéressantes sur l'extraction de cette huile. Le ricin fructifie aussi dans nos latitudes septentrionales; on l'a cultivé dans les jardins des hôpitaux de Paris. Les graines que l'on a récoltées ont fourni une huile qui a produit, sous les yeux de plusieurs praticiens distingués, les effets ordinaires du médicament qui nous occupe. (*Bullet. de pharm.*, tom. IV, p. 132.)

L'huile de palma-christi est d'une couleur ambrée, assez visqueuse, d'une saveur douce, et sans odeur déterminée; elle ne se congèle pas, même à un très grand froid: elle est plus pesante que les autres huiles fixes. Elle se dissout entièrement dans l'alcohol, ce qui la fait facilement distinguer de ces dernières. En distillant de l'huile de ricin dans l'eau, M. Planche a vu que ce liquide entraînait avec lui quelques gouttelettes d'un fluide huileux, incolore, légèrement âcre, mais sans causticité. On donne l'huile de palma-christi à la dose de deux onces environ; quand elle est bien douce, exempte de toute âcreté, on peut en donner jusqu'à quatre onces; on la mêle habituellement avec un sirop; on met parties égales de ces deux corps.

Avant d'étudier les effets physiologiques que l'huile de palma-christi provoque dans l'économie animale, nous devons rappeler que ce produit médicamenteux a souvent une qualité âcre, et que, dans ce cas, il donne lieu à une irritation des voies digestives que l'huile douce et pure n'occasione pas. Que l'âcreté de l'huile de palma-christi provienne des principes qu'ont laissés en elle le tégument ou l'embryon de la graine [1], que cette âcreté dépende d'une altération intime du corps oléagineux, ou qu'elle soit inhérente à un principe propre aux amandes du fruit du ricin, peu importe pour notre objet, il est toujours évident que ce ne sera plus cette huile impure que nous offrirons comme un agent laxatif. Ce n'est point d'une substance dont l'odeur est désagréable et forte, la saveur âcre et mordicante, que nous pouvons espérer une action relâchante sur le tissu des intestins, et les déjections alvines qui en sont la suite. Aussi existe-t-il un désaccord singulier entre l'opinion des praticiens au sujet du caractère de la propriété de l'huile de palma-christi. Les uns la regardent comme une substance onctueuse, adoucissante, qui détend, relâche le tissu des intestins, lorsqu'on la prend à l'intérieur; les autres assurent qu'elle recèle un principe qui stimule ces organes, qui les aiguillonne, qui produit des effets purgatifs. L'huile

---

[1] Bergius rapporte qu'un homme fort et d'une bonne santé mâcha une semence de ricin avec son enveloppe, et l'avala. Il passa une bonne nuit, mais le lendemain matin il éprouva des vomissements; il fut tourmenté, toute la journée, d'envies d'aller du bas, et d'efforts pour vomir. Une dame avala de même une graine de ricin, mais elle eut l'attention d'enlever et de rejeter son tégument: elle n'en ressentit aucun effet. (*Mat. med.*, tom. II, pag. 823.)

de palma-christi qui est restée douce et inodore fait sur les organes une impression émolliente, adoucissante; elle lâche le ventre avec facilité. Celle qui a de l'âcreté blesse les organes du goût et de l'odorat, elle blesse également la surface interne de l'estomac et des intestins; les évacuations auxquelles elle donne lieu ne dépendent plus d'une action émolliente, n'annoncent plus une impression relâchante. On a trouvé un moyen bien simple de purifier cette huile, lorsqu'elle est devenue âcre et odorante, c'est de la laver dans une grande quantité d'eau bouillante; ce véhicule dissout les éléments qui l'altèrent, et lui restitue sa douceur primitive.

Quand on prend une once et demie à deux onces d'huile de palma-christi en une seule fois, elle pèse sur l'estomac, elle cause du malaise; quelquefois même elle est rejetée par le vomissement. Si on la donne par cuillerées, en mettant une distance d'une heure entre chacune d'elles, ces accidents n'arrivent plus, et l'on obtient sûrement l'opération laxative: quelquefois dès la deuxième cuillerée les évacuations commencent. Le corps huileux, en pénétrant dans le canal alimentaire, décide un mouvement organique qui occasione l'expulsion de ce que recèlent les intestins. L'observation démontre que l'huile de ricin possède, pour déterminer des évacuation alvines, une propriété que l'on ne retrouve pas dans les autres huiles douces. J'ai souvent donné infructueusement pour lâcher le ventre une once et demie, même deux onces d'huile d'amandes douces en moins de douze heures; une ou deux cuillerées d'huile de palma-christi données le lendemain ne manquaient jamais son effet, elles provoquaient plusieurs déjections alvines.

L'huile de palma-christi est un moyen avec lequel la thérapeutique peut combattre sûrement la constipation qui provient de l'éréthisme des gros intestins. On s'en est servi avec le plus grand succès pour calmer des douleurs de coliques. On l'a vue, dans la dysenterie, adoucir les tranchées, diminuer le malaise, apaiser les ténesmes, ralentir la fréquence des déjections: les avantages que procurait dans cette maladie l'huile qui nous occupe étaient si évidents, que les praticiens n'étaient pas éloignés d'admettre en elle l'existence d'une faculté anodyne. Il est sans doute superflu de dire que, dans ces maladies, l'huile de ricin, pour se montrer salutaire, doit avoir une qualité douce, n'offrir aucune espèce d'altération. Si elle contenait quelque principe âcre ou irritant, elle ne pourrait plus remplir les indications que se propose alors le praticien.

C'est surtout contre les vers intestinaux que l'on a coutume d'employer l'huile de palma-christi; cette substance fait périr ces animaux: elle paraît être pour eux un corps vénéneux; en même temps elle décide leur expulsion hors des voies digestives. L'huile de palma-christi est un moyen vermifuge dont l'expérience a constaté la bonté, et qui obtient tous les jours de nouveaux succès. On le conseille contre les lombrics; il réussit également contre le ténia. Il est toujours à désirer que l'huile dont on se sert ne soit pas rance; toutefois, lorsqu'on l'administre contre les vers, et que les personnes à qui on la donne n'ont point les organes digestifs irrités, une légère âcreté dans le corps huileux ne doit point nuire à son effet vermifuge.

HUILE D'OLIVES, *oleum olivarum*. On retire cette huile, par expression, du parenchyme du fruit de l'OLEA EUROPÆA, L. On cultive dans nos provinces méridionales cet arbrisseau, dont on connaît un grand nombre de variétés. Le fruit est une drupe; c'est sa pulpe et non pas son noyau qui fournit de l'huile, particularité unique dans le règne végétal.

On distingue plusieurs sortes d'huile d'olives dans le commerce. On doit choisir la plus pure, celle qui a une saveur douce et agréable, et qui est sans odeur, pour les usages thérapeutiques.

Tous les jours nous mêlons cette huile à nos aliments : elle éprouve avec ces derniers une élaboration digestive ; ses principes, dissociés par les forces gastriques, entrent dans la confection du chyle. Lorsqu'on prend l'huile d'olives pure et à la dose de plusieurs cuillerées, elle résiste à l'action de l'estomac, elle passe dans les intestins et occasione des évacuations par bas. Comme les autres corps huileux, elle produit des effets émollients lorsqu'elle est absorbée. On en fait des potions huileuses que l'on emploie dans les inflammations de l'appareil respiratoire, pour calmer la toux, pour établir une expectoration salutaire; on donne alors de loin à loin une petite cuillerée de ces potions. Elles jouissent d'une grande réputation pour calmer les coliques, les tranchées, pour modérer les épreintes; on les conseille dans la dysenterie. On donne aussi l'huile d'olives en lavement, à la dose de deux à trois onces, et même plus, lorsque les gros intestins sont phlogosés. On se sert avec succès de cette huile pour chasser les vers qui existent dans les intestins.

L'huile de noix, celle de noisettes, de faînes, etc., peuvent aussi servir pour déterminer la médication laxative. La thérapeutique peut en retirer les avantages que lui procure l'emploi de l'huile d'amandes douces, etc.

B. *Substances animales laxatives.*

Miel, *mel.* Cette substance est un des produits de l'industrie des abeilles. Ces insectes recueillent pendant la belle saison, dans les fleurs et sur les feuilles de quelques végétaux, une excrétion sucrée et visqueuse qu'ils avalent, et qu'ils vont ensuite déposer dans leurs rayons. On croit que ce suc végétal éprouve une élaboration particulière dans l'estomac des abeilles : il est constant toutefois que le miel conserve quelque chose des propriétés des plantes sur lesquelles ces insectes l'ont pris. On assure que l'on reconnaît le parfum de la fleur d'oranger dans le miel de Cuba, l'odeur de romarin dans celui de Narbonne, l'arôme de la lavande dans celui de la Provence, etc. Au moins il est facile de voir que le miel des plantes labiées est plus aromatique. Celui des plantes narcotiques est d'un usage dangereux : on prétend même que le miel qui provient du *rhododendron ponticum* et de *l'azalea pontica* occasione des vertiges, des nausées, le délire, etc. *Desfontaines, Hist. des arb. et des arbriss.*; tom. I, p. 224. Nouvellement formée, la substance mielleuse est douce, d'un goût exquis : avec le temps, elle acquiert de l'âcreté.

Les chimistes admettent dans le miel deux sortes de sucre, l'un cristallisable, semblable au sucre du raisin ; l'autre, incristallisable, ressemble davantage au sucre de la canne. Ces deux corps sucrés, mêlés en diverses proportions et alliés à une matière odorante, composent tous les miels : on trouve des molécules de cire et un acide dans ceux qui sont communs. Les miels de mauvaise qualité sont d'un rouge brun ; ils ont une saveur âcre et une odeur désagréable. Le miel commun est susceptible d'éprouver la fermentation vineuse; il suffit de le délayer dans l'eau et de l'exposer à une température de quinze degrés : bientôt on voit s'établir dans le mélange un grand mouvement qui laisse pour produit une liqueur vineuse; c'est ce que l'on nomme *hydromel.* Cette boisson a une vertu stimulante. Avec le miel et le vinaigre on compose un sirop auquel on donne le titre d'oxymel.

Le miel, à la dose de deux onces, pris en substance ou dissous dans une petite proportion d'eau, trouble ordinairement les mouvements naturels du canal alimentaire et produit des déjections alvines. Ces déjections ont lieu plus tôt et sont plus abondantes lorsqu'on se sert d'un miel qui a de l'âcreté; alors la surface intestinale éprouve une impression étrangère à l'action des laxatifs. Pour que cette action locale soit marquée, il est nécessaire que les organes digestifs reçoivent une certaine quantité à la fois de la matière sucrée dont nous parlons; les effets laxatifs ne se manifestent plus si le miel est étendu dans un grand volume d'eau, ou s'il sert seulement à communiquer une saveur agréable à des ubstances alimentaires. Tout effet laxatif est en général nul quand on se sert de l'eau miellée. La substance sucrée dont nous traitons n'est alors dans le véhicule aqueux que pour une très faible quantité, et son action sur les intestins n'est plus appréciable : mais en revanche elle exerce une influence générale qui mérite d'être remarquée ; elle porte sur tous les tissus organiques une impression qui paraît être d'une nature émolliente.

La thérapeutique a recours quelquefois au miel pour évacuer le canal alimentaire, ou seulement pour tenir le ventre plus libre. C'est de l'action qu'exerce cette substance sur les voies digestives que l'on attend ce produit ; il conviendra donc d'en donner à la fois une dose assez forte pour que cette action locale ne manque pas. Mais on a recours bien plus souvent à l'eau miellée pour agir sur tout le système animal : cette boisson fort agréable possède une propriété émolliente, rafraîchissante, délayante ; elle rend de grands services dans le traitement des fièvres ; on la donne avec succès pour calmer la soif, pour modérer la chaleur fébrile dans les autres affections aiguës, dans les phlegmasies, dans les hémorrhagies actives, etc. On regarde l'eau miellée comme propre à diminuer l'âcreté des urines. On la conseille dans les rhumes, dans les catarrhes, dans les asthmes, comme un moyen pectoral. Cette boisson prise tiède est utile pour favoriser l'expectoration dans les affections inflammatoires des organes pulmonaires.

Des autres substances animales laxatives.

Des auteurs ajoutent le bouillon très gras à la liste des agents laxatifs : ce composé culinaire présente un liquide gélatineux, qu'une grande quantité de matière adipeuse rend indigeste; si cette matière échappe dans la cavité gastrique à la puissance des forces digestives, et qu'elle parvienne dans les intestins sans que ses principes soient convertis en chyme, elle trouble les mouvements de ces organes et détermine l'expulsion de ce que contient le canal alimentaire.

Quelques auteurs tiennent aussi le lait pur, pris froid et à grande dose, comme de huit à douze onces à la fois, pour un moyen laxatif dont l'effet est sûr. Alors ce liquide onctueux n'est point digéré; il survient des évacuations qui ont lieu avec toutes les circonstances qui caractérisent la médication laxative. Hippocrate se servait du lait pour évacuer les voies alimentaires dans le cours des maladies aiguës. On trouve dans le septième livre des Épidémies une observation où il employa ce remède avec succès. On lit dans le livre *De internis adfectionibus*, que l'on peut obtenir une purgation douce en employant le lait cuit de vache, d'ânesse, ou de chèvre.

SECTION III. *Des effets immédiats que produisent les médicaments laxatifs.*

Les médicaments auxquels on donne le titre de laxatifs suscitent une série d'effets dans lesquels nous distinguerons deux parties distinctes; 1° une action locale qui se passe tout entière dans les voies alimentaires; 2° une action générale qui se manifeste sur tous les points de l'économie animale.

Nous avons déjà fait la remarque que l'on pouvait, comme à volonté, et par la manière dont on administrait le médicament laxatif, rendre plus prononcée l'une ou l'autre de ces deux actions, faire dominer l'effet général sur l'effet local, ou ce dernier sur le premier. Donnez, par exemple, la matière laxative délayée dans une petite proportion de véhicule, formant un composé épais, visqueux, ou bien faites prendre en nature le corps médicamenteux, l'effet local deviendra très marqué, les fonctions naturelles des organes digestifs seront perverties, souvent des coliques, des borborygmes auront lieu, des évacuations alvines accompagneront cette opération. Au contraire, les ingrédients laxatifs sont-ils étendus dans un véhicule abondant, forment-ils une boisson légère, alors leur usage ne trouble plus les mouvements des intestins, ils n'occasionent plus de déjections alvines, mais des effets généraux se manifestent; ces ingrédients ne provoquent plus qu'une médication émolliente ou tempérante.

Action locale des laxatifs.

Les anciens avaient bien remarqué que les laxatifs purgeaient, en exerçant sur les organes digestifs une influence relâchante ou adoucissante; *Leniendo purgant et lubricando*, dit Mesué. En contact avec la surface intestinale, ces agents n'y font pas naître une irritation comme les purgatifs; ils ne suscitent pas, comme ces derniers, un développement des propriétés vitales dans l'intérieur des intestins; ils n'y établissent pas, comme eux, un centre momentané de vitalité et de chaleur; ils ne stimulent pas les organes sécréteurs et exhalants qui y aboutissent, etc. : les évacuations alvines qu'ils provoquent reconnaissent une cause particulière que nous allons exposer. En arrivant dans les voies digestives, les laxatifs font sur l'estomac une impression qui relâche son tissu, qui affaiblit sa vitalité. Au lieu d'agir sur les matériaux sucrés, mucilagineux ou oléagineux qui composent leur substance, ce sont ces matériaux qui fatiguent et tourmentent cet organe, ce que dénote le sentiment d'anxiété que l'on éprouve à la région épigastrique après avoir pris un laxatif. Cependant la substance sucrée, oléagineuse, mucilagineuse, pénètre dans le duodénum dans un état de crudité et sans avoir été réduite en chyme, elle parvient dans les autres intestins; partout elle est reçue comme un poids incommode, partout son contact devient gênant et pénible; la nature a recours à une commotion abdominale; le mouvement péristaltique du canal alimentaire s'accélère, et cette substance traverse les voies digestives, en entraînant avec elle les matières qui s'y trouvent, et les humeurs sécrétées et exhalées dont elle a pu provoquer la formation par l'impression inaccoutumée qu'elle a faite sur la surface intestinale.

Dans l'ordre naturel, toute production mucilagineuse, sucrée, huileuse, éprouve dans la cavité gastrique une élaboration particulière qui change sa nature, et lui imprime d'autres qualités qui la mettent en rapport avec les organes qui doivent bientôt la recevoir; ainsi les aliments se transforment en chyme avant d'entrer dans le duodénum. Mais lorsque ces matières traversent l'organe gastrique, sans y perdre leur composition chimique, elles arrivent dans les intestins comme un corps étranger pour leur sensibilité : ces organes semblent souffrir de leur présence; on les voit comme se révolter et expulser au dehors tout ce qu'ils contiennent.

Il est constant que les laxatifs font sur les organes qui exécutent la digestion une impression affaiblissante ou relâchante, que leur usage énerve l'appareil digestif : on voit ordinairement ceux qui s'en servent pour se purger, se plaindre pendant plusieurs jours de lenteur dans l'élaboration de leurs aliments; cet effet est très prononcé sur les individus dont l'estomac et les intestins sont faibles, ont des tuniques minces et oligotrophiées, comme sur les personnes qui ont une débilité vitale, une atonie de ces organes. Alors les laxatifs laissent après leur emploi de l'anorexie, du dégoût, la langue chargée, de la diarrhée, etc. On est quelquefois obligé, pour restituer aux organes digestifs leur énergie organique, de recourir aux toniques ou aux excitants.

Les laxatifs ne provoquent donc pas sur la surface intestinale une irritation, comme le font les purgatifs. Aussi ne ressent-on pas, en les employant, ce sentiment de chaleur, d'âcreté que fait naître dans l'abdomen l'opération d'un cathartique, du séné, du jalap, de la scammonée, de la rhubarbe, etc., et qui se prononce surtout au fondement après chaque selle. Aussi ne conseille-t-on point, pour aider l'action d'un laxatif, l'usage d'une boisson émolliente ou adoucissante, dont l'influence est si utile pendant l'acte de la purgation,

En comparant ce qui se passe dans les premières voies après l'emploi des laxatifs et des purgatifs, nous reconnaissons déjà que les premiers n'y font pas naître le phénomène physiologique, l'irritation, qui caractérise l'action des derniers. Ce qui résulte de l'administration de fortes doses de ces agents met encore plus en évidence le caractère de leur vertu. Les substances purgatives allument une phlogose violente dans le canal alimentaire lorsqu'on en prend une trop grande quantité : le jalap, la gomme-gutte, la coloquinte, etc., sont des poisons caustiques quand on dépasse la mesure qui les rend des corps médicamenteux. Quelque quantité de manne, de casse, d'huile fixe, que l'on avale, on ne verra jamais qu'accidentellement ces substances allumer une plegmasie intestinale.

Les praticiens, qui cherchaient dans les effets physiologiques de ces médicaments, des secours à opposer aux accidents pathologiques, savaient bien que les purgatifs et les laxatifs n'agissaient pas de la même manière. Se servaient-ils de la manne, de la casse, de l'huile d'amandes douces, etc., lorsqu'ils voulaient, par une impression irritante, attirer les forces de la vie et le sang vers l'abdomen, et soulager par ce moyen la tête ou la poitrine ; ou bien mettre en action le foie, les cryptes muqueuses de la surface intestinale, etc., et dégorger le tissu de ces parties ; ou bien encore imprimer une excitation brusque au grand nerf sympathique, à l'appareil nerveux, aux vaisseaux absorbants, etc., etc. ?

Finissons par cette remarque : l'effet local des laxatifs procède d'une cause très simple, et ne suppose même pas l'exercice d'une propriété spéciale. Cet effet résulte de la non digestion d'une matière indigeste et pesante, formée de mucilage, de sucre, ou d'huile fixe. Toutes les substances qui ont cette composition chimique peuvent provoquer l'opération laxative : il suffit pour cela de les prendre à une dose assez forte et qu'elles entrent dans les intestins sans avoir été transmuées en chyme. Aussi les anciens employaient-ils comme agents laxatifs beaucoup de substances dont nous tirons un autre parti, et qui n'ont pour nous qu'une vertu émolliente, comme les semences de psyllium, le lait, les corps gras, etc.

Action générale des laxatifs [1].

Les médicaments que nous regardons comme ayant une propriété laxative ne bornent pas leur puissance

---

[1] M. E. Hale s'injecte dans la veine médiane du bras gauche une demi-once d'huile de palma-christi, à onze heures et demie du matin. A midi, un goût d'huile à la bouche, des nausées, des éructations, de l'ébranlement dans les intestins, une sensation singulière, impossible à décrire, qui sembla monter rapidement à la tête; roideur des muscles de la face et de la mâchoire, qui coupa la parole au milieu d'un mot, sentiment de frayeur et léger évanouissement. A midi un quart, pâleur de la face, toujours le goût d'huile avec sécheresse à la bouche. A midi trente-cinq minutes, le dérangement des intestins augmente, nausées, étourdissement. A midi et trois quarts, envies d'aller à la garde-robe, mais sans effet, légères douleurs de tête. A deux heures, mieux, presque plus de nau-

au système digestif; ils agissent aussi sur les autres organes, et les changements qu'ils déterminent dans la disposition, dans la vitalité actuelle de ces organes méritent d'autant moins d'être négligés que la thérapeutique en retire des avantages réels. Cette influence générale des médicaments de cette classe a une source particulière; elle dérive de l'absorption de leurs molécules pendant qu'ils traversent les voies intestinales; aussi cette action générale est-elle d'autant plus puissante, d'autant plus marquée, que les conditions pour l'absorption de la matière laxative ont été plus favorables. Lorsque les évacuations manquent, ou au moins lorsqu'elles sont tardives et peu abondantes, l'inhalation des molécules mucilagineuses, oléagineuses, etc., montre toute l'énergie possible, et les effets généraux prennent toute l'étendue qu'ils sont susceptibles d'acquérir.

Il ne suffit pas d'estimer l'intensité de cette action générale, il faut aussi étudier son caractère; car cette action ne conserve pas une nature identique dans tous les corps laxatifs. Si elle se montre émolliente dans la manne, dans les huiles douces, ses effets annoncent qu'elle est tempérante dans les acidules, les tamarins, la casse, etc. Peut-on méconnaître la médication tempérante dans les avantages obtenus par les praticiens de l'emploi de ces dernières substances; ne rapportent-ils pas qu'elles rafraîchissent le sang, qu'elles hu-

---

sées, besoin constant d'aller à la garde-robe, mais inutilement. M. Hale fut long-temps à retrouver ses forces et sa santé. (*Bibliothèq. univers.*, février 1823.)

mectent le corps, qu'elles modèrent la chaleur fébrile, qu'elles répriment l'agitation des humeurs, qu'elles sont propres pour éteindre la soif, etc. ? Les améliorations que la manne, les huiles douces procurent dans les phlegmasies des voies aériennes et urinaires prouvent qu'il existe dans ces matières médicinales une propriété émolliente : ces améliorations dépendent de l'exercice de cette propriété sur les parties qui sont actuellement le siége d'un travail inflammatoire.

Il est même vrai de dire que les médicaments laxatifs tirent leur seul, leur principal caractère du trouble qu'ils déterminent dans les organes gastriques ; car, par l'influence qu'ils exercent sur toutes les parties du corps, ces agents rentreraient dans des classes dont nous nous sommes déjà occupés : la manne, les huiles douces se placeraient parmi les émollients, les tamarins avec les tempérants. Si les laxatifs, quand ils sont dans le canal intestinal, provoquent des changements organiques qui les spécifient, leur action n'a plus rien qui puisse servir à la distinguer quand on la considère sur les autres tissus, sur les autres organes ; elle y est devenue semblable à celle des émollients ou des tempérants. On pourrait donc regarder les substances laxatives comme des médicaments émollients ou tempérants avec lesquels on pervertit les fonctions des organes digestifs, avec lesquels on parvient à provoquer des évacuations alvines. On pourrait de même dire que les émollients ne sont que des laxatifs qui ont perdu leur pouvoir sur les voies intestinales. Mais considérons à quelle distance nous nous trouvons maintenant des purgatifs. Pourrions-nous saisir quelque analogie entre ces derniers et les laxatifs; impression locale, influence générale, tout est différent, même opposé entre eux. Est-il permis de répéter encore que les laxatifs ne diffèrent pas assez des cathartiques pour en former une classe à part? Pourrait-on au contraire fournir un motif qui pût justifier leur rapprochement?

SECTION IV. *Du mélange des substances laxatives avec celles des classes précédentes.*

Mélange des laxatifs avec les toniques.

L'union du sirop de quinquina et de l'huile d'amandes douces ou de ricin, la solution de la manne dans une décoction amère, etc., offrent des exemples de composés qui recèlent une double propriété, la propriété laxative et la propriété tonique.

Mélange des laxatifs et des excitants.

La pulpe de casse, de pruneaux, de tamarins, à laquelle on ajoute la poudre de cannelle, de gérofle, de fenouil, d'angélique, etc., la manne dissoute dans une infusion aromatique de camomille romaîne, de mélisse, etc., l'huile d'amandes douces avec le sirop d'écorces d'orange, etc., présentent des exemples de ce mélange. Le rapprochement de ces substances, bien qu'elles soient de nature dissemblable, ne donne lieu à aucun changement chimique dans leurs principes; mais l'exercice simultané de leur vertu agissante influe beaucoup sur le résultat de leur administration. D'abord l'impression que la substance stimulante porte sur l'estomac anime la vitalité de ce viscère et augmente la probabilité en faveur de la digestion de la matière laxative. Lorsque cette matière arrive dans les intestins sans avoir été convertie en chyme, les ingrédients stimulants jouent un autre rôle qui n'est pas moins important; l'excitation que ces ingrédients impriment aux organes digestifs, rend plus prompte et plus marquée l'opération des laxatifs.

Les anciens pharmacologistes joignaient à la manne, du thym, du cardamome, du cumin, pour que la purgation soit plus sûre, pour que les évacuations soient moins lentes. La manne seule donne souvent lieu, pendant plusieurs heures, à des borborygmes pénibles, à de légères coliques; ce n'est parfois que cinq ou six heures après son administration, que cette substance fait aller du bas : ses effets sont moins tardifs quand elle est associée à un corps excitant. Les anciens médecins recommandent de mêler à la casse, de la cannelle, de la muscade, la poudre des semences d'anis, de fenouil, de coriandre, de carotte, etc., pour prévenir les flatuosités, les coliques, que ce corps mucoso-sucré occasione, lorsqu'il séjourne trop long-temps dans le canal alimentaire.

Mélange des laxatifs avec les diffusibles.

On n'opère pas habituellement ces mélanges.

Mélange des laxatifs avec les émollients.

Les laxatifs ont la même constitution chimique que les émollients; ils se composent des mêmes principes, d'un corps sucré, d'un corps huileux, de mucilage, etc.

Ces médicaments jouissent tous de la propriété de relâcher les tissus vivants, d'affaiblir l'énergie matérielle et vitale des organes. Donnés dans un état de concentration, les émollients pervertiraient les mouvements naturels des intestins comme les laxatifs; ils produiraient, comme ces derniers, des évacuations alvines. Ajoutés aux médicaments de cette classe, les émollients ne peuvent donc que favoriser leur puissance médicinale, et donner à leurs effets plus d'intensité; deux onces de manne données dans un verre de décoction de racine de guimauve ou de graines de lin, ou dans une solution de gomme, détermineront plus sûrement des déjections alvines.

Mélange des laxatifs avec les tempérants.

On ajoute souvent le jus de citron, de groseilles, etc., à une solution aqueuse de manne. L'addition d'un acide végétal ne modifie pas d'une manière appréciable l'exercice de la vertu laxative. Dans la pulpe de tamarins, de pruneaux, de casse, nous trouvons une mixtion naturelle d'un corps mucoso-sucré avec des principes acides.

Mélange des laxatifs avec les narcotiques.

On réunit rarement ces médicaments. Il est probable que la vertu de l'opium ralentirait l'opération des laxatifs.

Mélange des laxatifs avec les purgatifs.

Les compositions pharmaceutiques dans lesquelles des substances laxatives se trouvent mêlées à des ingrédients purgatifs sont très communes dans les formulaires. Tous les jours on ajoute la manne, la casse, etc., aux feuilles, aux follicules de séné, à la rhubarbe, au jalap, à la scammonée, etc. Il est facile de prévoir quel doit être le résultat de ces réunions; il est évident que la force irritante que les purgatifs mettent en jeu sur la surface intestinale se trouve réprimée, adoucie par la présence de la matière laxative. Dans ces mélanges, le corps laxatif est un véritable correctif de la vertu purgative, et non point, comme on le croyait, un auxiliaire qui doive donner plus de pouvoir, plus d'étendue à cette dernière.

L'observation prouve qu'il est avantageux de mêler une substance laxative avec une substance purgative, pour assurer l'effet évacuant de celle-ci, pour obtenir une purgation douce et complète. Administrée seule, la substance purgative provoque une irritation trop vive sur la surface intestinale, elle met les organes dont les conduits excréteurs aboutissent sur cette surface dans un état de crispation; l'individu purgé éprouve de vives coliques, il sent un grand mouvement dans les voies digestives, mais il rend peu de choses par le bas. Un ingrédient laxatif modère l'irritation purgative, facilite le travail des appareils sécrétoires. On voit tous les jours des vésicatoires dont la surface est rouge, chaude, irritée, ne rendre qu'une sérosité fétide et faire beaucoup de mal; on applique dessus un topique émollient, et bientôt on obtient une suppuration facile et abondante. C'est par la même raison qu'une ou deux onces d'huile d'amandes douces, prises la veille d'une purgation, en augmentent l'effet.

Mélange des laxatifs avec les émétiques.

On opère la réunion de ces agents quand on ajoute à la solution aqueuse de deux onces de manne quinze à dix-huit grains d'ipécacuanha, ou deux grains de tartre stibié. Dans l'effet médicinal que produit ce composé, il n'est pas possible de démêler l'action du corps laxatif, ni d'apprécier son produit; l'exercice de sa vertu adoucissante sur l'organe gastrique tend à diminuer la puissance de la faculté émétique, à émousser son aiguillon.

Section V. *De l'emploi thérapeutique des médicaments laxatifs.*

Le médecin qui veut se servir des substances laxatives doit toujours avoir en vue leur effet local et leur effet général. Pour en faire un sage emploi, il faut qu'il se représente les accidents morbides contre lesquels il dirige leur influence médicinale et qu'il reconnaisse quel est celui de ces deux effets qui deviendra favorable ; alors il réglera la dose de ces substances et la manière de les administrer, afin d'obtenir le produit qu'il désire.

Les médicaments qui nous occupent sont employés dans les maladies fébriles, tantôt à cause de leur action sur les voies digestives, et tantôt à cause de leur influence sur les autres appareils organiques, quelquefois ces deux produits concourent ensemble à combattre les accidents morbides. Les anciens, qui ne connaissaient sous le nom de purgatifs que des substances très irritantes, avaient proscrit les médicaments évacuants dans le début des fièvres, et tant qu'il existait des signes de crudité. Mais, alors même qu'ils redoutaient l'action des purgatifs, ils connaissaient des moyens pour vider les voies digestives, pour expulser les matières qui y existaient, et prévenir ainsi les suites de l'altération qu'un séjour prolongé dans le canal alimentaire leur fait éprouver. Or ces moyens sont de la même nature, ont les mêmes qualités, agissent de la même manière que nos laxatifs; tels étaient le lait bouilli, le miel avec le jus de plantes mucilagineuses, etc. Dans le moment de la plus forte irritation fébrile, avant que la coction ne fût opérée, ils ne balançaient pas à prescrire ces agents pour vider le canal alimentaire. Les laxatifs s'administrent quand la langue est rouge et sèche, quand il y a de la soif, que les urines sont rares, la peau aride, qu'il existe enfin un éréthisme très prononcé; oserait-on, dans ce cas, conseiller un agent purgatif? Les deux sortes de médicaments dont nous nous occupons sont donc bien différents, puisque les uns sont proscrits dans des cas pathologiques où l'on espère de bons effets des autres.

On peut faire la remarque que les laxatifs et les purgatifs ne sont confondus que dans les ouvrages de matière médicale. Les pharmacologistes avaient étudié leur action d'une manière imparfaite; ils avaient conclu que, donnant lieu les uns et les autres à des déjections alvines, ces médicaments recélaient la même propriété agissante. Mais les praticiens, qui tous les jours observaient le résultat de leur administration dans l'état de maladie, mettaient entre eux toute la distance que demande l'opposition de caractère de leur faculté médicinale. C'est dans les écrits des praticiens que l'on trouve bien exprimés les effets immédiats que suscitent les productions que nous rassemblons dans cette neuvième classe. Les laxatifs, disent-ils, provoquent sans trouble, sans désordre, sans irritation, l'évacuation des matières contenues dans les intestins; ces médicaments agissent non-seulement dans les premières voies, mais ils passent aussi dans la masse du sang, ils corrigent la diathèse spasmodique des vaisseaux, ils diminuent leur tension, ils modèrent leurs mouvements, ils calment la fougue et l'impétuosité des fluides, etc. (Voyez *le Méd. minist. de la nature*, p. 221.)

Lorsque dans les fièvres on veut évacuer le canal alimentaire, et qu'un état d'éréthisme ou de phlogose de la surface gastro-intestinale repousse, interdit toute impression irritante, l'expérience commande de se servir des agents laxatifs; il convient de les faire prendre alors aux malades dans un état de concentration et à une dose assez élevée pour assurer leur effet local: on peut choisir la crème de tartre, les tamarins, la casse, la manne, l'huile de palma-christi, etc. Lorsque l'on donne ces substances à petites doses ou étendues dans une grande quantité d'eau, de petit-lait, ou d'un autre véhicule, on n'a plus d'effet laxatif: c'est leur propriété émolliente ou tempérante, qui se manifeste; c'est l'exercice de cette propriété, qui diminue l'ardeur fébrile, qui modère l'agitation du sang ou la trop grande activité de l'appareil circulatoire, qui fait couler les urines, qui corrige l'aridité de la peau, qui rétablit l'exhalation cutanée, etc. On trouve rarement l'occasion de se servir des médicaments laxatifs dans le traitement des fièvres intermittentes.

Dans les phlegmasies, les substances laxatives ne se recommandent pas seulement par leur pouvoir sur les premières voies; il faut de plus compter leur impression sur l'appareil circulatoire, respiratoire, cutané, etc. Si l'on donne la manne dans la petite-vérole, dans la rougeolo, dans la scarlatine, sa faculté adoucissante se montre aussi utile que sa vertu laxative. Il en est de même des tamarins dans l'érysipèle; la boisson acidule que fournit cette substance ne produit pas toujours des évacuations alvines, pendant que son influence tempérante tend toujours à modérer les accidents de la maladie. Dans les phlegmasies des membranes muqueuses, on administre quelquefois les matières douées de la faculté laxative pour vider les voies digestives; mais on s'en sert plus ordinairement pour adoucir, pour calmer l'irritation phlegmasique. Si, dans les toux sèches, dans le premier temps des catarrhes pulmonaires, on s'est bien trouvé de prendre deux onces de manne dans un verre de lait, le soir en se couchant, c'est à la puissance émolliente, relâchante que cette composition exerce sur tout le système, et en particulier sur l'appareil pulmonaire, autant qu'à sa propriété laxative, qu'il faut rapporter cet avantage. La diarrhée avec douleur, avec chaleur dans l'abdomen, la dysenterie inflammatoire, la phlogose des premières voies, suite de l'ingestion d'un corps irritant, d'une substance corrosive, etc., réclament les agents laxatifs. L'expérience a prouvé que l'impression des substances douces, onctueuses, dont nous parlons, sur les parties malades, devenait favorable.

On a vanté l'usage de la manne, des huiles douces, dans quelques phlegmasies des membranes séreuses, dans la pleurésie, dans la péritonite. L'influence générale qu'exercent ces matières rend alors autant de services que leur qualité évacuante. Nous ferons la même remarque au sujet de leur administration dans la péripneumonie, dans la néphrite, etc. On a souvent recours aux laxatifs pour évacuer les premières voies dans ces phlegmasies; on les donne aussi fréquemment à titre d'agents émollients. Les laxatifs ne sont pas employés dans les lésions de l'appareil cérébral: ils peuvent peu de chose contre la phlogose des méninges encéphaliques et des méninges rachidiennes, contre l'inflammation du tissu cérébral, etc.

Dans les affections spasmodiques des organes de la respiration ou de la digestion, qui procèdent d'une innervation excessive ou désordonnée, on a donné des éloges à l'emploi des substances laxatives. Leur vertu émolliente ou relâchante les rendrait nuisibles dans les vices des fonctions digestives qui dépendraient du relâchement, de la faiblesse matérielle de l'estomac et des intestins, ou qui tiendraient à une langueur de l'influence nerveuse sur ces organes: c'est pour cela qu'il est bien des dyspepsies, des anorexies, etc., qu'ils exaspèrent: leur administration a procuré des succès dans le traitement de la constipation par excès de chaleur ou de ton des gros intestins. Des praticiens ont préconisé l'usage des huiles douces contre la colique iliaque.

Ces agents médicinaux ne conviennent pas quand il y a dans les intestins une disposition muqueuse qui favorise le développement des vers intestinaux, leur impression sur le canal alimentaire ne pourrait qu'augmenter encore son atonie. Cependant on emploie avec succès l'huile d'amandes douces, et surtout celle de palma-christi, pour détruire ces animaux; mais les avantages que procure dans ce cas l'usage des substances huileuses tiennent à une action particulière qu'elles exercent sur les vers : elles les font d'abord périr, puis elles en procurent l'expulsion. Il y a donc ici autre chose que l'exercice d'une vertu laxative.

On recommande aussi les substances laxatives dans les phlogoses, dans les irritations des organes urinaires : les dysuries, les stranguries qui dépendent de cette cause s'améliorent souvent par l'usage des substances laxatives. Sydenham, tourmenté d'une hématurie avec de vives douleurs dans les lombes, éprouva un grand soulagement de l'emploi de la manne dissoute dans du petit-lait. Hoffmann a vu une rétention d'urine céder à l'administration d'une solution aqueuse de ce suc, qui procura quelques selles et fit rendre plusieurs pintes d'urine. *De mannâ, ejusque præst. in med. usu.*

SECTION VI. *Parallèle entre les substances végétales laxatives et les substances végétales purgatives.*

Composition chimique.

Les substances laxatives sont des composés de mucilage, de sucre, d'huile fixe, d'acides végétaux. Dans les substances purgatives, l'analyse chimique découvre des principes amers, extractifs, résinoïdes, colorants, etc., des sels.

Qualités sensibles.

Les productions laxatives sont à peu près inodores; elles ont un goût sucré, fade ou acide. Les productions purgatives exhalent une odeur forte, nauséabonde; elles sont remarquables par une saveur amère, âcre, repoussante. Les produits résineux seuls paraissent inodores et insipides.

Dose.

Les substances laxatives s'administrent toujours à haute dose : il en faut ordinairement plusieurs onces pour que leur emploi soit suivi de déjections par le bas. Au contraire, une très petite quantité de substance purgative suffit souvent pour irriter fortement les voies intestinales, pour occasioner des évacuations promptes et abondantes.

Séjour dans l'estomac.

Les substances laxatives ont une nature alimentaire : leurs matériaux chimiques sont souvent attaqués par les forces digestives, qui les dénaturent et les convertissent en chyme. Les substances purgatives ne sont point susceptibles d'être digérées : elles ne peuvent servir à la confection des principes réparateurs, nourriciers du corps.

Action sur la surface intestinale.

Les laxatifs relâchent le tissu des intestins, ils deviennent un poids incommode, dont ces organes se débarrassent promptement. Les purgatifs allument une vive irritation dans les voies alimentaires; ils appellent le sang dans le réseau capillaire intestinal; ils causent des évacuations qui se composent souvent des excrétions muqueuses, séreuses et bilieuses qu'ils ont eux-mêmes provoquées.

Action générale sur le corps.

Les substances laxatives exercent sur tous les tissus vivants une influence émolliente ou tempérante. Jamais leur usage n'est suivi d'un développement de la chaleur animale, de la fréquence du pouls, de la soif, de la sécheresse de la peau. Au contraire, les substances purgatives agissent à la manière des agents stimulants; elles accélèrent le cours du sang, elles élèvent la température vitale, elles causent de la soif, de l'agitation, etc.

Emploi thérapeutique.

Les substances laxatives procurent des avantages marqués dans les maladies avec irritation, dans les affections inflammatoires. Elles sont proscrites dans celles qu'entretient un état d'atonie ou que produit la faiblesse matérielle ou vitale d'un appareil organique. Lorsqu'on s'en sert dans les maladies aiguës, elles modèrent évidemment l'ardeur fébrile, elles diminuent l'intensité des accidents morbides. Au contraire, les agents purgatifs tiennent tous leurs succès de la propriété irritante qu'ils recèlent. C'est par son exercice sur la surface intestinale qu'ils donnent lieu à l'expulsion des matières contenues dans les premières voies, qu'ils décident un salutaire dégorgement des organes digestifs, qu'ils attirent les forces vitales vers l'abdomen, et opèrent une diversion utile en faveur de la tête, de la poitrine, etc. Administrés dans les maladies aiguës, souvent ils augmentent la fièvre, et font prendre plus d'intensité à tous les symptômes.

CLASSE Xe.

MÉDICAMENTS INCERTÆ SEDIS.

Nous ne nous sommes pas dissimulé l'imperfection de notre distribution de médicaments : nous avons prévu au moins en partie les objections que l'on pourrait nous faire. Le temps n'est pas encore venu où il sera possible de disposer les agents médicinaux dans un ordre méthodique qui réunisse toutes les conditions que désirent les praticiens. Certes on aura beaucoup fait si l'on admet comme principe qu'une classification de ces agents doit avoir pour base les effets physiologiques qu'ils produisent dans l'économie animale, et si l'on ne perd point de vue que les effets de chaque médicament forment un ensemble qui a de l'unité, un tout coordonné, qu'il n'est pas permis de séparer par parties, comme on l'a fait pour les produits sudorifique, diurétique, emménagogue, expectorant, etc. Ce principe, rigoureusement suivi, est fécond en conséquences, et promet un avenir brillant à la pharmacologie. Le temps, l'observation qui marche à la suite, feront le reste, réaliseront les vœux que nous formons pour les progrès d'une science qui intéresse tous les hommes.

Après avoir rangé les substances médicinales par classes, nous avions essayé de former dans ces classes des ordres, et d'arriver à établir des genres : dans ces derniers se trouvaient réunies par groupes les productions naturelles qui, composées des mêmes principes, ou dépositaires de la même propriété agissante, offraient au médecin des instruments semblables, identiques, entre lesquels il pouvait se dispenser de faire un choix, puisque avec eux il remplissait absolument les mêmes indications. Mais il s'est présenté des obstacles qui nous ont paru pour le moment insurmontables. Nous avons ajourné notre projet, et nous offrons cette dixième classe au lecteur comme un témoignage de notre faiblesse, comme un aveu de notre impuissance.

Nous rassemblons ici toutes les substances que nous n'avons pas cru devoir mettre dans les neuf classes qui précèdent. Quelques unes provoquent un mode de médication tout-à-fait spécial. Bien que plusieurs autres aient une action analogue à celle des médicaments que nous avons déjà examinés, elles suscitent cependant quelques phénomènes nouveaux, et tellement importants qu'il n'est point possible de les omettre, de les négliger. Enfin de nouvelles observations sont encore nécessaires pour reconnaître le caractère de la force médicinale d'un grand nombre de ces produits médicinaux, pour assigner la place qu'ils doivent occuper.

On ne trouvera point dans les médicamens de cette dixième classe des rapports communs, des raisons de convenance. Le seul motif de leur réunion, c'est qu'ils n'ont pu entrer dans les cadres qui précèdent. Les substances médicinales que nous allons étudier ne présentent que des caractères négatifs; il ne faut point chercher quel est le lien qui les rapproche.

Il aurait fallu sans doute nous montrer plus difficile pour admettre dans les classes précédentes certaines productions que nous y avons placées ; peut-être ne devait-il entrer dans chaque cadre que des corps qui se convinssent sous tous les rapports ; peut-être devions-nous repousser jusqu'ici bien des matières médicinales dont la propriété active est complexe, dont les titres peuvent être contestés. L'assa-fœtida, la valériane sauvage, la fleur d'oranger, le musc, le castoréum, doivent-ils rester avec les excitants purs ? L'ellébore noir ne diffère-t-il pas des autres purgatifs au milieu desquels il se trouve, etc., etc. ? Nous avons pensé qu'il suffisait que le fond de l'opération provoquée par les médicaments fût le même, pour qu'ils pussent être réunis dans une même classe. C'est dans l'histoire particulière de chaque substance que le praticien voit ce qu'elle est, apprécie les modifications que présente sa puissance médicinale ; c'est là qu'il peut juger du nombre et de l'importance des effets physiologiques que produit son action sur l'économie animale ; c'est là enfin qu'il reconnaît le pouvoir, les qualités de cet instrument thérapeutique, et les opérations curatives auxquelles il est propre.

Nous rappellerons encore que l'esprit qui préside à l'étude des agents médicinaux n'est pas le même en pharmacologie et en thérapeutique. Dans la première science, on embrasse toute l'étendue de la puissance de chaque médicament ; on suit avec une scrupuleuse attention le développement de cette puissance ; on observe ce qu'éprouve chaque tissu, chaque organe ; on rapproche tous les mouvements nouveaux que l'agent médicinal provoque dans le système vivant, toutes les variations qu'il fait subir à l'exercice des fonctions de la vie. En thérapeutique, on néglige souvent une grande partie des effets que produisent les médicaments ; on se contente de ceux qui sont ou doivent être avantageux et curatifs ; on fixe son attention sur le point du corps où l'on désire que la vertu de ces agents se manifeste, ou bien on se borne à contempler le phénomène organique que l'on espère devoir être salutaire ; tout le reste est négligé. Quelle importance n'attache-t-on pas aux effets diaphorétiques, diurétiques, emménagogues, etc. ? Cependant, oserait-on avancer que la médecine n'a pas besoin de connaître tout ce qui se passe dans les autres parties du corps, dans le temps même où des évacuations utiles s'opèrent par la peau, par les reins ou par l'utérus, etc. ? L'observation prouve que ces évacuations peuvent venir de causes opposées, être associées à des médications tout-à-fait dissemblables, dépendre en un mot d'impressions qui ne se ressemblent pas : il faut donc remonter jusqu'à la cause organique d'où proviennent ces évacuations, examiner ce que ressentent les autres appareils organiques au moment même où elles paraissent. Le danger qu'il y aurait à ignorer ces détails est trop palpable pour que nous nous attachions davantage à le signaler.

A. *Substances végétales.*

Les productions médicinales dont nous allons d'abord nous occuper exercent une influence remarquable sur l'appareil cérébral : elles provoquent un grand nombre de phénomènes nerveux.

Famille naturelle des solanées.

JUSQUIAME COMMUNE, *hyoscyami folia, radix, semina*, HYOSCYAMUS NIGER, L., plante annuelle, souvent bisannuelle, qui vient spontanément dans les endroits incultes, autour des habitations, près des villages, au bord des grandes routes. On la connaît aussi sous le nom de *hannebane*. On se sert principalement de la tige et des feuilles de cette plante : toutefois les racines et les semences possèdent les mêmes propriétés que les autres parties.

Il est important de ne prendre la jusquiame, pour en former des agents médicamenteux, qu'au moment où elle est en pleine végétation, qu'au moment où les fleurs commencent à se faner. Alors elle est remplie des sucs propres dans lesquels réside toute son énergie; alors ces sucs ont reçu de la nature l'élaboration, la perfection convenables. Les observateurs ont reconnu que la racine de jusquiame n'a pas toujours une égale activité : cette inconstance résulte de la condition annuelle ou bisannuelle de ses racines : elles sont en grande partie formées, la première année, de matériaux insipides et mucilagineux ; c'est plus tard que leurs principes actifs se développent; c'est plus tard aussi, c'est au printemps, lorsque les racines que l'on examine sont bisannuelles ou de l'année précédente, qu'elles ont beaucoup de force, que leur ingestion suscite des accidents effrayants. Les graines de jusquiame se récoltent lorsque les fruits ont atteint leur maturité.

Les plantes stupéfiantes ont plus de vertu, plus d'énergie dans le midi que dans le nord; cette observation sert à régler la dose que l'on doit administrer des médicaments que l'on en forme. Dans le midi, les principes actifs de ces plantes sont plus abondants, plus élaborés. Nous avons vu, en parlant du pavot, que le suc de ce végétal était plus narcotique dans l'Orient, dans le royaume de Naples, qu'en France. La jusquiame, le stramonium, etc., cueillis dans les déparments méridionaux, jouissent d'une puissance que nous ne trouvons plus dans ces plantes lorsqu'elles croissent dans nos zones septentrionales. Les quantités de ces plantes que l'on prescrit dans le nord seraient dangereuses dans le midi.

Nous ne connaissons pas d'analyse exacte des diverses parties de la jusquiame : M. Brande vient d'en retirer un alcali végétal composé qu'il nomme *hyoscyamin*. Ce principe serait-il pour la jusquiame ce que la morphine, la narcotine sont pour le pavot? L'alcali de la jusquiame n'est pas altéré par une haute température; il cristallise en longs prismes; il forme des sels très caractéristiques avec les acides sulfurique et nitrique. (*Journ. de pharm.*, tom. VI, pag. 530.) M. Peschier a trouvé dans cette plante, avec ce principe alcalin, un acide particulier cristallisable, une matière oléo-cireuse, du phosphate et du carbonate de chaux. (*Biblioth. univers.*, septembre 1820.) M. Doeberciner en a extrait du phosphate de magnésie. (*Journ. de pharm.*, tom. VII, pag. 198.)

On administre la jusquiame en poudre à la dose de trois, six, jusqu'à quinze grains, même un scrupule et plus par jour : on augmente graduellement cette quantité. On compose des extraits de jusquiame auxquels les médecins ont habituellement recours lorsqu'ils cherchent dans cette plante un secours curatif : mais il ne faut pas ignorer que trop souvent les extraits que nous offrent les pharmaciens ont perdu beaucoup des vertus de la plante d'où ils proviennent. M. le professeur Fouquier, pour faire des observations sur les propriétés et l'emploi médical de la jusquiame (*Archiv. génér. de méd.* mars, 1823), avait obtenu de M. Planche, pharmacien, trois extraits de cette plante. L'un avait été préparé selon le nouveau Codex, avec le suc exprimé de la jusquiame récente et sa fécule verte ; le deuxième avait été retiré de la plante sèche, au moyen de son infusion dans l'eau chauffée à 40 degrés. R. ; le troisième extrait provenait aussi de la jusquiame sèche, mais on s'était servi de l'alcohol à 22 degrés (Baumé). Les deux premiers extraits ont pu être administrés à des doses considérables, soixante grains, avant de provoquer des effets nerveux bien prononcés ; le troisième extrait, qui avait une belle couleur verte, qui conservait l'odeur de la jusquiame, était beaucoup plus actif ; on n'a pas pû porter la dose de ce dernier au-delà de 20 à 30 grains sans déterminer des accidents. On administre ces extraits à la dose d'un à deux grains à la fois : on peut augmenter peu à peu la dose et l'élever très haut. La pharmacopée de Londres contient une teinture alcoholique de jusquiame : on la donne par gouttes. Un point qu'il ne faut jamais négliger dans l'emploi thérapeutique des plantes narcotiques, c'est de commencer toujours par de petites quantités, et d'être sans cesse attentif à l'action qu'elles portent sur l'appareil encéphalique. C'est à saisir l'exercice de leur puissance sur le cerveau, à suivre ses progrès qu'il faut s'attacher, afin de limiter toujours le pouvoir de ces agents sur l'économie animale, et de ne pas laisser une opération qui doit être médicinale se transformer en un trouble toxicologique.

La jusquiame exhale une odeur vireuse très désagréable : elle a une saveur douce. Lorsque l'on considère rapprochés tous les effets que cette plante peut produire dans le corps vivant, leur ensemble offre à l'esprit quelque chose d'incohérent ou de désordonné. Essayons de mettre de l'ordre dans leur énumération, en rattachant chacun de ces effets à l'appareil organique auquel il appartient. Disons en même temps que, pour étudier avec succès l'action de la jusquiame, il faut avoir égard, d'une part aux doses que l'on en prend, à l'ordre dans lequel ces doses se succèdent, au temps que dure l'usage de cette plante ; de l'autre, à la disposition actuelle de l'individu qui s'en sert, à l'état de son appareil digestif, cérébral, et même de ses autres organes.

Appareil cérébral. C'est surtout sur cet appareil que se montre bien le pouvoir de la jusquiame. Il survient peu après l'ingestion de la poudre ou de l'extrait de cette plante une céphalalgie plus ou moins pénible, avec le sentiment d'un serrement dans les tempes, avec des douleurs dans les orbites ; il y a un trouble bien prononcé des perceptions ; la vision est confuse, affaiblie ; on éprouve des éblouissements, des vertiges, un malaise singulier ; le sommeil est troublé par des rêvasseries. Les organes des sens sont modifiés par cette plante; la surface oculaire est comme irritée; il y a un larmoiement continuel : la dilatation des pupilles est un phénomène inconstant; quelquefois il existe, quelquefois on ne l'aperçoit pas. Ces effets sont les seuls qui paraissent dans les organes qui nous occupent, lorsque l'on ne donne que des doses modérées de jusquiame; ils cessent promptement dès que l'on discontinue l'usage de cette plante.

Si on administre la jusquiame à plus hautes doses, si l'on en continue l'usage plusieurs jours, sa puissance sur l'appareil cérébral s'agrandit, elle donne lieu à de nouveaux produits, et ils sont plus durables. Douleurs de tête plus fortes, plus étendues; vertiges plus fréquents, plus longs; sentiment de chaleur dans l'intérieur du crâne; agitations, anxiétés, qui reviennent comme par accès, et pendant lesquels il y a de l'oppression, un pouls irrégulier, des nausées, des vomissements, des secousses convulsives, des douleurs névrilémites, de l'accablement, etc. Il existe fréquemment un état de somnolence avec des rêves pénibles; il y a du délire, etc. Les sensations sont altérées; la vue est obscurcie; par moments elle reste tout-à-fait éteinte; il y a des hallucinations; on voit les objets plus grands ou plus petits, plus éloignés ou plus rapprochés, d'une forme différente; ils paraissent se mouvoir, s'avancer, tomber, danser, etc. Ils semblent couverts d'un voile ou d'un nuage; il apparaît des fantômes, des corps noirs, etc. Le goût éprouve aussi une perversion; le malade perçoit une saveur complexe, désagréable, etc. Les facultés affectives n'échappent pas à l'influence de la jusquiame. On a cru remarquer que cette plante portait à la colère; on raconte que deux époux qui vivaient partout en bonne intelligence, se querellaient toujours lorsqu'ils se trouvaient ensemble dans une pièce de leur maison: on reconnut que l'air y recevait les vapeurs d'un paquet de graines de jusquiame que le tuyau d'un poêle échauffait fortement.

Que la jusquiame provoque l'encéphale et la moelle épinière par l'impression que ressentent alors les extrémités nerveuses de la surface gastrique; ou bien que les principes de cette plante attaquent directement ces centres de vitalité, il est toujours permis de penser qu'après l'ingestion de la jusquiame, les méninges cérébrales et rachidiennes deviennent rouges, qu'elles éprouvent une irritation particulière, et l'encéphale lui-même ainsi que la moelle épinière une surexcitation: ces lésions sont dans leur plus grande force deux heures environ après l'administration de cette plante, c'est alors que les phénomènes nerveux se multiplient le plus, qu'ils sont très prononcés; si l'on fait un usage journalier de la jusquiame, ces phénomènes offrent à cette époque plus d'intensité. Comme l'innervation subit en même temps un trouble, un changement, il survient dans les autres appareils des accidents, des effets qu'il faut encore rapporter aux lésions dont nous venons de parler. La médication de la jusquiame, de la belladone, etc., présente comme toutes les affections du cerveau et de l'appareil cérébral, des redoublements fréquents, des sortes d'accès pendant lesquels tous les effets sont plus marqués, plus évidents.

Mais l'usage de la jusquiame à hautes doses, que l'on

continue, amène souvent une congestion encéphalique; les vaisseaux du cerveau, du cervelet et du mésocéphale reçoivent une surabondance de sang; la substance cérébrale elle-même est pénétrée d'une plus grande quantité de ce liquide : il en résulte une intumescence de ces parties, et leur compression dans la cavité crânienne. Alors l'innervation perd de sa puissance, et tout le système animal offre les signes de l'inertie, de l'abandon. Cet état s'annonce par la pesanteur de tête; il donne lieu à la débilité musculaire, à l'accablement, à l'engourdissement des membres, à l'affaiblissement des facultés sensitives, à l'obscurcissement de l'intelligence; la figure est gonflée, plus colorée, sans expression, ou plutôt il existe une hébétude bien prononcée; les paupières tombent davantage, il y a de la somnolence, etc. Pendant que cette congestion cérébrale existe, le pouls est lent, irrégulier, la respiration souvent gênée, il y a des vomissements, etc. Cette congestion peut être forte ou légère, permanente ou passagère : quelquefois elle se forme promptement, elle surprend le praticien qui a conseillé l'usage de la jusquiame; d'autres fois elle ne paraît pas, bien que l'on augmente promptement les doses de cette plante; il faut des efforts répétés pour la décider. Elle peut offrir tous les degrés, depuis un simple accablement, une légère pesanteur de tête, jusqu'à un état apoplectique. Elle dure souvent vingt-quatre heures et plus après que l'on a abandonné l'usage de la jusquiame.

Les diverses lésions morbides que l'appareil cérébral peut éprouver ont une grande influence sur la qualité, sur l'expression des phénomènes que l'usage de la jusquiame provoque. Une phlogose des méninges encéphaliques les rendra bien plus sensibles à l'action de cette plante : des petites doses feront naître des effets nerveux très prononcés, produiront une céphalalgie plus vive, de l'agitation, l'insomnie, un délire violent, enfin une exaspération soudaine des symptômes qui caractérisent l'arachnoïdite : elles conduiront vite à la congestion cérébrale, qui comprimera tous les signes d'excitation, qui amènera l'immobilité, un calme apparent, le coma, etc. Nous connaissons encore mal les phénomènes que peut faire naître la jusquiame, lorsque son opération a lieu sur un cerveau où il y a un travail de phlogose, une ulcération, une dégénérescence, une masse tuberculeuse, un abcès ; ou lorsque la substance cérébrale a subi un ramollissement général ou partiel, ou lorsqu'il y a un amas de sérosité dans les ventricules du cerveau, etc. Cependant, administrée dans les affections cérébrales, la jusquiame cause des vertiges, de l'agitation, un état de stupeur, des bruissements d'oreilles, des secousses convulsives, des roideurs passagères des membres, des sautillements des muscles, des tremblements plus forts, des accès épileptiformes, etc. Ces phénomènes sont-ils muets? Ne décèlent-ils pas une plus grande susceptibilité du tissu cérébral? Ne montrent-ils pas que la jusquiame rencontre un état morbide de l'encéphale, qu'elle l'irrite, qu'elle l'exaspère? Je me suis souvent demandé si l'action de la jusquiame, de la belladone, etc., ne pourrait pas devenir un moyen d'éclairer le diagnostic si obscur, si difficile, de ces diverses lésions? Il en est de même pour les affections des méninges rachidiennes, et pour celles que peut éprouver la moelle épinière. Le pouvoir de la jusquiame sur ce centre si important de l'appareil cérébral se manifeste par des phénomènes différents, lorsque ses enveloppes sont occupées par une phlogose (myélo-méningite), lorsque sa substance est enflammée (myélite), lorsque cette partie de l'appareil de l'innervation est ramollie, diminuée de volume, ou qu'au contraire elle offre plus de fermeté et plus de grosseur, etc. Dans la myélo-méningite, la jusquiame cause souvent une exaspération de tous les accidents, un malaise extrême, une susceptibilité excessive, de l'accablement. Nous l'avons vue donner lieu à des douleurs, à des chaleurs, à des picotements, à des élancements, à des contractions, des secousses convulsives des extrémités inférieures, etc., sur des malades qui portaient une lésion de la moelle épinière avec paralysie des mouvements des cuisses, des jambes, même de la partie inférieure du tronc.

L'état actuel des plexus du système ganglionnaire, des cordons nerveux, une névrilémite, une neurite peut aussi faire varier en quelques points les effets de la jusquiame; les douleurs, les inquiétudes des membres, que l'on observe sur quelques personnes, après l'emploi de cette plante, tiennent à la condition présente des cordons nerveux.

Appareil musculaire. Les muscles suivent fidèlement toutes les modifications que l'appareil cérébral peut éprouver. Ce sont les changements d'états que la jusquiame détermine dans ce dernier, ce sont les perturbations que subit par suite l'influence nerveuse, que témoignent les tremblements, les secousses convulsives, les sautillements, les engourdissements, les tensions, les roideurs, les douleurs vives et passagères, etc., que l'on sent dans les membres après l'ingestion de la plante qui nous occupe. L'appareil cérébral fait alors des provocations qui s'aperçoivent principalement dans les muscles. La démarche est chancelante, on ne peut se tenir debout. Lorsqu'il se forme une congestion encéphalique, elle amène une détente musculaire, de la faiblesse dans les membres, une nonchalance extrême.

Appareil digestif. A petites doses, la jusquiame ne produit aucun changement dans les organes digestifs. A des doses modérées, elle occasione de la sécheresse à la gorge ; cette partie du conduit alimentaire paraît aride; du reste, loin de troubler les digestions, cette plante paraît les favoriser ; elle excite l'appétit, elle tient le ventre plus libre. A hautes doses, les préparations de la jusquiame irritent sensiblement la surface muqueuse des voies digestives; elle détermine une ardeur dans la cavité abdominale, elle cause des coliques, des déjections alvines, du ténesme, du ptyalisme, de la soif, etc. On observe en même temps des phénomènes qui paraissent tenir à la modification que la jusquiame produit dans l'appareil cérébral, à l'altération que subit alors l'innervation ; comme une difficulté dans l'exercice de la déglutition, des nausées, des vomissements, etc.

Les divers états morbides auxquels l'estomac et les intestins sont sujets donnent aux effets de la jusquiame une expression différente. Si la surface gastro-intestinale est actuellement rouge, sèche, plus sensible, irritée, cette plante agit fortement sur elle : même à petites doses, elle provoque du malaise, de l'agitation, des vomissements, des coliques violentes, etc. Ces accidents auront également lieu, si les tissus de l'estomac et des intestins sont dans un état de phlogose. Une dégénérescence cancéreuse de ces organes, des ulcérations dans leurs cavités, une oligotrophie de leurs tuniques etc., feront encore varier les produits ordinaires de la jusquiame. Il en sera de même quand une exaltation de l'innervation donnera à l'estomac et aux intestins une susceptibilité excessive, morbide, ou quand un décroissement de la puissance nerveuse aura jeté ces organes dans une sorte d'engourdissement, aura diminué leur sensibilité naturelle.

Appareil circulatoire. Pendant l'opération de la jusquiame sur l'économie animale, le pouls se montre lent, irrégulier, variable ou multiforme; il y a un trouble évident dans la circulation du sang, il s'élève des bouffées de chaleur vers la tête; par moments on observe une coloration bien marquée de la figure, des efforts hémorrhagiques, une tendance à des congestions sanguines. Ces effets paraissent moins dépendre de l'action que les principes de cette plante porteraient sur les organes circulatoires, que des modifications qu'éprouvent l'encéphale, la moelle épinière, les plexus ganglionnaires après l'administration de la jusquiame, et du caractère que prend aussitôt l'influence nerveuse sur le cœur et les vaisseaux artériels.

Les lésions morbides que peuvent offrir les organes qui servent à la circulation du sang modifient les effets de la jusquiame: une irritation du cœur, du péricarde, du système vasculaire, doit rendre son opération plus prononcée, les congestions sanguines, les mouvements hémorrhagiques plus fréquents, plus nombreux, etc. La phlogose d'une partie de l'appareil circulatoire déterminerait aussi des phénomènes nouveaux. Il en sera de même de l'hypertrophie ou de l'oligotrophie du cœur, de la dilatation, du ramollissement de ses parois, etc.

Appareil respiratoire. L'emploi de la jusquiame donne fréquemment lieu à des moments d'oppression, à une dyspnée assez vive. Ces phénomènes attestent encore un désordre de l'innervation ; ils expriment l'action de la plante qui nous occupe sur la moelle épinière, sur l'encéphale; toutefois la jusquiame excite la toux quand il y a dans le tissu des poumons ou dans leurs enveloppes un foyer d'irritation ou de phlogose. Ne doit-on pas rapporter ce phénomène à l'impression directe des principes de la jusquiame sur la partie affectée? La présence de tubercules, d'une collection de sérosité ou de pus, etc., décidera aussi des symptômes nouveaux, insolites, après l'administration de la jusquiame.

Appareil urinaire. On a vu les urines plus abondantes après l'usage de la jusquiame; l'éjection de ce liquide n'offre point les difficultés que l'on remarque lorsqu'on se sert de la belladone et de la pomme épineuse.

Système cutané. Les personnes qui sont sous l'influence de la jusquiame éprouvent des diaphorèses avec des chaleurs cutanées pendant la nuit; elles se plaignent de picotements à la surface du corps; la peau se couvre quelquefois de boutons. Greding a observé des éruptions de diverses natures, des boutons, des abcès, le gonflement des parotides, sur les malades auxquels il administrait ce remède.

Nutrition. L'exercice de la nutrition ne paraît pas troublé par l'usage de la jusquiame noire. Les digestions restent régulières ; l'assimilation des principes réparateurs n'est pas retardée pendant l'action de cette plante sur le corps vivant. On assure que les chevaux engraissent vite lorsque l'on mêle à leur avoine de la graine de jusquiame.

Nous consignerons ici quelques observations comme preuves de ce que nous venons d'avancer.

Un homme âgé de soixante ans a une névralgie frontale du côté droit ; les tiraillements sont très fréquents, très douloureux ; les accès se renouvellent tout le jour et toute la nuit ; il ne peut dormir ; il en a jusqu'à dix quelquefois en une demi heure. Ce malade est mis à l'usage de la poudre de jusquiame. Il en prend, le 3 janvier 1823, quatre grains mis en deux bols avec la conserve de roses. Il ne ressent que quelques coliques ; il va du bas à l'heure ordinaire. Le 4, il en prend douze grains ; il y a trouble dans la vision ; il lui semble que les objets qui sont devant lui sautent ou dansent. Le 5, la dose de jusquiame est de dix-huit grains : il a été tourmenté de rêvasseries toute la nuit ; il ne peut s'assoupir, qu'aussitôt les rêves ne le tourmentent ; ventre plus libre, gorge sèche, point de larmoiement ; par moments une pesanteur de tête, mais elle dure peu ; la figure n'offre rien de remarquable ; le malade est content ; ses attaques de névralgie sont moins fréquentes et moins fortes. Le 6, il prend vingt-quatre grains de jusquiame : il se plaint d'éprouver depuis deux jours une grande démangeaison aux yeux ; bouche sèche ; deux selles ; toujours même appétit qu'en santé ; toujours des rêvasseries pendant le sommeil. A trois heures, tête lourde avec céphalalgie frontale pendant une heure. Le 7, même dose de jusquiame : frissons dans l'après-midi ; tête chaude toute la nuit ; il ne pouvait pas la poser sur l'oreiller du côté droit, tant ce côté était douloureux ; tête pesante, pendant une heure, avec accablement ; sommeil très agité ; appétit ; une selle ; les urines coulent librement. Le 8, même dose de jusquiame : les accès de névralgie ont été très fréquents depuis cinq jusqu'à huit heures du soir ; il y avait alors pesanteur de tête. Les 9 et 10, même remède : mêmes effets. Quand le malade éprouve un peu de pesanteur de tête, il la dissipe en se promenant, toutefois il se sent alors très faible Sueurs la nuit pendant deux heures ; toujours bon appétit ; il cesse l'usage de la jusquiame. Le 12, il redemande ce remède : ses douleurs de névralgie sont plus vives, plus aiguës depuis qu'il ne fait plus usage de cette plante. Le 13, il en prend vingt-quatre grains : trouble dans les intestins ; plusieurs selles. Le 14, même dose de jusquiame : bouche très sèche, le malade a de la peine à avaler ; sa vue est troublée, il ne peut lire, les caractères de l'écriture lui paraissent plus petits ; deux selles avec peu de coliques ; deux douleurs lancinantes dans le bras gauche. Le 15, trente grains de jusquiame : mêmes symptômes ; larmoiement. Le 20, il continue de prendre trente grains de cette plante : il dit qu'il souffre moins ; les effets physiologiques du remède sont toujours les mêmes. Le malade est sorti le 30, se trouvant très bien, n'éprouvant plus que de faibles douleurs. La jusquiame n'a jamais troublé l'exercice des fonctions assimilatrices : elle ne lui a fait aucun mal.

Deux militaires entrèrent à l'Hôtel-Dieu d'Amiens pour y être traités de la surdité. Les moyens ordinaires n'ayant produit aucun changement dans l'état de ces malades, je conçus le projet d'agir fortement sur leur cerveau, et de chercher par là à réveiller la vitalité de l'organe auditif. Le 6 juillet je leur fis prendre, matin et soir, huit grains de poudre de jusquiame noire : cette poudre provenait de plantes cueillies au moment de la fructification et desséchées avec soin : elle était d'une bonne qualité. Les malades n'ont rien ressenti ; l'un d'eux a éprouvé seulement quelques mouvements dans le bas-ventre. Le 7, ils ont pris douze grains de cette poudre le matin et douze grains le soir : il s'est manifesté un trouble assez violent dans les intestins ; l'un d'eux a été plusieurs fois à la selle, avec des coliques très fortes ; l'autre a été moins tourmenté de ce côté, mais il a eu un peu de douleur dans les yeux. Le 8 et le 9 ils ont pris un demi-gros de cette poudre en deux fois dans la journée : l'un continue toujours à se plaindre du ventre et n'éprouve rien du côté de la tête ; l'autre, qui sent moins l'action de la jusquiame sur les organes digestifs, éprouve un désordre marqué dans la vision : il ne distingue plus les objets au bout de la salle.

Le 10 et le 11, ils prirent chacun deux scrupules de la poudre en deux fois. Cette substance ne paraît plus agir sur les voies digestives ; ces malades ne sentent plus rien dans le bas-ventre, l'appétit est bon, les digestions sont régulières. Ils ont une pesanteur de tête avec une débilité musculaire très marquée ; sommeil comme à l'ordinaire ; il n'y a point de somnolence dans le jour ; l'expression de la figure est peu changée ; la vue reste affaiblie.

Le 12 et le 13, la dose de la poudre de jusquiame est portée à un gros, dont la moitié le matin et la moitié le soir. Les voies digestives paraissent habituées au contact de ce moyen ; l'ingestion de cette poudre ne cause aucun trouble dans le bas-ventre. Ces malades se plaignent de ce que la pesanteur de tête augmente : ils ne peuvent plus lire ; la figure est un peu gonflée ; ils n'ont plus de force dans les membres ; l'organe de l'ouïe n'éprouve rien de remarquable.

Le 14 on administre quatre scrupules en deux doses. Les signes d'une congestion sanguine vers la tête se prononcent davantage ; ces malades éprouvent des éblouissemens pendant lesquels la vision est nulle ; la pesanteur de tête est encore plus forte, avec des douleurs dans les orbites ; faiblesse musculaire augmentée ; le sommeil de la nuit n'est pas plus profond, mais il est agité ; dans le jour, point d'envies de dormir ; figure rouge, avec moins d'expression ; le pouls paraît plus lent et plein ; l'appétit se maintient ; digestions bonnes, les selles comme à l'ordinaire ; sentiment profond d'accablement ; des mouvements de sueur se font sentir de loin à loin.

Le 15, ces militaires cessent l'usage de ce médicament ; les signes de la congestion cérébrale existent toujours ; la disposition organique du cerveau paraît rester la même; vue toujours pervertie; la pesanteur de tête n'a pas diminué, débilité musculaire également prononcée.

Le 16, la pesanteur de tête subsiste encore, avec des douleurs dans les orbites; la faiblesse musculaire est la même; les fonctions digestives conservent leur intégrité; pouls plein et lent.

Le 17, ces accidents sont sensiblement diminués; la vue reprend son énergie ordinaire; les forces musculaires reviennent; la pesanteur de tête et le serrement pénible qui existait au-dessus des orbites se dissipent; l'un d'eux, celui dont le cerveau a toujours été le plus affecté, a mis les jambes dans l'eau; ce moyen a rendu la tête plus libre.

Le 18, ces deux militaires ne ressentent plus rien; ils ont leur santé habituelle. L'emploi de ce moyen n'a eu aucune influence sur l'appareil auditif : la surdité est restée la même; il n'y a jamais eu de bruissement dans les oreilles.

M. le docteur Ratier prit, le 12 septembre, 1821, étant à jeun, dix grains de l'extrait alcoholique de jusquiame, que M. Planche avait préparé pour les essais de M. le professeur Fouquier : une heure après, céphalalgie, légère d'abord, qui va en augmentant; empâtement de la bouche avec une perversion singulière du goût; impossibilité de reconnaître la saveur des corps, langue blanche, beaucoup de sécheresse et de chaleur à la gorge, peau chaude et halitueuse, pouls un peu accéléré; légère tendance au sommeil; au réveil, pupilles dilatées, affaiblissement notable de la vue, marche chancelante, engourdissement des extrémités inférieures, facultés intellectuelles libres ; au bout de quatre heures, ces phénomènes avaient cessé; seulement la sécheresse de la bouche et la saveur désagréable persistèrent jusqu'au lendemain. M. le docteur Ratier renouvela cette épreuve deux jours après; il obtint les mêmes résultats. (*Arch. gén. de méd.* lieu cité.)

Tous les effets de la jusquiame se prononcent davantage et deviennent des accidents graves lorsqu'on en prend une grande quantité : alors cette plante crée un état pathologique ; alors son opération appartient à la toxicologie. Les histoires d'empoisonnements causés par la jusquiame sont très nombreuses. C'est une plante vénéneuse dont on a fréquemment pris les feuilles radicales pour celles de la chicorée, auxquelles elles ressemblent un peu dans les premiers temps de leur développement, et les racines pour celles du panais. La jusquiame paraît alors atteindre des parties qu'elle respecte quand on la prend à petites doses ; elle fait naître une foule de phénomènes nouveaux et qui n'appartiennent pas à la médication de la jusquiame. Toutefois ce sont les mêmes appareils organiques qu'elle attaque. Ainsi elle cause de l'ardeur à la bouche, au gosier, des tranchées violentes, des déjections répétées, par son action sur les voies alimentaires; son influence sur l'appareil circulatoire rend le pouls tantôt petit et fréquent, tantôt plein et irrégulier; les organes respiratoires ont leurs mouvements gênés. Ces phénomènes peuvent n'être en grande partie que des lésions vitales, ils peuvent dépendre des lésions cérébrales. La vue est troublée ou éteinte, la pupille dilatée, l'ouïe nulle; les yeux sont saillants, les paupières gorgées et tombantes, la figure rouge et gonflée, le regard fixe et hébété; il survient un délire furieux, de la somnolence, un grand état d'anxiété, des mouvements convulsifs, des soubresauts de tendons, la carphologie, de la difficulté dans la déglutition, la paralysie des membres, la distorsion de la bouche, un assoupissement profond, une respiration stertoreuse; il y a refroidissement des extrémités, des lipothymies; la mort peut arriver au milieu de ces accidents. On trouve, à l'ouverture du cadavre, les méninges encéphaliques et rachidiennes phlogosées, les vaisseaux du cerveau gorgés de sang, et les poumons plus denses ordinairement.

Les médecins ont cherché dans la jusquiame des secours pour la thérapeutique. Il est un certain nombre de maladies dans lesquelles on lui accorde une puissante efficacité. Nous ferons remarquer que ce n'est pas l'influence que cette plante porte sur l'appareil digestif, sur l'appareil circulatoire, etc., qui la rend salutaire : son utilité tient le plus ordinairement à la faculté qu'elle a de modifier l'état actuel du cerveau, de lui imprimer une autre disposition vitale, de donner à l'influence nerveuse un autre cours.

Bien qu'on ait dit le contraire, la jusquiame ne paraît pas convenir dans les lésions matérielles des organes digestifs. Elle augmenterait les accidents morbides que font naître l'irritation, la phlogose de l'estomac, des intestins, du foie, etc. Il n'est pas prouvé que cette plante combatte les dégénérescences cancéreuses; elle animerait davantage les ulcérations de la surface gastro-intestinale, etc. L'observation semble plus favorable à l'usage de ce remède dans les lésions vitales des organes qui nous occupent. Il est des vomissements, des coliques, etc., qui tiennent à une disposition morbide du cerveau, de la moelle épinière, à une perversion de l'innervation que l'usage continué quelques jours de la jusquiame a pu faire cesser. Ce qu'il serait important, dans ce cas, de pouvoir déterminer, c'est la nature de la lésion qui existait dans l'appareil cérébral, et que la jusquiame a dissipée.

Cette plante ne convient pas davantage dans les lésions matérielles de l'appareil circulatoire : on n'en peut espérer aucun bien dans l'irritation du péricarde, du cœur, des vaisseaux artériels, ni dans la cardite. Elle ne sera pas plus utile dans un état d'hypertrophie ou d'oligotrophie du cœur, etc. Mais, dans les lésions vitales de cet organe, elle paraît propre, en modifiant la condition morbide de la moelle épinière et de l'encéphale, à réprimer le cours déréglé de l'innervation sur lui : on a vu les préparations de la jusquiame arrêter des palpitations de cœur, des secousses convulsives de ce viscère, etc.

Les affections des organes pulmonaires nous offriront les mêmes considérations : la jusquiame administrée lorsqu'il existe une irritation ou une phlogose de ces organes, exaspère la toux, cause de l'oppression, procure souvent à la maladie une nouvelle force. A-t-elle été utile, comme on le dit, dans la phthisie pulmonaire? le tissu qui entoure, enveloppe les tubercules a souvent une grande susceptibilité, et la jusquiame, loin de calmer la toux, doit la rendre plus fréquente, plus pénible. Dans les lésions vitales des poumons, comme des toux sèches, nerveuses, des quintes de coqueluche, des oppressions spasmodiques, des asthmes, etc., qui sont produits par un désordre de l'influence nerveuse sur les organes respiratoires, qui attestent un état morbide du cerveau, de la moelle épinière ou même des plexus ganglionnaires, nous concevons mieux l'utilité de la jusquiame : en donnant à l'appareil cérébral une autre disposition, elle fait cesser les accidents qu'entretenait son premier état.

Ce sont principalement les succès que la jusquiame a obtenus dans les maladies de l'appareil cérébral que l'on a élevés bien haut. On l'a vantée comme un secours sûr dans la manie, dans l'épilepsie, dans la névralgie, dans l'hypochondrie, etc. Dans la démence qui est la suite d'une congestion sanguine du cerveau, d'une attaque d'apoplexie, d'une arachnoïdite, etc., que l'on peut attribuer à une accumulation de sérosité dans les ventricules encéphaliques, ou au-dessus des circonvolutions cérébrales, à un épanchement de sang dans le cerveau, n'est-il pas permis de penser que l'emploi de la jusquiame sera propre à hâter, à décider la résorption de ces liquides, que ce remède tendra alors à ramener l'encéphale vers sa condition primitive. J'ai observé souvent sur des vieillards le rétablissement graduel des facultés morales et physiques qu'ils avaient perdues ; je les ai vus recouvrer, après être restés longtemps dans un état d'aliénation mentale, leur raison, soutenir une conversation pouvoir se promener, etc. Il m'a semblé dans bien des cas que l'usage de la jusquiame, de la digitale surtout, avait concouru efficacement à améliorer leur position. Dans la monomanie, il existe une irritabilité de tous les tissus, de tous les organes, qui ne permet d'employer la jusquiame qu'avec une extrême réserve. Dans la manie avec des accès de fureur, on ne pourrait s'adresser à la jusquiame que pour l'opposer à la lésion permanente que le cerveau recèle alors : il est évident qu'elle nuirait au moment des accès, alors qu'il s'allume une phlogose sur les méninges encéphaliques, que le tissu cérébral devient irrité, turgescent, etc.

Que penser des guérisons que l'on attribue à la jusquiame dans l'épilepsie? Cette maladie n'est qu'une forme séméiotique sous laquelle se manifestent fréquemment des lésions de l'appareil cérébral. L'épilepsie offre deux choses distinctes, la lésion qui persiste toujours, qui provoque le renouvellement des accès, et qui peut avoir son siége sur tous les points du corps où aboutissent les cordons nerveux; la lésion qui survient seulement au moment des accès, qui n'est que momentanée. Or, à quelle lésion opposera-t-on la jusquiame? sans doute à la première; il faudrait pouvoir connaître la nature et le siége de cette lésion, pour décider si l'usage de la jusquiame peut la faire cesser, ou au moins diminuer son étendue, son importance. M. Fouquier s'est servi de la jusquiame contre l'épilepsie; il ne l'a pas vue produire un amendement très positif.

M. Meg'in s'est servi avec avantage de l'extrait de jusquiame pour combattre la névralgie faciale ou tic douloureux de la face. Il commence par faire prendre deux pilules, une le matin et une le soir, qui contiennent chacune un grain de cette substance : il augmente ensuite graduellement jusqu'à vingt et au-delà. On peut élever la dose beaucoup plus haut. Nous croyons que cette substance ne serait pas favorable dans la névrilémite.

On assure que l'on a opposé avec succès la jusquiame aux désordres de l'action musculaire, aux convulsions, au tremblement des membres, etc. Il faut encore ici remonter à la lésion de l'appareil cérébral qui cause ces accidents. Si une phlogose des méninges encéphaliques ou rachidiennes trouble l'innervation, détermine des provocations aux muscles, excite des contractions désordonnées de ces derniers, la jusquiame ne convient plus. Elle augmentera les accidents, à moins qu'elle ne fasse naître une congestion encéphalique, ce qui serait un accident nouveau substitué aux premiers. Une phlogose de la substance cérébrale ou de la moelle épinière repousse également l'usage de la jusquiame.

Mais si un tremblement des membres, une difficulté de soutenir la station dépend d'une accumulation de sérosité dans la tête ou dans la gaîne vertébrale, la jusquiame ne peut-elle pas être conseillée comme un remède propre à en décider la résorption [1].

---

[1] Un homme, après plusieurs attaques d'apoplexie, avait éprouvé un affaiblissement notable de ses facultés morales et physiques. Cet homme marchait le corps courbé en avant : il éprouvait un tremblement continuel : sa démarche s'accélérait souvent malgré lui, et il tombait sur

On a pensé, et bien des personnes pensent encore, que la poudre ou l'extrait de jusquiame donné à l'intérieur peuvent servir pour assoupir de grandes douleurs, pour concilier le sommeil; qu'en un mot on peut les substituer à l'opium, en retirer un produit hypnotique. L'observation m'a convaincu qu'il n'y avait aucune parité entre l'action de l'opium sur l'organe encéphalique et celle de la jusquiame, de la belladone, de la ciguë. J'ai vu ces dernières plantes exciter de l'agitation, troubler le sommeil dans des cas où l'opium faisait dormir; j'ai vu la jusquiame produire l'insomnie toutes les fois que le malade en faisait usage. Un vieillard qui était dans un état de somnolence habituelle paraissait plus éveillé, sortait de son accablement, se levait plusieurs fois pendant la nuit, lorsqu'il en prenait dans le jour. L'opération de la jusquiame sur l'encéphale, sur la moelle épinière, est une irritation ou une excitation d'un caractère particulier, qui certainement ne ressemble pas à l'effet de l'opium sur les mêmes parties. On ne peut avec la jusquiame obtenir le calme que font naître les médicaments opiacés; on ne peut pas remplir les mêmes indications thérapeutiques avec ces agents.

Nous dirons, en terminant, que l'on applique les feuilles de jusquiame, réduites en cataplasme, sur

---

la poitrine. Nous avons trouvé à l'ouverture de son corps la gaîne vertébrale extrêmement dilatée et remplie de sérosité: lorsque celle-ci fut écoulée, cette gaîne retombée sur elle-même formait une multitude de replis. Il y avait hydropisie de cette gaîne.

les tumeurs qui présentent une mauvaise nature. Leur action tend à éteindre le principe d'activité qui anime ces tumeurs, à donner un autre caractère au travail morbide qui y existe, à empêcher enfin la dégénérescence que l'on redoute. Elle modère en même temps les élancements, la chaleur que l'on y ressent. On met aussi ces topiques sur les ulcères qui sont suspects, etc.

Jusquiame blanche, *hyosciami albi folia, semina*, feuilles et semences de l'hyoscyamus albus, L., plante annuelle qui habite l'Europe méridionale. On la trouve en France aux environs de Montpellier, de Nice, dans la Provence, etc.

Cette plante recèle les mêmes principes et la même propriété active que celle qui précède; seulement cette propriété paraît avoir, dans la production qui nous occupe, moins de développement, moins d'énergie. On donne les feuilles de la jusquiame blanche en poudre; on emploie aussi son extrait. Cette plante porte à la tête comme la jusquiame noire: elle suscite des phénomènes nerveux légers, momentanés, lorsqu'on ne l'administre que par petites quantités; elle tient en même temps le ventre plus libre. Mais cette plante, donnée à des doses plus élevées, comme de quatre à six grains de son extrait par jour, détermine un grand mouvement dans l'appareil cérébral; elle irrite fortement les voies digestives. Si la quantité de jusquiame blanche est trop forte, son action prend un caractère vénéneux; elle produit un trouble effrayant dans l'économie animale; elle donne lieu à des vomissements, à des coliques, à des selles copieuses, à des vertiges, à des convulsions, etc., comme on le voit dans l'observation rapportée par M. Fodéré dans sa *Médecine légale.*

La jusquiame blanche a été offerte comme une arme dont l'art de guérir pouvait se servir : on a cité ses bons effets dans l'amaurose, etc. C'est toujours d'une manière empirique que l'on conseille cette plante : il est difficile de fournir une explication satisfaisante de son action curative. C'est toujours contre des accidents qui ont leur siége dans l'organe encéphalique ou dans ses dépendances qu'on la recommande. Or il faudrait d'abord connaître exactement quelle est la lésion matérielle qui fait la maladie, alors on parviendrait probablement à concevoir comment l'action de la jusquiame devient un remède.

On croit que les jusquiames entrent dans la composition de ces électuaires si renommés dans l'Orient, dans la Perse, dans l'Egypte, etc., à l'aide desquels on se procure des jouissances inexprimables, des sensations voluptueuses, des visions délicieuses, l'oubli des chagrins, etc. Qui pourra jamais dévoiler les modifications que l'impression de ces électuaires fait éprouver au tissu cérébral ou aux nerfs pour amener un produit aussi extraordinaire? Qui pourra constater les changements matériels, turgescence, excitation, ou autres états, d'où procèdent ces perceptions pleines de délices? qui nous assignera leurs siéges dans le système encéphalique? Remarquons que les productions douées d'une vertu narcotique sont la base obligée de ces compositions; mais remarquons en même temps que ces ingrédients sont toujours associés à des substances stimulantes, et que le concours de deux impressions de nature opposée, simultanées ou successives, sur le cerveau, paraît nécessaire pour obtenir les résultats étonnants dont nous venons de parler.

BELLADONE, *belladonæ radix, folia, baccæ*, racines, feuilles et baies de l'ATROPA BELLADONA, L., plante vivace qui croît sur les bords des bois montueux en France, en Allemagne, en Italie, etc.

Les racines de cette plante présentent à la partie supérieure une masse informe qui donne naissance à des divisions alongées de la grosseur du doigt. Le parenchyme de cette racine est blanc. Dès la deuxième année elle a une grande énergie, et peut servir pour des usages thérapeutiques. Il convient de la recueillir au printemps ou en automne, et de soigner sa dessiccation. Les feuilles sont larges, épaisses, d'une forme ovale et entières : on ne doit les prendre que quand la plante est bien en fleur. Elles laissent échapper, lorsqu'on les fait dessécher, des principes volatils qui font une impression désagréable sur l'organe olfactif, et qui agissent fortement sur l'appareil cérébral. Si on séjourne quelques instants dans un endroit où se trouvent une certaine quantité de ces feuilles, on éprouve de la céphalalgie, des vertiges, une sorte d'ivresse.

Les baies de la belladone offrent une ressemblance malheureuse avec les cerises : elles ont une saveur douce et fade ; trompés par la forme et par la couleur, souvent les enfants en sucent le jus, et éprouvent aussitôt après les accidents les plus alarmants. Dans cette espèce d'empoisonnement, on observe les symptômes suivants : sécheresse de la bouche et du gosier, grande soif, efforts pour vomir, cardialgie, coliques, figure rouge et gonflée, yeux hagards, pupilles dilatées, injection des conjonctives, vision confuse, délire ordinairement gai, vertiges, difficulté ou impossibilité de se tenir debout, rire sardonique, trismus des mâchoires, impossibilité d'avaler, agitation continuelle, convulsions, soubresauts de tendons, rigidité de l'épine du dos, battements convulsifs du cœur, oppression, éruption de taches gangréneuses à la peau, pouls petit, serré, sueurs, lipothymies, froid des extrémités, mort. Les feuilles et la racine font naître des accidents analogues lorsqu'on en prend à la fois une forte dose. Ce que présente de plus remarquable le désordre pathologique que produit cette plante, c'est le nombre et l'importance des phénomènes nerveux qu'il offre. On voit évidemment que la belladone attaque surtout l'appareil cérébral, et que c'est sur cet appareil que doit se porter particulièrement l'attention de l'observateur, après l'ingestion de cette plante. Les phénomènes que nous venons d'exposer prouvent que la belladone allume sur les méninges encéphaliques et rachidiennes des phlogoses qui deviennent par moments plus vives, ce qui explique les redoublements que présentent de temps en temps les accidents morbides; qu'elle met la substance cérébrale dans une sorte de turgescence; qu'elle détermine souvent des inflammations partielles dans l'encéphale. Ces affections diverses donnent lieu à des congestions sanguines, à des exhalations séreuses, même à des épanchements sanguins : ces lésions survivent à l'action de la belladone, lorsqu'elle n'entraîne pas la mort; elles expliquent les accidents déplorables que l'on observe alors. Combien d'individus empoisonnés par la belladone ou les autres plantes stupéfiantes sont restés toute leur vie dans un état d'idiotisme, ou sujets à des attaques comme d'épilepsie, ont conservé une paralysie complète ou partielle, ont perdu la mémoire, etc.!

La puissance dont nous venons de signaler le caractère toxicologique a été réclamée par la médecine : on a cherché à la rendre bienfaisante. On a administré comme remèdes la racine, les feuilles et les baies qui la recèlent. Il a suffi, pour faire de ces productions des instruments thérapeutiques, de n'en donner aux malades que des quantités dans lesquelles la faculté de modifier l'organisme animal fût tellement restreinte qu'elle ne pût susciter que des effets pharmacologiques, qu'elle ne fût plus capable de décider des accidents morbides.

M. Vauquelin a fait des recherches chimiques sur la belladone, dans le dessein de connaître si cette plante possédait le principe âcre auquel le tabac doit ses principales propriétés. Le suc aqueux de la belladone contient, 1° une substance animale dont une partie se coagule par la chaleur, et dont une autre reste en dissolution dans le suc à la faveur d'un excès d'acide acétique; 2° une substance soluble dans l'esprit-de-vin, qui a une saveur amère et nauséabonde, et qui fournit de l'ammoniaque par sa décomposition au feu; 3° du nitrate, du muriate, du sulfate de potasse, de l'oxalate acide de potasse, de l'acétate de potasse et de l'acide acétique. Ce chimiste s'est assuré que la vertu narcotique de la belladone résidait dans la substance qui est soluble dans l'alcohol : c'est la seule qui ait de la saveur. M. Vauquelin en a fait avaler à plusieurs chiens ; ils ont tous éprouvé des convulsions, de l'assoupissement, de la difficulté à se mouvoir, des tremblements, la perte des sens, etc. (*Annal. de chim.*, tom. LXXII.) M. Brande vient de signaler dans cette plante un alcali végétal composé (*atropine*) : ce principe est dans la belladone à l'état de sur-malate. L'atropine est d'un blanc éblouissant, elle cristallise en longues aiguilles, elle est à peu près insoluble dans l'eau, l'alcohol la dissout à l'aide de la chaleur, il la laisse déposer par le refroidissement, elle forme avec les acides des sels réguliers. Elle a une saveur fade.

On emploie en médecine la racine et la feuille de belladone en poudre. La racine a plus d'énergie que les feuilles. On compose avec le suc de la plante entière deux extraits : l'un, moins actif, se fait avec le suc dépuré ; cet extrait est dépouillé des matériaux qui ne sont pas solubles dans ce suc : l'autre a beaucoup plus d'énergie, il contient tous les principes de la plante ; il s'obtient en faisant évaporer le suc non dépuré à l'aide d'une étuve ou du soleil. On donne ces deux préparations à la dose d'un à quatre grains d'abord, on répète cette dose plusieurs fois par jour. On s'est aussi servi du jus épaissi des baies de cette plante. Dans l'administration des médicaments tirés de la belladone, il faut encore suivre la méthode que nous avons recommandée en traitant de la jusquiame : il faut commencer par de petites doses, que l'on augmente progressivement, être surtout attentif aux phénomènes nerveux que provoque le médicament, maîtriser toujours son action de manière à l'empêcher de prendre une intensité nuisible.

Il existe une très grande analogie entre l'opération de la jusquiame et celle de la belladone. Ce que nous avons dit des effets de la première plante est, en grande partie, applicable à la seconde; la belladone produit toutefois quelques effets particuliers que l'on reconnaîtra facilement.

Appareil cérébral. Embarras, douleurs dans la région frontale, sentiment particulier de gêne dans les tempes, dans les paupières, dans les yeux; éblouissements et vertiges fréquents, trouble et affaiblissement de la vision, les objets que l'on regarde offrent des formes bizarres, semblent couverts d'un nuage, remuer, changer de place; on ne peut lire; apparitions de fantômes, de lumières, etc.; dilatation des pupilles; l'ouverture des paupières semble rétrécie, surface oculaire plus sèche; le malade clignote souvent, insomnie ou sommeil agité par des rêvasseries; le goût est perverti; une saveur très mauvaise poursuit le malade; aucun signe de stupeur, figure animée, yeux doués d'une certaine vivacité.

Si le sang se porte à la tête, s'il se forme une congestion dans le cerveau, il y a sentiment de *pesanteur* dans la région sus-orbitaire, accablement singulier, détente des muscles soumis à la volonté, faiblesse et engourdissement des membres, gonflement des yeux et de la figure, hébétude, etc. Cette congestion peut être passagère ou durer long-temps.

Un état pathologique de quelque point de l'appareil

cérébral donnera une autre expression à l'opération de la belladone; fera naître des effets nouveaux, rendra plus saillants quelques uns des effets ordinaires de cette plante. Administrée dans une arachnoïdite, elle causera une céphalalgie plus vive, une agitation très marquée, des vertiges fréquents, des visions plus répétées, plus extraordinaires, du délire etc.; elle déterminera très vite, très facilement une congestion cérébrale. Dans une céphalite locale, elle produira des secousses convulsives, des roideurs plus fortes des membres, une altération plus prononcée des traits de la face, etc. Il en sera de même pour les lésions du prolongement rachidien: dans la myélo-méningite, la belladone provoquera des accès d'anxiété, d'accablement, d'oppression, de palpitations de cœur, des vomissements, des coliques, etc. J'ai vu la belladone, donnée à un homme qui avait une paraplégie, suite d'une affection de la colonne épinière avec déviation, provoquer des picotements très pénibles, des chaleurs vives dans les extrémités inférieures, des douleurs très fortes dans les lombes, des contractions fréquentes des muscles fléchisseurs des cuisses, des accès de tremblements qui duraient un demi-quart d'heure.

Appareil musculaire. On aperçoit facilement sur les muscles, que la belladone trouble l'exercice de l'innervation; après son emploi, les mouvements des membres ne sont plus précis, on y éprouve des engourdissements fréquents; on n'exécute plus avec la même habileté les ouvrages délicats; les femmes ne peuvent plus coudre; les muscles n'obéissent plus avec la même docilité; de plus, ils exécutent des contractions involontaires; des sautillements, des secousses ont lieu dans les bras et les jambes; on se plaint de douleurs dans les genoux; on marche avec peine, on heurte les corps près desquels on passe, on chancelle, on ne peut se tenir droit, etc. Quand il existe une congestion encéphalique, il n'y a plus trouble, mais affaiblissement des forces musculaires.

Appareil digestif. L'usage de la belladone produit une sécheresse singulière de la bouche et de la gorge. Le malade ne peut avaler ses aliments sans avaler en même temps un liquide; cette sécheresse donne lieu à une soif continuelle; par moments il se fait un afflux de salive dans la bouche. Si la dose de belladone est forte, elle produit un mode particulier d'irritation sur la surface gastro-intestinale; si on continue plusieurs jours l'usage de la belladone, il survient des chaleurs d'estomac, des déjections alvines, etc. Cependant lorsque l'individu qui emploie la belladone a les organes digestifs dans un état sain, il conserve son appétit; cette substance semble même l'augmenter. J'ai vu avec étonnement des hommes prendre de très fortes doses de belladone, manger autant que dans la meilleure santé, et avoir des digestions faciles et naturelles. Il n'en est plus de même quand les organes digestifs sont irrités, ou dans un état de phlogose: alors la belladone cause un sentiment d'ardeur, souvent très forte, dans la cavité abdominale, des coliques, des déjections alvines; du ténesme, des vomissements. Les autres lésions matérielles de l'estomac et des intestins introduiront aussi quelques variations, des phénomènes nouveaux dans la médication de la belladone.

Les vomissements, les coliques peuvent aussi être produits par des provocations de l'innervation sur les organes abdominaux, peuvent tenir à l'opération de la belladone sur le cerveau et sur le prolongement rachidien.

Appareil circulatoire. Une ou deux heures après l'administration de la belladone, on aperçoit un trouble marqué dans l'exercice de la circulation du sang; les contractions du cœur sont déréglées, inégales, les pulsations artérielles multiformes : on observe des variations répétées dans le cours du sang; il s'élève vers la tête de fréquentes bouffées de chaleur; le sang s'y porte avec force; la figure, souvent les bras, les mains se colorent par moments d'un rouge très marqué; la menstruation paraît hors de son temps, etc. Le trouble qui se manifeste alors dans l'action des organes circulatoires ne dépend t-il pas principalement de l'innervation, n'est-il pas dû aux modifications que la belladone fait éprouver au cerveau et à la moelle épinière? Une fille qui faisait usage de la belladone avait des attaques violentes et assez longues de palpitations de cœur, après son ingestion. Cette plante n'avait-elle pas déterminé sur la moelle épinière l'irritation morbide qui donna lieu à cet accident? Les lésions matérielles du cœur exerceront une grande influence sur les phénomènes que la belladone fera naître dans l'appareil circulatoire. Un état d'irritation, d'hypertrophie, d'oligotrophie, de dilatation, etc., de ce viscère, rendra inégaux, dissemblables même les effets de la belladone.

Appareil respiratoire. La belladone ne produit pas de variations bien remarquables dans l'exercice de la respiration, tant que les organes qui l'exécutent sont dans leur condition physiologique. Mais s'il existe dans les organes pulmonaires un point irrité, des tubercules, etc., la belladone donne lieu à une toux répétée, elle cause de l'oppression, un état d'anxiété; son usage prolongé fait naître de la sécheresse et une grande chaleur dans la poitrine.

Appareil urinaire. Un phénomène très remarquable de l'action de la belladone, c'est celui-ci, que j'ai observé plus souvent sur les hommes que sur les femmes : le malade éprouve une gêne singulière à rendre ses urines; il n'y a pas toujours de douleur, d'ardeur, de cuisson dans le canal de l'urèthre, les urines sont aussi abondantes que de coutume; mais elles ne sortent plus librement de la vessie; la volonté semble avoir perdu son empire sur leur expulsion : par moments le jet d'urine s'arrête tout-à-coup, et il ne se rétablit qu'après bien des tentatives. Cet effet n'a-t il pas pour cause le désordre de l'innervation sur la vessie et même sur le canal de l'urèthre?

Donnons maintenant quelques observations. Je voulus suivre les effets de la poudre de feuilles de belladone sur un homme qui avait une toux convulsive que les secours ordinaires n'avaient pu calmer. Je recueillis plusieurs poignées de ces feuilles; je les pris sur des pieds qui étaient en pleine floraison; on les fit sécher avec soin : la poudre était d'une bonne qualité. Le 20 juillet 1820, le malade prit douze grains de cette poudre en deux doses, une le matin et l'autre le soir : il n'a rien ressenti ; ses quintes de toux ont été les mêmes, et les effets physiologiques du médicament nuls. Le 21, la dose fut de dix-huit grains, qu'il employa de la même manière ; il n'aperçut pas de changement dans sa toux. Après l'ingestion de la substance médicamenteuse, il éprouva un sentiment de chaleur dans l'épigastre ; quelque temps après il eut un peu de douleur à la tête, un peu de gêne dans les yeux. Le 22, je lui ordonnai trente grains de cette poudre. En avalant chaque prise, le malade sent une chaleur momentanée avec sécheresse dans la gorge, dans la poitrine, dans l'estomac. Cinq minutes après il éprouva au-dessus des yeux une pesanteur qui ne dura que quelques moments, dans la journée il a été plusieurs fois du bas. Le 23, la dose est de quarante grains. Aussitôt après l'ingestion de cette poudre la chaleur et la sécheresse se manifestent toujours à la gorge et à la poitrine, la chaleur est beaucoup plus forte dans l'organe gastrique. Deux heures environ après, le malade tombe dans un accablement très notable ; il ressent une grande pesanteur à la région frontale, avec un serrement douloureux dans les orbites, et aussitôt tout le système locomoteur semble relâché, sans énergie ; la vue s'affaiblit beaucoup. Le malade a pris la dose du matin à cinq heures ; cet état d'accablement a commencé vers sept heures et a duré jusqu'à midi. La dose du soir a prolongé son effet jusque dans la nuit. Le sommeil est comme à l'ordinaire, il n'est pas plus long ni plus profond ; il y a peu de somnolence pendant le jour. L'appétit reste bon, le malade a encore été plusieurs fois à la selle.

Le 24, il prend deux scrupules de poudre, toujours en deux fois. La pesanteur de tête est augmentée, il ressent de la douleur dans la région du front; accablement très prononcé pendant l'action du médicament; débilité musculaire; le malade ne peut agir; il est lourd, indolent. Son appétit se conserve; son dévoiement continue; pouls vif, variable pendant l'opération de chaque prise. La toux est diminuée, les quintes sont moins fréquentes et moins longues. Le 25, il a encore pris les deux scrupules de poudre. Deux heures après chaque dose commence l'état d'accablement dont nous avons parlé; il dure environ six heures, comme de coutume. Le malade a été cinq fois du bas dans la journée; appétit bon. Le 26, même dose, même résultat; encore pesanteur de tête et débilité musculaire. Le malade nous dit qu'il voit comme des flammes de feu, et d'autres fois comme des fantômes noirs. Il ne va que trois fois du bas. Son pouls est aujourd'hui lent, irrégulier pendant l'action de la substance médicinale; figure comme un peu gonflée; il a de l'appétit, toux toujours améliorée. Le 27, il prend soixante grains de la poudre en deux doses; l'effet est le même, peut-être a-t-il plus d'intensité, mais les phénomènes ne varient pas. Le 28, il cesse l'usage de ce moyen; la pesanteur de tête et l'accablement diminuent sensiblement dans la journée. Le 29, il éprouve encore une légère pesanteur au-dessus du front, mais il se sent comme à l'ordinaire; les quintes sont moins longues et moins fréquentes.

Madame D... avait une oppression qui augmentait par moments, et qui alors semblait produire des ac-

26.

cès d'asthme. Cette dame a eu beaucoup de chagrin. Elle prend deux grains de poudre de belladone le matin, deux grains à midi, et deux grains le soir. Sécheresse à la gorge, goût désagréable à la bouche, difficulté de rendre les urines. Elle ne pouvait déjà plus lire le soir. Nuit agitée ; elle avait, étant éveillée, des visions ; des hommes allaient et venaient, portant de l'argent, des lumières : dans d'autres temps, elle a eu un sommeil calme. Le lendemain elle continua l'usage des pilules : après midi elle se plaignait d'un flux de salive qui la faisait cracher sans cesse : elle avait cependant la bouche et l'intérieur des narines arides ; elle éprouvait de la gêne dans les yeux ; elle clignotait sans cesse ; elle parlait avec une vivacité qui ne lui était pas habituelle ; sa vue offrait quelque chose de singulier : figure rouge, pupilles dilatées ; elle éprouvait des vertiges quand elle se levait ; elle se retenait, en marchant, à tout ce qu'elle rencontrait, pour ne pas tomber ; elle avait faim. Elle eut, la nuit, des visions, du délire : elle crut qu'on voulait l'assassiner, elle appela du secours. Le troisième jour, au matin, elle prend encore une pilule ; à dix heures, elle est dans une sorte d'ivresse légère ; elle parle beaucoup, a des mouvements vifs, fait des projets de promenade, de visites, pour sa journée ; les yeux clignotent sans cesse ; elle n'a point de pesanteur de tête ni de céphalalgie ; la figure est rouge, le pouls fort, très irrégulier. Les règles ont paru cette nuit : elle est à l'époque où elles devaient avoir lieu. Dans la journée elle éprouve des tremblements des membres, elle ne peut rien faire avec ses mains. Elle ne prend plus de pilules, mais c'est contre sa volonté : elle paraît se plaire dans l'opération de la belladone ; elle en continuerait l'usage autant qu'on le désirerait. Le lendemain, tous les effets nerveux ont disparu, le calme est rétabli dans tous les appareils organiques. Son oppression est singulièrement diminuée ; elle n'a pas eu d'accès d'étouffement depuis qu'elle prend la belladone.

Une femme qui a un rétrécissement de pupilles, avec difficulté de la vision, prend, le 6 janvier 1823, six grains de poudre de feuilles de belladone, que l'on met en deux bols : elle en avale une le matin, et l'autre le soir; elle n'a éprouvé qu'un peu de sécheresse à la bouche. Du 7, la dose de belladone est de dix grains. La sécheresse de la bouche est très grande, l'appétit se conserve; point de selles; les pupilles semblent un tant soit peu dilatées : après la dose du soir il y a eu des étourdissements, et elle a rejeté sa pilule; légère céphalalgie; pendant quelques instants pesanteur de tête, accablement. Le 8, les deux pilules contiendront quinze grains de belladone. Après celle du soir, il y a un accès d'étouffement, serrement de la gorge; elle craint d'étouffer : cet accès dure un quart d'heure. La nuit a été bonne. Bouche très sèche, aucune gêne dans l'éjection des urines, appétit, une selle naturelle; par moments, tête pesante et accablement; on voit qu'il se forme de légères congestions encéphaliques qui ne durent pas. La malade assure qu'elle voit un peu mieux. Du 9, elle prend vingt grains de belladone; elle vomit la première pilule, sans efforts, peu après son ingestion. Elle va cinq fois du bas, avec de petites coliques. La sécheresse de la bouche existe toujours; la malade voit mieux les objets, mais ces derniers semblent toujours se mouvoir, il y a trouble dans la vision : insomnie et rêvasserie toute la nuit; céphalalgie frontale. Le 10, la dose est de 24 grains. La malade a eu des accès de tremblement avec frisson, dans la matinée; la figure se colore vivement par moments, ce qui fait croire à ses compagnes qu'elle a de la fièvre : point de selles; appétit, mais les aliments ont une saveur âcre; pouls inégal, irrégulier. Elle s'est levée dans la nuit : elle était dans un état de délire; elle voyait des fantômes; les pupilles ne se dilatent pas; la vue s'améliore peu. On cesse l'usage de ce remède.

La belladone, comme les autres plantes auxquelles on donne le nom de narcotiques ou de stupéfiantes, n'exerce pas sur l'encéphale et sur la moelle épinière une influence débilitante : ces plantes ne font pas baisser la vitalité de ces organes, ne font pas diminuer le cours de la puissance nerveuse. Je me fais une autre idée de l'action que la jusquiame, la belladone, etc., portent sur ces centres de l'appareil cérébral : je regarde leur effet comme une irritation d'une nature spéciale. C'est cette irritation sur l'organe encéphalique qui m'explique la céphalalgie frontale, le serrement des tempes, des yeux, l'insomnie, les rêvasseries, les vertiges, le trouble de la vision, les hallucinations, apparitions de fantômes, etc. C'est la même irritation, fixée sur la moelle épinière, qui fait naître les spasmes de l'œsophage, l'oppression, les palpitations de cœur, les vomissements, les coliques, les engourdissements, les secousses convulsives, les douleurs des membres, etc. Jusque là, il n'y a point de décroissement des propriétés de la vie, il n'y a point de signes de stupéfaction. On peut penser que tous les effets dont nous venons de parler sont dus à des irritations, à des rougeurs, à des lésions fugaces que les principes de la belladone suscitent sur les méninges encéphaliques et rachidiennes, comme ils en font naître sur la peau, sur la surface oculaire, dans l'intérieur de la bouche, etc. On peut croire que cette plante produit en même temps une surexcitation, une turgescence de divers points de l'encéphale, de la moelle épinière. D'ailleurs, à très hautes doses, la belladone comme les autres plantes dont nous parlons n'allument-elles pas dans l'encéphale un foyer de phlogose? ne provoquent-elles pas une arachnoïdite, même une cérébrite? ne produisent-elles pas un état de manie, des accès de convulsions épileptiformes, la roideur des membres, etc.? Ici leur opération sur l'appareil cérébral reste-t-elle douteuse ou obscure? Les plantes qui nous occupent ne sont narcotiques, ne méritent le titre de stupéfiantes qu'alors qu'elles portent le sang à la tête, qu'elles provoquent une congestion sanguine de l'encéphale: pressé, comprimé dans la cavité cranienne, ce viscère cesse d'agir avec son énergie accoutumée; tous les tissus, tous les organes cessent de recevoir les principes qui les vivifiaient; tous les mouvements de la vie se ralentissent, toutes les parties du corps tombent dans un état d'inertie qui peut passer par tous les degrés, depuis une simple débilité jusqu'à la paralysie.

La thérapeutique a cherché des remèdes dans les diverses parties de la belladone. On a vanté la poudre ou l'extrait de sa racine, de ses feuilles, de ses baies, dans un grand nombre de maladies : mais l'expérience n'a point justifié les éloges que l'on avait donnés à ces remèdes. On a administré inutilement la belladone contre la dégénérescence cancéreuse de l'estomac et des intestins : on ne la conseille point contre les autres lésions matérielles de ces organes, du foie, etc. Il est remarquable que c'est surtout dans les lésions vitales que cette plante obtient du succès, parcequ'en modifiant l'état actuel de l'encéphale et de la moelle épinière, elle parvient à rompre l'innervation morbide qui provoquait l'estomac, les intestins, etc. On a opposé la belladone à des coliques spasmodiques, à des soulèvements d'estomac, etc. Si l'on a eu recours à la belladone dans les affections de l'appareil circulatoire, c'était encore pour l'opposer à des accidents nerveux, à des lésions vitales, les palpitations, les secousses convulsives du cœur. Il en sera de même pour l'appareil respiratoire : ce n'est point dans la bronchite, dans la péripneumonie, dans la pleurésie, dans la phthisie et autres lésions matérielles qu'on recherche la belladone, mais dans les toux sèches, nerveuses, convulsives, dans les coqueluches, etc., dont la cause est dans le prolongement rachidien, dans les plexus nerveux. J'ai vu très souvent des toux convulsives rebelles aux moyens ordinaires céder assez promptement à l'usage de la belladone. On emploie alors des petites doses de cette plante, comme deux à quatre grains de sa poudre par jour. Ce remède ne produit guère que la sécheresse de la bouche; on ne voit point naître de phénomènes nerveux : cependant les quintes de toux s'éloignent, elles deviennent moins longues, elles cessent souvent tout-à-fait. Quel changement salutaire s'est alors opéré dans les points de l'appareil cérébral avec lesquels les organes pulmonaires correspondent !

Une maladie fréquemment rebelle à tous les remèdes, la coqueluche, a été traitée avec succès par la belladone. On s'est servi le plus souvent de la racine en poudre, que l'on mêle avec le sucre. M. Wetzler en donne un quart de grain matin et soir aux enfants au-dessous d'un an; il fait avaler un quart de grain de plus à midi aux enfants au-dessous de deux ans; pour ceux de deux à trois ans il porte la dose à un demi-grain le matin et un demi-grain le soir; les enfants de quatre à six ans en prennent un grain et demi, aussi en deux prises de la même manière. Au bout de deux à trois jours on augmente la dose, on l'élève, pour les plus âgés, jusqu'à trois grains, que l'on administre dans les vingt-quatre heures. Dans le moment des attaques de la coqueluche, les vésicules bronchiques paraissent éprouver un resserrement spasmodique; en même temps la dilatation de la poitrine devient difficile. Ces accidents attestent un désordre de l'innervation sur les instruments de la fonction respiratoire: c'est en changeant la disposition morbide de l'encéphale, de la moelle épinière, peut-être des plexus du système ganglionnaire, que la belladone devient salutaire.

L'impression que cette plante porte sur l'appareil cérébral sera pour le thérapeutiste un secours dans quelques lésions de cet appareil ; mais il faudrait pouvoir déterminer celles que ce remède est propre à combattre. Doit-on espérer que la belladone sera de quelque utilité, lorsqu'il existe un ancien épanchement de sang dans le cerveau, lorsqu'il y a une ulcération dans la substance cérébrale, une collection d'une sérosité puriforme dans un point de l'encéphale, etc. Greding, Stoll et d'autres praticiens ont obtenu un résultat remarquable de l'emploi de la belladone dans l'épilepsie. Ce médicament diminua la violence des attaques ; souvent il les transforma en un simple tremblement ou en des spasmes particuliers. Chez d'autres malades cette substance éloignait les attaques d'une manière notable : des accès qui revenaient tous les jours, souvent plusieurs fois dans une journée, ne paraissaient qu'à de longs intervalles. Quelle est la lésion encéphalique qui produisait ces attaques d'épilepsie ? quelle modification éprouvait-elle de la part de la belladone, pour amener les résultats que nous venons d'exposer ?

Il est d'autres affections qui procèdent aussi d'une lésion de l'organe encéphalique, et contre lesquelles on a vanté la belladone. Une accumulation de sérosité dans l'arachnoïde encéphalique, dans les ventricules de cerveau, donnera lieu à une somnolence, à un état de démence, à un affaiblissement des sensations, de l'intelligence, de la mémoire, etc. etc. : l'excitation que la belladone porte sur l'organe cérébral ne peut-elle pas être alors favorable ? Quelques faits nous porteraient à le penser. Un amas de sérosité dans la gaîne vertébrale détermine une débilité des forces musculaires, donne lieu à un tremblement des membres; l'individu traîne les jambes, il marche courbé, etc.; la belladone peut améliorer cet état. On assure que cette plante a même été efficace dans l'hémiplégie.

Il est plus difficile de concevoir l'utilité de la belladone dans les convulsions, dans la danse de Saint-With ; parceque ces accidents musculaires supposent une irritation, une phlogose des enveloppes du cerveau ou de la moelle épinière, et parceque nos observations ne sont pas favorables à ce remède. Cependant Bergius nous apprend qu'il a souvent prescrit avec succès, dans les convulsions, la poudre des feuilles de belladone, à la dose d'un à quatre grains que l'on répétait deux fois dans la journée. L'expérience a besoin d'être consultée de nouveau pour juger cette pratique. Au reste ne savons-nous pas que des médecins italiens conseillent cette plante dans l'inflammation du cerveau?

On a cherché dans la belladone des armes pour combattre la rage. Pourquoi le ciel nous a-t-il jusqu'ici refusé la connaissance des moyens avec lesquels nous pourrions prévenir le développement de cette affreuse maladie, ou la guérir quand elle est confirmée ou déclarée? Ne serait-il pas permis de chercher, comme pour la variole, une espèce de vaccine qui détruirait la disposition intime que notre corps a de contracter la rage? N'est-il pas au moins probable que l'on parviendra à trouver des productions qui auront la faculté d'anéantir le virus hydrophobique après son absorption et avant qu'il ait provoqué la maladie dont il recèle le germe? En attendant ce bienfait de la Providence, disons que la belladone n'a pas répondu à l'attente des praticiens qui l'ont employée. Prônée d'abord pour des succès qui paraissaient douteux, parce qu'on ne peut affirmer que les personnes qui s'en étaient servies avaient été mordues par des chiens réellement enragés, qu'elles avaient reçu le venin de la rage, elle a échoué quand on y a eu recours pour combattre cette maladie après son développement.

Que penser de la propriété que des médecins allemands ont cru reconnaître tout récemment dans la belladone, de s'opposer à la contagion de la fièvre scarlatine. Il faut encore bien des observations pour donner à cette annonce un caractère de vérité, pour faire croire que de trois à douze gouttes par jour d'une liqueur qui contient très peu de belladone, puissent rendre sans danger le contact d'une personne attaquée de la scarlatine, puissent imprimer au corps une disposition nouvelle qui repousserait le germe de cette maladie, qui annullerait son pouvoir. (*Nouv. journ. de médec.*, 1821.)

Dirons-nous que la belladone a été employée dans l'hydropisie, dans les affections cancéreuses, dans le rhumatisme, dans la goutte, dans la fièvre quarte, dans la syphilis, dans l'ictère, etc.? S'il est permis de diriger la force de cette plante contre des affections pathologiques, c'est en ne perdant jamais de vue les effets organiques qu'elle suscite. Le praticien doit toujours se demander ce qu'il va opérer dans le corps malade. En se conformant à ces principes, nous doutons que l'on use souvent de la belladone dans les maladies que nous venons de rassembler.

Nous noterons encore l'application topique que l'on

fait de la belladone dans quelques inflammations des yeux. On sait que le suc et l'extrait de cette plante déterminent la dilatation de la pupille lorsqu'on en recouvre l'œil. Des chirurgiens avaient même proposé de s'en servir pour préparer cet organe lors de l'opération de la cataracte. La belladone a paru utile dans quelques cas où les membranes de l'œil étaient phlogosées. En modifiant la sensibilité, la vitalité de cette partie, la belladone arrêtait le travail inflammatoire qui affectait ces membranes, et favorisait singulièrement leur retour à l'état naturel. MM. Saunders et Demours conseillent l'instillation dans l'œil de l'extrait de belladone liquéfié par une petite portion d'eau, lorsqu'il existe un rétrécissement de pupille qui empêche la vision.

MANDRAGORE, *mandragoræ radix*, racine de l'ATROPA MANDRAGORA, L., plante vivace qui croît dans les lieux humides et au bord des fleuves de l'Europe méridionale, dans les îles de l'Archipel.

La racine est épaisse, charnue, alongée, quelquefois divisée en deux ou trois branches. Elle exhale une odeur vireuse qui est plus prononcée dans la racine fraîche que dans celle qui est sèche; elle a un goût un peu âcre, amer et nauséeux. Nous manquons d'une analyse exacte de cette production. On y a trouvé de l'oxalate de chaux. On emploie la racine sèche en poudre à la dose de deux à quatre grains que l'on peut répéter plusieurs fois par jour. On applique à l'extérieur la racine récente et réduite en cataplasme.

Cette racine recèle une vertu analogue à celle de la belladone. C'est principalement sur l'encéphale et sur la moelle spinale que se porte son action. Elle pervertit les facultés cérébrales, et cause cet ensemble d'effets bizarres, d'anomalies dans les sensations, dans les perceptions, dans les mouvements musculaires, etc., que l'on éprouve après l'usage des plantes qui nous occupent.

On s'est servi de la racine de mandragore dans beaucoup de maladies ; nous pensons que l'on a bien exagéré les avantages thérapeutiques qu'elle a pu procurer, et qu'elle est loin de mériter les éloges qu'on a faits de ses vertus. Au fond, ce que nous avons dit des deux plantes qui précèdent lui est applicable.

On applique la racine et quelquefois les feuilles de mandragore, cuites dans l'eau ou le lait, et réduites en cataplasmes, lorsqu'on a l'intention de faire servir leur faculté médicinale à éteindre un foyer d'inflammation. C'est là ce que l'on veut opérer dans les engorgements douloureux des testicules et des glandes, dans les bubons vénériens, que l'on recouvre avec cette plante. La vertu résolutive que l'on attribue à ces topiques ne tient-elle pas à ce que la faculté agissante de la mandragore change, modifie l'état actuel des parties où les propriétés vitales sont exaltées, vers lesquelles le sang afflue, où il y a gonflement, chaleur, douleur ?

STRAMONIUM OU POMME-ÉPINEUSE, *stramonii herba*, tiges et feuilles du DATURA STRAMONIUM, L., plante annuelle que l'on trouve en France sur le bord des chemins et dans les lieux cultivés. Elle est plus commune dans le midi que dans le nord. Les botanistes pensent qu'elle est originaire d'Amérique, et que, cultivée d'abord dans l'Europe, elle s'y est naturalisée. Bien souvent on se sert du DATURA TATULA, L., que nous trouvons aussi dans quelques jardins : c'est cette espèce que nous avons employée dans nos essais.

On se sert particulièrement de la tige et des feuilles de ces plantes; toutefois leurs capsules possèdent dans les valves et dans les graines la propriété narcotique. Toutes les parties de la pomme-épineuse ont une saveur amère et une odeur fétide qui, lorsqu'elle est concentrée, porte au cerveau et cause des étourdissements.

D'après Promnitz, la plante qui nous occupe contient: matière extractive gommeuse, 0,58; matière extractive, 0,6; fécule verte, 0,64; albumine, 0,15; résine, 0,12; phosphate de chaux et de magnésie, 0,23. On y trouve quelquefois du nitrate de potasse. M. Brande dit qu'il y existe un alcali végétal composé (*daturine.*) Cet alcali est presque insoluble dans l'eau et dans l'alcohol froid; il se dissout à chaud dans ce dernier excipient, mais il s'en sépare par le refroidissement; il forme des sels avec les acides.

On donne les feuilles et la tige de stramonium, séchées et en poudre, à la dose de deux à six grains, à la fois : on mêle cette poudre avec le sucre, la gomme ou une autre substance; on réitère l'administration de ce médicament dans la journée, en observant avec soin les effets qu'il produit. On administre les extraits de stramonium à la dose d'un ou de deux grains, que l'on peut répéter deux, trois, quatre fois et plus par jour. La teinture de stramonium se prend par gouttes. Nous remarquerons que l'on continue pendant très long-temps l'usage de ces médicaments sans inconvénient, parce-qu'ils ne changent point ordinairement l'exercice des fonctions nutritives, qu'ils ne nuisent pas à la restauration du corps.

L'action médicinale du stramonium ressemble à celle de la belladone; ces deux plantes produisent les mêmes effets. C'est toujours l'appareil cérébral que le stramonium attaque principalement; c'est des modifications que cette production fait éprouver à l'encéphale et à ses méninges que procèdent les vertiges, la céphalalgie, les éblouissements, la dilatation des pupilles, le trouble de la vision, son extinction passagère, les hallucinations, les rêvasseries pendant le sommeil, etc. Si cette plante détermine une congestion sanguine de l'encéphale, on voit survenir la pesanteur de tête, la somnolence, une grande faiblesse musculaire, etc. C'est de l'action que le stramonium exerce sur la moelle épinière et sur ses enveloppes, que nous ferons dériver le sentiment de strangulation, l'oppression, les palpitations de cœur, l'inégalité, les variations du pouls, les gonflements du bas-ventre, les coliques, même les vomissements, les engourdissements des membres, l'agitation, etc. Le stramonium cause aussi une sécheresse singulière de la surface oculaire, de la bouche, de la gorge, une ardeur des voies digestives, qui ne détruit pas l'appétit, une chaleur au fondement, une difficulté de rendre les urines, qui ne sortent que lentement, à plusieurs reprises et avec des efforts répétés; quelquefois une chaleur dans le canal de l'urèthre, etc., etc. Nous ajouterons que les effets du stramonium offriront des variations lorsque le cerveau, le prolongement rachidien, l'appareil digestif, les autres organes du corps, seront dans une condition pathologique. Un état d'irritation ou de phlogose de ces appareils ou de ces organes les rend plus sensibles à l'opération de cette plante : souvent alors elle fait naître des phénomènes nouveaux ; elle donne plus d'expression aux effets ordinaires, etc. Quelques observations feront mieux connaître le caractère de la propriété médicinale de la plante qui nous occupe.

Un militaire a une douleur dans l'épaule droite ; le bras de ce côté est dans un état de contraction permanente : on ne peut détacher le bras du corps ni tendre l'avant-bras sur le bras ; ce malade ressent par moments des douleurs dans la cuisse et dans la jambe du même côté. Il est mis à l'usage des feuilles de stramonium en poudre. Il en prend, le 7 décembre 1820, douze grains en deux doses, une le matin et l'autre le soir : il ne ressent rien. Le 8, il en prend un scrupule, aussi en deux doses, il a eu des coliques vers dix heures du matin ; il a été dix fois du bas ; sécheresse de la bouche et de la gorge ; il craint de ne pouvoir plus avaler ; douleurs dans les tempes ; l'ouverture des yeux est comme resserrée ; pupilles dilatées, vision troublée ; tous les objets paraissent couverts d'un nuage ; point de sommeil la nuit ; agitation ; il a ressenti des douleurs dans la tête et dans la jambe droite. Le 9, il a eu ce matin, pendant quelque temps, la tête pesante et de l'accablement ; il prend toujours un scrupule de stramonium : coliques, deux selles, appétit, céphalalgie légère, douleurs dans les tempes; l'éjection des urines continue d'être facile. Nuit agitée, mauvaise. Du 10, la dose de stramonium sera d'un demi-gros, toujours en deux prises. Dans la matinée, il y a un trouble, une faiblesse extrême dans la vision; à midi, l'œil gauche est rétabli dans son état naturel, mais, chose remarquable, il ne voit pas de l'œil droit. Tout ce côté du corps est plus affecté : il y a des douleurs dans la face, dans l'épaule, dans le bras, dans l'aine, dans le genou et la jambe du côté droit; l'action du stramonium se montre plus évidente, plus puissante sur ce côté du corps. Du 11, il prend encore la même quantité de cette plante : il a eu des coliques, a été deux fois du bas; il a de la peine à rendre ses urines : point de pesanteur de tête, point d'accablement : il ne se forme pas sur ce malade de congestion sanguine dans l'encéphale; figure un peu pâle : il se promène; œil droit toujours affecté. Du 12, même dose du remède : grande céphalalgie la nuit, sommeil agité, épigastralgie, trois selles; il y a de la pesanteur de tête dans l'après-midi ; grande gêne pour la sortie des urines, il n'en a rendu qu'une petite quantité et avec des efforts pénibles, depuis hier soir : douleur dans l'hypogastre, ventre gonflé; le jet d'urine est plus fin que de coutume. Toujours sécheresse de la bouche et de la gorge; appétit, regard singulier; les yeux semblent plus petits. Du 13, le malade n'a plus pris de stramonium : les urines coulent mieux; l'hypogastre est encore tendu ; la vue reste troublée du côté droit. Du 14, le malade est gai; les effets du stramonium ont promptement disparu.

Un homme atteint d'une névralgie faciale du côté droit prend neuf grains de poudre de stramonium, en trois pilules, une le matin, l'autre à midi, la troisième le soir, le 22 janvier 1821. Déjà le soir il éprouvait une grande sécheresse de la bouche et de la gorge ; la surface oculaire semblait plus sèche ; pupilles dilatées ; aucun mouvement dans le ventre : bonne nuit. Du 23, la dose de stramonium est de douze grains : toujours sécheresse de la bouche, soif continuelle, de légères coliques, appétit, yeux plus secs, irrités ; bouffées de chaleur à la figure ; éblouissements ; nuit agitée, peu de sommeil ; pouls ordinairement vif : les douleurs névralgiques ont continué dans le jour seulement. Du 24, dix-huit grains de stramonium : grande sécheresse à la bouche, soif, coliques, trois selles ; ses urines tardent à partir ; les bouffées de chaleur qui se portent à la tête produisent des commencements de syncope ; douleur au côté gauche de la tête ; point de signes de congestion encéphalique. Du 25, vingt-quatre grains de stramonium : toujours sécheresse de la gorge, bouffées de chaleur à la tête ; éblouissements, surtout du côté droit, siége des douleurs névralgiques ; douleurs dans les jambes quand le malade se lève ; ses urines tardent toujours à partir. Du 26, vingt-quatre grains de stramonium : il ne peut distinguer les objets ; il n'a pu déterminer les deux faces d'une pièce d'argent ; conjonctives rouges, irritées ; regards singuliers ; douleurs dans les jambes ; le malade ne peut se tenir debout ; point de pesanteur de tête ; sommeil calme une partie de la nuit ; bon appétit. Du 27, trente grains de stramonium : il ne sent point de pesanteur de tête, cependant il a une grande faiblesse dans les jambes; démarche chancelante; le malade ne peut monter les escaliers; point d'abattement; sommeil agité; yeux irrités; picotements douloureux dans tout le corps pendant la nuit. Du 28, trente-six grains de stramonium : le malade n'a plus de douleurs névralgiques, depuis quelques jours; il est très content, et prend son remède avec plaisir; effets physiologiques du stramonium toujours les mêmes, mais fortement exprimés. Du 29, quarante-cinq grains de cette plante : mêmes observations. Du 30, même dose : il y a un peu d'embarras vers le cerveau; la tête est lourde; elle le devient davantage quand il monte des bouffées de chaleur à la tête : forces musculaires anéanties; le malade ne peut soutenir la station qu'avec peine; bon appétit; gêne dans l'éjection des urines; sommeil troublé par des rêvasseries; par moments vision nulle. Du 31, le malade cesse l'usage des pilules. Du 1er février, la figure a évidemment plus de gaieté; les yeux ont repris leur expression naturelle; les urines coulent mieux : toujours un peu de fatigue dans les jambes et dans les bras, un peu d'accablement. Du 2, plus de sécheresse dans la bouche et à la gorge; bon appétit; la faiblesse des membres continue. Le 3, tous les effets du stramonium ont disparu; la faiblesse des jambes a encore duré pendant quelques jours.

Un homme, à la suite de chagrins violents, éprouvait des tremblements dans les membres, des éblouissements; il avait de temps en temps des accès épileptiformes : il portait évidemment une lésion de l'encéphale. Il prend pendant quelques jours la poudre de stramonium : il commença par six grains; on éleva la dose progressivement jusqu'à quinze. Il était évident pour tout le monde que ce malade éprouvait alors beaucoup d'agitation : il délirait la nuit; il se levait, parlait haut, et ne se rappelait plus le matin ce qu'il avait fait; ses pupilles, très contractées avant l'emploi de la pomme-épineuse, se dilatèrent sensiblement. A plusieurs reprises, je suspendis l'administration de ce remède : chaque fois la nuit fut calme; ce malade restait tranquille dans son lit. Au contraire, il entrait dans un état d'agitation, il avait du délire, il sortait de son lit la nuit lorsqu'il avait pris la substance qui nous occupe. Le stramonium mettait à découvert, dans cette circonstance, la lésion encéphalique, par les effets nouveaux, insolites qu'il produisait. Plusieurs mois après, cet homme mourut : on trouva, à l'ouverture de la tête, l'arachnoïde et la pie-mère très épaissies, d'un rouge très prononcé. Il n'y avait point d'altération notable dans le cerveau et dans le cervelet. La surface du cœur était dans un état morbide; les autres viscères sains.

Est-il nécessaire d'ajouter qu'en élevant très haut les doses du médicament dont nous étudions l'opération pharmacologique, on suscite les accidents les plus graves, on provoque un trouble qui prend un caractère pathologique? Il existe un grand nombre d'observations d'empoisonnements produits par cette plante. On reconnaît dans les symptômes qui se manifestent alors que les voies digestives sont offensées; l'épigastre est sensible, le ventre gonflé. Bientôt l'appareil circulatoire et l'appareil respiratoire perdent leur condition naturelle : le pouls devient fréquent, petit, irrégulier, la respiration gênée, etc. L'appareil cérébral soutient la plus violente agression ; les méninges cérébrales et spinales s'enflamment ; le sang se porte avec force à la tête, il y a congestion encéphalique : les malades éprouvent successivement la perte des sens, un délire ordinairement furieux, des convulsions, puis une sorte d'apoplexie, etc. Cet état pathologique dure ordinairement dix à douze heures, souvent plus long-temps ; il laisse quelquefois après lui une perte absolue de mémoire, une aliénation mentale, une grande faiblesse ou du tremblement dans les membres, etc. Ces accidents se prolongent des mois, même des années ; ils témoignent assez que pendant l'opération de cette plante le cerveau souffre beaucoup, que son tissu peut alors éprouver des modifications morbides, qu'il peut s'y former des épanchements, des accumulations de sérosité, etc. La capsule et les graines de stramonium causent le narcotisme comme les feuilles. Il est évident que l'art de guérir ne peut plus considérer cette effrayante révolution comme un moyen curatif, bien que dans quelques cas on l'ait cependant vue amener un résultat salutaire.

Nous allons encore retrouver le stramonium conseillé dans les maladies où nous avons vu vanter la jusquiame, la belladone, etc. C'est dans les affections qui ont leur siége dans l'appareil cérébral, que cette plante a obtenu des succès : c'est le plus ordinairement pour opérer dans cet appareil un mouvement ;

pour décider l'absorption d'une sérosité morbide, d'une matière puriforme, en un mot pour rendre à l'encéphale sa condition physiologique, et pour donner un autre cours à l'influence des nerfs sur les organes, que l'on se sert du stramonium. On prétend avoir guéri des manies, des épilepsies, des mélancolies, avec cette plante. Si l'on pouvait connaître les lésions de l'appareil cérébral qui engendrent et entretiennent ces maladies, on concevrait facilement les modifications que le remède qui nous occupe doit faire éprouver à cet appareil pour devenir curatif. On continue alors l'usage du stramonium pendant quelque temps; on élève journellement la dose de la préparation que l'on a choisie, pour qu'elle ait le temps et la force d'opérer dans l'organe encéphalique des changements salutaires.

On a recommandé l'usage de l'extrait de stramonium dans les convulsions. Les contractions désordonnées des muscles annoncent une exaltation dans l'influence qui les vivifie; elles décèlent ordinairement une irritation, une phlogose fixée sur quelque point de l'appareil cérébral. Les succès que l'on a obtenus avec le stramonium sont-ils dus à ce qu'en administrant cette plante, on portait avec force le sang à la tête, on établissait dans l'organe encéphalique une congestion qui faisait tout-à-coup baisser la puissance nerveuse sur les muscles, qui suspendait les provocations que ces derniers recevaient du cerveau? On a vu les plantes stupéfiantes guérir la paralysie, maladie dont la cause doit être d'une nature opposée à celle des convulsions. Si l'extrait de pomme-épineuse a rétabli les mouvements musculaires lorsqu'il existait une paralysie, c'est en faisant disparaître un embarras, une compression de l'encéphale ou de la moelle épinière, qui avait arrêté, interrompu le cours de la puissance nerveuse sur les muscles.

On avait voulu substituer l'extrait de stramonium à l'opium pour calmer les grandes douleurs, pour concilier le sommeil. M. Loiseleur-Deslongchamps a reconnu qu'à la dose d'un demi-grain, même d'un grain, l'extrait de stramonium ne calmait pas les malades ; qu'à la dose de quatre à cinq grains, au lieu d'agir comme calmant, il causait de l'agitation, du délire et de l'ivresse. (*Man. des pl. indig.*) Il n'y a aucune analogie entre l'opération du suc du pavot et celle du stramonium ; et jamais je n'ai obtenu de cette dernière plante le calme, la sédation que l'opium produit si fréquemment, si aisément. Remarquons encore que le mot narcotique a besoin d'être interprété quand on l'applique au stramonium, à la jusquiame, à la belladone, etc. Ces substances ne causent pas directement un engourdissement des organes, un affaiblissement de leur vitalité ; l'action qu'elles exercent sur les tissus vivants décèle plutôt une nature excitante. Ces plantes ne manifestent une faculté narcotique ou stupéfiante, elles n'amènent les effets organiques qui caractérisent cette dernière, que lorsqu'elles attirent le sang au cerveau. C'est l'intumescence de ce viscère, c'est la compression qu'il éprouve, qui décident les signes de la stupeur, qui amènent une diminution du sentiment et du mouvement.

NICOTIANE OU TABAC, *nicotianæ folia, tabaci folia,* feuilles du NICOTIANA TABACUM, L., plante originaire d'Amérique, que l'on cultive aujourd'hui dans la partie septentrionale de ce continent et dans les îles voisines ; on la cultive aussi dans l'Asie et dans presque tous les pays de l'Europe. Nous ne nous occuperons pas ici de sa culture ni de sa récolte. On sait que le tabac, dont un grand nombre de personnes font un usage journalier, a éprouvé une préparation, une sorte de fermentation qui a modifié la composition intime et les qualités sensibles des feuilles qui nous occupent. Les soins que l'homme a pris de cette plante en ont fait sortir plusieurs variétés. Cette espèce de multiplication, opérée par l'art, se remarque dans tous les végétaux cultivés. Les tabacs de certaines contrées ont une supériorité incontestable ; ce qui provient sans doute du choix des variétés que l'on y cultive, de la nature du sol, de l'exposition du pays, etc.

M. le professeur Vauquelin a soumis à l'analyse chimique le tabac à larges feuilles. Le suc de cette plante lui a fourni, 1° une matière rouge soluble dans l'alcohol et dans l'eau, qui se boursoufle considérablement lorsqu'on la chauffe, et dont la nature n'est point encore bien connue ; 2° un principe âcre, volatil, incolore, soluble dans l'eau et dans l'alcohol, qui paraît être propre à la nicotiane, qui ne ressemble à aucun des matériaux connus des végétaux ; 3° de la résine verte, semblable à celle qui existe dans toutes les feuilles ; 4° une grande quantité d'albumine ; 5° de la fibre ligneuse ; 6° de l'acide acétique ; 7° du nitrate et du muriate de potasse ; 8° du muriate d'ammoniaque ; 9° du malate acide de chaux, de l'oxalate et du phosphate de chaux ; 10° de l'oxyde de fer ; 11° de la silice. C'est au principe âcre, dont la nature approche de celle des huiles, que le tabac doit les propriétés qui le caractérisent. (*Annal. de chimie*, tom. LXXI.)

M. Vauquelin s'est ensuite occupé du tabac des marchands; il y a retrouvé les substances qui existent dans la plante verte; mais il en a retiré de plus du carbonate d'ammoniaque et du muriate de chaux, provenant sans doute de la décomposition mutuelle du muriate d'ammoniaque et de la chaux que l'on ajoute pour donner du montant à cette substance.

On obtient par la distillation des feuilles du tabac une huile empyreumatique, qui a une excessive énergie, une grande puissance délétère. Une seule goutte appliquée sur la langue ou injectée avec de l'eau dans le rectum a suffi pour faire périr sur-le-champ des chats et des chiens. (*Brodie, Macartney, cités dans la Toxicol. génér. de M. Orfila.*)

On met bien rarement le tabac en contact avec la surface gastrique; on en a cependant fait prendre la poudre en pilules, à la dose d'un demi-grain, d'un grain à la fois, ainsi que l'infusion et la décoction dans l'eau que l'on administre par gouttes. On a composé un sirop de nicotiane, qui, donné par gros, passe pour un puissant expectorant. On trouve aussi l'extrait de cette plante noté dans les ouvrages où l'on s'occupe de l'emploi médicinal du tabac; dans cette préparation ce dernier paraît avoir perdu de son âcreté et de son énergie. C'est le plus ordinairement en lavement que l'on conseille cette plante.

Le tabac exhale une odeur forte, pénétrante, d'une nature particulière; il a une saveur fortement âcre; il irrite tous les tissus vivants avec lesquels on le met en contact; il porte en même temps une influence remarquable sur le cerveau. On a même cru qu'il existait dans cette production deux propriétés : 1° une propriété irritante; 2° une propriété que l'on a appelée narcotique; mais nous trouverons toujours sous ces deux titres la même puissance pharmacologique. Une surexcitation de l'encéphale amène de l'assoupissement et d'autres phénomènes de stupeur, lorsqu'elle appelle le sang à la tête, lorsqu'elle décide un engorgement, une intumescence du cerveau.

Si l'on administre à l'intérieur du tabac en poudre, ou si l'on fait prendre de l'eau ou de l'alcohol chargé des principes actifs de cette plante, on ne tarde pas à s'apercevoir que les voies digestives sont fortement attaquées. En arrivant dans l'intérieur de l'estomac, le tabac irrite ce viscère; il cause des nausées, des vomissements, un état d'anxiété. A mesure que la matière médicamenteuse avance dans l'intérieur des intestins, elle étend, elle propage l'irritation qui n'existait d'abord que dans la cavité gastrique : alors des tranchées se font sentir, le ventre se gonfle, des déjections séreuses, même sanguinolentes, ont lieu; il survient du ténesme, etc. Pendant ce trajet, les principes actifs du tabac sont absorbés; est-ce à leur action qu'il faut rapporter les phénomènes qu'offrent les organes circulatoires, etc., après l'usage de cette plante à l'intérieur : comme un pouls plus fréquent, irrégulier; d'abondantes sueurs, des urines plus copieuses, etc. ? Mais c'est principalement sur le cerveau que la puissance du tabac devient remarquable : ce sont les phénomènes nerveux qui en procèdent que les auteurs ont particulièrement notés. Ainsi le tabac donne lieu à des tremblements (ce symptôme paraît assez constant), à une pesanteur de tête, à des vertiges, à un désordre dans les facultés intellectuelles, à un état de somnolence, à des provocations sur les principaux organes, etc.

Ces effets prennent plus d'intensité, et le tabac produit une affection pathologique, lorsqu'on dépasse les mesures que nous avons prescrites pour son emploi médicinal. On sait que Santeuil, célèbre par ses poésies et par ses bons mots, est mort victime d'une malheureuse plaisanterie : on versa à son insu une certaine quantité de tabac d'Espagne dans le vin qu'il allait boire. Dans les empoisonnements qu'occasione cette plante, tous les organes paraissent affectés de phlogose ; après la mort, on trouve l'estomac et les intestins rouges, les poumons denses, gorgés de sang, etc.

Si l'on applique le tabac sur la peau, et que celle-ci soit recouverte de boutons, de petites ulcérations, qu'en un mot son épiderme se trouve déchirée dans une foule de points, les principes actifs de cette substance pénètrent par l'absorption dans le système animal. Leur présence s'y décèle bientôt par des phénomènes organiques importants, comme des vertiges, des mouvements convulsifs, des vomissements, des déjections par le bas, de grandes sueurs, des flux d'urine, etc. L'effet diurétique que produit le tabac lorsqu'on le met en contact avec la surface cutanée, paraît digne de remarque. M. le professeur Fouquier, médecin de la Charité, nous a fait connaître le fait suivant. Un homme attaqué de la gale se frottait matin et soir les membres et le tronc avec la décoction d'une demi-once de tabac dans une pinte d'eau; le second jour il survint des nausées et des besoins d'uriner très fréquents; la quantité des urines excédait de beaucoup celle des boissons. Le malade était poursuivi par un goût de tabac, tel que s'il en eût mâché et avalé; des vomissements se joignirent à ces incommodités, et pendant ce temps les urines continuèrent à couler avec la même profusion. (*Bullet. de la Faculté de médecine*, etc., n° 8, 1819.)

Les effets physiologiques du tabac sont si marqués, qu'il n'est pas étonnant que la thérapeutique ait cherché à les rendre utiles dans le traitement des maladies: toutefois l'excès d'énergie de cette substance est un obstacle à son emploi comme remède; elle attaque les tissus vivants avec tant de violence, que ses effets ont plutôt un caractère toxicologique qu'un caractère médicinal. Au surplus, toutes les parties de l'action générale du tabac ne peuvent pas inspirer aux praticiens le même intérêt, ne sont pas propres à remplir des indications thérapeutiques.

Des médecins ont voulu employer le tabac comme un remède émétique et comme un remède purgatif. Ils n'avaient alors en vue, dans cette production, que la faculté d'irriter les organes digestifs, et de provoquer le vomissement ou des déjections alvines. C'est aussi l'irritation seule des gros intestins que demande le praticien qui ordonne une décoction de tabac en lavement dans l'apoplexie, dans la paralysie, dans les maladies soporeuses. Il a alors l'intention d'attirer les forces vitales et les humeurs vers l'abdomen, d'imprimer au système ganglionnaire un ébranlement qui se propage jusqu'au cerveau ; mais il doit se mettre en garde contre la faculté narcotique du tabac ; l'influence que cette substance exerce sur ce viscère, lorsqu'elle devient capable d'y attirer davantage le sang, contrarierait ses vues. La décoction d'une demi-once de tabac, administré en lavement, a occasioné un assoupissement très profond.

Lorsque l'on a recours au sirop de nicotiane dans des catarrhes chroniques, dans des affections où le tissu pulmonaire amolli, relâché, semble privé de son ressort habituel, où la sortie des crachats est lente et difficile, dans l'œdème des poumons, c'est principalement de la puissance irritante du tabac que l'on invoque encore le secours. L'impression que le contact de ce sirop fait sur les nerfs de la surface gastrique, se propage par sympathie aux organes pulmonaires ; l'expectoration devient plus libre, plus aisée.

Fowler, médecin anglais, a regardé le tabac comme un moyen précieux dans le traitement de l'hydropisie. Il en avait composé une infusion qu'il administrait par gouttes dans de l'eau ou dans un julep cordial ; il employait aussi plusieurs préparations pharmaceutiques qu'il faisait avec cette plante. C'était la fonction languissante des bouches inhalantes qu'il voulait ranimer dans le corps malade ; c'était la sécrétion des urines qu'il voulait augmenter. Les premiers phénomènes qui apparaissent pendant l'emploi de ce remède sont des nausées et des vertiges : ordinairement l'évacuation urinaire n'a lieu qu'après que ces phénomènes ont paru ; et cette évacuation est d'autant plus abondante qu'ils sont eux-mêmes plus prononcés. Nous avons vu quelque chose de semblable dans l'opération médicinale de la scille [1]. Fowler désirait que les nausées et les vertiges ne parussent pas après les premières prises de ce remède : aussi il commençait par en donner d'abord de faibles doses, puis il les augmentait peu à peu, jusqu'à ce que les effets dont nous venons de parler se manifestassent ; il les éloignait ou les diminuait aussitôt qu'il apercevait du trouble dans les idées du malade.

Lorsque, dans les asphyxies, on donne des lavements de décoction ou de fumée de tabac, c'est pour ébranler tout le système nerveux par l'irritation des nerfs intestinaux, pour remettre en jeu l'influence nécessaire que l'encéphale et la moelle épinière exercent sur tous les instruments de la vie. Les gros intestins que le tabac attaque reçoivent leurs nerfs des grands sympathiques; l'agression que ressentent les fibrilles de ces derniers produit dans tout l'appareil nerveux une secousse propre à rétablir l'exercice de la respiration, de la circulation, capable de rallumer le feu de la vie, alors même qu'il n'en reste plus qu'une étincelle.

On s'est encore servi de lavements de tabac pour détruire les ascarides. Comme ces vers habitent le

---

[1] Il y a quelque analogie entre l'action pharmacologique de la scille et celle du tabac. Ces deux productions irritent les voies digestives, troublent l'influence de l'appareil cérébral sur les muscles, altèrent le cours du sang, augmentent la sécrétion des urines, etc.

rectum, la décoction de cette substance agit immédiatement sur eux, les fait périr; et, par l'impression mordicante qu'elle fait sur les gros intestins, elle en provoque de plus l'expulsion. On emploie le tabac en friction pour guérir la gale, la teigne, etc. Il ne faut pas oublier que des molécules de cette plante pénètrent dans l'économie animale, et agissent fortement sur ses divers appareils organiques; ce que prouvent les vomissements, les coliques, les diarrhées, les vertiges, l'engourdissement, les tremblements, etc., dont ces frictions ont été fréquemment suivies.

Nous ne devrions pas ici nous occuper des suites que peut avoir pour la santé l'usage habituel du tabac. Nous dirons cependant qu'aspiré par le nez, le tabac râpé irrite la membrane olfactive; qu'il y produit un picotement léger que l'on perçoit avec un certain plaisir; qu'il augmente l'exhalation aqueuse sur cette surface, ainsi que l'action sécrétoire des cryptes muqueuses qui la recouvrent. Lorsque l'on n'est pas habitué à l'usage du tabac, son impression sur la membrane pituitaire provoque l'éternument, et donne lieu à une évacuation considérable par le nez. Avec les effets que nous venons d'exposer se montrent quelques produits sympathiques: l'excitation de la pulpe des nerfs olfactifs se propage au cerveau; elle réveille la vitalité de ce viscère; les facultés intellectuelles montrent plus d'activité; en même temps la vue devient plus nette, etc.

Si l'on répète trop souvent l'usage du tabac, si l'on en applique une trop grande quantité sur la surface interne du nez, la membrane muqueuse qui tapisse la cavité nasale, éprouve un gonflement notable; l'entrée de l'air par les narines semble plus difficile: cette membrane se sèche; les conduits exhalants et sécrétoires qui y aboutissent se crispent ou ne fournissent plus rien. Dans ce même temps, on voit que la puissance stupéfiante du tabac agit sur le cerveau; la tête est pesante, les idées sont obscurcies, etc. On sait que ceux qui prennent sans cesse du tabac, ceux qui en font journellement un véritable abus, ont le tissu de la membrane nasale épais, durci, dans un état d'altération; leur odorat est à peu près nul; l'intérieur de leur nez habituellement aride.

L'application du tabac en poudre dans l'intérieur des narines a été quelquefois un moyen curatif. C'est sur ceux qui ne sont pas habitués à son action qu'elle peut opérer un effet salutaire: l'irritation que cette poudre établit sur la membrane pituitaire, les évacuations qu'elle provoque, l'ont rendue un secours médicinal contre quelques ophthalmies, contre des céphalalgies nerveuses, contre des maux de dents, d'oreilles, etc.

Ce n'est pas seulement sur la surface olfactive que l'homme se plaît à faire agir le tabac; il le porte aussi dans la bouche en substance, ou à l'aide d'une pipe il y fait arriver la fumée épaisse que produit une combustion lente de cette plante. Pendant cette combustion il se forme de l'huile empyreumatique, de l'acide pyro-ligneux, et de l'ammoniaque: la fumée qui en est le produit a une qualité âcre; elle cause un picotement léger de la surface buccale, une titillation des glandes qui y envoient leur conduit excréteur, une sécrétion considérable du liquide salivaire. C'est ce travail, c'est la sensation mordicante que l'on éprouve dans l'intérieur de la bouche, qui explique le plaisir que l'on trouve à fumer du tabac. Bientôt cette irritation douce, et l'évacuation qui en résulte, deviennent, par l'habitude, un besoin tellement impérieux, que l'on éprouve un sentiment pénible d'anxiété, de malaise, lorsqu'on ne peut pas les provoquer.

On a quelquefois employé le tabac en substance comme masticatoire, pour solliciter les glandes salivaires, et obtenir une sécrétion très abondante de l'humeur qu'elles fournissent. On a réussi à calmer une douleur de dents, en mâchant la feuille du tabac, en irritant les environs de l'endroit d'où partait la douleur. Les médecins hygiénistes approuvent l'habitude de fumer avec modération, pour les personnes qui sont d'une complexion molle et lymphatique. On a conseillé l'usage de la pipe à ceux qui avaient une toux humide, aux personnes qui rendent habituellement beaucoup de matières muqueuses par les voies respiratoires.

La vogue que l'usage du tabac a obtenue dans tous les lieux de la terre est un des faits les plus singuliers que l'histoire de l'homme puisse offrir. Une plante vit ignorée en Amérique; vers 1560 elle est apportée en Europe : son odeur est repoussante, sa saveur est désagréable; elle blesse les tissus avec lesquels on la met en rapport; tout semble devoir la tenir éloignée de l'homme. Eh bien ! il arriva tout le contraire. Avec cette production, l'homme imagine de tourmenter deux de ses surfaces sensitives : celle de l'odorat et celle du goût. Ces agressions lui plaisent, lui sont agréables : elles deviennent même pour lui des jouissances. Dès-lors le crédit de la nicotiane est assuré, tous les jours elle acquiert de nouveaux prosélytes ; en vain on porte des lois prohibitives contre cette plante, en vain on punit ceux qui s'en servent, son action a créé comme un nouvel appétit qu'il faut satisfaire. Il est certain que c'est dans la propriété irritante du tabac que doit se trouver l'explication de ce succès. L'effet narcotique de cette production serait plus propre à détourner de son emploi qu'à le mettre en faveur. On ne redoute pas, que dis-je? on recherche les impressions irritantes, lorsqu'elles deviennent des sensations, lorsqu'elles ne vont pas jusqu'à faire naître la douleur ; mais on fuit les influences qui affaiblissent le principe de la vie, qui diminuent l'énergie morale, qui engourdissent les facultés de l'âme. On ne supporte ces influences stupéfiantes que lorsqu'elles conduisent à des visions délicieuses, à des rêves enchanteurs, etc., comme le font les compositions exhilarantes des Orientaux : l'action du tabac ne produit rien de semblable.

Douce-amère, *Dulcamaræ stipites*, tiges du Solanum dulcamara, L., sous-arbrisseau sarmenteux qui croît spontanément dans les haies, au bord des bois, dans les lieux humides. On nomme aussi cette plante *morelle grimpante*.

On emploie en médecine les tiges de la douce-amère. On les recueille au printemps ou en automne; on les coupe par morceaux longs d'un à deux pouces, et on les fait sécher avec soin. Il faut choisir ces tiges bien pleines, et rejeter celles qui n'ont point de moelle, qui sont privées de leurs sucs propres. M. Carrère, qui s'est beaucoup occupé de cette plante, assure qu'elle a plus d'odeur et plus d'énergie dans les pays méridionaux que dans les contrées du nord. La douce-amère qu'il tirait du Languedoc et du Roussillon produisait des effets physiologiques plus marqués que celle qui provenait des environs de Paris. L'expérience lui a aussi appris à préférer la douce-amère qui s'était développée dans un terrain élevé, sec, montueux.

Les tiges de douce-amère exhalent, lorsqu'elles sont fraîches, une odeur forte et vireuse : elles perdent cette odeur par la dessiccation. Lorsqu'on les mâche, on perçoit une saveur amère, qui est bientôt suivie d'un goût douceâtre. On a trouvé dans les feuilles et dans les tiges de cette plante un principe alcalin, que l'on a nommé *solanine*, qui est inodore et d'une amertume légère. Deux grains de cette matière donnés à un chien ont produit au bout d'un quart d'heure de l'assoupissement, des vomissements; trois quarts d'heure après l'animal n'éprouvait plus rien. On administre les tiges de douce-amère en décoction : on commence par un ou deux gros, que l'on met bouillir dans deux ou trois verres d'eau : le malade prend cette boisson dans la journée; on la coupe si l'on veut avec le lait. On peut augmenter la dose de ces tiges et ajouter tous les jours un demi-gros ou un gros à la quantité que l'on soumet à l'ébullition : on va jusqu'à deux ou trois onces par jour, avec lesquelles on fait trois ou quatre verres de décoction. On retire aussi de la douce-amère un extrait aqueux que l'on donne à la dose de dix à douze grains d'abord; on augmente cette dose par degrés : cet extrait a fréquemment peu de vertus.

Lorsque l'on commence l'usage de la douce-amère par une dose modérée, on n'aperçoit pas de variation sensible dans l'exercice de la fonction digestive. Si la quantité de matière médicamenteuse que l'on introduit dans le corps est plus forte, elle fait naître de la chaleur, de la cuisson, de la sécheresse à la gorge; elle cause une légère irritation sur la surface intestinale; elle lâche le ventre : quelques malades éprouvent même, les premières fois qu'ils emploient ce remède et avant que leur estomac soit habitué à son contact, des nausées et des vomissements. On sent bien que ces gradations dans les phénomènes qui suivent l'ingestion de la douce-amère ne sont pas toujours exactement en rapport avec la dose que l'on en prend. La susceptibilité des organes digestifs, l'état actuel du malade, font varier les effets physiologiques de cette plante.

La douce-amère pousse à la peau, surtout lorsqu'on en prend la décoction chaude, et que l'on introduit beaucoup d'humidité dans le sang : elle décide fréquemment une sueur notable, des démangeaisons, des picotements sur la surface cutanée. D'autres fois la douce-amère excite une plus forte sécrétion de l'appareil rénal, elle accroît le cours des urines. On l'a vue aussi rendre la salive plus abondante. On prétend que cette plante a occasioné une sorte d'orgasme de l'appareil génital, et provoqué des désirs vénériens. (*Carrère, Traité de la douce-amère*, pag. 118.)

L'organe cérébral reçoit de la douce-amère une modification qui donne lieu à des effets remarquables. Ceux qui font usage de la décoction de cette substance éprouvent de légers mouvements convulsifs dans les paupières, dans les lèvres, dans les mains. Si l'on en prend des doses élevées, de nouveaux phénomènes se manifestent : le malade se plaint de pesanteur de tête; il est continuellement agité, il ne dort plus; quelquefois il ressent même des éblouissements, des étourdissements. Ces effets immédiats annoncent dans la douce-amère une propriété qui promet à la thérapeutique un moyen curatif de quelque valeur.

On vante l'usage de la tisane de douce-amère dans les rhumatismes. Elle provoque une abondante diaphorèse qui soulage le malade. On a souvent vu cette plante occasioner une éruption qui, dans cette circonstance, se montrait critique. On conseille d'administrer cette boisson à ceux que tourmente un accès de goutte; elle procure ordinairement une évacuation d'urine trouble, chargée, que suit un amendement notable. Est-ce aussi en augmentant l'action vitale de la peau et des reins, en rendant les évacuations qui se font par ces organes plus abondantes, que la douce-amère procure des succès dans un grand nombre d'autres maladies, les affections vénériennes, scorbutiques, etc., les ulcères de mauvaise nature, etc. ? On assure que la douce-amère a opéré la guérison de maladies de poitrine que l'on désigne sous les titres vagues de péripneumonies latentes, de phthisies, etc.

On sait que l'on a présenté cette plante comme le remède presque spécifique des maladies de la peau. Il semblait que l'on ne devait jamais échouer dans le traitement des gales invétérées, des dartres, de la teigne, en se servant de la douce-amère : l'expérience paraissait s'être prononcée en faveur de cette production. Cependant son crédit n'a pu se soutenir; il est aujourd'hui reconnu que, dans le traitement des dartres, la décoction ou l'extrait des tiges de douce-amère est une bien faible ressource. On remarquera qu'il est difficile d'expliquer de quelle manière ces moyens peuvent combattre les affections de la peau. Est-ce en excitant cette dernière surface, en développant son énergie vitale? On serait porté à le croire, quand on voit la douce-amère augmenter la suppuration des points ulcérés, déterminer la sortie de nouveaux boutons, provoquer elle-même une espèce d'éruption critique. Dans d'autres cas, l'utilité de cette plante semble procéder d'une cause opposée, de l'influence qu'elle exerce sur l'appareil cérébral; elle diminue la violence du travail inflammatoire de la peau, elle calme la chaleur, le prurit, la cuisson; elle diminue la rougeur, etc. On croit alors reconnaître quelque chose de sédatif, de stupéfiant dans son opération curative.

On pensait assez généralement que les baies de la douce-amère, qui prennent une belle couleur rouge au moment de leur maturité, étaient vénéneuses. M. Dunal a démontré que c'était une erreur. Ce médecin a fait avaler ces fruits à plusieurs animaux sans qu'il en résultât aucun accident.

Famille naturelle des ombellifères.

Cette famille fournit un grand nombre de productions douées de la vertu stimulante; nous nous en sommes déjà occupés. Voy. tom. 1, pag. 629. Quelques unes de ces productions portent une influence sensible sur l'appareil encéphalique. Nous nous sommes demandé si ce n'était pas à cette influence qu'il fallait rapporter les succès que l'assa-fœtida, la gomme ammoniaque, etc., procuraient dans le traitement des affections nerveuses et spasmodiques. Le cerveau reçoit une agression bien plus forte, bien plus prononcée de l'ombellifère qui suit.

CIGUE, GRANDE CIGUE, *cicutæ herba*, tiges fleuries du CONIUM MACULATUM, L.; CICUTA MAJOR, FL. FR.; plante bisannuelle, qui croît en abondance dans les lieux incultes et un peu humides, le long des haies et des chemins. On la reconnaît facilement à sa couleur d'un vert très foncé, à ses tiges chargées de points noirâtres, à ses feuilles ailées à folioles pinnatifides, à son involucre formé de deux ou trois pièces irrégulières et comme membraneuses en leur bord, et à l'odeur vireuse qu'elle exhale quand on l'écrase entre les doigts.

On recommande avec raison de recueillir cette plante quand les fleurs commencent à tomber et que les fruits se montrent : c'est alors en effet qu'elle recèle des sucs propres, abondants et convenablement élaborés. L'observation a prouvé que cette plante a beaucoup plus d'énergie dans le midi de l'Europe que dans le nord, quand elle provient d'un lieu sec que lorsqu'elle s'est développée dans un sol humide. Il n'existe point une analyse chimique de cette plante qui soit satisfaisante. On y a démontré l'existence d'une espèce d'huile très odorante, d'une matière verte ou chlorophylle, de l'albumine, d'un principe résineux, de sels alcalins. M. Brande a trouvé dans la ciguë un alcali végétal composé (*cicutine.*) Ce principe alcalin est sans doute pour une proportion plus forte dans la ciguë des provinces méridionales que dans celle de nos régions.

On administre la ciguë en poudre à la dose de dix à quinze grains et plus, que l'on répète deux ou trois fois dans la journée, et que l'on peut mettre en pilules à l'aide d'un mucilage. Il ne faut pas oublier que cette poudre est sujette à s'altérer, et qu'alors elle perd sa force pharmacologique. Il convient qu'elle soit récemment préparée, et qu'elle provienne de plantes soigneusement séchées : Cullen a vu une femme qui, en augmentant peu à peu la dose, était parvenue à prendre jusqu'à un gros de poudre de ciguë. Sa provision étant épuisée, elle en envoya chercher une autre : comme on l'avait prévenue que, lorsqu'elle changerait de poudre, elle devait par prudence diminuer la dose de la nouvelle, elle se borna à vingt grains. Au bout de dix à quinze minutes, il se manifesta des accidents violents, du délire, des étourdissements, des tremblements, des convulsions, des vomissements, etc. Quelques médecins ont aussi donné l'infusion et même le suc de cette plante. Bergius dit avoir vu des malades qui étaient parvenus à boire chaque jour plusieurs livres d'infusion de cigüe. On se sert fréquemment de l'extrait de cette plante ; mais trop souvent celui que l'on trouve dans nos pharmacies est mal préparé : on en fait prendre des doses considérables sans provoquer aucun phénomène sensible, sans en retirer aucun fruit. Cette préparation inerte trompe le malade et le médecin.

La cigüe fait sur les organes du goût et de l'odorat une impression bien évidente; elle donne une saveur nauséabonde et âcre; elle a une odeur fétide particulière. Elle agit fortement sur la peau : appliquée en cataplasme sur un point de la surface cutanée, elle y détermine du gonflement, une rougeur très prononcée. Un homme sur le ventre duquel on avait mis un large cataplasme de cigüe ressentit de vives coliques. Cependant, donnés à petites doses, l'extrait et la poudre de cigüe ne produisent ordinairement aucun changement sensible dans l'exercice des fonctions nutritives. L'appétit reste bon, quelquefois même il semble augmenter ; les digestions sont régulières; les déjections alvines ne deviennent pas plus abondantes. On peut, pendant long-temps, introduire dans les voies alimentaires ces quantités modérées de matière médicamenteuse, sans qu'elles suscitent aucun phénomène nerveux, et sans que l'organisme en éprouve de fatigue.

Lorsque l'on administre journellement des doses plus élevées de ces secours pharmacologiques, leur opération sur l'organisme animal se prononce davantage. Les premières prises peuvent tourmenter l'appareil gastrique, faire diminuer l'appétit, causer de la soif, de la chaleur dans la gorge, exciter des nausées, décider une ou deux évacuations alvines ; mais les organes digestifs s'habituent promptement au contact du médicament : ils ne sont plus troublés par sa présence. Toutefois, lorsque la dose d'extrait de ciguë que l'on donne à la fois est d'un scrupule, d'un demi-gros, d'un gros, quelques estomacs ne veulent plus le supporter.

L'appareil cérébral est la partie de l'économie animale que la ciguë attaque le plus fortement ; c'est sur cet appareil que la puissance de cette plante se manifeste le mieux, se révèle par un plus grand nombre de phénomènes. Que ses molécules soient absorbées, qu'elles portent sur le cerveau et sur la moelle épinière une impression directe, ou que la ciguë, en agissant sur les extrémités nerveuses de la surface gastro-duodénale, cause, par sympathie, une modification dans l'état physiologique de ces centres de vitalité, ou enfin que ces deux causes se réunissent pour créer la force de cette plante sur le corps vivant, c'est ce que nous ne chercherons pas à éclaircir. Nous nous bornerons à exposer ici les effets qui suivent l'ingestion de la ciguë à une dose un peu élevée : la céphalalgie, des vertiges, un picotement pénible dans les yeux, en sont le premier produit ; puis apparaissent, si la quantité de matière médicamenteuse est assez forte, un état de malaise singulier, des éblouissements, des chaleurs cérébrales, des aberrations dans les fonctions des organes des sens, surtout l'affaiblissement de la vue, même du délire, des tremblements involontaires dans les membres, de l'agitation, de l'insomnie, etc. Ces phénomènes ne se montrent pas toujours ; ils ne surviennent souvent qu'après que l'on a continué quelques jours l'usage de la ciguë; que quand le corps en a reçu une certaine quantité. Ils ne sont plus les mêmes, lorsque l'appareil cérébral est actuellement dans une condition morbide ; il en apparaît de nouveaux, qui varient selon l'espèce de lésions qui occupe l'encéphale, la moelle épinière ou leurs membranes. Pendant que le cerveau reçoit les atteintes de la cigüe, on aperçoit sur les autres appareils organiques des changements qui peuvent dépendre de l'action directe de cette plante sur eux; qui peuvent aussi tenir à une variation de l'innervation, se lier à la modification qu'éprouvent alors le cerveau et la moelle épinière : comme l'irrégularité du pouls, sa lenteur, des sueurs abondantes par moments, une sécrétion plus considérable d'urine, un ptyalisme, des bouffées de chaleur à la tête, des mouvements fébriles répétés, etc.

L'action de la ciguë sur l'encéphale peut se séparer en deux temps, en deux opérations distinctes. D'abord la ciguë porte sur l'organe cérébral une impression irritante, qui donne lieu à une perturbation de sa vitalité et de son influence sur les muscles; ce qui explique la céphalalgie, les vertiges, les désordres de la vue, de l'ouïe, la difficulté de parler, les tremblements des membres, l'agitation, etc. Cette impression peut attirer le sang à la tête, déterminer une congestion dans le cerveau. C'est lorsque cette congestion a lieu que surviennent la somnolence, la pesanteur de tête, l'accablement, la faiblesse musculaire, la cessation des douleurs, parceque l'âme n'en perçoit plus le sentiment, etc. Alors se manifestent aussi, dans l'exercice de la circulation, de la respiration, des autres fonctions, de nouvelles modifications qui tiennent à cet embarras du cerveau.

La ciguë fait naître un état pathologique; elle cause un véritable empoisonnement lorsqu'on en prend à la fois une quantité trop forte. Un grenadier, en garnison à Torrequemada, en Espagne, mange le soir une soupe dans laquelle on avait mis de la ciguë, puis il va se coucher. Une heure et demie après on l'entend pousser des gémissements : sa respiration était gênée. M. Haaf, chirurgien-major, est appelé : il trouve le malade profondément assoupi, sans connaissance, respirant avec une difficulté extrême. Son pouls était petit, dur et ralenti jusqu'à trente battements par minutes; les extrémités étaient froides, la face bleuâtre, regorgeant de sang comme celle d'un homme étranglé. Malgré la promptitude des secours qu'on lui administra, il mourut trois heures après l'ingestion de cette soupe. A l'ouverture du cadavre, on vit l'estomac à moitié rempli d'une bouillie crue : il y avait autour du pylore quelques points rouges; les intestins étaient sains. A l'ouverture du crâne, il découla une assez grande quantité de sang pour remplir deux fois un pot de chambre ordinaire : les vaisseaux du cerveau étaient extrêmement gorgés. (*Journ. de Méd.* de M. Leroux, tom. 23.) Les auteurs contiennent d'autres observations d'empoisonnements causés par la ciguë : toujours il y a eu une sorte d'ivresse, un délire ordinairement furieux, des convulsions, etc., puis survenaient la paralysie, un état apoplectique, produits pathologiques qui procèdent de la congestion sanguine dont l'organe encéphalique est alors le siége [1].

L'étude des effets que produit la ciguë dans l'économie animale nous apprend qu'avec cette plante le médecin opère deux choses : 1° la ciguë porte sur les tissus organiques une excitation d'une nature particulière, une sorte d'irritation spéciale ; 2° elle parvient de plus, en modifiant la disposition actuelle du cer-

---

[1] Nos connaissances sur les lésions que produisent la ciguë, la jusquiame, la belladone, etc., sont très imparfaites. On n'a point convenablement examiné la moelle épinière sur les cadavres des victimes que ces plantes ont faites. Si le malade n'a pas succombé trop vite, si la mort n'a pas effacé les désordres matériels que ces plantes produisent, on doit trouver la gaîne vertébrale d'un rouge de sang, dans un état de phlogose très prononcé, souvent remplie de sérosité. C'est parceque les méninges rachidiennes s'enflamment ainsi que les méninges cérébrales, qu'il se manifeste tant de lésions vitales, qu'il y a tant de phénomènes ataxiques parmi les accidents formidables de l'empoisonnement. Quand l'engorgement encéphalique a lieu, il survient d'autres symptômes, la prostration des forces, un état apoplectique, etc. C'est l'étendue, la force des phlogoses encéphaliques et vertébrales qui fait le danger des empoisonnements : les malades ne succombent pas quand elles sont légères. Plusieurs personnes prennent la même quantité d'une plante stupéfiante, elles n'éprouvent pas le même ensemble d'accidents, elles ne courent pas le même danger ; c'est le degré inégal d'intensité que prennent les lésions encéphaliques et rachidiennes, qui fait la différence de leur maladie.

veau et de la moelle épinière, à changer le mode d'influence de ces centres de vitalité sur les divers appareils organiques. Nous ajouterons que la première action est celle dont la thérapeutique se sert contre les lésions matérielles des organes, et que la seconde est celle qui se montre utile quand il s'agit de combattre des lésions vitales.

La ciguë a été présentée comme un remède éprouvé contre les maladies cancéreuses. L'humanité avait cru un instant à cette consolante annonce, de nouvelles expériences sont venues détruire l'espoir que l'on avait d'abord conçu. Les succès que l'on a attribués à l'usage de la ciguë dans ces maladies n'ont-ils pas été souvent des illusions thérapeutiques! On voit fréquemment les cancers de l'estomac, de l'utérus, etc., se taire, si j'ose ainsi parler, tout-à-coup, ne plus causer de douleurs, d'accidents. N'a-t-on pas pris ces suspensions pour des cures? C'est quand les tissus squirrheux, dégénérés, sont recouverts ou environnés de rougeurs, d'une éruption, d'un gonflement, d'un travail phlegmasique, qu'ils causent des élancements, des picotements, des ardeurs, etc. Mais ces rougeurs, ces éruptions, etc., peuvent disparaître; alors les tissus squirrheux seuls deviennent comme insensibles, et si la lésion n'est pas trop étendue, si l'organe n'est pas déformé, il reprend l'exercice de ses fonctions, la plupart des symptômes s'évanouissent. J'ai en ce moment à l'Hôtel-Dieu un homme qui a un cancer d'estomac bien évident: il a été, à toute extrémité; il y avait des vomissements continuels, sentiment d'un feu dévorant dans l'estomac, inappétence, bouffissure universelle, teint jaunâtre, abattement, face décomposée, etc. Depuis quinze jours tous les accidents ont disparu : il mange, il ne vomit plus, il a repris un peu de force, il souffre peu, il parle de retourner à son travail. Le changement que cet homme a éprouvé dans sa situation nous a tous étonnés.

L'extrait de ciguë, donné à l'intérieur en pilules, à la dose de huit à douze grains par jour en commençant, dose que l'on élève peu à peu jusqu'à un et même deux gros, remplit le fluide sanguin de molécules actives, de particules irritantes, qui vont stimuler les tissus malades comme les autres. Leur impression ne peut-elle pas changer le mode morbide de nutrition qui décompose, qui dénature quelque tissu ? ne peut-elle pas arrêter la marche de ce travail pathologique, et même favoriser le retour des parties affectées à leur condition physiologique, quand la dégénération est peu avancée ? On a vu la ciguë, employée pendant long-temps, faire disparaître des endurcissements glanduleux, des embarras de viscères, rendre la suppuration des ulcères de meilleure qualité et plus abondante, etc. Quand les tissus qui sont le siége d'une tuméfaction pathologique reçoivent encore du sang, la guérison par l'extrait de ciguë est plus probable, plus facile, parcequ'une plus grande somme de principes médicamenteux les pénètrent, agissent sur eux. Mais quand ces tissus sont déjà dégénérés, quand il n'y aborde plus que des sucs blancs, lymphatiques, la ciguë a moins d'efficacité. Il y arrive une si petite quantité des principes de cette plante, que leur opération devient insignifiante. On aperçoit le pouvoir du médicament sur toutes les parties du corps, sur le cœur, sur les organes sécrétoires, etc. ;

on l'aperçoit moins sur l'endroit malade, parcequ'il n'est plus pénétré par le fluide sanguin qui devait y porter les molécules où réside la vertu médicinale. Lorsque l'on emploie la ciguë pour obtenir la résolution d'une tumeur, son action sur l'appareil cérébral est inutile : aussi voit-on souvent cette plante réussir, quoiqu'elle ne suscite pas de phénomènes nerveux. On applique encore la ciguë en cataplasme sur les tumeurs et sur les ulcères de mauvais caractère.

La ciguë, administrée en poudre ou en extrait, a plusieurs fois triomphé de lésions vitales, d'affections spasmodiques, dont la cause était dans l'encéphale ou dans le prolongement rachidien. On a réussi à dissiper, par le moyen de cette plante, des névralgies intenses, le tic douloureux de la face, la sciatique, etc. Est-ce l'action de la ciguë sur l'appareil cérébral ou même sur les cordons nerveux qui, dans ces divers cas, se montre salutaire? ou bien la ciguë ne donne-t-elle pas lieu à des sueurs, à une irritation des voies digestives, à quelque autre mouvement qui devienne révulsif?

Ne pourrait-on pas tirer un parti avantageux de la faculté qu'a la ciguë d'exciter l'organe encéphalique, quand on en continue l'usage à petites doses, dans les maux de tête chroniques, dans les convulsions, dans des spasmes habituels, dans les paralysies incomplètes, etc., lorsque ces accidents succèdent à des attaques d'apoplexie, lorsqu'ils tiennent à un épanchement séreux ou sanguin dans les cavités du cerveau? L'excitation particulière que la ciguë imprime à ce viscère n'est-elle pas propre à décider la résorption des liquides épanchés, même à amener la résolution des embarras d'une autre nature, des commencements de dégénérescences, des tubercules, etc., qui pourraient exister dans le tissu cérébral ? Mais s'il y avait actuellement irritation des méninges encéphaliques ou rachidiennes, ou s'il existait une phlogose sur quelque point du cerveau ou de la moelle épinière, l'usage de la ciguë donnerait lieu à des roideurs, à des secousses convulsives des membres, à des accès de tremblement, à un redoublement de la céphalalgie, etc. Quelques médecins donnent la ciguë comme un remède qui s'est montré utile dans l'épilepsie.

On a cherché dans la grande ciguë un secours contre la coqueluche : des praticiens distingués recommandent son emploi dans cette maladie. Faut-il chercher la raison des avantages que procure alors cette plante dans l'action qu'elle exerce sur le cerveau, dans la modification qu'elle fait éprouver à l'influence que les nerfs pneumo-gastriques et les nerfs ganglionnaires portent sur les organes respiratoires.

On s'est servi de la ciguë pour calmer des toux rebelles : on a conseillé cette plante dans quelques phthisies. Il est des cas où une légère excitation du tissu pulmonaire peut décider des résolutions salutaires, enlever des lésions morbifiques graves : alors la ciguë améliore l'état des malades, et la toux diminue visiblement. La toux peut aussi cesser, au moins momentanément, parceque l'action de la ciguë produit une modification de l'appareil encéphalique qui affaiblit subitement la puissance nerveuse ; en diminuant la susceptibilité du tissu pulmonaire, la ciguë fait qu'il sent moins les causes qui reproduisaient sans fin la toux, les provocations qui la rendaient continuelle.

Des observateurs ont vu la ciguë stimuler l'appareil génital, éveiller des désirs vénériens : Bergius parle même d'une impuissance que l'usage de cette plante a guérie. D'un autre côté, les anciens lui avaient reconnu des propriétés opposées : ils s'en servaient pour réprimer l'excès de vitalité de l'appareil reproducteur ; ils en conseillaient l'emploi contre le priapisme et contre la nymphomanie. L'impression irritante que la ciguë fait sur les organes de la génération et sur l'appareil nerveux, occasione-t-elle le premier effet ? N'est-ce pas quand une congestion sanguine s'établit dans le cerveau, quand le cours habituel de l'innervation diminue tout-à-coup, que l'on observe le second ?

Enfin, on conseille d'employer la ciguë dans les affections vénériennes et scrophuleuses qui sont invétérées. On la regarde aussi comme un remède efficace dans les dartres anciennes. Alors la ciguë entre dans une méthode curative ; elle se trouve associée à d'autres secours thérapeutiques. Il n'est pas toujours aisé de déterminer quels sont les services thérapeutiques que cette plante a rendus.

Il ne faut pas croire que l'on puisse opérer une sédation avec la ciguë, en tirer un effet calmant, la substituer enfin à l'opium. Nous avons toujours vu l'usage de cette plante causer de l'agitation, de l'insomnie, augmenter le malaise, dans des cas où l'opium ne manquait jamais de produire le calme le plus heureux.

Nous noterons de la famille des ombellifères la petite ciguë, ÆTHUSA CYNAPIUM, L. ; la ciguë aquatique, CI-

CUTA VIROSA, L.; CICUTARIA AQUATICA, Fl. fr., et la ciguë d'eau, PHELLANDRIUM AQUATICUM, L., ŒNANTHE PHELLANDRIUM, Fl. fr. Ces plantes agissent avec violence sur l'économie animale. Administrées à petites doses, elles ont quelquefois suscité des effets utiles. Prises en plus grande quantité, elles montrent un caractère vénéneux, elles provoquent un état pathologique dangereux.

Famille naturelle des renonculacées.

ACONIT OU NAPEL, *aconiti herba*, tiges fleuries de l'ACONITUM NAPELLUS, L., plante vivace, qui croît dans les lieux couverts et humides des montagnes. On la cultive dans les jardins pour la beauté de ses fleurs, qui sont d'un bleu violet, grandes, irrégulières, et qui forment un épi dense.

Nous connaissons mal la constitution chimique de cette plante : on trouve dans le suc qui en provient des citrates de potasse et de chaux. M. Brande annonce qu'il existe dans cette plante un alcali végétal composé (*aconitine*). On emploie en médecine la poudre des feuilles d'aconit, et le plus ordinairement l'extrait que l'on retire de cette plante. On fait ce dernier avec le suc dépuré ou avec le suc non dépuré. Ces procédés différents donnent deux composés pharmaceutiques dissemblables.

Ce fut encore Storck qui introduisit dans la pratique de la médecine l'usage de l'aconit. Il se livra d'abord à quelques essais sur ses propres organes, pour découvrir la nature de la propriété que possédait cette plante. Une petite quantité de poudre d'aconit mise sur sa langue produisit une ardeur qui dura longtemps : il ressentait fort souvent dans cette partie des douleurs momentanées, vagues et lancinantes ; mais il ne s'y manifesta ni inflammation ni rougeur : il y eut une grande sécrétion de salive. Il jeta cette poudre sur un ulcère chancreux et fongueux : le malade ne se plaignit d'aucune douleur ni d'ardeur. L'extrait d'aconit, mis sur la langue, n'excita qu'un chatouillement très léger. Cet extrait, placé entre la paupière et l'œil, fit couler les larmes en abondance ; mais il ne produisit aucune sensation de chaleur.

Storck mêla deux grains d'extrait d'aconit avec deux gros de sucre blanc. Pendant trois jours il prit de six à dix grains de ce mélange sans en éprouver la moindre influence, sans observer le moindre changement dans son état habituel. Le quatrième jour au matin, il en avala vingt grains : l'exercice d'aucune fonction ne parut dérangé ; mais pendant tout le jour il transpira plus qu'à l'ordinaire ; sa peau fut toujours moite. Il continua l'usage de ce mélange, à la même dose, pendant neuf jours : il remarqua que les jours où il ne le prenait pas, cette forte transpiration n'avait pas lieu, pendant qu'elle paraissait les jours où son corps recevait ce médicament.

On peut donner l'extrait d'aconit à la dose d'un à deux grains : on élève peu à peu la dose de cette préparation ; on va jusqu'à huit et dix grains par jour, et même plus, mêlés avec du sucre. Nysten est parvenu à en donner, sans déterminer aucun accident, trente-deux grains en une seule prise : Stoll en a fait prendre jusqu'à sept scrupules dans l'espace de vingt-quatre heures. Il faut ici se rappeler que les extraits préparés avec les plantes stupéfiantes ne sont pas toujours les mêmes, et que ceux que l'on obtient par une ébullition de la plante dans l'eau montrent peu d'activité: ces extraits ont supporté une évaporation rapide et une température élevée; ils ont perdu une partie des principes des plantes qui les fournissent, comme M. Orfila l'a prouvé par des expériences comparatives. (Voyez sa *Toxicol. générale*, tom. II, pag. 71.)

Si l'on mâche la feuille d'aconit, on éprouve un sentiment de chaleur et d'engourdissement dans les lèvres, les gencives et le voile du palais, qui se termine par une sorte de tremblement et de froid. Lorsque l'on prend à l'intérieur la poudre ou l'extrait d'aconit, il apparaît dans l'économie animale une série d'effets qui prouvent l'énergie de ces agents. D'abord l'aconit attaque toujours vivement le canal alimentaire, et cette agression donne lieu à des coliques souvent très fortes, très douloureuses, à du tumulte dans les intestins, à des nausées, à des picotements dans l'estomac. Ce qu'il y a de remarquable, c'est que l'opération de l'aconit sur les organes digestifs ne détruit pas la faim, souvent elle semble l'augmenter: l'aconit ne détermine de déjections alvines, ne cause de vomissements que quand on en prend de fortes doses, comme de douze à vingt-quatre grains de la poudre par jour, ou que l'estomac et les intestins ont une grande irritabilité, sont dans une condition morbide. Mais l'influence de l'aconit s'étend bientôt à tout le système; le pouls présente un caractère de variabilité remarquable; il survient de fortes sueurs, quelquefois des démangeaisons à la peau, même une éruption de pustules rougeâtres; les urines coulent quelquefois avec plus d'abondance. Storck avait noté cet effet; M. Fouquier vient de nouveau de le constater. Je puis assurer qu'il manque souvent.

C'est sur l'appareil cérébral que l'aconit manifeste une grande puissance. Les principes de cette plante irritent l'encéphale et la moelle épinière; de là la céphalalgie sus-orbitaire avec des battements ou des pulsations, l'anxiété, l'agitation, les inquiétudes, des douleurs, des engourdissements dans les membres, les vertiges, les picotements dans les yeux, le désordre de la vision, etc., que ressentent ceux qui en font usage. En même temps il se manifeste des phénomènes qui ont une origine sympathique, ou qui tiennent au trouble de l'innervation, comme de l'oppression, des douleurs dans la poitrine, dans le ventre, etc., etc. Lorsque l'on prend à hautes doses les médicaments tirés de l'aconit, leur action sur l'organe encéphalique y attire le sang, et décide une congestion du cerveau, qui suspend l'exercice de l'influence nerveuse, qui affaiblit les sensations, les perceptions, les mouvements musculaires.

Nous avons observé que les effets de l'aconit étaient plus nombreux, plus marqués sur l'appareil cérébral, toutes les fois qu'il y avait irritation ou phlogose des méninges encéphaliques. Son administration cause toujours dans ce cas des étourdissements, des éblouissements, une céphalalgie plus violente, des sortes d'accès momentanés de stupeur, des rêvasseries pendant le sommeil ou de l'insomnie, une altération dans la physionomie, etc.

Les principes actifs de l'aconit paraissent avoir la faculté de modifier directement l'état présent des nerfs, d'imprimer à leur vie un mouvement particulier qui, se propage aux rameaux voisins, qui gagne les centres cérébraux et rachidiens. Témoin ces phénomènes que produit l'aconit lorsqu'on le mâche et qu'on le met en contact avec la langue, quelques uns de ceux qui suivent l'application de son suc sur une plaie, comme des douleurs, des engourdissements passagers dans le membre, des défaillances, une anxiété avec menace de suffocation, des points qui se promènent sur les diverses régions de la poitrine et de l'abdomen, etc. La puissance pharmacologique que le médecin trouvera dans l'aconit ne ressemble pas à celle qui existe dans la jusquiame, dans la belladone, et dans les autres plantes de la famille des solanées. La vertu de l'aconit a un caractère spécial.

Un homme qui se plaint de douleurs rhumatismales dans les membres prend, le 8 novembre 1820, six grains d'aconit en poudre en deux doses, l'une le matin et l'autre le soir. Il ressent un peu de trouble dans le bas-ventre, il ne va pas du bas; il n'a rien éprouvé du côté de la tête. Le 9, il prend dix grains d'aconit en deux doses; trouble dans le bas-ventre, quelques coliques autour de l'ombilic, point de phénomènes cérébraux. Le 10, la dose est de seize grains: point d'effets nouveaux. Le 11, elle est de vingt grains; une heure après l'ingestion de chaque dose, picotements douloureux dans l'estomac, qui durent quelque temps: point de coliques, de selles, de vomissements, de phénomènes cérébraux. Du 12, vingt-quatre grains; mêmes résultats, sueur la nuit. Du 13, trente grains d'aconit; picotements dans l'estomac, coliques pendant une heure. Un peu de céphalalgie. Du 14, trente-six grains d'aconit; toujours des picotements dans l'estomac, du trouble dans l'abdomen, point de selles, plus de céphalalgie; des picotements dans les talons. Du 15, même dose d'aconit; rien de nouveau. Du 16, même dose de cette plante; les effets paraissent plus modérés; le malade a de l'appétit, il mange plus que de coutume; ce remède paraît exciter l'organe gastrique; point de phénomènes nerveux. Du 17, quarante grains d'aconit; quelques picotements seulement dans les membres inférieurs; toujours grand appétit. Du 18, le malade prend deux scrupules d'aconit; douleurs d'estomac, fortes coliques, mais point de selles: il se présente sur les lieux, et ne rend rien. Picotements douloureux dans le talon du pied droit. Il cesse l'usage de ce remède.

Un homme qui a une arachnoïdite chronique, une céphalalgie habituelle, plus forte par moments, etc., prend, le 1er décembre 1820, après plusieurs applications de sangsues, dix grains d'aconit en poudre en deux doses: coliques légères, deux selles; il ressent comme des frémissements dans l'estomac et dans le ventre. Il demande que l'on augmente ses aliments. Le 2, dix-huit grains d'aconit; des coliques, trois selles. Le 3, trente grains de cette plante; pesanteur de tête, accablement pendant quelques heures; petites coliques, deux selles. Le 4, même dose; céphalalgie frontale très forte, des étourdissements, sommeil agité; toujours des coliques, deux selles, des frémissements dans le ventre, quelques douleurs dans les membres. Du 5, même dose; douleurs avec battements dans la partie supérieure de l'orbite, céphalalgie très vive, sécheresse de la bouche, le malade est obligé de boire souvent; des étourdissements et des éblouissements : le pouls paraît avoir plus de vivacité. Du 6, un demi-gros d'aconit; douleurs au front, dans les orbites, à la partie inférieure du sternum; grande pesanteur de tête pendant quelques heures avec accablement; sommeil agité; pouls vif, fréquent. Le malade cesse l'usage de l'aconit. Son affection de l'encéphale paraît avoir diminué; au moins pendant quelques jours il ne ressent pas ses douleurs de tête habituelles.

La comparaison de ces deux observations montre combien la phlogose d'un organe le rend sensible à l'action d'un remède : le dernier malade avait l'encéphale dans un état morbide qui n'existait pas dans le premier; aussi voit-on chez lui l'aconit produire des phénomènes nerveux que le premier ne nous a pas offerts.

Le pouvoir de ce végétal sur l'économie animale devient étonnant quand on dépasse les quantités que prescrit la pharmacologie : ce pouvoir a un caractère perturbateur ; il pervertit l'exercice des fonctions essentielles à la vie ; ces effets peuvent occasioner la mort de l'individu sur qui ils se manifestent. Les accidents qui naissent de l'empoisonnement par l'aconit décèlent, les uns, une phlogose des premières voies, comme un sentiment de chaleur dans le bas-ventre, des déjections alvines, des vomissements, la tympanite, etc. ; les autres, une violente impression portée sur l'organe encéphalique, comme des lipothymies, des mouvements convulsifs, un état léthargique, une sorte d'asphyxie, etc.

L'énergie que montre l'aconit, lorsque l'on observe son action sur l'économie animale, attestait que cette plante pouvait devenir un puissant moyen de guérison. Aussi est-ce contre les affections les plus rebelles, les plus tenaces, que l'on a dirigé sa puissance. On s'en est servi dans les rhumatismes chroniques, dans les douleurs arthritiques, dans les névralgies. Il est facile, quand on emploie l'aconit, d'obtenir des sueurs copieuses, et l'on a regardé cette évacuation comme une cause qui devait être salutaire dans les maladies que nous venons de citer. C'est dans cette opinion que l'on recommande d'aider le travail diaphorétique de la peau par la chaleur du lit, par des vêtements épais, par quelques tasses d'une boisson aqueuse prises à une température élevée. On pourrait trouver une autre raison des avantages que l'aconit procure dans ces maladies : les principes de cette plante irritent le tissu cutané, provoquent souvent des éruptions de pustules, de boutons, etc. Ce mouvement est fréquemment critique ou heureux dans les affections rhumatismales et goutteuses.

Les médecins ont cherché dans l'aconit un moyen pour remédier aux engorgements des ganglions lymphatiques, aux embarras, aux endurcissements, aux altérations que présentent les tissus organiques. Un usage prolongé de la poudre ou de l'extrait de cette plante, dont on augmente peu à peu la dose, introduit dans le corps une grande quantité de molécules irritantes;

l'action de ces dernières sur les points malades peut, dans quelques cas favorables, y provoquer [illegible] mutation occulte, une heureuse résolution.

On a guéri des fièvres intermittentes invétérées avec l'aconit. Ces avantages n'ont rien qui doive étonner. Il est facile, à l'aide de cette plante, de susciter dans l'économie animale une secousse générale, et cette dernière peut s'opposer au cours de la fièvre, empêcher la naissance des accès. Mais ici c'est la manière d'administrer le remède, c'est l'époque où l'on met en jeu sa puissance, qui décide de son utilité. C'est autant la méthode que l'on suit dans l'application de l'instrument, que le pouvoir de ce dernier, qui assure le succès.

L'aconit est encore un secours que l'on recommande dans l'amaurose, dans la paralysie, dans les convulsions qui sont habituelles, dans l'épilepsie, etc. On sait combien ces affections sont rebelles; on sait que le plus souvent elles résistent aux moyens les plus renommés. L'aconit n'a qu'un motif en faveur de son administration dans les maladies que nous venons de citer, c'est qu'il agit fortement sur l'appareil encéphalique, où elles ont ordinairement leur siége, et qu'il a une puissance très étendue. Admettons qu'il existe sur quelque point de l'appareil cérébral un épanchement ancien de sang, une collection de sérosité, une légère dégénérescence de la substance cérébrale : est-il impossible que les principes de l'aconit, qui vont exciter l'encéphale, y déterminer des mouvements occultes, ne parviennent peu à peu à dissiper ces causes morbifiques, à rétablir ces organes dans leur condition naturelle, à remettre en jeu leur influence sur des parties où elle n'arrivait plus, à lui donner la mesure qu'elle doit avoir, etc., etc. ?

On a introduit dans la matière médicale quelques autres espèces du genre ACONITUM, qui ont des propriétés analogues à celles de la précédente : on s'est particulièrement attaché à l'A. ANTHORA, L., dont la racine entre dans la composition de l'orviétan, et à l'A. CAMMARUM, L. Des auteurs assurent que c'est de cette espèce que se servait Storck.

PIVOINE, *pæoniæ radix*, racine du PÆONIA OFFICINALIS, L., plante vivace qui habite les lieux pierreux des montagnes de nos provinces méridionales, et que l'on cultive dans les jardins à cause de la beauté de ses fleurs.

Ses racines forment des tubercules alongés, rameux. Elles n'ont point encore été convenablement analysées. Ces racines exhalent, quand elles sont fraîches, une odeur forte et désagréable : elles ont une saveur âcre. En se séchant, elles perdent leurs matériaux actifs, elles ne font plus d'impression sur les sens du goût et de l'odorat.

Si la pivoine avait une force agissante plus développée, plus étendue, c'est sur l'appareil cérébral que se manifesterait principalement son pouvoir : cette assertion est prouvée par les faibles effets qu'elle provoque. Mais cette plante recèle peu de principes médicinaux ; ces derniers sont peu tenaces : elle ne sera jamais qu'un instrument thérapeutique débile et infidèle. Nous ne croyons pas aux vertus qu'on lui a attribuées contre l'épilepsie, contre l'hystérie, contre les convulsions, contre l'éclampsie. Les succès sur lesquels on s'est appuyé pour lui concéder ces vertus ne prouvent rien : ou la cessation des accidents était spontanée, ou elle procédait d'une autre cause; la racine de pivoine ne suscite point de changements dans l'économie animale qui puissent opérer ces grands résultats et justifier les éloges qu'on lui a donnés.

Famille des composées-chicoracées.

LAITUE-VIREUSE, *lactucæ sylvestris herba*, tige et feuilles du LACTUCA VIROSA, L., plante bisannuelle qui croît dans les lieux incultes, au pied des murs, au bord des chemins.

Cette plante est remplie d'un suc laiteux, visqueux, âcre et amer : elle exhale une odeur désagréable. Les chimistes modernes ne se sont point occupés de l'analyse chimique de cette plante : nous ne connaissons point les principes qu'elle contient. On compose un extrait de laitue-vireuse très estimé, en faisant évaporer à une douce chaleur le suc de cette plante fraîche. L'extrait que l'on prépare par la décoction de la plante dans l'eau a beaucoup moins d'énergie. Collin donnait huit grains d'extrait de laitue-vireuse à ses malades : il élevait la dose jusqu'à trente grains, et même jusqu'à un et trois gros.

Cette préparation donne lieu, quand la dose est forte, à des nausées, à des évacuations alvines; même à petites doses, elle tient le ventre libre. L'emploi de ce médicament a souvent été suivi d'un grand écoulement d'urine, surtout lorsqu'il y avait accumulation de sérosité dans le tissu cellulaire ou dans une cavité séreuse du corps : on l'a vu aussi susciter une diaphorèse considérable, rendre l'expectoration plus abondante. On prétendait que l'extrait de laitue-vireuse portait le sang à la tête; l'expérience prouve que cet extrait agit avec peu d'énergie sur le cerveau : il en faut une grande quantité pour qu'il fasse naître des phénomènes nerveux, des vertiges, de la somnolence, etc. On avait cru trouver dans cette composition un moyen propre à remplacer l'opium : les essais de M. Loiseleur-Deslongchamps sont loin d'être favorables à l'opinion de ceux qui croyaient cette substitution possible ou permise.

L'extrait de laitue-vireuse recèle une propriété qui nous paraît avoir un caractère stimulant. Si ce composé s'est montré utile dans l'hydropisie, c'est d'abord en réveillant l'action des vaisseaux absorbants, puis en excitant la fonction des reins, en augmentant le cours des urines. Son efficacité dans l'ictère, dans les engorgements des viscères du bas-ventre, demande à être constatée par de nouvelles observations. Quand on voit si peu d'accord en pathologie sur la nature des lésions que l'on désigne par ces dénominations, peut-on attacher un grand intérêt aux récits de ceux qui prétendent avoir trouvé un remède qui les fait disparaître ?

Laitue cultivée, *lactucæ herba*, lactuca sativa, L., plante annuelle que l'on cultive dans les jardins, et dont l'industrie de l'homme a su tirer un grand nombre de variétés.

On admet cette plante dans les matières médicales; on la retrouve aussi dans les ouvrages de diététique.

Elle nous fournit un aliment adoucissant et un médicament qui a un caractère stimulant. Comment la laitue parvient-elle à remplir cette double condition, qui implique jusqu'à un certain point contradiction? Il suffira, pour avoir la solution de cette question, de réfléchir à l'état où se trouve la végétation de cette plante, lorsqu'elle est matière alimentaire et lorsqu'elle est une matière médicinale, d'examiner quelles sont les parties de la plante qui donnent l'une et quelles sont celles qui deviennent l'autre. N'est-ce pas la laitue encore dans son enfance, ne sont-ce pas les feuilles radicales de la jeune plante que nous faisons servir à notre nourriture? Au contraire, la laitue est en pleine floraison quand on en tire des agents pharmacologiques : ce sont ses tiges, ses feuilles caulinaires qui recèlent des principes médicinaux. Si nous comparons la composition chimique et les qualités sensibles de la laitue nourrissante et de la laitue médicamenteuse, nous trouverons entre elles une opposition remarquable : l'une contient des principes mucilagineux, doux, aqueux; l'autre est rempli d'un suc laiteux, extrêmement amer et un peu âcre. Si, poursuivant notre parallèle, nous considérons ce que ces deux productions éprouvent dans la cavité gastrique, nous reconnaîtrons que les principes de la première se laissent maîtriser par les forces digestives, qu'ils sont dénaturés dans l'estomac, que leurs éléments servent à la confection du chyle. Il existe au contraire dans la seconde laitue des principes qui conservent leur nature dans les voies alimentaires, qui sont absorbés, et qui provoquent dans le système animal des effets pharmacologiques.

Ce n'est point ici que nous devons nous occuper de la laitue comme production nutritive. Nous dirons cependant qu'on lui a reconnu une qualité adoucissante qu'elle partage avec tous les composés mucilagineux. Son usage procure du calme aux personnes qui ont le sang échauffé, une extrême sensibilité; qui se plaignent d'agitation, d'insomnie. On sait que Galien, dans sa vieillesse, mangeait tous les soirs de la laitue cuite pour avoir une nuit tranquille. Cette nourriture semble étendre sur tout l'organisme une influence tempérante : dans un état de maladie, elle modère la tension, elle ralentit les oscillations des fibres organiques, elle diminue l'excès de vivacité des mouvements de la vie. La puissance que montre alors la laitue a un caractère émollient.

La laitue amère ou médicamenteuse agit d'une autre manière sur les tissus vivants. L'extrait du suc de cette plante, lorsqu'on la cueille pendant sa fructification, est un remède stimulant qui attaque fortement l'appareil digestif, qui tient le ventre libre. On assure qu'il porte le sang à la tête, et qu'il provoque le sommeil quand on en donne une dose élevée. Toutefois ce dernier produit est loin d'être constant, et cette substance, même quand elle fait dormir, opère sur le cerveau une impression bien différente de celle de l'opium. Au reste, pour bien juger la valeur pharmacologique de la laitue adulte, il nous manque un examen exact, approfondi des effets immédiats qui suivent son administration.

Famille naturelle des strychnées.

NOIX VOMIQUE, *nux vomica*, semence des fruits du STRYCHNOS NUX VOMICA, L., arbre qui croît à Ceylan, à la côte de Coromandel, au Malabar ; il porte une baie de la grosseur d'une orange, à une seule loge, qui renferme plusieurs semences. Ce sont ces dernières que l'on nomme *noix vomiques*. Elles ont une forme ronde et plate, leur tissu est comme corné ; elles sont très difficiles à écraser. Ces graines recèlent une amertume singulière; il suffit de poser la langue dessus pour avoir long-temps un goût amer dans la bouche.

Cette substance a été tout fréquemment l'objet de travaux chimiques importants. MM. Pelletier et Caventou (*Mém. sur un nouv. alcali végét., trouvé dans la fève de Saint-Ignace, la noix vomique, etc.*) ont signalé dans cette production l'existence d'un principe alcalin particulier, qu'ils ont nommé *strychnine*. Ce principe prend la forme de cristaux presque microscopiques : il est blanc, grenu ; il a une saveur extrêmement amère; il n'a point d'odeur. La strychnine est insoluble dans l'eau et dans l'éther qui est dépouillé d'acide libre : elle se dissout très facilement dans l'alcohol, et forme avec les acides des sels neutres. Dans la noix vomique, ce principe alcalin est uni à un acide que les chimistes dont nous venons de parler proposent de désigner par le titre d'*acide igasurique*.

D'après leurs recherches, la noix vomique se compose, 1° d'igasurate de strychnine, 2° d'une matière colorante jaune, 3° d'une huile concrète, 4° de gomme, 5° d'amidon, 6° d'un peu de cire, 7° de bassorine, 8° de fibres végétales.

On administre rarement la noix vomique en poudre. Il en faut prendre, d'après les observations de M. le docteur Fouquier, trente, quarante, même cinquante grains par jour, pour obtenir quelque résultat. (*Mém. sur l'empl. de la noix vomiq. dans le traitement de la paralysie.*) On compose avec la noix vomique une teinture, un extrait alcoholique et un extrait aqueux : ce dernier est déliquescent et plus faible que le premier. L'extrait alcoholique se conserve mieux sous forme sèche : c'est de cet extrait que l'on fait le plus ordinairement usage. On compose des pilules, dont chacune contient un ou deux grains de cette préparation ; on en donne deux d'abord aux malades, une le matin et une le soir : puis on ajoute tous les jours une ou deux nouvelles pilules, jusqu'à ce qu'on aperçoive les effets de ce médicament, et jusqu'à ce que ces effets aient acquis l'intensité qui doit les rendre salutaires. Quelques personnes se servent de la strychnine à la dose d'un dixième ou d'un huitième de grain d'abord.

La noix vomique agit avec une grande violence sur le corps vivant. Les expériences que l'on a faites sur des chiens, des lapins, etc., ont prouvé qu'elle décidait des contractions tantôt instantanées, tantôt fixes ou durables dans les muscles qui servent à des actes locomoteurs, qu'elle produisait une sorte de tétanos ; et qu'en tenant contractés les organes musculaires qui servent à la respiration, elle empêchait l'entrée de l'air dans les poumons, et amenait une sorte d'asphyxie. L'extrait alcoholique de noix vomique, porté à l'aide d'une aiguille ou d'un corps solide dans les tissus des membres ou du dos d'un animal, provoque, quelques minutes après cette opération, des secousses convulsives, des sauts, des accès de tétanos, la mort. On a constaté que ces propriétés si étonnantes de la noix vomique résident dans son principe alcalin ou dans la strychnine. Un demi-grain de cette substance insufflé dans la gueule d'un lapin fit naître des convulsions deux minutes après : l'animal périt au bout de cinq minutes dans des accès de tétanos. Un demi-grain de strychnine, introduit dans une incision faite au dos d'un autre lapin, décida le tétanos soixante secondes après, et la mort en trois minutes et demie. Voyez le Mém. de MM. Pelletier et Caventou, et la note de M. Magendie, *Journ. de pharmacie*, tom. V.

La noix vomique agit sur le corps de l'homme avec une grande énergie [1], et son opération cause des changements physiologiques bien étonnants. Un individu atteint d'une douleur de sciatique se mit à l'usage

[1] Les Leçons de médecine légale de M. le professeur Orfila contiennent l'observation d'un homme qui s'empoisonna avec la noix vomique concassée. On trouva, à l'ouverture du cadavre, de la sérosité dans les ventricules latéraux du cerveau et dans l'arachnoïde rachidienne; la partie postérieure de cette membrane était parsemée de lames cartilagineuses, irrégulières, très nombreuses. Il y avait des rougeurs, des gonflements, des ulcérations dans les voies digestives.

de l'extrait alcoholique de noix vomique en pilules. Le premier jour il avala deux grains de cet extrait, le second jour quatre, le troisième six; jusque là il n'éprouva aucun effet sensible. Le quatrième jour il en prit huit grains en deux fois: alors la puissance du médicament commença à se manifester par des phénomènes remarquables. Le cinquième jour il en prit dix grains, et le sixième douze. Il éprouva ce qui suit: une heure environ après la première prise, le malade eut des scintillations dans les yeux; il lui semblait voir tout-à-coup une grande quantité de bougies allumées, puis la vision était momentanément nulle. Il eut de plus quelques étourdissements, des douleurs vagues dans la tête. Bientôt il survint des commotions douloureuses dans les extrémités inférieures; ces commotions musculaires revenaient par accès; ceux-ci duraient un demi-quart d'heure. Très rapprochés d'abord, ces accès s'éloignaient ensuite peu à peu, et les commotions perdaient en même temps de leur intensité. Quand les muscles ne se contractaient pas convulsivement, ils restaient comme tendus; le malade éprouvait une roideur singulière dans les jambes; celles-ci n'obéissaient plus à sa volonté; elles refusaient, disait-il, d'avancer. Ensuite arrivait le relâchement et le retour du système locomoteur à son état naturel. A la suite de cette agitation, le malade sentait de l'accablement sans envie de dormir, de l'inertie dans les facultés morales. Ce moyen n'eut aucune influence sur les douleurs de sciatique. Quelques jours après, le malade cessa l'emploi des pilules: la nuit suivante et celle du lendemain, il ressentit encore des commotions musculaires dans les cuisses et dans les jambes. Pendant le temps qu'il fit usage de ce médicament, les fonctions intérieures éprouvèrent peu d'altération: l'appétit se maintint, ou même devint plus impérieux; les digestions restèrent régulières; le pouls conserva son rhythme habituel. La respiration était souvent gênée pendant quelques heures, parceque les muscles qui servent aux mouvements mécaniques de la poitrine ne se contractaient que d'une manière imparfaite. Le malade avait par moments de la chaleur et de la sueur dans le cours de la nuit.

Nous rapportons cette observation pour faire connaître quelle espèce d'action exerce la noix vomique sur le système animal, et quels singuliers produits elle donne. Mais les effets de cette substance varieront lorsque l'encéphale et la moelle épinière seront dans une condition morbide. La noix vomique donne quelquefois lieu à des douleurs pulsatives de tête; un malade disait ressentir, quelque temps après l'ingestion de ce remède, comme des coups forts et répétés qui lui soulevaient le cerveau, et les mêmes coups semblaient provoquer des ébranlements convulsifs de tout le corps.

Joseph Damey, âgé de 13 ans, atteint d'une lésion de la moelle épinière avec paralysie des extrémités inférieures, mollesse, oligotrophie des masses musculaires des cuisses et des jambes, écoulement involontaire des urines, gonflement de l'abdomen, etc., (depuis ce temps il s'est formé une gibbosité vers les premières vertèbres dorsales), prit l'extrait alcoholique de noix vomique. Lorsqu'il fut arrivé à deux grains, il éprouvait, une heure après l'ingestion de sa pilule, un accès convulsif qui offrait les phénomènes suivants : douleurs et chaleurs à la tête avec des battements dans le cerveau ; douleurs entre les épaules ; apparition passagère d'une multitude de corps lumineux ; bientôt contraction fixe de tous les muscles ; roideur des bras ; poignets contractés contre les avant-bras, et causant de la douleur ; poitrine serrée, s'ouvrant avec difficulté pour l'exercice de la respiration ; trismus des mâchoires ; difficulté de parler ; figure gonflée, très rouge ; tiraillements, sautillements des muscles de la face ; le malade souffrait, ses yeux se remplissaient de larmes. Les jambes et les cuisses n'éprouvaient pas de roideur, de tension : les masses musculaires de ces membres paralysés restaient molles, détendues ; mais il y avait des tremblotements bien marqués de leurs muscles, on voyait ces derniers à travers la peau se contracter alternativement, éprouver comme des secousses qui les faisaient sauter. Pendant ce temps le pouls était précipité, irrégulier ; le cœur battait vite et fort ; le ventre était gonflé ; les muscles de l'abdomen tendus ; il se formait des pneumatoses intestinales. Ces accès duraient environ une heure et demie ; lorsqu'ils cessaient, il y avait des temps de repos, puis tous les mouvements convulsifs reprenaient ; à plusieurs reprises l'accès semblait revenir. Lorsque le calme était rétabli, le malade avait grand appétit. Pendant ce traitement ses digestions furent faciles, régulières ; sa figure se colorait, il y avait une tendance à un état de pléthore. On remarqua que cet enfant avait alors une susceptibilité extraordinaire ;

une porte qui se fermait avec bruit, un cri, un attouchement brusque, le faisaient tressaillir.

Il est évident que le cerveau et la moelle épinière sont les parties du corps sur lesquelles la noix vomique porte principalement sa puissance. Elle leur communique une excitation d'une nature particulière : il en résulte des accroissements subits, instantanés dans le cours de l'influence que transmettent les nerfs aux muscles soumis à la volonté. Ces derniers sont comme provoqués convulsivement, et des mouvements involontaires, douloureux ont lieu dans les membres. Toutes les lésions avec phlogose de l'encéphale, de la moelle épinière et de leurs enveloppes provoquent des secousses convulsives, des sautillements, des tensions des bras et des extrémités inférieures, des picotements, des douleurs de ces parties : c'est en produisant sans doute des irritations, des surexcitations momentanées, passagères du cerveau, et surtout du prolongement rachidien, que la noix vomique détermine les mêmes phénomènes. Il faut de plus admettre que ces irritations, ces surexcitations naissent instantanément, qu'elles cessent et se renouvellent fréquemment, qu'elles parcourent différents points du système encéphalique et rachidien, pour concevoir les phénomènes dont l'opération de la noix vomique nous rend les témoins. Quelquefois cette substance cause une névrilémite générale; elle met tous les cordons nerveux dans une sorte de phlogose, tous les tissus musculaires montrent une susceptibilité morbide [1]; on

---

[1] Un homme éprouvait un tremblement des bras, des

ne peut toucher la peau ou presser les membres sans causer de la douleur.

N'est-il pas permis d'avancer que cette substance a peu de prise sur les nerfs grands sympathiques? Elle ne change pas l'action des organes qui sont vivifiés par le système ganglionnaire, l'estomac, les intestins, le cœur, etc. Elle n'altère pas l'exercice de la digestion; elle excite toujours la faim, elle fait manger davantage: je l'ai vue causer de mauvais rapports, du trouble dans l'abdomen; cependant l'appétit se soutenait, les digestions restaient régulières. Il y a dans ce cas un mélange d'influences diverses sur l'appareil digestif; il y a l'effet de l'impression de la noix vomique sur les tissus de l'estomac et des intestins, et l'effet du mode particulier d'innervation que le cerveau et la moelle épinière exercent sur ces organes pendant l'opération de la noix vomique. Cette substance paraît fa-

---

extrémités inférieures, de la tête, de tout le corps; il voulut essayer l'usage de l'extrait alcoholique de noix vomique: il en prit d'abord quatre grains en quatre pilules, le lendemain six grains en six pilules, le surlendemain huit grains, le quatrième jour dix. Alors les mouvements devinrent bien plus forts, bien plus prononcés: une porte qui se fermait, un coup de vent, suscitaient des secousses convulsives de tous les muscles soumis à la volonté. Le malade abandonna ce remède, le tremblement se calma visiblement; deux ou trois jours après, il était moins opiniâtre, moins marqué qu'avant l'usage de la noix vomique. Cette observation prouverait, s'il en était besoin, que cette substance excite, irrite le cerveau et la moelle épinière.

voriser l'exercice de la nutrition : ceux qui continuent pendant quelque temps l'usage de ce moyen paraissent plus colorés, plus vivants, mieux nourris. L'usage de la noix vomique donne souvent lieu à des picotements, à des démangeaisons à la peau.

Les effets immédiats que suscite la noix vomique invitaient les praticiens à y chercher un secours contre la paralysie. Il était rationnel de penser que l'on devait, à l'aide de la puissance stimulante de cette substance, réveiller la faculté contractile des muscles, lorsqu'elle serait éteinte ou seulement engourdie. M. Fouquier fut le premier qui sut apprécier la valeur de ce secours pharmacologique. Ce remède dirige son activité irritante ou excitante sur le cerveau et sur la moelle épinière, et par suite sur les muscles qui en tirent le principe de leurs mouvements. La paralysie procède d'une cessation de l'action vivifiante des premiers organes, d'une suspension de leur influence sur les derniers. Est-il un moyen qui se présente en thérapeutique avec de meilleurs titres ? il agit directement sur la source du mal.

On conçoit, comme l'avoue le praticien que nous venons de citer, que la noix vomique ne peut être un remède souverain contre toutes les espèces de paralysies. Les lésions pathologiques qui éteignent la faculté contractile, la sensibilité des muscles, qui arrêtent leur jeu, sont trop variées pour qu'un même moyen puisse servir à les combattre. La noix vomique peut-elle faire tout-à-coup cesser la paralysie qui dépend d'une compression mécanique qu'exerce sur le cerveau ou sur la moelle épinière un épanchement séreux ou sanguin, ou une excroissance osseuse? Ce médicament peut-il être de quelque utilité lorsque la maladie qui nous occupe est produite par une dégénérescence du tissu cérébral, par l'atrophie, par le ramollissement, le déchirement de quelque partie du cerveau ou de la moelle spinale, etc.? Mais ce moyen pharmacologique promet un succès prompt, lorsque la paralysie n'est entretenue que par une inertie de l'appareil encéphalique, par un décroissement de la vitalité de cet appareil; lorsqu'une grave altération matérielle ne rend pas inutiles les efforts de ce moyen thérapeutique. Malheureusement ces cas sont très rares, et la noix vomique est loin de remplir l'espoir que l'on avait d'abord conçu de sa faculté curative.

La paralysie n'est, comme un grand nombre d'autres affections de l'appareil musculaire, que le produit d'une lésion de l'encéphale ou de la moelle épinière, que l'expression séméiotique d'une altération dont la nature varie beaucoup. De là vient que la noix vomique n'a pas toujours la même efficacité dans la paralysie : il y a plus, elle ne produit pas toujours les mêmes effets. Par exemple, tantôt elle détermine des secousses convulsives dans les muscles paralysés, et elle laisse tranquilles ceux qui sont sains, ceux qui jouissent de leur faculté contractile : tantôt, au contraire, elle agite ces derniers, pendant que les autres restent insensibles à son action. Dans la paralysie la volonté seulement peut avoir perdu son empire sur les contractions des muscles; mais si ces derniers restent en communication avec un des centres de l'appareil cérébral, ils continueront d'obéir aux stimulants qui agiront sur ce dernier. La noix vomique excite des contractions dans des muscles qui sont rebelles à la volonté, parcequ'elle irrite des points de la moelle épinière qui sont au-dessous d'obstacles que la volonté ne peut franchir. Tant que l'encéphale communique avec la moelle épinière, les mouvements musculaires sont des actes volontaires; ils cessent de l'être dès qu'une lésion occupe le cerveau, déforme sa substance, gêne son action. Si le même désordre existe dans un point du prolongement rachidien, la volonté n'a pas ordinairement de pouvoir sur les muscles qui sont au-dessous; mais ces derniers continueront d'être provoqués par les agressions qui auront lieu sur la partie inférieure du prolongement rachidien.

1° Les points de l'encéphale ou de la moelle épinière, d'où les muscles d'un ou de plusieurs membres tiraient les principes de leurs mouvements, sont-ils désorganisés, détruits, atrophiés, l'usage de la noix vomique n'excitera aucun mouvement dans ces muscles; mais ceux qui continuent d'être animés par les parties de l'encéphale et de la moelle épinière qui sont saines, sentiront l'impression de la substance qui nous occupe; lorsque le malade en aura pris une dose assez forte, ces muscles éprouveront des secousses convulsives. Il y a plus: si les parties de l'encéphale et de la moelle épinière qui sont dans un état d'intégrité, ont une susceptibilité morbide, si elles sont irritées, elles se montreront très sensibles à l'action de la noix vomique; il en faudra très peu pour provoquer de grands mouvements dans les muscles non paralysés. Une fille âgée de 55 ans a perdu depuis environ 25 ans le sentiment et le mouvement dans les membres pelviens. Les tissus musculaires qui les recouvrent sont mous, mal nourris. La colonne vertébrale n'offre aucune gibbosité, mais la malade ressent de vives douleurs le long de cette colonne, jusque vers la première vertèbre lombaire. Il n'y a point de douleurs de tête, d'étourdissements, etc., l'encéphale est parfaitement libre; cette malade a toute sa raison. Elle souffre beaucoup des côtés, du tronc et des bras. On lui administre deux grains d'extrait alcoholique de noix vomique en deux pilules; elle éprouve aussitôt des secousses très douloureuses dans les bras, des tiraillements très pénibles dans les muscles des côtés et du dos; il lui semble que des jets d'eau bouillante sont lancés dans ces parties. Les cuisses et les jambes, qui sont paralysées, restent immobiles, la malade n'y ressent rien. Elle se refuse à continuer l'usage d'un remède qui lui fait tant de mal.

2° Si une lésion encéphalique a fait perdre à la volonté son pouvoir sur les muscles d'un côté du corps, elle n'empêchera pas l'impression de la noix vomique sur le prolongement rachidien de provoquer des contractions spontanées et involontaires de ces muscles. On verra des membres qui n'avaient plus de mouvement se tendre, devenir roides, éprouver des tremblements. Il en sera de même pour une lésion qui attaquerait la moelle épinière: la noix vomique excitera des mouvements convulsifs dans les muscles qui tireront leurs nerfs des zones inférieures à cette lésion.

3° Si ces membres n'ont perdu que le mouvement volontaire, s'ils conservent le sentiment, si le malade souffre des parties du corps qui sont paralysées, si elles sont parfois agitées de secousses spontanées et involontaires, etc., il y a, avec la lésion, avec l'obstacle du cerveau ou de la moelle épinière qui cause la paralysie, un travail d'irritation, de phlogose sur les méninges rachidiennes; les cordons nerveux sont eux-mêmes dans un état de névrilémite. Dans ces cas, les principes de la noix vomique ont bien plus de prise sur ces parties: c'est alors que les muscles paralysés se montrent extrêmement sensibles à l'action de ce remède; des doses peu élevées de noix vomique suscitent dans ces muscles des secousses, des contractions convulsives avec douleurs, avec chaleurs, avec élancements, long-temps avant que les muscles sains en sentent la puissance.

4° Lorsqu'il y a roideur, contracture d'un ou de plusieurs membres, on peut penser que les nerfs qui vivifient les muscles de ces membres ont leur origine dans un foyer de phlogose, que c'est là ce qui entretient en eux une innervation déréglée. L'action de la noix vomique sur les points affectés de l'appareil cérébral aggrave cet état pathologique: l'administration de cette substance rend toujours plus forte, plus douloureuse la contracture des membres; elle détermine des tiraillements brusques, répétés dans ces parties, des rétractions des doigts qui font beaucoup souffrir le malade, pendant que les muscles sains ne sentent rien. Si l'on continue l'usage de la noix vomique à doses élevées, il survient des secousses dans ces derniers muscles, qui paraissent toujours violentes, parcequ'elles contrastent avec l'immobilité apparente des membres opposés.

Marie-Josèphe Bellouarde, âgée de 58 ans, sentit tout-à-coup, au mois d'août 1819, le matin en se levant, un fourmillement et un engourdissement dans les deux jambes; deux mois après, le fourmillement se propage dans les cuisses, il se change bientôt en douleurs lancinantes qui augmentent progressivement. Plusieurs mois après, elle tombe sur le dos en se levant de sa chaise; elle était paralysée des extrémités inférieures. Pendant long-temps cette femme est restée sans aucun secours; cependant elle fut saignée plusieurs fois, elle prit un émétique, etc.

Elle vient à l'Hôtel-Dieu d'Amiens vers la fin de mai 1821. Il y a paralysie complète des extrémités inférieures, des douleurs souvent vives dans les jambes, les genoux et les cuisses; incontinence d'urine, constipation; elle va du bas tous les trois ou quatre jours. Toutes les parties qui sont au-dessous de l'ombilic paraissent frappées de mort; tout ce qui est au-dessus est plein de vie et d'activité: les facultés intellectuelles sont libres, l'appétit bon, la chymification facile et régulière; la respiration, la circulation s'exécutent avec une parfaite intégrité: sa figure est colorée, cette femme est fortement constituée et d'un tempérament sanguin.

On donne à cette malade l'extrait alcoholique de noix vomique: quelques jours après, elle ressentit des mouvements involontaires dans les cuisses, ses jambes étaient ramenées sous elle; ce mouvement était très douloureux, elle aurait voulu l'empêcher. En même temps elle éprouvait des éblouissements fréquents, elle voyait voltiger des corps noirs, elle ressentait des fourmillements dans la tête, une démangeaison insupportable dans les pieds. Après quelque temps de l'usage de la noix vomique, elle eut des secousses dans les muscles des bras, qui étaient sains; mais elle se plaignait surtout de douleurs dans les membres inférieurs, lorsque la noix vomique les provoquait et qu'ils se contractaient spontanément. Quelquefois ces membres s'alongeaient, se roidissaient; ils se livraient à des mouvements violents qui soulevaient la malade, qui la redressaient sur son fauteuil.

On continua assez long-temps l'usage de ce moyen, sans cesser d'obtenir à peu près les mêmes effets : des secousses dans le cou, les épaules, le dos, les bras, mais plus fréquentes, plus fortes, plus douloureuses dans les extrémités inférieures, des étourdissements, des éblouissements, des visions, sommeil agité, serrement des mâchoires, etc.; par fois un peu de pesanteur au front, des chaleurs dans les lombes et au fondement, accablement, etc. Cette malade n'a pas retiré un grand avantage de ce traitement. Il est toutefois constant que les muscles du tronc et ceux des cuisses ont repris un peu de force pendant l'emploi de la noix vomique; la malade pouvait se redresser sur son fauteuil, ce qu'elle ne faisait pas auparavant. Elle a toujours continué d'avoir de l'appétit, un air content, une figure de santé. Cette malade fut placée dans un autre service, et elle ne rentra dans notre clinique que le 7 octobre 1823.

État présent de la malade. Douleurs dans le milieu du dos, qui viennent se rendre dans l'épigastre; douleurs excessives qui, partant du bas-ventre, se propagent avec des élancements, comme si des épines pénétraient les cuisses et les jambes, jusqu'à la pointe des pieds; secousses et tremblements par accès de tout le corps: ces accès durent peu, mais ils reviennent souvent; la malade ne mange presque rien, ce qu'elle prend lui semble bon; elle vomit fréquemment depuis six semaines; langue un peu rouge aux bords, épigastre sensible à la pression, abdomen libre, respiration naturelle, urines abondantes, sortant involontairement; pouls lent et régulier. Du 8. Accès de fièvre, la nuit, pendant quatre à cinq heures. Les accès de tremblements sont moins fréquents. Du 9. Délire la nuit: elle parle sans cesse. Le matin elle a sa raison; elle se plaint beaucoup des souffrances qu'elle ressent dans les lombes, les cuisses et les jambes: il semble que l'on déchire ces parties. Du 10 et du 11. Même état. Du 12. Très mauvaise nuit, agitation, vomissements; elle ne veut plus rien prendre. Du 14. Délire presque continuel, tremblement de tout le corps; elle dit ne plus souffrir. Du 15. Assoupissement: il y a congestion sanguine du cerveau; roideur des membres, secousses par moments. Du 16. État apoplectique, respiration bruyante, pouls nul; mouvements convulsifs des muscles des joues; mort.

Ouverture du cadavre. On s'occupe d'abord de la moelle épinière: la gaîne vertébrale est recouverte d'une assez grande quantité de graisse; elle est gonflée par une sérosité fort abondante. En ouvrant cette gaîne, on trouve à la hauteur de la troisième vertèbre dorsale une ossification de l'épaisseur d'une ligne et demie, de la largeur de trois lignes et de la longueur de deux pouces: cette ossification, qui s'était formée dans l'épaisseur des méninges rachidiennes, avait sa face externe convexe et sa face interne concave, revêtue d'une membrane mollasse. La portion de moelle épinière qui se trouvait en contact avec cette production morbide avait été comme absorbée ; là le cordon médullaire était mou, flasque, vide ; sa tunique propre ne contenait qu'une petite quantité d'une matière comme visqueuse : les cordons nerveux qui en partaient nous ont paru plus petits, atrophiés. Cette partie de la moelle épinière était sans doute occupée par un travail de phlogose à l'époque où l'on a employé la noix vomique.

Le cordon médullaire était au-dessus de cette lésion ferme, solide, d'un volume en rapport avec la force du corps de cette femme; mais, au-dessous de la lésion, ce même cordon était évidemment plus mince, plus petit.

Le cerveau était gorgé de sang; il se ponctuait de rouge lorsqu'on le coupait. Il y a eu congestion sanguine de l'encéphale dans les derniers jours de la vie de cette femme : le délire, la non-perception, des douleurs, la somnolence, la figure gonflée, l'état apoplectique en étaient le produit. Le cervelet était un peu mou ; les méninges encéphaliques offraient des injections vasculaires, mais leur tissu était sain.

On n'a rien trouvé de bien remarquable dans la poitrine et dans l'abdomen : la plupart des phénomènes qui partaient de ces cavités étaient dus à des lésions purement vitales, étaient provoqués par la lésion rachidienne. Cependant l'estomac rétréci avait sa face interne couverte de raies violacées; les gros intestins étaient remplis de matières fécales que leur inertie y avait laissés s'accumuler.

On se demande si la noix vomique, par la secousse subite qu'elle avait fait épouver à tout le système nerveux, ne pourrait pas devenir un remède contre certaines amauroses, contre plusieurs espèces de surdité? Ne serait-il pas convenable d'essayer, dans le relâchement paralytique d'une partie musculaire, des applications topiques de cette substance, pour stimuler directement les fibres nerveuses, et par là réveiller l'action des muscles auxquels ces fibres appartiendraient? M. le professeur Duméril, en se servant de ce procédé, a fait cesser une paralysie de la paupière supérieure. A l'aide d'un vésicatoire on enlève l'épiderme de la partie sur laquelle on veut que l'extrait de noix vomique agisse.

On a cherché à obtenir de l'opération de la noix vomique sur l'économie animale la guérison de beaucoup d'autres maladies. Pour juger de l'utilité que promet ce médicament, il ne faut pas perdre de vue ses effets immédiats. Nous savons que la noix vomique développe les forces digestives, que son usage augmente l'appétit : nous savons que cette substance n'exerce qu'une influence passagère sur l'appareil circulatoire, sur l'appareil respiratoire, sur les appareils sécrétoires et exhalants; mais nous savons qu'elle attaque fortement le cerveau et la moelle épinière, qu'elle provoque par là l'action des organes locomoteurs. Ce sont ces données qui doivent diriger le praticien dans l'application de ce secours médicinal. On assure que la noix vomique a fait cesser des diarrhées, des flux dysentériques : est-ce de l'impression qu'elle a pu faire sur la surface intestinale que procède cet effet? On prétend que la noix vomique a été salutaire dans l'hystérie, dans l'hypochondrie; l'excitation que ce médicament imprime à l'appareil cérébral ne me paraît pas propre à combattre les lésions qui entretiennent ces maladies. Le plus souvent il existe alors un certain degré d'arachnoïdite, de myélo-méningite et de névrilémite : la noix vomique exaspérera sûrement ces affections, et par suite elle donnera plus d'intensité aux accidents nerveux, spasmodiques, aux lésions vitales qui caractérisent les maladies dont nous venons de parler. Si la noix vomique a rendu des services dans l'épilepsie, comme on l'assure, quelle est la lésion que cette substance a dans ce cas dissipée?

On s'est servi de la noix vomique contre les fièvres intermittentes: on a arrêté, à l'aide de ce remède, le cours de fièvres quartes, double-tierces. Il ne doit pas paraître étonnant qu'un moyen qui suscite dans le corps un ébranlement si violent, si étendu, soit parvenu à arrêter ces fièvres; mais la noix vomique est un remède fébrifuge dont l'emploi a besoin d'être surveillé, qui peut même offrir quelque danger, à moins que l'on ne se borne à employer de petites doses de cette substance, et qu'elle n'ait plus qu'une influence tonique ou stomachique. Nous dirons aussi que la noix vomique a été conseillée dans le scorbut, dans l'hydropisie; nous ne chercherons pas à expliquer comment elle a pu combattre ces maladies, ni de quelle partie de son action générale procède dans cette occasion son efficacité. Enfin la noix vomique passe pour un puissant vermifuge.

Fève de Saint-Ignace, *Sancti Ignatii faba*. Graine

du fruit du STRYCHNOS IGNATII, Lam. IGNATIA AMARA, L. F., arbrisseau sarmenteux qui croît aux Indes orientales, aux îles Philippines, à la Cochinchine.

La fève de Saint-Ignace se compose des mêmes principes chimiques que la noix vomique; il existe seulement quelques différences dans les proportions. La fève de Saint-Ignace fournit plus d'igasurate de strychnine, mais elle recèle moins d'huile concrète et de matière colorante. Ce fruit a une saveur amère extrêmement forte. On en donne la poudre ou plutôt la râpure, à la dose de six à douze grains. On préfère toutefois l'extrait alcoholique, dont on fait prendre un grain d'abord; on augmente tous les jours cette dose.

La fève de Saint-Ignace a une propriété analogue à celle de la noix vomique, elle fortifie, elle anime les organes digestifs. Elle ne produit pas d'effets très sensibles ou au moins importants sur les organes circulatoires, sécrétoires, etc., mais elle porte une excitation particulière sur le cerveau et sur la moelle épinière; elle cause des vertiges; elle provoque surtout des contractions fixes ou par secousses dans les muscles soumis à la volonté; ces contractions gênent les mouvements; on éprouve de la difficulté à remuer les membres; il y a une tension dans les jambes qui semble les tenir attachées au sol; la poitrine se dilate avec peine; il y a de l'embarras dans l'exercice de la respiration, etc. Si la quantité de fève de Saint-Ignace que l'on prend est plus forte que ne doit l'être une dose médicinale, il survient des mouvements convulsifs, puis des attaques de tétanos qui amènent une asphyxie mortelle.

On a conseillé la fève de Saint-Ignace comme un moyen thérapeutique. Sa qualité amère a fait penser qu'elle pouvait servir à fortifier le tissu des organes digestifs, qu'elle avait une propriété tonique. On assure que son emploi est propre à décider une abondante sueur, à provoquer l'écoulement des menstrues; on lui concède en conséquence une vertu diaphorétique et une vertu emménagogue. On est parvenu à arrêter des fièvres intermittentes à l'aide de ce moyen. Desbois de Rochefort raconte qu'il a vu employer avec succès cette substance dans les fièvres quartes rebelles; mais elle a, ajoute-t-il, l'inconvénient d'attaquer les nerfs, même des gens robustes, d'exciter du délire, de causer la folie, et une folie opiniâtre. On cite cette production comme un remède anthelmintique, et comme un secours propre pour calmer les coliques, la cardialgie, etc. Loureiro, dans sa *Flora cochinchinensis*, dit qu'il s'est servi plus de mille fois de ce médicament, souvent avec succès, quelquefois sans en retirer aucun fruit, mais toujours sans qu'il résultât d'accident de son emploi. Lorsqu'une trop grande dose de ce remède produisait des vertiges et des mouvements convulsifs, il les calmait en administrant beaucoup d'eau froide acidulée avec le suc du citron.

Famille des composées-corymbifères.

ARNICA, *arnicæ flores, radix*, fleurs et racine de l'ARNICA MONTANA, L., plante vivace que l'on trouve dans les prairies des hautes montagnes, des Alpes, des Pyrénées, des Vosges, dans l'Auvergne, etc. On la connaît aussi sous les noms vulgaires de *doronic d'Allemagne*, de *bétoine des montagnes*, de *plantain des Alpes*, de *tabac des Vosges*.

On se sert en médecine de ses fleurs et de ses racines. Ces diverses parties de l'arnica doivent être cueillies en temps opportun et séchées avec soin : on rejettera les fleurs qui sont noircies, altérées par des piqûres d'insectes ou par la vétusté. MM. Chevallier et Lassaigne ont soumis à l'analyse chimique les fleurs de cette plante. Ils en ont retiré, 1° une résine ayant l'odeur de l'arnica ; 2° une matière amère nauséabonde, ressemblante à la matière vomitive du cytise (cytisine) ; 3° de l'acide gallique ; 4° une matière colorante jaune ; 5° de l'albumine ; 6° de la gomme ; 7° des muriates et phosphates de potasse ; 8° des traces de sulfates ; 9° du carbonate de chaux ; 10° un atome de silice. *Journal de pharmacie*, juin 1819.

On administre rarement les fleurs d'arnica en poudre. On emploie quelquefois cette dernière en électuaire. On se sert le plus ordinairement de l'infusion aqueuse ou de la décoction de cette plante. On met deux gros, une demi-once, même une once des fleurs pour avoir une ou deux livres de liqueur, que le malade prend dans les vingt-quatre heures : on édulcore cette boisson avec un sirop agréable. Le Codex contient une teinture éthérée d'arnica. On a remarqué que la racine agissait plus fortement que les fleurs sur les voies alimentaires, et qu'elle provoquait le vomissement plus souvent que ces dernières.

Appliquées sur l'organe du goût, les diverses parties de l'arnica donnent une saveur âcre, un peu amère.

Elles exhalent une odeur légère, aromatique, un peu nauséeuse : lorsque sa poudre se trouve en contact avec la membrane pituitaire, elle produit un effet sternutatoire. Administré à l'intérieur, l'arnica suscite des phénomènes remarquables dans l'économie animale. Son action s'aperçoit principalement sur deux points : 1° sur les voies alimentaires ; 2° sur l'appareil cérébral.

L'ingestion de l'arnica donne une sensation d'âcreté à la gorge ; et bientôt après cette substance fait sur l'estomac une impression spéciale qui cause un sentiment pénible d'anxiété, dont le point de départ est dans la région épigastrique ; cette impression donne lieu à des pincements, à des battements douloureux dans cette région, à des nausées, à des flux de salive dans la bouche, même chez quelques personnes à des vomissements. Puis la matière médicamenteuse pénètre dans les intestins ; il survient des coliques qui ne sont que rarement suivies de déjections alvines. L'action de l'arnica sur les organes digestifs n'est point une simple excitation ; si on doit la considérer comme une irritation, au moins on admettra que celle-ci est bien légère et seulement superficielle. D'une part, il est connu que l'arnica n'attaque fortement l'estomac et les intestins que les premières fois que l'on en fait usage : bientôt ces organes s'habituent au contact des principes de cette plante, et les effets dont nous venons de parler ne paraissent plus. D'un autre côté, ces effets durent peu ; la cause organique d'où ils procèdent est peu tenace, elle s'évanouit promptement. Ajoutez que l'opération de l'arnica dans les premières voies ne dérange pas notablement l'exercice de la digestion; l'appétit se conserve, et l'élaboration des matières alimentaires s'exécute avec régularité.

Les phénomènes nerveux que provoque l'arnica attestent qu'il porte sur l'encéphale, sur la moelle épinière, même sur les cordons nerveux, une action toute particulière. Ceux qui prennent la poudre ou la décoction de cette plante ressentent, une demi-heure ou une heure après son ingestion, comme des mouvements vagues, passagers dans le cerveau et dans les organes des sens, des vertiges, de la céphalalgie. Puis ils ont le sentiment de fourmillements, d'inquiétudes dans les bras et dans les extrémités inférieures; ils se plaignent de pandiculations, d'une constriction de la cavité de la poitrine dans la région du diaphragme; de sautillements brusques, spontanés, et de roideur dans les membres avec une difficulté de les faire agir; ou bien il survient des secousses involontaires, des ébranlements convulsifs du corps. Mais l'état actuel de l'encéphale, de la moelle épinière, des cordons nerveux, une lésion morbide dans ces parties, les rendent plus ou moins sensibles à l'action de l'arnica; aussi tous les individus qui emploient cette substance ne présentent pas les phénomènes dont nous venons de parler. Ces derniers se prononcent fortement dans un grand nombre de cas; on les aperçoit moins dans d'autres: il est des personnes qui ne sentent rien qui puisse révéler une excitation du système nerveux, une modification de sa vitalité, quoiqu'elles offrent souvent avec beaucoup d'expression la preuve que l'arnica agit vivement sur leur appareil digestif, puisqu'elles ont des nausées, des vomissements, des coliques, etc.

Les principes de l'arnica attaquent aussi le tissu de toutes les autres parties; on trouve, pendant que le corps est sous l'influence de cette substance, le pouls plus fréquent, la chaleur animale plus élevée: on éprouve des picotements à la peau, de la sueur, ou une évacuation plus abondante d'urine, etc.

Un soldat de la garde royale, tourmenté de palpitations de cœur et d'une agitation convulsive du bras droit, fut mis à l'usage d'une décoction d'arnica. Le premier verre provoqua des nausées quelques minutes après son ingestion; dans le même instant le malade sentit une sorte de frémissement général; des tiraillements se prolongeaient dans les membres jusqu'aux extrémités des doigts; ils étaient accompagnés de sensations que ce militaire ne pouvait exprimer; les jambes exécutaient aussi des mouvements involontaires. De plus, la poitrine ne se soulevait qu'avec peine; les muscles de cette cavité étaient dans un état de contraction fixe, qui s'opposait à l'exercice des mouvements mécaniques de la respiration.

Un chasseur prenait six verres d'infusion faite avec une once d'arnica et une cuillerée de miel, pour arrêter le cours d'une fièvre tierce. Il en avalait un verre de deux heures en deux heures, jusqu'au moment où l'accès devait arriver. Quelques instants après le premier verre il sentit un grand travail dans l'estomac; bientôt il lui sembla que quelque chose montait sur la poitrine et pressait sur elle, la respiration était gênée; puis il eut une pesanteur de tête, des étourdissements, des sautillements dans les membres; il ne pouvait se lever, il tombait et n'avait plus la faculté de se tenir debout. Cette secousse si remarquable durait une demi-heure; chaque verre la renouvelait, mais le malade remarquait qu'elle perdait à chaque fois de son intensité, qu'elle devenait de plus en plus légère; les organes paraissant s'habituer très vite à l'action de cette substance. Le même remède, employé le surlendemain, opéra, d'après la déclaration du malade, d'une manière plus douce que la première fois.

Parmi les effets de l'arnica, il y en a qui dépendent de l'action directe de ses principes sur les tissus organiques; mais les phénomènes qui apparaissent dans les organes circulatoires, respiratoires, etc., sont au moins pour la plupart des phénomènes vitaux, qui procèdent de l'agression que l'encéphale et surtout la moelle épinière reçoivent de la plante qui nous occupe.

On conseille l'usage de l'arnica dans les fièvres qui ont un caractère adynamique ou un caractère ataxique. Stoll, qui avait une grande confiance dans l'efficacité de ce moyen, le mettait en usage lorsque le pouls était naturel ou presque dans cet état, que le malade était très faible, les fonctions animales abattues. Il s'en servait aussi lorsqu'il y avait congestion vers le cerveau, et qu'il remarquait de la stupidité, de la somnolence, du délire, que l'ouïe était dure, que le malade marmottait tout bas, etc. Stoll prévient qu'avant de prescrire ce remède il s'assurait qu'aucun viscère n'était enflammé, ou que l'inflammation était dissipée. Ce praticien convient que pendant l'usage de l'arnica il se développait souvent une cardialgie violente, que les malades, qui avaient la tête prise, qui étaient dans un état de stupeur ou de somnolence, se plaignaient de maux d'estomac aussitôt que leurs perceptions redevenaient libres. Les douleurs épigastriques peuvent dépendre de l'action de l'arnica sur la moelle épinière et sur le plexus solaire du grand sympathique; elles peuvent être dues à une lésion seulement vitale de l'estomac. Toutefois, quand on se représente l'extrême susceptibilité ou même l'état de phlogose des voies digestives dans les fièvres, n'a-t-on rien à redouter du contact des principes de l'arnica avec elles? Ces principes ne peuvent-ils pas étendre, aggraver la condition morbide des tissus gastriques et intestinaux? L'influence de l'arnica sur l'appareil cérébral peut-elle être toujours salutaire dans les fièvres ataxiques et adynamiques? Cette plante produit une excitation particulière de l'encéphale: ne doit-elle pas nuire, faire beaucoup de mal, lorsque les méninges cérébrales sont actuellement rouges, gonflées, douloureuses? L'arnica porte sur le prolongement rachidien une impression stimulante qui est bien prouvée par les effets qui suivent son ingestion: cette impression n'est-elle pas également à craindre dans l'ataxie, où les membranes de cette partie si importante de l'économie animale sont phlogosées, dans une condition morbide? Penserait-on à employer l'arnica dans l'adynamie, pour dissiper la congestion sanguine qui occupe alors le cerveau? Pour que son usage devînt salutaire, ne faudrait-il pas pouvoir garantir l'estomac et les intestins de son agression? Au surplus, l'efficacité des moyens antiphlogistiques est si bien établie dans les fièvres, qu'il me paraît superflu de chercher des remèdes dont l'opération curative offre des dangers et ne s'accorde pas avec le raisonnement. Il est si facile de ne point voir le tort que fait un remède dans les fièvres, dès que le malade ne sent plus rien, que ses perceptions cessent d'éclairer le praticien; comment, au milieu du désordre que présentent alors les mouvements pathologiques, ce dernier pourrait-il suivre ou saisir les effets que produit l'arnica?

On a cherché dans les fleurs de l'arnica un remède fébrifuge. Stoll s'en servait dans les fièvres quartes; il en composait un électuaire avec le sirop d'écorces d'oranges, dont le malade prenait gros comme une muscade, quatre fois par jour. A cette dose on éprouvait une cardialgie supportable; quand on en donnait davantage, ce médicament causait des douleurs cruelles d'estomac qui faisaient jeter les hauts cris; on observait en même temps des sueurs abondantes, grasses, froides, avec un pouls grand, plein et très lent. Le ventre était resserré. Cette méthode changeait en peu de jours les triple-quartes en doubles, et celles-ci en simples. Enfin ces fièvres disparaissaient avec toute la cohorte de leurs symptômes. Stoll a remarqué que, quand les souffrances de l'estomac montraient beaucoup d'intensité, on était plus tôt guéri de la fièvre (*ouvr. cité*). C'est donc la secousse, la perturbation que la surface gastrique irritée détermine par sympathie dans tout le système animal, qui devient la cause de la guérison de ces fièvres. Bergius raconte que Aaskow guérit deux femmes de la fièvre intermittente, en leur faisant boire, deux heures avant l'accès, de la bière très chargée des principes de l'arnica; et que lui au contraire n'obtint aucun succès de l'usage du même moyen; mais on doit remarquer qu'il faisait prendre cette boisson tous les matins, sans s'inquiéter de l'époque où la fièvre devait naître. J'ai souvent réussi à guérir des fièvres tierces et quotidiennes, en conseillant de boire dans les six heures qui précédaient l'accès six verres d'infusion composée avec une once d'arnica. Au surplus, cette boisson déplaît aux malades: ils se décident difficilement à continuer l'usage de ce fébrifuge.

On vante l'arnica dans les toux convulsives: est-ce l'impression que ses principes font sur les nerfs gastriques, sont-ce les modifications qu'éprouvent par sympathie les nerfs qui portent la vie aux organes pulmonaires, que l'on doit regarder comme la cause de ces heureux effets?

L'arnica s'emploie dans les rhumatismes chroniques, dans l'amaurose, dans les paralysies diverses, etc. Collin (*Ann. méd.*, tom. III), qui a prôné l'efficacité de ce remède, regarde comme d'un bon augure qu'il excite des douleurs vives dans les yeux, lorsqu'il y a amaurose, et des fourmillements, des tiraillements pénibles, un sentiment de chaleur cuisante dans les membres, lorsque l'on dirige son action contre une paralysie: ces produits immédiats de l'arnica attestent que l'appareil cérébral sent son action; ils précèdent, ils annoncent le retour du sentiment et du mouvement.

Devons-nous parler ici de l'opinion où sont quelques personnes que l'arnica convient après les chutes, qu'il a la vertu particulière d'accélérer, même de décider la résorption du sang qui aurait pu s'épancher dans quelque point de l'encéphale, etc. ? Si l'ébranlement, la commotion du corps, avait jeté l'appareil cérébral dans une sorte de stupeur, l'impression de l'arnica sur les nerfs de la surface gastrique ne serait pas inutile pour réveiller, pour rétablir les fonctions du système nerveux.

Famille naturelle des personnées.

Digitale pourprée, *digitalis folia*, feuille de la digitalis purpurea, L., plante bisannuelle qui croît dans les bois montueux, dans les lieux secs, pierreux et sablonneux. Il est des pays où elle est assez commune. On la cultive dans les parterres, où ses longues colonnes de fleurs font un bel effet.

On se sert en médecine des feuilles de la digitale : il faut avoir soin de les récolter en temps opportun et d'en surveiller la dessiccation. On administre ces feuilles en poudre : celle-ci doit être récente ; elle est sujette à s'altérer : si ses matériaux chimiques se détériorent, elle perd ses vertus médicinales. On peut, à l'aide de l'eau, enlever à cette plante ses principes médicinaux : aussi la donne-t-on en décoction. On fait peu d'usage de l'extrait de digitale : celui que l'on prépare avec l'alcohol a plus d'énergie que l'extrait aqueux. On s'est servi de son suc dépuré, dont on avalait une demi-cuillerée, même une cuillerée à la fois. La teinture alcoholique et la teinture éthérée de digitale sont des préparations pharmaceutiques auxquelles les praticiens ont fréquemment recours. M. Harles assure que les principes de la digitale tourmentent moins les voies digestives, qu'ils n'excitent plus aussi aisément des nausées, des vomissements ou des déjections alvines, quand ils sont unis à l'alcohol. (*Biblioth. méd.*, tom. LVIII, pag. 104.)

Nous attendons encore du zèle de nos chimistes une analyse de la digitale. M. Destouches en a retiré une matière d'un vert extrêmement foncé, d'une odeur vireuse désagréable, à l'aide de l'alcohol (*Bullet. de pharm.*, tom. I). M. Bidault de Villiers a trouvé dans six gros de feuilles de cette plante deux gros soixante grains d'extrait aqueux, douze grains d'extrait spiritueux, huit grains d'un précipité particulier, deux gros soixante grains d'une poudre inerte (*Essai sur les propriét. de la digital. pourp.*, 3e édit. *Paris*, 1812). On vient d'annoncer que la digitale recèle un principe alcalin, cristallisable.

Si l'on met la feuille de digitale en contact avec l'organe du goût, on perçoit une saveur amère, désagréable, avec le sentiment d'un peu d'âcreté à la gorge. Cette plante a peu d'odeur. On a reconnu que les qualités sensibles de la digitale n'étaient pas toujours également développées. Elle a plus de saveur lorsqu'elle provient d'un lieu sec, exposé au soleil, lorsqu'elle a atteint le plus haut dégré de sa végétation, qu'elle est en fleurs depuis quelque temps.

L'ensemble des effets physiologiques que produit la digitale présente quelque chose d'incohérent, de désordonné : c'est que les phénomènes qui partent des mêmes organes n'ont pas tous la même origine. Il en est qui dépendent des modifications que fait éprouver à ces organes l'action directe des principes de la digitale; mais les phénomènes les plus remarquables ont une cause sympathique; c'est le changement que la digitale détermine dans l'état actuel de l'encéphale et de la moelle épinière qui les produit; ce sont les variations que subit alors l'innervation qui leur donnent naissance.

La digitale ne fait pas toujours sur les organes digestifs une impression qui soit digne de remarque. Il n'est pas rare de voir des malades prendre douze ou dix-huit grains de poudre de digitale par jour, ou un demi-gros de la teinture de cette substance, sans éprouver aucun trouble dans l'exercice de la digestion : l'appétit reste bon, la langue nette. La digitale donne souvent un mauvais goût à la bouche, sans cependant qu'il y ait aucune répugnance pour la nourriture : le malade demande à manger ; le ventre n'est pas plus libre ; cette plante excite rarement des évacuations alvines. D'autres fois la digitale produit un sentiment de pesanteur à l'épigastre, des frémissements, des picotements, des tiraillements pénibles que l'on rapporte à l'estomac et à la région du diaphragme, des nausées, des vomissements, des coliques. Mais ces derniers phénomènes ne tiennent pas toujours à l'impression de la digitale sur les organes digestifs, ils peuvent n'être qu'une lésion vitale des organes où ils paraissent, et tenir à l'action de la plante qui nous occupe sur l'encéphale ou plutôt sur la moelle épinière, dépendre de la modification qu'éprouvent alors ces centres de vitalité, du caractère morbide que prend l'innervation. Il est bien remarquable que ces nausées n'éteignent pas toujours le sentiment de la faim; que l'estomac conserve la faculté de digérer la nourriture que l'on avale.

Le caractère de la puissance que la digitale pourprée porte sur l'appareil circulatoire est l'objet d'une grande contestation. L'observation semble justifier des opinions contradictoires; elle montre que cette substance tantôt accélère et tantôt ralentit les battements du cœur. Selon M. Sanders, chaque petite dose de digitale augmente la force et la fréquence du pouls, produit même la fièvre inflammatoire, si l'on augmente cette dose ou si l'on continue l'usage de cette plante. (*Ess. sur la digit. pourp., trad. de l'anglais par M. Murat*[1].) M. Orfila a pris tous les jours pendant un mois depuis quatre jusqu'à vingt grains de poudre de digitale, sans avoir obtenu la moindre diminution dans les pulsations. D'autres observateurs affirment le contraire: sous leurs yeux, la digitale a fait décroître promptement le nombre des contractions du cœur, a diminué la fréquence actuelle des secousses artérielles. (*Vassal, Dissert. sur les effets de la digitale.*) Tous les jours les praticiens rencontrent de nouvelles occasions de vérifier ce fait. Quelque temps après l'administration de cette substance, le pouls se ralentit manifestement. Lorsque l'on continue l'usage de la digitale, que le corps reste sous son influence, ce ralentissement devient plus sensible, il suit une marche progressive,

[1] Quand on lit les observations de M. Sanders sur les effets de la digitale, et que l'on considère les petites doses qu'il en faisait prendre, un demi-grain de sa poudre, sept, onze, quinze gouttes de sa teinture, on s'étonne de le voir attribuer à cette plante de si grands résultats.

on peut le pousser si loin qu'il est difficile de n'en point concevoir d'inquiétude. Lorsque, le doigt posé sur l'artère, on attend les battements du pouls, on s'étonne de les sentir si loin les uns des autres, on se demande si les mouvements de la vie ne vont pas s'interrompre. En peu de jours, de cent, de quatre-vingts, de soixante-douze pulsations, le pouls tombe à quarante, même à trente. Ce produit de la digitale est ce que l'étude de la pharmacologie offre peut-être de plus étonnant. Cette lenteur des mouvements artériels se remarque plutôt lorsque ceux-ci ont actuellement un rhythme morbide. Elle est plus visible chez les personnes qui ont le cœur dans un état d'hypertrophie, dont le pouls est habituellement fort. On observe le ralentissement du pouls dans les animaux que l'on soumet à l'action de fortes doses de digitale. Il arrive néanmoins bien des cas où cet effet n'a pas lieu : quoique l'on donne cette substance médicinale journellement, que l'on en fasse prendre des quantités assez élevées, le pouls conserve sa mesure, il ne perd pas sa fréquence.

Comment parviendrons-nous à dévoiler la raison d'effets qui sont si opposés? Offrirons-nous quelque chose de satisfaisant à nos lecteurs, en supposant, 1° que c'est l'opération directe des molécules de la digitale sur le tissu du cœur et des artères qui détermine l'accélération du pouls; 2° que c'est d'une autre source que part le phénomène contraire, son ralentissement; que ce dernier provient de la modification que la digitale fait éprouver à l'influence des nerfs sur le cœur, qu'il a pour principe le changement que cette plante occasione dans l'action vitale, dans la condition naturelle de l'encéphale, de la moelle épinière et du système des nerfs ganglionnaires? Nous rappellerons, 1° que l'accélération du pouls, quand elle a lieu, se montre aussitôt après l'administration de la digitale; 2° que c'est toujours plus tard, douze ou quinze heures, même quarante-huit heures après, que le pouls éprouve un ralentissement; 3° que ce ralentissement subsiste encore deux ou trois jours après que l'on a discontinué l'emploi de la digitale. On observe cette rareté des pulsations dans les affections soporeuses, dans un grand nombre des maladies qui ont leur siége dans le cerveau. On a constaté que plusieurs des plantes qui portent leur action sur ce viscère rendaiént le pouls plus tardif. Le tartre stibié à hautes doses cause le même effet. Lorsque le ralentissement des contractions du cœur a lieu, on voit toujours d'autres phénomènes qui attestent que le cours de l'innervation sur ce viscère est perverti; le pouls est inégal, irrégulier, intermittent, etc.

La digitale attaque fortement l'encéphale et la moelle épinière; une foule de phénomènes décèlent son agression. Quelquefois six grains de la poudre de cette substance occasionent des scintillations dans les yeux, des éblouissements, un sentiment vague de douleur dans la région sus-orbitaire, etc. Souvent ces effets, très prononcés après les premières prises de digitale, deviennent ensuite moins apparents si l'on n'augmente pas la dose de substance médicamenteuse; sans doute parceque l'habitude émousse vite l'aiguillon de ce remède. Lorsque l'on élève tous les jours la dose de digitale, il apparaît d'autres phénomènes, de la céphalalgie, des vertiges, du trouble dans la vision, des douleurs, des tensions, des tiraillements dans les membres, des tremblements, des secousses musculaires, de l'anxiété, etc. S'il se forme une congestion au cerveau, il y a pesanteur de tête, somnolence, une sorte d'engourdissement général, de la répugnance à se mouvoir, de l'accablement, etc. Tous ces effets redoublent momentanément deux heures environ après l'ingestion de chaque nouvelle prise de ce médicament; le malade éprouve alors un grand affaissement, il ne peut se tenir debout, il a des hallucinations, des corps viennent voltiger devant lui, il voit des fantômes, la vue s'éteint par moments, il survient de l'oppression, etc. Cette espèce d'accès ou de paroxysme dure trois ou quatre heures.

La digitale excite d'une manière notable les organes absorbants et les organes sécréteurs. Cette excitation est ordinairement très apparente sur les reins: on voit ceux qui se mettent à l'usage de ce moyen médicinal rendre des urines plus abondantes: cette sécrétion est visiblement augmentée. C'est là ce que l'on désire obtenir lorsque l'on conseille la digitale dans un état de leucophlegmatie. Mais, avant de faire couler les urines, la digitale a déjà opéré un autre effet; elle a rétabli l'absorption, et décidé la rentrée dans le torrent circulatoire de la sérosité qui était en stagnation dans le tissu de toutes les parties. Quelquefois la nature pousse vers la peau le liquide que reçoit la masse sanguine, et il survient des sueurs considérables. J'ai vu, en hiver et dans un temps où la vie cutanée avait peu d'énergie, une diaphorèse longue et abondante désenfler un hydropique qui se servait de la digitale. On cite aussi une évacuation plus forte de la salive comme un produit de l'action de la digitale sur les organes sécréteurs; mais ce produit ne se lie-t-il pas à l'existence des nausées, et n'est-ce pas un effet sympathique de l'état où se trouve l'estomac? La digitale paraît porter quelquefois une impression stimulante sur l'appareil génital. Un malade m'assurait que l'usage de cette plante lui causait toujours des érections pénibles, trois à quatre jours après qu'il en avait commencé l'usage.

On a cru remarquer que la digitale diminuait les sécrétions morbides. Des malades qui tous les jours expectoraient des quantités considérables de matières muqueuses ou puriformes, en rendaient beaucoup moins lorsqu'ils prenaient de la digitale. Ce qui prouve que cette substance prévient la formation des crachats, c'est que l'oppression diminue, ou au moins n'augmente pas. On assure aussi que la digitale ralentit l'action sécrétoire sur les surfaces ulcérées, que celles-ci fournissent beaucoup moins pendant que le corps est sous la puissance de cette plante. Cette assertion me paraît douteuse. J'ai constaté que les vésicatoires des malades qui faisaient un usage journalier de la digitale rendaient une abondante suppuration. Quant à la diminution de l'expectoration avec un soulagement de l'oppression, j'ai encore sous les yeux un malade sur lequel ce phénomène est très sensible.

Nous consignerons ici une observation recueillie à la clinique de l'Hôtel-Dieu d'Amiens, dans laquelle on suit bien la naissance et la marche des effets physiologiques de la digitale. Célestine Leclerc, âgée de 25 ans, d'un tempérament sanguin, tourneuse de carde dans une manufacture, éprouva un violent saisissement en entendant quelque chose qui se brisait dans la machine qu'elle tournait, et dont elle était responsable; elle se trouvait au milieu de sa période menstruelle: l'écoulement du sang se supprima tout-à-coup; alors parurent l'œdème des jambes, une bouffissure universelle avec des taches rouges sur divers endroits du corps.

Quatre à cinq jours après, le 27 juin 1821, elle entra à l'Hôtel-Dieu, se plaignant d'éprouver des frissons toutes les nuits, une douleur dans le genou gauche, des lassitudes spontanées, un grand malaise. Prescriptions: oxycrat miellé, un julep pectoral, un bain tiède, trois soupes. Le 28, les jambes se sont enflées après que la malade eût quitté le lit; des douleurs lancinantes dans la jambe gauche, des coliques, des alternatives de froid et de chaud. Mêmes prescriptions.

Le 29, les accidents restent les mêmes: la bouffissure persiste; il y a eu du dévoiement. On lui donne les trois pilules suivantes:

♃ Digitale pourprée, gr. vj.
Conserve de roses, s. q.
Mêlez pour 3 bols.

Le 30, le dévoiement a cessé, quoiqu'elle ait pris ces pilules; l'écoulement des urines a été plus abondant qu'il n'était; la malade se trouve mieux; l'enflure semble diminuer.

Le 1er juillet, neuf grains de digitale pourprée en trois bols: une demi-heure après avoir pris sa pilule du matin, elle nous dit éprouver des éblouissements, des étourdissements ; elle a de la peine à reconnaître ceux qui s'approchent d'elle ; sa vue est troublée. Dans la journée elle eut une sorte d'accès, pendant lequel il y avait pesanteur de tête, accablement, douleurs dans les jambes, soif: dans la nuit les urines deviennent très abondantes; la malade est obligée de se lever six fois pour en rendre de grandes quantités.

Du 2, même dose de digitale : une demi-heure après sa pilule du matin, elle éprouve des éblouissements et le sentiment d'une barre qui, la serrant autour des reins, remonte jusqu'à la poitrine et l'empêche de respirer: elle a cru qu'elle allait étouffer; elle a uriné beaucoup pendant la nuit et a eu une grande soif.

Le 3, vomissements, pesanteur de tête, accablement, somnolence, oppression, coliques sans déjections, elle a uriné huit fois la nuit.

Nous l'avons vue le matin, une demi-heure environ après avoir pris sa pilule, dans une sorte de crise : elle respirait péniblement ; elle éprouvait une grande anxiété ; la surface des yeux était irritée : ils se remplissaient sans cesse de larmes; on remarquait des mouvements involontaires dans les muscles de la face ; elle disait sentir des douleurs lancinantes dans le cerveau ; il y avait un léger tremblement de tout le corps et une agitation des bras ; le pouls était fort, vif et irrégulier: on trouva successivement 71, 59 et 63 pulsations par minute ; une sueur copieuse succéda à cet accès, et la malade éprouva une grande lassitude.

Le 4, même dose du médicament: la malade n'a point encore éprouvé de nausées; coliques qui n'occasionent pas de déjections alvines; ces dernières restent naturelles. La malade conserve toujours son appétit; 61 pulsations par minute.

Le 5, mêmes prescriptions : elle continue de se plaindre de coliques, qu'elle sent surtout après l'ingestion de chaque pilule; céphalalgie et pesanteur de tête; jets de lumière dans les yeux; 71 pulsations; elle est à l'époque des règles, elles ne paraissent pas.

Le 6, elle prend toujours neuf grains de digitale en trois bols; elle a encore éprouvé ce qu'elle appelle un accès nerveux le matin : elle en avait éprouvé un autre hier après la pilule de midi; elle ressent des douleurs fortes dans le cerveau; les pupilles sont dilatées, les urines copieuses; elle n'a point de nausées.

Le 7, une heure après la pilule du matin, pesanteur de tête, étourdissements, accablement, somnolence; elle se lève et craint toujours de tomber par terre, sommeil tranquille, sueurs la nuit, et cependant grande évacuation d'urine. Le pouls est vif, 81 pulsations.

Le 8, tête pesante, débilité musculaire; la fenêtre opposée à son lit lui semble étincelante de lumière : elle n'a point de céphalalgie; elle a eu deux forts étourdissements pendant qu'elle était levée; elle a failli tomber par terre. Pour la première fois elle se plaint d'éprouver des nausées : pendant ces nausées, une douleur lui semble remonter le long de l'œsophage; elle a moins de coliques; l'appétit se soutient; le pouls est irrégulier et donne 72 pulsations. Urines toujours abondantes.

Le 9, mêmes prescriptions : tête pesante, accablement, sensation de chaleur à la figure et aux yeux, pouls dur et un peu plus lent, douleur à l'épigastre, nausées, surtout une heure après avoir pris la pilule. Les règles ne paraissent pas : il existe un état de pléthore bien caractérisé.

Le 10, crampes très pénibles de l'estomac ; céphalalgie : il semble, dit-elle, que quelqu'un lui retient la tête dans une position forcée qui la gêne beaucoup ; coliques, et toutefois les selles sont naturelles ; l'appétit se soutient.

Le 11, elle se plaint au moment de la visite de pesanteur de tête, de chaleur dans les yeux et à la partie supérieure de la figure, de douleurs à l'épigastre ; le pouls est dur, vif et plein ; les mouvements du cœur sont très étendus. On cesse l'usage des pilules de digitale ; on ordonne une saignée du bras ; la malade est à la diète et prendra pour boisson du petit-lait clarifié et une émulsion.

Le 12, le sang n'offre rien de remarquable ; la malade a encore eu un peu d'éblouissement, mais les nausées ont cessé ; l'appétit est bon ; elle se trouve bien ; elle a bien dormi.

Le 15, elle m'assure n'avoir plus rien ; sa gaieté et ses forces sont revenues ; elle demande sa sortie [1].

---

[1] M. Gérard, médecin à Beauvais, voulant observer sur lui-même les effets de la digitale, prit, le 12 avril 1819 au matin, un demi-grain d'extrait aqueux de cette plante : son pouls bat habituellement 80 à 85 fois par minute, le soir il ne donnait plus que 60 pulsations ; sommeil pro-

Je crois devoir noter, comme un produit bien singulier de la digitale, l'état dans lequel elle jette la plupart de ceux qui en continuent quelque temps l'usage à une dose assez forte, comme douze à vingt-quatre grains par jour. Le malade tombe peu à peu dans un profond accablement ; il se plaint d'éprouver des nausées qui ne cessent point, qui font son tourment, qui le mettent au désespoir ; il ne dort pas les nuits, un air de langueur, de tristesse existe sur sa figure : il éprouve une grande pesanteur de tête ; aussi il n'a plus de forces, il reste couché ; ses muscles n'ont plus leur énergie habituelle. Quoiqu'il n'ait pas de dégoût, il ne peut manger ; il se plaint sans cesse ; il est oppressé ; il se croit en danger ; il est découragé. Il

---

fond toute la nuit. Le 13, même dose, mêmes résultats. Le 14, un grain d'extrait de digitale : toujours 60 pulsations ; appétit bon ; le soir, grande envie de dormir. Le 15 et 16, un grain et demi d'extrait : 40 à 42 pulsations. Le 17, deux grains d'extrait : plus d'appétit dans le milieu du jour, accélération du pouls, céphalalgie violente, abattement, somnolence ; le soir, nausées, vomissements, frissons, rougeur de la langue, chaleur brûlante à l'épigastre, grande soif : sommeil profond la nuit. Le 18, au réveil, céphalalgie, frissonnements, titubation, faiblesse dans les jambes, mauvais goût à la bouche ; langue sale, pointue, rouge aux bords ; somnolence continuelle, dilatation des pupilles. Le 19, au matin, érection de plusieurs heures sans désirs vénériens, malaise général, céphalalgie atroce, nausées, tendance au sommeil. Le 21, saignée, qui dissipa ces accidents. Le 22, rétablissement. (*Recherch. sur les effets de la digitale pourp.*, Paris, 1819.)

suffit de suspendre l'usage de la digitale pour voir en deux ou trois jours tous ces accidents s'évanouir; l'appétit se rétablit; toutes les fonctions reprennent leur exercice ordinaire; le malade se retrouve dans l'état où il était avant cette secousse. Cette sorte d'affection morbide qu'amène l'usage prolongé de la digitale n'est-elle pas la suite de la modification que cette substance imprime au cerveau, à la moelle épinière et aux nerfs grands sympathiques? Il est au moins fort important de connaître cet effet de la digitale, pour ne point attribuer aux progrès, à la marche de la maladie, ce qui est produit par le remède que l'on emploie.

La digitale fait naître un trouble pathologique, elle cause un véritable empoisonnement, lorsqu'on en prend une trop forte dose. M. Bidault de Villiers a consigné l'observation suivante dans le *Journal de médecine, chirurgie,* etc. (novembre 1817.) Un homme, âgé de cinquante-cinq ans, prit un gros de feuilles de digitale en poudre, au lieu d'un grain qu'on lui avait ordonné. Une heure après il mangea une soupe; il la rejeta aussitôt. Les vomissements continuèrent; il s'y joignit des vertiges, des éblouissements; le malade ne pouvait se tenir debout; il ne distinguait plus les objets. Durant toute cette journée, les efforts du vomissement se renouvelèrent, et lui firent rendre des matières muqueuses et bilieuses; ces efforts furent violents, accompagnés de beaucoup de malaise et de douleurs abdominales. Le lendemain le malade était très abattu, il avait le pouls lent et peu régulier. La lenteur du pouls dura jusqu'au troisième jour: à cette époque la vision était encore confuse. L'appétit ne revint que vers le quatorzième jour.

Les expériences que l'on a faites sur des animaux vivants avec la digitale sont intéressantes à consulter quand on cherche à connaître le caractère de la force médicinale de cette plante. Voici les accidents qu'elle produit sur les chiens : efforts pour vomir, quelquefois des déjections par le bas, des cris plaintifs, des vertiges, marche en chancelant, chutes fréquentes, accablement, battements du cœur ordinairement plus lents, irréguliers, inégaux; tremblements convulsifs de tous les muscles. A l'ouverture du corps, on trouve l'estomac enflammé à sa face interne; des taches d'un rouge vif, évidemment inflammatoires s'y remarquent; quelques unes existent aussi dans l'intérieur du rectum; le sang reste fluide.

La digitale pourprée a acquis en thérapeutique une grande célébrité. En parcourant les observations que les praticiens apportent pour prouver l'efficacité de cette plante, il est facile de voir que l'on a rempli avec elle différentes indications. Avec la digitale, on cherche, 1° à stimuler directement des tissus malades, des organes où il s'est formé des engorgements, etc.; 2° à exciter l'action sécrétoire des reins, à décider un écoulement abondant d'urine; 3° à ralentir les contractions du cœur, à affaiblir l'énergie des mouvements circulatoires, à faire perdre au pouls sa vivacité, sa fréquence morbide; 4° à déterminer une modification dans la vitalité du cerveau et de la moelle épinière, lorsqu'elle n'a plus sa mesure naturelle, à changer le mode d'influence des nerfs sur tout le système animal, lorsqu'il est perverti.

C'est pour stimuler les ganglions lymphatiques, pour opérer une résolution salutaire des endroits engorgés, que l'on conseille la digitale dans les affections scrophuleuses. Si cette plante devient alors utile, c'est à l'action que ses principes exercent sur les tissus malades qu'il faut surtout rapporter son efficacité; car les effets physiologiques de cette production sur le cœur, sur le cerveau et sur la moelle épinière ne contribuent plus aux heureux résultats qui suivent son administration dans les écrouelles. Mais est-il bien constaté que cette plante soit un remède recommandable dans ces maladies? La faculté excitante qu'elle possède est-elle assez développée pour changer la disposition morbide que présente alors tout le système lymphatique? Quand je mets d'un côté la propriété stimulante de la digitale, et de l'autre les lésions matérielles qui constituent les scrophules, ma confiance dans cette substance médicinale tombe extrêmement bas. On conseille aussi d'appliquer sur les tumeurs ou sur les ulcères scrophuleux les feuilles de digitale réduites en cataplasmes ou mêlées avec un corps gras.

On se sert souvent de la digitale pour exciter le cours des urines; c'est un moyen que l'on recommande lorsqu'il existe une hydropisie. La digitale occasione fréquemment une évacuation notable par les reins, le corps éprouve en peu de temps une détumescence bien sensible; le malade respire plus librement, il se remue avec une facilité qu'il n'avait plus, il se trouve beaucoup mieux. La digitale n'a point de prise sur l'hydropisie enkystée: on l'emploie inutilement contre cette maladie. On vante son usage dans la bouffissure universelle qui succède à la scarlatine. M. Bidault de Villiers conseille de donner la digitale en lavement lorsque l'on veut provoquer un écoulement abondant d'urine; il assure que ses effets diurétiques se manifestent plus promptement et avec plus d'intensité lorsqu'on l'emploie de cette manière.

C'est dans les loucophlegmaties qui sont associées à un désordre dans l'exercice de la circulation, qui paraissent produites par une lésion organique du cœur ou des gros vaisseaux, que la digitale montre une puissance vraiment merveilleuse. Ses effets diurétiques sont si assurés dans ce cas, que le praticien peut d'avance les annoncer; il semble véritablement commander à la nature. Deux ou trois jours après que le malade a été mis à l'usage de la digitale, il éprouve un flux d'urine qui, en peu de temps, change entièrement son état. J'ai vu des malades obligés de rester debout une partie de la nuit, parcequ'ils urinaient sans cesse. Plusieurs jeunes officiers de santé se sont fait, en arrivant dans nos campagnes, une grande réputation à la faveur de la digitale; ils guérissaient ou ils soulageaient en quelques jours des malades auxquels des praticiens qui ne connaissaient pas ce médicament donnaient depuis long-temps et sans succès une foule d'autres remèdes. La digitale opérait ce que les autres secours ne faisaient pas, une copieuse évacuation d'urine, la disparition de la leucophlegmatie, l'éloignement au moins momentané de tous les accidents, de l'oppression, du malaise, etc.

On a eu la prétention d'opposer la force active de la digitale à la commotion artérielle qui caractérise un état fébrile. On a voulu, par le moyen de cette substance, diminuer la vivacité, la fréquence du pouls, ralentir le cours accéléré de la circulation, et ramener la marche du sang à la mesure qui convient à l'état de santé. La digitale pourprée ne peut opérer ce résultat, qu'en modifiant l'état actuel de l'encéphale, de la moelle épinière et des plexus nerveux, qu'en enlevant à l'influence vivifiante de ces centres de vitalité sur les instruments de la circulation, son excès d'énergie. Mais la digitale peut-elle encore abaisser la vie cérébrale, quand elle arrive sur un estomac, sur des intestins qui sont occupés par un travail de phlogose? Son impression sur les nerfs gastriques ne doit-elle pas au contraire provoquer le cerveau et ses dépendances, déterminer une surexcitation générale? Je dois toutefois convenir que j'ai vu l'usage de cette plante faire tomber le pouls de 89 pulsations à 48 en quelques jours, dans une fièvre où il y avait de la soif, où la langue était lisse, rouge, sèche; mais l'expérience prouve que, bien que ces signes existent, la cavité gastrique est souvent peu affectée. La digitale peut-elle s'opposer à la vélocité, à la force du pouls, quand les mouvements artériels sont entretenus par une irritation du cœur, du péricarde, même des gros vaisseaux? La digitale peut-elle produire dans l'appareil cérébral la mutation qui fait décroître l'innervation, lorsque les principaux points de cet appareil sont actuellement dans une condition morbide, lorsqu'il existe un degré plus ou moins prononcé d'arachnoïdite, de myélo-méningite, de plecto-neurite ? Dans l'hypertrophie du cœur, on trouve dans la digitale pourprée un moyen propre à diminuer la violence des mouvements de cet organe, à modérer les ébranlements que chacune des contractions de cette masse imprime à tout le corps. Dans la dilatation des ventricules avec épaississement de leurs parois, l'usage de cette plante donne souvent plus de régularité au jeu des instruments de la circulation. Ce remède ne convient pas, lorsqu'il y a ramollissement, oligotrophie du cœur. Dans les lésions vitales de cet organe, lorsque des provocations de la moelle épinière, des plexus nerveux donnent lieu à des palpitations, à des secousses convulsives dans la région cardiaque; six à huit gouttes de teinture éthérée de digitale, ou deux à six grains de la poudre de cette plante, arrêtent le trouble de l'organe qui préside à la circulation du sang, ramènent ses mouvements à leur rhythme physiologique, préviennent leurs dérèglements. Lorsque le pouls est inégal, irrégulier, intermittent, on le voit ordinairement reprendre sa mesure naturelle, son égalité, pendant que le corps est sous l'influence de la digitale.

Comment expliquerons-nous les succès que M. Rasori obtient de la digitale dans le traitement de la péripneumonie aiguë. Ce médecin emploie cette plante à hautes doses : faut-il attacher une grande importance à l'influence qu'elle exerce alors sur l'encéphale et sur la moelle épinière, et par suite sur l'innervation qui arrive moins puissante, moins abondante sur les poumons? faut-il regarder le ralentissement que la digitale fait éprouver aux contractions du cœur et aux mouvements artériels comme une cause capable d'affaiblir le travail phlegmasique dont le tissu pulmonaire est le siége ? Ce qu'il y a de remarquable, c'est que M. Rasori s'élève contre ceux qui ne voudraient voir dans cette plante qu'un moyen propre à modérer l'excès d'énergie de l'appareil circulatoire. La digitale, dit-il, n'a pas seulement la propriété de diminuer la fréquence et la force du pouls, mais elle trouble l'action du cœur et des artères; elle rend le pouls inégal, intermittent, tremblotant; son opération produit une perturbation dans la circulation. Il soutient que c'est en combattant la diathèse sthénique du corps que la digitale se rend utile dans la péripneumonie. Il est au moins très digne d'attention qu'en employant à fortes doses des substances qui opèrent un ralentissement très marqué du mouvement artériel (le tartre stibié, la digitale), M. Rasori ait obtenu des succès dans des phlegmasies violentes, dans des maladies inflammatoires. Ce mode singulier de traitement demande à être examiné, à être soumis à l'observation clinique.

La digitale a été proposée comme un remède sûr dans la manie. M. Masson-Cox, médecin d'un hôpital d'aliénés, a été jusqu'à avancer qu'aucune aliénation ne devait être réputée incurable, tant que l'on n'avait pas essayé d'administrer cette plante à une dose convenable. Mais il faudrait déterminer l'espèce de manie que l'on prétend combattre avec cette plante. Il survient souvent à la suite d'une congestion cérébrale, d'une attaque d'apoplexie, d'un empoisonnement avec l'opium, la belladone, la jusquiame, d'une fièvre ataxique, etc., une démence plus ou moins complète.

Qu'alors la digitale soit salutaire, qu'un usage prolongé de cette plante rétablisse en grande partie l'exercice des facultés morales, produise une amélioration bien évidente, c'est ce que nous avons souvent vu, et ce qu'il ne nous paraît pas difficile de concevoir. Cette plante occasione sans doute la résorption d'une sérosité qui s'était amassée dans l'arachnoïde ou accumulée dans les ventricules du cerveau, et qui comprimait l'organe encéphalique. Si la même sérosité remplit la gaîne vertébrale, et affaiblit l'influence de la moelle épinière sur les membres, la digitale peut, en la dissipant, en déterminant son absorption, rétablir l'énergie musculaire, dissiper le tremblement, la débilité des extrémités inférieures, etc. Mais donnera-t-on cette plante dans la manie, lorsque les méninges encéphaliques sont dans un état de phlogose; ou bien dans la monomanie, lorsqu'il existe une susceptibilité morbide de tous les organes. On a conseillé l'usage de la digitale dans l'épilepsie. Cette maladie se compose de deux sortes de lésions: il y a une cause permanente qui provoque les accès; il y a au moment où ceux-ci se manifestent une affection particulière de l'encéphale, de la moelle épinière, peut-être des cordons nerveux, dont la nature est encore peu connue. C'est contre la cause qui fait naître les accès d'épilepsie que l'on dirige la puissance de la digitale; mais cette cause varie: cette plante convient-elle toujours pour la détruire? On la recommande aussi dans l'asthme: dans les affections diverses que l'on comprend sous ce titre, il est possible qu'elle devienne utile par la propriété qu'elle exercera sur les poumons, par son influence sur l'appareil nerveux, et par sa qualité diurétique.

On associe souvent la digitale à d'autres substances médicinales. On présente sa combinaison avec l'opium, avec la ciguë, avec l'ognon de scille, avec la jusquiame, avec le camphre, etc., comme des composés pharmaceutiques qui jouissent des vertus les plus étendues, qui sont capables d'opérer les changements les plus heureux dans certaines maladies. Le pouvoir nouveau que ces diverses substances tirent de leur réunion a besoin d'être apprécié par l'observation clinique.

MM. Brera et Chrestien de Montpellier ont employé avec beaucoup d'avantage, dans l'hydropisie, la poudre de digitale en frictions sur diverses parties de la surface cutanée. Cette plante a donné lieu à des écoulements abondants et salutaires de liquide urinaire. Appliquée ainsi sur la peau, la digitale m'a plusieurs fois réussi. Le praticien trouve dans ce mode de médication un avantage qu'il jugera très grand dans beaucoup de circonstances, c'est de ménager les organes digestifs, de ne point les offenser, lorsqu'ils sont déjà irrités. La digitale conserve, quand elle est administrée de cette manière, la faculté de ranimer l'action des bouches absorbantes et d'exciter le travail sécrétoire des reins : mais ce qu'il y a de remarquable alors dans l'opération de la digitale, c'est qu'elle ne cause plus de ralentissement dans le pouls. (Voyez la *Méthode ïatraleptiq.*, pag. 207.)

Famille naturelle des iridées.

Safran, *crocus orientalis*, stigmates du pistil des fleurs du crocus sativus, L., plante vivace dont la racine est bulbeuse, qui croît spontanément dans les montagnes de l'Asie, de la Barbarie, etc., et que l'on cultive dans plusieurs provinces de France, et notamment dans le Gatinais. La fleur de cette plante contient un style qui porte un stigmate rouge, plus long que les étamines, ordinairement penché ou très pendant, profondément divisé en trois lobes épaissis vers le sommet: ces stigmates sont d'un rouge orangé, d'une odeur aromatique; ce sont eux qui forment le safran. On les recueille lorsque la corolle s'épanouit, et on les fait sécher.

Le safran est dans le commerce en filaments longs et larges, d'un rouge foncé; il exhale une odeur forte, agréable; il a une saveur piquante et légèrement amère. MM. Bouillon-Lagrange et Vogel ont soumis cette production à des recherches chimiques: ils ont vu qu'elle se décolorait entièrement lorsqu'elle restait exposée aux rayons solaires à une température élevée. Le safran contient une grande proportion d'une matière colorante que ces chimistes regardent comme un principe végétal particulier qu'ils proposent de nommer polychroïte, parcequ'elle prend diverses nuances bleues et vertes par l'action des acides et d'autres corps salins. L'eau et l'alcohol dissolvent cette matière, pendant que l'éther en dissout peu, et les huiles grasses et volatiles point du tout. MM. Bouillon-Lagrange et Vogel sont portés à attribuer à cette matière la vertu narcotique que quelques auteurs admettent dans le safran. Cette production contient aussi une huile volatile, pesante, d'un jaune doré, susceptible de se solidifier, extrêmement âcre et caustique.

On y trouve encore une substance grasse, analogue à la cire, de la gomme, de l'albumine, de l'acide malique. (*Bullet. de pharmac.*, t. IV.) M. Henry regarde la polychroïte comme une combinaison d'huile volatile et de matière colorante. Il a constaté que cette dernière existe dans le safran pour 0,42, et l'huile volatile pour 0,10. (*Journ. de pharm.*, tom. VII, pag. 397.)

On administre le safran en poudre à la dose de six, douze, vingt-quatre grains, un demi-gros et plus, selon le degré d'intensité que l'on veut donner aux effets immédiats de cette substance. On met aussi cette poudre en pilules, dans un électuaire. On donne le safran en infusion dans l'eau, dans le vin ou dans l'alcohol. La teinture de safran est fréquemment employée. On se sert aussi du sirop de safran, que l'on compose avec l'infusion vineuse de cette substance. Le safran entre dans un grand nombre de compositions pharmaceutiques, où il tient parmi les autres ingrédients un rang très secondaire, comme dans le laudanum liquide de Sydenham, ou bien dont il fait une partie essentielle, comme dans l'élixir de Garus, et dans plusieurs teintures.

L'action que le safran exerce sur les organes est une chose importante à déterminer. A la dose de quatre à six grains, il excite l'organe gastrique, il augmente l'appétit, il favorise les digestions des personnes dont l'estomac est faible, sans énergie. Dans beaucoup de pays, on met du safran dans la plupart des préparations culinaires, dans les sauces, dans les pâtisseries : il entre dans la composition d'un grand nombre de liqueurs de table. Lorsque l'on prend le safran à la dose d'un scrupule et plus, il suscite des effets généraux : peu après l'ingestion de cette substance, on éprouve du malaise dans la région épigastrique, des nausées : ces effets ne durent que quelques instants; le safran ne provoque point de vomissement ni de selles. Bientôt les mouvements artériels augmentent; il survient des hémorrhagies. On a vu le safran faire paraître les règles hors de leur temps; on assure même que l'usage de cette production a occasioné des pertes utérines.

Lorsque le safran est pris à fortes doses, il porte à la tête; il cause une perturbation dans les facultés morales, que les observateurs veulent toujours exprimer par le terme vague d'ivresse [1]. L'influence du safran sur l'appareil cérébral paraît être d'une nature stimulante; sa première impression fait naître des effets excitants, la gaieté, le développement des forces, l'activité des facultés morales, etc.; si la quantité de cette matière médicinale est très élevée, elle cause même du délire, des vertiges, etc.; elle peut aussi amener un em-

---

[1] M. Hanin étudia sur lui-même l'action du safran. Trente grains de cette substance augmentèrent sensiblement ses facultés morales, et produisirent une sorte d'ivresse qui lui sembla avoir plus de rapport avec l'ivresse causée par les excitants qu'avec celle des narcotiques. Ses forces n'en furent point diminuées, et son appétit s'accrut beaucoup. Un de ses compagnons d'études ayant pris la même dose de safran, éprouva de très forts désirs vénériens. (*Cours de mat. médic.*, tom. II, pag. 329.)

barras du cerveau avec pesanteur de tête, faiblesse musculaire, somnolence, pâleur de la face, etc.

On a cru remarquer qu'une dose élevée de cette substance, comme deux scrupules, occasionait le ralentissement du pouls. Il est digne de remarque qu'un grand nombre des substances qui attaquent l'appareil encéphalique, qui modifient sa vitalité, produisent cet effet. Ce sujet appelle l'attention des physiologistes.

La partie colorante du safran pénètre dans les voies circulatoires : l'examen des humeurs excrétées met cette assertion hors de doute : elles en reçoivent les molécules lorsqu'elles sortent du corps; leur coloration en est le résultat immédiat. Pendant l'emploi de cette production, l'urine est d'un jaune foncé : l'haleine et la sueur ont l'odeur du safran : les eaux de l'amnios prennent aussi la couleur de cette substance. Une portion de la matière colorante du safran traverse les voies intestinales, et se mêle aux excréments, où on la reconnaît facilement. Est-il des cas où l'absorption de cette matière devient nulle sur la surface intestinale, où elle sort tout entière par l'anus, comme l'avance Alexandre? est-ce là ce qui fait que le safran n'a produit sur lui aucun effet sensible?

Les principes volatils, aromatiques du safran agissent avec force sur les nerfs, lorsqu'ils sont très abondants et comme concentrés dans l'air que l'on respire. Un court séjour dans un lieu qui renferme beaucoup de cette substance cause une pesanteur de tête, des vertiges, de l'accablement; on assure même que des individus ont été pris dans ces endroits d'un sommeil léthargique auquel ils ont succombé.

Quelle est la partie des effets physiologiques du safran dont le thérapeutiste réclame l'assistance quand il conseille cette substance à un malade? Il est évident que c'est de son action locale que sort son utilité, lorsque l'on en prend seulement de quatre à six grains: on a donné le safran comme stomachique; il servait à ranimer la vie affaiblie des organes gastriques, à rétablir l'exercice de la fonction digestive, qui était devenu languissant. On s'est souvent félicité d'avoir eu recours à la production qui nous occupe pour dissiper l'inertie du système utérin, pour animer son action vitale, pour établir la menstruation : alors ce sont les effets généraux du safran que l'on recherche : il faut le donner à une dose élevée; il faut que les principes de cette substance pénètrent dans le sang, et qu'ils y soient assez abondants pour stimuler tous les organes et en particulier l'utérus. On cite aussi le safran parmi les moyens antispasmodiques : cette substance ne peut détruire des accidents nerveux qu'en modifiant l'état actuel de l'appareil encéphalique, qu'en changeant son mode morbide d'influence; on doit donc en administrer une quantité capable d'agir sur cet appareil, capable de causer l'effet qui doit le rendre curatif.

On applique le safran à l'extérieur du corps : on en fait des sachets que l'on place sur le creux de l'estomac pour fortifier cet organe, pour calmer des vomissements, etc. Il entre aussi dans la composition de collyres, de cataplasmes excitants.

Famille naturelle des laurinées.

Camphre, *camphora.* Principe immédiat des végétaux que l'on retire du laurus camphora, L., arbre abondant au Japon, à Ceylan. On extrait à Sumatra, à Bornéo, à Malaca, un camphre suave, très pénétrant, du *pterygium teres,* Correa, arbre de la famille des laurinées. (Virey, *Journ. de pharm.*, tom. VII.) Ce principe existe dans d'autres plantes, et surtout dans celles de la famille des labiées.

Pour obtenir le camphre, on divise en morceaux le bois de l'arbre qui le recèle; on distille ce bois avec de l'eau dans de grandes cucurbites de fer recouvertes de chapiteaux en terre. L'intérieur de ces derniers est garni de cordes de paille de riz. Le camphre s'élève avec la vapeur de l'eau, et il va s'attacher à ces cordes, sous forme d'une poudre grise. C'est celle-ci que l'on apporte en Europe où, par une nouvelle sublimation, on lui fait prendre la forme d'une masse demi-sphérique. Le camphre raffiné est une substance blanche, cassante, brillante, inflammable, d'une cassure cristalline. Cette substance a une odeur pénétrante, très développée, une saveur d'abord brûlante et âcre que suit une sensation singulière de froid : elle est inaltérable à l'air, mais elle se volatilise peu à peu et perd tous les jours de son poids, si on la tient dans un vase ouvert.

L'eau ne dissout point le camphre; cependant ce liquide prend l'odeur de cette substance lorsqu'elle a été mise en contact avec lui. Le camphre est au contraire très soluble dans l'alcohol, dans l'acide acétique et dans les huiles fixes ou volatiles. On administre ordinairement cette substance en poudre ou en bols. On ne parvient à le pulvériser qu'en y ajoutant une petite quantité d'alcohol. On l'étend avec du sucre ou une autre poudre adoucissante. On donne aussi le camphre en suspension dans un véhicule aqueux : alors on le triture avec un peu de gomme adragant ou de gomme arabique et du sucre, puis on y ajoute peu à peu le liquide. On n'emploie pas à l'intérieur la solution alcoholique de camphre.

Le caractère de la puissance médicinale du camphre n'est point facile à déterminer. L'impression qu'il fait sur la langue et sur le palais, son action sur les surfaces dénudées, les ulcérations qu'il cause dans la cavité gastrique lorsqu'il y arrive en petits morceaux et qu'il y séjourne, décèlent dans ce produit de la végétation une qualité irritante. L'estomac des chiens auxquels on a fait prendre une forte dose de camphre présente à sa face interne les signes d'une phlogose assez forte. On devrait donc s'attendre à voir cette substance provoquer les effets, les symptômes d'une irritation locale et générale, lorsqu'on l'emploie comme un moyen médicinal. Il en est autrement : son opération sur le système animal offre des circonstances, suscite des phénomènes qui en font un corps médicamenteux particulier, et très différent des excitants ordinaires.

Lorsque l'on prend le camphre à la dose de quatre à six grains, il ne fait qu'une impression légère sur la surface gastrique. Toujours cette impression provoque un sentiment de chaleur à l'épigastre, avec une sorte de malaise : mais la puissance du camphre reste bornée à l'estomac, elle ne produit point d'effets généraux, à moins que la sensibilité de ce viscère ne soit exaltée, et qu'une légère impression ne suffise pour mettre en jeu les liens sympathiques qui le tiennent en rapport direct avec les principaux organes du corps [1].

Si la quantité de camphre que l'on administre est plus élevée, comme vingt grains, un scrupule, un demi-gros, le pouvoir de cette substance montre plus d'étendue; il atteint l'appareil circulatoire, l'appareil cérébral, etc.

Un homme prit un scrupule de camphre en trois doses; il les avalait à une heure de distance l'une de l'autre. La première ne produisit aucun effet bien sensible. Aussitôt après avoir pris la seconde, il sentit de la chaleur dans la région épigastrique, en même temps il éprouva une douleur de tête assez forte, avec des étourdissements, et comme la crainte d'un prochain évanouissement; il n'eut point de pesanteur de tête, et par suite point d'accablement, point de débilité musculaire. Cette espèce d'accès dura vingt à vingt-cinq minutes, puis cessa tout-à-fait. La troisième prise le renouvela; elle fut suivie des mêmes effets. Chacun connaît les courageux essais auxquels M. Alexandre

---

[1] Un homme qui avait une irritation de l'estomac avec sensibilité à l'épigastre prit cinq grains de camphre en poudre, mêlés avec de la gomme. Il éprouva, aussitôt après son ingestion, une chaleur vive, incommode, dans la région de l'estomac, laquelle s'étendait vers l'ombilic, avec des phénomènes nerveux très prononcés: somnolence, étourdissements, engourdissement, etc.

d'Édimbourg s'est soumis lui-même pour étudier le mode d'action du camphre sur l'économie animale. Il prit deux scrupules de cette substance : il sentit une chaleur désagréable dans la bouche ; son pouls tomba de soixante-dix-sept pulsations à soixante-sept : un thermomètre placé sur l'épigastre baissa d'un degré. Ses forces semblèrent s'anéantir; il avait des bâillements, des pandiculations ; puis survinrent des vertiges, des nausées, la perte de la mémoire, l'abolition de l'usage des sens, des tremblements, des convulsions, l'assoupissement; le pouls augmenta de fréquence, il donna jusqu'à cent pulsations. Un vomissement, sollicité par l'eau tiède, ramena hors des voies digestives la plus grande partie du camphre : les sens reprirent leur action; mais les vertiges, le tintement d'oreilles, la chaleur, le tremblement, existaient encore. Cet observateur but du thé avec du suc de citron; un sommeil naturel s'empara de lui et fit disparaître tous les accidents. Il eut le ventre resserré pendant quelques jours.

En suivant avec attention le développement des effets du camphre, il n'est pas difficile de reconnaître qu'ils émanent de plusieurs sources distinctes. 1° Cette substance, en traversant l'œsophage et en arrivant dans l'estomac, attaque la surface interne de ces parties : on a la conscience de cette agression par la chaleur mordicante que l'on ressent dans la gorge d'abord, le long du conduit œsophagien, puis dans la région épigastrique, où elle s'accompagne d'une pénible anxiété. Cette irritation, ce travail dure long-temps, il se continue plusieurs heures, quelquefois il cause de la soif. 2° Mais les nerfs qui aboutissent dans la cavité gastrique propagent à l'encéphale, à la moelle épinière, à tout le système des nerfs ganglionnaires l'impression qu'ils ressentent : l'état actuel de ces centres de vitalité éprouve aussitôt une modification dont nous ne connaissons pas la nature, l'essence, mais qui a toujours pour effets subits de retenir, de diminuer le cours de l'innervation, et de lui imprimer par moments une puissance désordonnée : le cœur se contracte moins vite, le pouls éprouve un ralentissement marqué; il est plus serré, plus petit, inégal; la chaleur diminue à la surface du corps; on sent même de légers frissons parcourir les membres; la respiration semble gênée; la figure est pâle. Il survient des éblouissements, des vertiges, une sorte d'ivresse, des bâillements, des pandiculations, quelquefois de légers mouvements involontaires dans les muscles des bras, du désordre dans la vision, etc. Ces effets paraissent immédiatement après l'ingestion du camphre : ils se manifestent pendant que ce dernier agit sur l'estomac; ils sont plus marqués lorsque la sensibilité gastrique est exaltée, lorsque l'estomac est irrité, etc.

3° Cependant si les molécules du camphre sont prises par les suçoirs inhalants; si ces molécules pénètrent dans le fluide sanguin, ce dernier les porte dans tous les tissus organiques. Alors commence une autre série de phénomènes; fréquemment ils sont peu exprimés; on les saisit avec peine : de là le désaccord qui règne à ce sujet parmi les observateurs. Une heure environ après l'ingestion du camphre, les forces circulatoires paraissent accrues, le pouls devient fort, plus développé; la température vitale s'élève; la perspiration cutanée augmente; des tremblements musculaires reviennent de loin à loin et par accès; des tintements d'oreilles, la vivacité des yeux, d'autres symptômes nerveux apparaissent encore dans ce troisième temps de la médication du camphre. J'ai vu ces tremblements musculaires être très forts, six heures environ après l'ingestion de cette substance, sur un homme qui en avait pris en une fois vingt-quatre grains en poudre, unis à la conserve de roses.

4° Il est nécessaire d'admettre même un autre temps dans l'action générale du camphre: c'est lorsque, donné à une forte dose, il parvient à porter le sang à la tête, à former une congestion sanguine dans le cerveau; alors on observe un quatrième groupe de mouvements, de phénomènes différents de ceux que nous venons de voir: comme une pesanteur de tête, la débilité musculaire qui la suit, de l'accablement, de la somnolence, une sorte de stupeur dans les organes des sens, l'obscurcissement de la vue. S'il existe de la douleur, elle diminue, parcequ'elle n'est plus perçue avec la même vivacité; il survient de plus des nausées, un nouveau ralentissement du pouls, etc..

La présence des molécules du camphre dans le fluide sanguin ne peut être mise en doute. M. Magendie a distingué très sensiblement l'odeur de cette substance dans le sang des animaux auxquels il en avait fait avaler. Quelque temps après son ingestion, plusieurs humeurs excrétées, l'exhalation pulmonaire, la perspiration cutanée, etc., sont fortement camphrées. Lassone le père et Cullen prétendent que ce produit végétal ne communique jamais son odeur à l'urine.

Devons-nous négliger les expériences que l'on a faites avec le camphre sur des animaux, lorsque nous nous appliquons à découvrir son mode d'action sur le corps humain? M. Orfila a donné deux et trois gros de cette substance dissoute dans l'huile ou dans du jaune d'œuf à des chiens. Quelques minutes après, ces animaux paraissaient inquiets, agités; on remarquait quelques mouvements convulsifs. Bientôt il survenait des accès comme épileptiques, pendant lesquels la tête était renversée en arrière, les yeux saillants hors de leurs orbites, leur surface injectée, et les membres dans une agitation extrême; ces animaux poussaient des cris horribles; il y avait insensibilité parfaite. La bouche était remplie d'une écume épaisse qui avait l'odeur camphrée; la respiration paraissait gênée et accélérée. Ces accès se renouvelaient fréquemment: dans l'intervalle, l'animal marchait librement, il reprenait l'usage de ses sens. Les chiens qui ont été victimes de ces expériences succombaient dans un de ces accès. A l'ouverture de leurs corps, on a trouvé l'estomac enflammé, offrant plusieurs bandes longitudinales d'un rouge vif, et d'autres circulaires d'un rouge noirâtre. Lorsque l'on administre le camphre réduit en petits morceaux, ses effets sont lents, les secousses convulsives moins fortes. Les animaux ne meurent que cinq à six jours après, et on trouve l'intérieur de l'estomac parsemé de petits ulcères.

L'emploi thérapeutique du camphre se ressent du peu d'accord qui existe dans l'opinion des médecins sur le caractère de la force agissante de cette substance. Ceux qui n'ont remarqué de son action générale, que le ralentissement du pouls, la diminution de la température vitale, la pâleur de la surface cutanée, etc., n'ont pas douté que le camphre ne recélât une vertu tempérante. Ils l'ont regardé comme un moyen propre à affaiblir les forces circulatoires, à modérer le cours trop rapide des liquides, à apaiser les oscillations trop actives des solides. Ils assurent l'avoir employé avec succès dans les fièvres. Le corps, échauffé par l'agitation fébrile, éprouvait, après l'ingestion du camphre un sentiment subit de fraîcheur agréable, avec une sueur légère. Ils recommandent cette substance lorsque le pouls est vif et fréquent, la peau aride et sèche, etc.; ils la conseillent pour calmer le délire, l'insomnie, les soubresauts de tendons, l'anxiété, etc.

Callisen, qui faisait prendre dans les fièvres de dix grains à un demi-gros de camphre en poudre, toutes les trois ou quatre heures, quelquefois plus souvent, a observé les effets suivants : *Singulas doses camphoræ majores deglutitas mox sequebantur notabilis diminutio caloris cutanei, pallor cutis, obscuratio visûs, respiratio frequens, laboriosa; pulsus minor, crebrior, inæqualis et intermittens; interdùm accedebant rigores. Semper insequebatur mutatio pulsûs ac respirationis, reliqua sæpè aberant, post maximam quoque dosin assumptam, interdùm omnia post minimam dosin magno gradu aderant. Omnia hæc symptomata citò et subito oriebantur, brevi evanescebant, nec, continuato licet remedio, ultrà horam dimidiam protrahebantur unquàm. Deindè pulsus vibrabat tardior, regularis et distinctè major quàm ante assumptam camphoram fuerat, respiratio fiebat libera; cutis, paulò antè frigida et pallida, jam calida tangebatur, rubicunda apparebat; oculi naturalem splendorem reassumebant. Tremores antè, vel mox post sumptam camphoram præsentes evanescebant. Stupor cessabat, et ægrotus mentis iterùm compos observabatur. Convulsiones, si adfuerant, cessabant, et ægrotus pro indole virium membra liberè movebat...* (Relat. epidem. bilios. Act. reg. societ. med. hauniens., tom. I, pag. 418.)

On voit que les médecins avaient depuis long-temps voulu rendre utiles les effets sympathiques qui se manifestent aussitôt après l'ingestion du camphre, le ralentissement du pouls, l'abaissement de la température animale, etc. Mais pour obtenir ces effets il faut administrer des quantités élevées de camphre; pour les maintenir, il faut répéter ces dernières: si l'on ne donne cette substance qu'à très petites doses, on n'observe plus d'action sédative; si on se contente d'en faire prendre une forte dose, cette action n'a qu'une existence momentanée, et des phénomènes très prononcés d'excitation la remplacent promptement. Mais est-il permis aujourd'hui de négliger l'état des organes digestifs dans le traitement des fièvres? Si l'intérieur de l'estomac et des intestins offre des points de phlogose, osera-t-on y porter une matière âcre, aussi mordicante que celle qui nous occupe? Doit-on conseiller le camphre quand la langue est rouge, sèche, que l'épigastre est tendu, douloureux, quand il y a de la soif, de l'ardeur dans les voies alimentaires? Cette substance ne doit-elle pas étendre, augmenter les lésions qui existent sur la surface gastro intestinale? De plus, son agression sur les nerfs de cette surface ne doit-elle pas retentir sur l'encéphale, sur la moelle épinière, exaspérer les lésions qui y existent, et en faire naître d'autres? N'aggravera-t-elle pas la condition morbide du cœur, des autres organes? Des praticiens recommandables par la sagesse de leurs opinions médicales, exempts de préventions, ne l'ont-ils pas accusé d'augmenter la chaleur de la peau, la sécheresse de la langue, de causer des ardeurs d'entrailles, de provoquer le délire, l'insomnie, de donner lieu à des convulsions, enfin d'avoir souvent fait dégénérer en fièvre maligne ou en fièvre adynamique des fièvres bénignes. Quarin a vu chez plusieurs malades auxquels on avait donné de fortes doses de camphre, le pouls s'accélérer, la figure s'enluminer à l'excès, les yeux s'enflammer et devenir furieux : à ces symptômes funestes se joignaient consécutivement les convulsions, une frénésie mortelle. (*Traité des fièv. et des inflammat.*)

N'a-t-on rien à redouter de l'absorption des molécules du camphre; leur pénétration dans le sang, dans tous les tissus, est-elle donc indifférente? ne sont-ce pas les effets de ces molécules absorbées qui ont fait regarder le camphre comme une substance échauffante, qui l'ont fait proposer quand le pouls était faible et mou, quand il survenait une profonde débilité? L'action sédative du camphre, pris à hautes doses, est une opération trop délicate, trop inconstante pour qu'on puisse la conseiller dans les fièvres ataxiques ou adynamiques. Ce procédé thérapeutique nous paraît plein de dangers dans des maladies où l'encéphale, la moelle épinière sont dans un état d'irritation, où des points de phlogose existent sur divers organes. En vain on apporterait ici l'expérience des anciens médecins, le témoignage des auteurs : l'observation clinique parle tous les jours ; elle assure un avantage immense au traitement tempérant, émollient, sur celui qui se compose de stimulants, de toniques, d'irritants. On peut dire que sous ce rapport la cause des fièvres est jugée.

On a guéri des fièvres intermittentes avec le camphre. M. le professeur Hallé a su en tirer parti dans le traitement de ces maladies. Il le donnait dans les trois heures qui précédaient le frisson. La secousse qu'il déterminait dans l'économie animale empêchait l'accès de se développer ; quand ce dernier avait lieu, le camphre le dépouillait de tous les accidents nerveux qui l'accompagnaient auparavant ; il le rendait plus simple et plus modéré. Nous avons plusieurs fois employé le camphre comme un moyen fébrifuge : les malades en prenaient trente ou trente-six grains en trois doses, d'heure en heure, avant l'époque présumée de l'accès : nous avons cru remarquer que, quand ce dernier se développait malgré l'opération du camphre, le frisson était beaucoup plus long.

Le camphre a été employé avec succès dans un grand nombre d'affections qui ne sont au fond que des lésions vitales des organes où elles paraissent avoir leur siége, qui procèdent d'un état morbide de l'encéphale ou de la moelle épinière, d'un désordre de l'influence nerveuse sur les parties où ces affections se manifestent. Ainsi on a vu le camphre faire cesser des accès d'oppression, de toux, arrêter des palpitations, des secousses convulsives du cœur, dissiper des spasmes de l'œsophage, des tensions du diaphragme, des vomissements, des gonflements, des tractions dans les intestins que l'on confond avec les coliques, des névralgies, des convulsions, etc. Dans les maladies auxquelles on donne le titre de nerveuses ou de spasmodiques, c'est l'impression que le camphre porte sur les extrémités des nerfs gastriques, c'est la modification qu'éprouve dans le même moment la vie de l'appareil cérébral, qui explique les avantages que cette substance procure alors. Peut-on regarder son action sur la surface gastrique ou intestinale comme capable de causer un effet révulsif? Si ses molécules pénètrent alors dans la masse sanguine, leur opération doit être plus nuisible qu'utile.

Est-il nécessaire de dire que si les accidents morbides dont nous venons de parler avaient pour cause une phlogose des membranes encéphaliques ou des membranes rachidiennes, si ces accidents étaient produits par une arachnoïdite, étaient les symptômes d'une myélo-méningite, l'administration du camphre pourrait donner naissance à une augmentation de trouble, à une céphalalgie insupportable, à une agitation extrême, à un délire furieux, à des cris, à une névrilémite générale avec des douleurs universelles, à une chaleur brûlante, à des tremblements, à des convulsions, etc. L'usage de cette substance amène souvent à la suite de cette vive excitation une congestion sanguine de l'encéphale, avec prostration des forces, accablement, immobilité, pâleur, perte de connaissance, état apoplectique. (*Recher. sur l'inflammat. de l'arach.* par MM. Parent et Martinet.)

Des résultats analogues auraient lieu si l'on administrait le camphre dans les phlegmasies de la substance cérébrale, dans la cérébrite et la myélite.

On a cherché dans le camphre un remède contre l'épilepsie : à la vérité les observateurs judicieux confessent n'avoir pas vu souvent cette substance guérir la terrible maladie que nous venons de nommer, mais ils affirment avoir remarqué que ce moyen en éloignait quelquefois les accès, et surtout qu'il diminuait leur intensité. On a recommandé le camphre dans la manie ; et si nous refusons de croire qu'il soit un remède assuré contre cette grave maladie, ce n'est pas la faute de ceux qui se sont chargés de faire son éloge. Nous ne voulons pas nier toutefois que le camphre ne puisse rendre d'importants services dans les aliénations mentales. A la dose de seize grains, d'un demi-gros, d'un gros, le camphre agit avec beaucoup d'énergie sur l'appareil cérébral ; dans quelques cas favorables, son action sur l'encéphale a pu produire du calme, modérer une agitation fâcheuse, combattre enfin les accidents dominants de la folie, etc. Cullen raconte l'histoire d'un jeune homme qui fut affecté d'un babil fort extraordinaire avec une confusion d'idées, qui bientôt dégénéra en une manie furieuse. On lui administra le camphre, et lorsque l'on fut parvenu à lui faire prendre soixante-douze grains de cette substance par jour, il eut un peu de sommeil ; dans l'intervalle des accès, les symptômes de la manie étaient plus modérés ; peu à peu la raison revint et la santé se rétablit.

On conseille l'usage du camphre dans la fureur

utérine et dans le priapisme. M. Alibert a consigné dans ses *Éléments de thérapeutique* l'observation d'une femme de vingt-huit ans, chez laquelle un gros de camphre parvint à éteindre des désirs vénériens effrénés qui s'étaient manifestés la veille. Elle a avalé à trois époques différentes le même remède, qui toujours a produit le même bien. Ces maladies ont souvent pour cause une innervation déréglée : le camphre, par son action sédative sur l'encéphale et sur la moelle épinière, réprime cet excès de puissance des nerfs sur les organes de la génération, il dissipe le foyer de vitalité qu'ils en recevaient.

On s'est servi du produit végétal qui nous occupe pour détruire les vers intestinaux; on a eu souvent l'occasion de reconnaître qu'il tuait ces animaux par les vapeurs qu'il exhalait; aussi lui a-t-on accordé une propriété vermifuge.

Est-il vrai que le camphre ait la faculté d'émousser l'âcreté des cantharides? est-il vrai que son usage prévienne les ardeurs d'urine que les principes de ces insectes ont coutume de produire, lorsqu'ils pénètrent dans le système animal, ou qu'il calme ces ardeurs quand elles existent? Il est d'abord difficile de concevoir comment les molécules du camphre, qui ont une nature irritante, peuvent corriger celles des cantharides, dont l'âcreté est encore plus développée. Il faudrait décider ou rechercher si c'est les uns contre les autres que les principes du camphre et des cantharides agissent, s'ils opèrent par leur rencontre une sorte de neutralisation de leur force agissante; ou bien si c'est sur les parties vivantes auxquelles les cantharides font sentir leur vertu irritante que la puissance réfrigérante ou calmante du camphre se manifeste. Nous pensons que ce point de thérapeutique est encore fort obscur, et qu'il n'est pas prouvé qu'en saupoudrant un emplâtre vésicatoire de camphre, ou en faisant prendre à l'intérieur quelques grains de cette substance, on se mette à l'abri des ardeurs d'urine dont les malades sont parfois tourmentés après l'application de cet épispastique. Voyez *Cullen, Mat. méd.*, tom. II, p. 323. J'ai donné le camphre sans en retirer aucun bien à un homme qui avait de violentes ardeurs d'urine après avoir pris des cantharides à l'intérieur.

On emploie fréquemment à l'extérieur la solution alcoholique de camphre. On fait avec ce liquide des frictions sur les endroits affectés de douleurs rhumatismales et névralgiques ; il est des praticiens qui, dans ces maladies, emploient en même temps le camphre à l'intérieur. On met cette substance dans les liniments, dans les gargarismes, dans les collyres stimulants. On en fait des sachets que l'on applique sur le creux de l'estomac et sur d'autres régions du corps.

M. Chrestien de Montpellier a essayé d'administrer le camphre par la surface cutanée. Ce n'est point seulement un effet local qu'il veut opérer alors avec cette substance : il en attend un effet général, par suite de la pénétration de ses molécules dans le sang. Il fait ces frictions à la partie interne de la cuisse. Il a retiré quelque avantage de ce moyen dans diverses fièvres. Au moins, en employant le camphre de cette manière, on ne craint point d'irriter les voies alimentaires : mais on perd tous les effets sympathiques que produit le contact de cette matière avec la cavité gastrique; il reste seulement l'action de ses molécules sur les divers appareils organiques où elles abordent après leur absorption.

On a prétendu ou modifier ou fortifier d'une manière favorable la puissance médicinale du camphre, en l'associant au nitrate de potasse ou sel de nitre, autre substance qui a avec la première une conformité singulière de propriété, qui, comme elle, produit d'abord des effets sympathiques, tempérants ou sédatifs, puis stimule tous les tissus après l'absorption de ses principes. On a également vanté l'union du camphre avec l'opium, avec le mercure, avec la scille, etc. S'il résulte de ces mélanges des propriétés nouvelles, c'est l'observation de leurs effets physiologiques qui doit les faire connaître.

Famille naturelle des polygalées.

Polygala de Virginie. *Senegæ seu senekæ radix.* racine du Polygala senega, L., plante vivace qui croît en Amérique dans la Virginie, dans la Pensylvanie. Cette racine est ligneuse, rameuse, tortueuse, de la grosseur du petit doigt, cendrée à l'extérieur, blanche intérieurement; elle porte sur sa longueur une ligne ou un rebord saillant.

On prend cette racine en poudre à la dose de douze, vingt et quarante grains; la quantité de matière médicamenteuse doit varier selon l'intensité que l'on veut donner aux effets que son action produit. On conseille le polygala de Virginie le plus ordinairement en décoction dans l'eau; on en met de trois gros à une once pour une livre de véhicule, dont le malade avale une ou deux cuillerées à la fois. On emploie aussi le vin pour enlever à cette production ses principes médicinaux.

Le polygala de Virginie est inodore ; sa saveur, fade et muqueuse d'abord, se change bientôt après en une impression âcre, mordicante. Sa poudre excite la toux. C'est dans l'écorce de cette racine que réside surtout sa qualité irritante. Les effets physiologiques que suscite cette racine sont si variés qu'il est difficile d'assigner la place qu'elle doit occuper dans une distribution méthodique des agents médicinaux. D'après le rapport des observateurs, elle peut provoquer le vomissement, donner lieu à des déjections alvines, occasioner une abondante sécrétion d'urine, exciter la diaphorèse, faire même naître le ptyalisme. Ces effets immédiats font voir que le polygala de Virginie a quelque chose d'irritant pour les organes sur lesquels son action s'exerce. D'un autre côté, on conseille le polygala de Virginie dans la péripneumonie, dans la pleurésie ; si c'était seulement vers la fin de ces maladies, et après avoir calmé les accidents inflammatoires à l'aide des saignées, que l'on eût conseillé cette substance médicinale, on concevrait bien la raison de son utilité ; mais M. Tennent, qui a eu l'idée de trouver dans cette racine âcre ou irritante un remède contre l'inflammation du tissu pulmonaire, l'administrait dans la première période de la maladie ; il supposait que les principes de cette racine avaient la faculté de diminuer l'épaississement du sang, de résoudre la portion de ce fluide qui s'était coagulée, de dissiper la cause matérielle de la phlegmasie. Ce qui l'avait conduit à employer le polygala de Virginie dans la péripneumonie et dans la pleurésie, c'est qu'il avait vu les Indiens donner cette racine à ceux qui avaient été mordus par le serpent à sonnettes, et que la maladie qui suit cette morsure ressemble à celles que nous venons de citer; elle produit les mêmes accidents; difficulté de respirer, toux, crachement de sang, pouls fort et fréquent.

Quelques efforts que l'on ait tentés pour mettre ce remède en crédit dans le traitement des inflammations pulmonaires, il a dû revenir à la place que lui assignait forcément la nature de sa propriété agissante. La science pharmacologique indiquait d'avance que le polygala de Virginie, substance âcre, irritante, ne pouvait pas convenir dans la période inflammatoire de ces maladies; mais elle indiquait en même temps que cette racine serait favorable lorsqu'à la fin de leur cours on voudrait aider une expectoration critique, soutenir une diaphorèse bienfaisante, favoriser une résolution salutaire. L'expérience clinique a justifié ces propositions.

On a aussi conseillé le polygala de Virginie dans l'hydrothorax et dans les autres espèces d'hydropisies. Cette substance a provoqué dans ces maladies d'utiles évacuations par les voies urinaires; c'est toujours de sa faculté stimulante ou irritante que dérive cet effet; c'est de l'influence qu'elle exerce sur les suçoirs absorbants et sur les organes sécréteurs de l'urine que procède alors son efficacité. On a recommandé la décoction de cette racine comme un remède sudorifique qui pouvait convenir dans les douleurs rhumatismales. On tire rarement parti de la faculté dont jouit le polygala de Virginie, de provoquer le vomissement ou de décider des évacuations alvines; Cullen cependant a placé cette substance dans la classe des purgatifs.

Famille des smilacées.

SALSEPAREILLE. *Sarsaparillæ vel salsaparillæ radix.* Racine du SMILAX SARSAPARILLA, L., arbrisseau sarmenteux que l'on trouve dans les lieux humides, au bord des fleuves, au Pérou, au Brésil, dans le Mexique, dans la Virginie. On se sert en médecine de sa racine qui se compose d'une souche ligneuse de la grosseur d'un à deux pouces, d'où partent une foule de rameaux cylindriques, flexibles, de la grosseur d'une plume à écrire, et longs de plusieurs pieds. On fend ces racines dans leur longueur, et on les coupe par petits morceaux.

Le climat de Montpellier convient à la salsepareille; cette plante y végète très bien en pleine terre, au rapport de M. Decandolle. Ce botaniste pense que l'on pourrait la cultiver pour le service des pharmacies dans le Languedoc, dans la Provence, dans le Roussillon. (*Propriét. méd. des plant. compar. avec leurs formes extér.*, pag. 292.)

L'analyse chimique de la salsepareille découvre peu de principes actifs dans sa constitution chimique. Cette racine est riche en mucilage, en fécule, en albumine végétale; on n'y trouve qu'un peu de matière extractive amère. Par cet examen de l'intérieur de la salsepareille, on peut déjà juger de la débilité de sa puissance agissante; l'observation clinique a tous les jours occasion de vérifier la justesse de cette conclusion. On administre ordinairement la salsepareille en décoction dans l'eau; on met environ trois onces de cette racine bouillir pendant long-temps dans une quantité d'eau suffisante pour avoir deux livres de liqueur que l'on prend dans la journée. Il faut employer une forte dose de salsepareille, il faut que l'ébullition dans l'eau soit prolongée, si l'on veut en retirer un agent médicamenteux qui ait quelque vertu; mais cette boisson épaisse pèse sur l'estomac; elle cause la cardialgie, elle éteint l'appétit, elle dérange souvent l'exercice des fonctions digestives.

La production végétale qui nous occupe a une saveur fade, visqueuse; elle n'a point d'odeur. Quels effets médicinaux ou physiologiques peut-on espérer de l'emploi d'une substance qui fait une impression si légère sur les surfaces sensibles où siégent le goût et l'odorat? Aussi est-il difficile de déterminer le caractère de la vertu de la salsepareille; aussi des praticiens observateurs ont-ils mis en doute la qualité médicinale, les titres pharmacologiques de cette racine. On accorde à la décoction de la salsepareille une vertu sudorifique: mais ne savons-nous pas que toutes les boissons aqueuses portent à la peau, provoquent une diaphorèse aussi forte qu'on peut la désirer, dès qu'on les prend à une haute température et qu'on se tient au lit, bien couvert, ou dans un appartement chaud, pendant que l'on en fait usage?

On conseille la tisane de salsepareille aux individus qui sont tourmentés de douleurs rhumatismales, à ceux qui ont une maladie de la peau. On regarde cette tisane comme un auxiliaire utile des préparations mercurielles dans le traitement des maladies syphilitiques ; il est bien reconnu que la décoction de la salsepareille ne produit quelque effet utile dans ces maladies que lorsqu'elle est surchargée des principes de cette racine ; il faut employer celle-ci à forte dose, rassembler dans une petite quantité d'eau le peu de matériaux médicinaux qu'elle contient, pour en obtenir un agent efficace.

SQUINE. *Chinæ radix*, racine de SMILAX CHINA, L., arbuste qui croît dans la Chine, au Japon ; on le trouve aussi à la Jamaïque. On emploie en médecine sa racine qui est grosse, ligneuse, noueuse, pesante, d'un jaune blanchâtre à l'intérieur ; son épiderme a une couleur brune rougeâtre.

La squine contient une grande proportion de fécule ; M. Robert de Rouen en a trouvé six gros dans une once de cette racine. (*Journ. de pharmacie*, tom. IV.) Dans les contrées de l'Amérique septentrionale où vient la squine, on recueille cette racine fraîche, et l'on en retire une farine analogue au sagou ; bouillie dans l'eau, la fécule de la squine s'unit à ce liquide, et forme une gelée très nutritive que l'on assaisonne avec le miel ou avec le sucre. Pour nous, nous administrons cette racine en décoction dans l'eau ; on en met deux onces et plus pour avoir une ou deux livres de liqueur.

La squine est inodore ; elle a une saveur visqueuse, légèrement astringente. Cette production a une force médicinale extrêmement débile ; elle ne provoque point d'effets physiologiques perceptibles ; tout ce que l'on a dit de ses vertus est exagéré ; elle mérite à peine de rester dans la matière médicale ; elle ne peut obtenir une place que parmi les remèdes doux, insignifiants. On dit qu'elle excite la perspiration cutanée, qu'elle fait couler la sueur : toutes les boissons aqueuses produisent cet effet lorsque les circonstances extérieures le favorisent. Il est bien connu aujourd'hui que la squine n'a pas la faculté de guérir les maladies vénériennes. Son utilité dans les douleurs rhumatismales et goutteuses tient à la diaphorèse que l'on établit par son moyen.

Famille des graminées.

Racine de canne. Racine de l'Arundo donax, L., plante vivace qui croît dans les lieux secs et montueux du midi de l'Europe. On nous apporte ses racines de la Provence, ce qui fait qu'on la nomme souvent *canne de Provence*. Ces racines sont longues, grosses, horizontales ; elles ont une couleur jaunâtre, un goût doux et fade. M. Chevalier a soumis cette production à l'analyse chimique : il en a retiré, 1° un extrait muqueux, légèrement amer ; 2° une matière résineuse ; 3° une huile essentielle ; 4° une matière azotée ; 5° du sucre.

On prépare avec ces racines des décoctions qui n'ont qu'une bien faible action sur l'économie animale, et que les femmes prennent toutefois avec une grande confiance, lorsqu'elles veulent suspendre la sécrétion du lait, soit qu'elles ne nourrissent pas après l'accouchement, soit que la fin de la lactation rende cette sécrétion inutile. Il serait difficile de prouver que cette plante qui a si peu de vertu pût devenir un remède anti-laiteux. Les médecins laissent au reste employer cette boisson, ils ne la conseillent pas.

Famille naturelle des fougères.

FOUGÈRE MALE. *Filicis maris radix*, racine du POLYPODIUM FILIX MAS, L., ASPIDIUM FILIX MAS, Willd., plante vivace qui croît dans tous les bois de l'Europe. Cette racine présente comme une souche horizontale, longue de six à huit pouces, large de deux environ, et composée d'une multitude de corps radicaux qui ont poussé chacun une tige, et qui survivent à celle-ci. Tous les ans cette souche reçoit deux ou quatre de ces corps, qui se développent à son extrémité progressive et qui la prolongent de ce côté, pendant qu'elle en perd à l'autre bout un nombre à peu près égal qui tombent en pourriture. Ce sont ces petites racines que l'on prend; on les dépouille des pellicules noires qui les enveloppent, et on les fait sécher.

La racine de fougère mâle contient un principe extractif et un principe acerbe. On y trouve aussi de la fécule alliée à une autre matière comme gélatineuse qui se précipite avec elle, et qui prend comme elle tous les caractères de l'amidon. (Robert, *Journ. de pharm.*, tom. IV, pag. 547.) On donne cette racine en poudre le plus ordinairement: on en fait prendre un, deux ou trois gros à la fois, délayée dans un véhicule approprié au but que l'on se propose, ou réduite en bols avec un excipient convenable. On peut aussi s'en servir pour former une décoction.

La racine dont nous allons exposer les propriétés a une faible odeur désagréable, une saveur légèrement acerbe et âcre. Elle montre peu d'énergie lorsqu'on la met en contact avec des tissus vivants ; même lorsqu'on en donne une forte dose, elle ne suscite que des changements organiques peu marqués, peu importants dans l'économie animale. La doctrine pharmacologique, qui estime la valeur d'un secours thérapeutique par le degré de développement qu'offre sa puissance sur l'économie animale, prend de cette racine une mauvaise opinion. Mais ce n'est plus de son action sur le corps malade que se sert le médecin qui administre la fougère mâle, ce ne sont plus les effets immédiats qu'elle provoque qu'il recherche. On ne met guère cette plante en usage que dans les affections vermineuses ; c'est pour détruire les lombrics, les ténias, les trichocéphales qui se trouvent dans le canal intestinal, que l'on a recours à la racine qui nous occupe, et cette production paraît agir sur ces animaux comme une substance qui est délétère pour eux ; elle les fait périr pendant qu'elle traverse les voies alimentaires.

La méthode que l'on suit dans l'administration de la fougère mâle décide ordinairement de son succès comme remède vermifuge. C'est une marche calculée, habile, que celle qui consiste à donner d'abord deux ou trois gros de la poudre de cette racine, puis deux heures après à faire prendre un purgatif énergique. Qui ne conçoit pas l'avantage de cette méthode ? Qui ne voit que la première substance engourdit ou tue les vers intestinaux, et que le dernier agent arrive à point pour évacuer tout ce que contient le canal alimentaire, pour expulser ces animaux, qui suivent alors le mouvement péristaltique des intestins : mais pour que ce procédé curatif soit admissible, il faut que les voies digestives soient exemptes de phlogose.

Famille des algues.

CORALINE DE CORSE. *Helminthochorton, conferva helminthochortos, corallina corsicana.* FUCUS HELMINTHOCHORTON, Tourr. Cette production végétale croît au bord de la Méditerranée, autour de l'île de Corse, de la Sardaigne; elle forme des touffes très serrées; les branches ou filaments de ce varec s'entrelacent les unes dans les autres et forment comme une mousse d'un brun noirâtre; aussi la connaît-on encore sous le nom de *mousse de Corse.* M. Decandolle a fait voir que la coraline du commerce ne contenait pas seulement la plante que nous venons de citer; il a montré qu'elle était mélangée avec les débris d'environ vingt-cinq autres espèces d'algues du même genre.

L'analyse chimique de la coraline de Corse a été faite par M. Bouvier, qui en a retiré une gélatine colorée et odorante qui devient ensuite blanche et transparente, du muriate de soude, des sels calcaires, de la magnésie, etc. On donne rarement cette substance en poudre. Ordinairement on emploie sa décoction dans l'eau : on en met deux gros, une demi-once et plus bouillir dans un verre d'eau que le malade prend le matin ou le soir. On a composé avec cette production un sirop que l'on administre par cuillerées. Le Codex contient une formule pour faire la gelée de mousse de Corse, dont on use également par cuillerées.

Cette production a une saveur salée et un peu

amère, une forte odeur de mer; son usage ne produit pas de changement notable dans l'économie animale; son action sur les organes vivants ne cause point ordinairement de variations dans leur mode actuel de vitalité, dans leurs mouvements : seulement les principes salins que recèle cette substance excitent légèrement les voies alimentaires, ils éveillent l'appétit, ils favorisent la digestion. Cette impression peut, chez quelques individus et lorsque les organes digestifs sont irrités, échauffer l'estomac, causer de la soif. On ne donne pas la coraline de Corse aux malades pour les effets physiologiques qu'elle provoque; ce n'est point son impression première sur les tissus vivants, ce ne sont point les mouvements organiques qui peuvent en résulter, que le thérapeutiste demande d'elle, cette substance a une autre faculté; elle nuit aux vers intestinaux, elle les fait périr; c'est cette faculté que réclame l'art de guérir. C'est toujours comme substance vermifuge ou anthelmintique que l'on conseille la coraline de Corse. On la donne aux enfants comme aux adultes; cette production ne dérange l'exercice d'aucune fonction; son emploi n'a point d'inconvénient : il ne peut nuire que lorsqu'il existe une extrême susceptibilité des organes digestifs, un état de phlogose dans la cavité gastrique ou dans les intestins.

B. *Substances animales.*

Cantharide, *Cantharida,* Meloe vesicatorius, L., litta vesicatoria, Fabr., insecte de la famille des coléoptères hétéromères, long de six à dix lignes, d'un vert doré, luisant, avec des antennes noires, qui, pendant les mois de juin et de juillet, se trouve sur le frêne, le lilas, le troêne, etc. Cet insecte habite l'Europe, mais il est plus commun dans les contrées du midi. Il n'est pas rare toutefois de rencontrer dans nos latitudes des haies de troêne, de lilas, qui en sont recouvertes : on reconnaît facilement l'habitation de ces insectes par l'odeur fétide, pénétrante qu'ils répandent au loin.

Nous devons à M. Robiquet une analyse soignée des cantharides. Ce chimiste en a retiré, 1° une huile verte, fluide, insoluble dans l'eau, soluble dans l'alcohol, qui n'est point irritante : donnée à des chiens, à la dose d'un gros, mise en contact avec le tissu cellulaire, elle ne fit aucun effet; 2° une matière noire soluble dans l'eau, insoluble dans l'alcohol, qui ne paraît avoir qu'une faible propriété excitante; 3° une matière jaune, visqueuse, soluble dans l'eau, soluble dans l'alcohol à la température ordinaire, qui n'est nullement vésicante; 4° une substance blanche, sous forme de petites lames cristallines, insoluble dans l'eau, soluble dans ce liquide lorsqu'elle est mêlée à la matière jaune; soluble dans l'alcohol bouillant, qui la dépose par le refroidissement en paillettes cristallines à la manière du blanc de baleine; soluble dans les huiles : cette substance est fortement épispastique; 5° une autre matière grasse, insoluble dans l'alcohol, nullement épispastique; 6° du phosphate de chaux, qui forme la base du squelette; 7° du phosphate de magnésie; 8° une petite portion d'acide acétique; 9° une plus grande quantité d'acide urique.

On conserve dans les pharmacies la poudre des cantharides, la teinture alcoholique de ces insectes, plusieurs sortes d'onguents et d'emplâtres dans lesquels ils entrent, et dont ils font la base.

Les cantharides attaquent avec violence tous les tissus vivants. Mises en contact avec l'organe du goût, elles donnent une saveur très âcre, caustique; leur action sur l'organe de l'odorat donne une sensation pénétrante et très désagréable. Appliquée sur la peau, sur le tissu cellulaire, sur les surfaces muqueuses, la poudre de ces insectes fait aussitôt naître une phlogose très marquée. Les histoires d'empoisonnements causés par les cantharides sont assez nombreuses dans les recueils d'observations; on reconnaît aux accidents que provoquent ces insectes qu'ils ont un mode d'action analogue à celui des poisons irritants. Les symptômes de cet empoisonnement sont une douleur vive à l'épigastre, une grande soif, des nausées, des vomissements, des déjections sanguinolentes, des coliques violentes, du ténesme. On ressent une grande ardeur dans la vessie; les urines sont brûlantes, rouges, il y a une dysurie très pénible: les hommes éprouvent un priapisme douloureux. Le pouls est vif, fréquent, la chaleur de la peau âcre, la respiration gênée. La puissance irritante des cantharides se manifeste aussi sur l'appareil cérébral: il survient du délire, des accès de convulsions affreuses, de tétanos, etc.

Lorsque la quantité des cantharides que l'on avale n'est point assez forte pour susciter ces graves lésions et les accidents qui en procèdent, on n'observe plus le même ensemble de phénomènes; mais le pouvoir des principes irritants de ces insectes se remarque toujours sur les organes qui servent à la sécrétion et à l'émission de l'urine et sur les parties génitales : ils développent, ils exaltent la vitalité de ces appareils organiques. Leur action est moins prompte, moins marquée sur les voies digestives ; elle peut même n'être pas sensible sur le cerveau et sur les autres organes. Un jeune élève en médecine avale, le matin, par étourderie, une forte pincée de cantharides grossièrement pulvérisées ; il ne ressentit rien dans les voies alimentaires pendant la journée, il n'éprouva point de nausées, de coliques, de vomissements, de déjections alvines ; mais il eut de fréquentes envies d'uriner ; il ne rendait qu'avec peine un liquide extrêmement rouge ; il sortit du sang par la verge. Il se plaignait d'une douleur vive et brûlante dans le canal de l'urètre, qui se propageait le long du périné. Il conservait son appétit, et ses digestions étaient régulières. Ce ne fut que le surlendemain qu'il se manifesta une diarrhée avec des tranchées : ces accidents durèrent plusieurs jours. Dans cette observation, les principes actifs des cantharides se portèrent promptement sur les organes urinaires ; on aperçut plus tardivement le produit de leur impression sur les intestins.

Le nommé Amable B...., âgé de 30 ans, prend, le 28 décembre 1821, à dix heures du soir, un gros de cantharides en poudre délayé dans de la bière ; il voulait s'empoisonner. Peu après il s'endormit. A onze heures et demie, il est pris de violentes douleurs d'entrailles, de vomissements pénibles qui se répètent de quart d'heure en quart d'heure jusqu'au matin. Il se présente à la clinique de l'Hôtel-Dieu, à huit heures le 29, pâle, tremblotant, ne vomissant plus, mais ayant des coliques fortes et continuelles, ayant le besoin de se mettre sans cesse sur les lieux et ne rendant rien. L'intérieur de la bouche était couvert de petites vésicules placées sur un fond enflammé très douloureux; une phlogose vive semblait s'étendre depuis cette cavité jusqu'à l'anus : il y avait épigastralgie, difficulté d'avaler, douleur profonde qu'il rapportait au tiers inférieur du sternum. Les organes urinaires étaient fortement affectés; douleurs à l'hypogastre; éjections fréquentes avec beaucoup de souffrance de petites quantités d'une urine sanguinolente. Point d'érection; pouls petit, assez lent : accablement. Aucun phénomène nerveux : l'appareil cérébral paraît jusqu'ici avoir peu senti l'action des cantharides.

Prescriptions. Diète; quarante sangsues sur l'épigastre et l'abdomen; bain tiède de trois heures; solution très légère de gomme arabique et émulsion sucrée pour boissons.

A trois heures après midi, plus de tremblement, sommeil pendant quelques instants, pouls fort, mais lent; déglutition toujours très difficile; douleurs d'entrailles diminuées; vomissement d'un liquide séreux sanguinolent. Tous les accidents sont déjà modérés.

Dans la soirée, la puissance des cantharides paraît avoir gagné l'encéphale et la moelle épinière; céphalalgie très vive avec serrement des tempes; altération dans la vision, bruissement dans les oreilles, agitation des membres, avec des alternatives d'engourdissement.

Du 30, il a eu un peu de sommeil, mais avec agitation; grande chaleur de tout le corps pendant la nuit; depuis quatre heures du matin, douleur forte aux tempes, engourdissement des membres; soif, pouls fort, mais lent, oppression; quand le malade avale, il éprouve une douleur qu'il rapporte au milieu du sternum et à la partie correspondante du dos : les douleurs d'entrailles sont diminuées; celles qu'il ressentait dans les parties génitales durent toujours; point d'érection, point de déjection alvine.

Prescriptions. Diète, saignée du bras, mêmes boissons, deux lavements émollients; bain tiède.

Du 31, céphalalgie, quelques érections; diminution de tous les accidents. Mêmes *prescriptions*, excepté la saignée.

Du 1er et 2 janvier 1822, frissons, deux selles.

Du 3, une sorte d'accès de fièvre; céphalalgie, des tremblements, douleurs dans le dos et dans les membres, vue troublée, érections plus fréquentes, pouls plein mais lent, soif; la déglutition se fait avec facilité; les voies digestives reviennent promptement à leur condition physiologique; une selle; les urines sont encore un peu sanguinolentes.

Du 4, les accidents diminuent beaucoup, seulement les urines restent encore un peu chaudes, leur éjection est suivie de quelques gouttes de sang. Quelques érections.

Du 14, les appareils organiques sont revenus à leur état naturel. Toutes les fonctions ont recouvré leur intégrité, il reste seulement une ardeur dans le canal uréthral avec un petit écoulement puriforme.

Dans cette observation, l'action des cantharides sur les voies alimentaires a été presque subite; elle s'est aussi manifestée très vite sur les organes urinaires, plus tardivement sur l'encéphale : on a moins aperçu son influence sur l'appareil circulatoire.

L'extrême âcreté des cantharides, la violence de leur action sur les tissus vivants n'ont point épouvanté les médecins : il s'en est trouvé qui n'ont pas craint de les administrer à l'intérieur, à très petites doses. Dans les effets organiques que les cantharides suscitent, on ne réclama que la faculté qu'elles ont d'irriter les organes urinaires : on ne chercha point à se servir de leur action sur les voies digestives, ni de l'influence qu'elles exercent sur le cerveau et sur le système nerveux. On crut trouver dans ces insectes un moyen propre à stimuler les reins, à augmenter la sécrétion des urines, à obtenir une évacuation plus abondante de cette humeur. On y eut encore recours dans les incontinences d'urine, lorsqu'il y avait indication de réveiller la vitalité des organes qui servent à l'éjection de ce liquide, de combattre le relâchement pathologique dans lequel ils étaient tombés. On s'en est aussi servi pour arrêter des gonorrhées anciennes et rebelles. On choisit dans tous ces cas la teinture alcoholique, que l'on donne par gouttes, dans une boisson mucilagineuse, ou la poudre de cantharides, que l'on fait prendre à la dose d'un grain à la fois, mêlée avec une poudre adoucissante et réduite en pilule.

Il est très ordinaire dans la pratique de la médecine de faire des applications extérieures avec les cantharides. On emploie la teinture éthérée ou alcoholique de ces insectes; on recouvre un cataplasme de leur poudre; on applique sur la peau un onguent, un emplâtre, ou un taffetas qui en est chargé. On a varié de bien des manières ces topiques épispastiques: ils sont aujourd'hui très multipliés: c'est au praticien à choisir celui qui convient le mieux au but qu'il se propose.

On peut considérer d'abord dans les épispastiques la vitesse de leur action. Ainsi en dix minutes la teinture éthérée de cantharides cause la vésication de l'endroit de la peau sur lequel on l'applique. La teinture alcoholique ne produit ce même résultat qu'en quelques heures de temps. Plus lent encore dans le développement de sa puissance, l'emplâtre ou le taffetas épispastique ne fait son effet que huit à dix heures après son application.

Tenues en contact avec la surface cutanée, les cantharides font naître une série de phénomènes qu'il est nécessaire d'embrasser pour mesurer toute l'étendue du pouvoir qu'elles exercent alors sur le système animal. On doit distinguer dans l'opération d'un épispastique, 1° son action locale, 2° son action générale. La partie de la peau sur laquelle on applique des cantharides ne tarde pas à offrir tous les signes d'une très forte irritation; cette partie rougit, se gonfle légèrement, devient plus sensible: on voit que le sang y arrive en plus grande abondance, qu'il pénètre tous les capillaires cutanés, qu'il épanouit le réseau qui recouvre le derme: l'exhalation devient plus abondante; elle a aussi une nature plus albumineuse; et comme la texture naturelle de l'épiderme est altérée, comme cette pellicule n'est plus perméable aux fluides qu'apportent les exhalants, ces fluides la détachent, ils la soulèvent, ils s'accumulent dessous, et forment les vessies que recouvrent les emplâtres épispastiques, lorsqu'on ne les enlève que dix-huit à vingt-quatre heures après leur application. Ces vessies sont plus petites et plus nombreuses lorsqu'on se sert de la teinture de cantharides, et qu'on laisse un linge imbibé de cette liqueur séjourner sur la peau.

Cette lésion locale n'est pas la seule chose que l'usage externe des cantharides offre à l'attention de l'observateur. Lorsqu'on applique sur la peau des vésicatoires d'une certaine étendue, il survient dans l'exercice des diverses fonctions de la vie des variations qui dépendent de cette application : tous les appareils organiques sentent une impression stimulante, ils attestent par leurs mouvements plus accélérés, qu'une cause étrangère à l'organisme animal stimule leur tissu, et les irrite. Le pouls devient plus vif, plus fréquent, la chaleur animale augmente. Les organes urinaires sont toujours ceux que les cantharides attaquent plus tôt, ceux où leur impression paraît plus forte : les urines sont rouges ; elles contiennent sans doute les principes âcres des cantharides ; elles causent un sentiment douloureux de cuisson en traversant le canal de l'urèthre. Les effets généraux des cantharides sont beaucoup plus exprimés lorsqu'il existe actuellement un trouble fébrile, lorsque l'appareil circulatoire est dans un état de surexcitation, que le pouls offre une grande vivacité, qu'il y a de la chaleur, de la soif, que la bouche est sèche, la langue rouge, etc.; alors l'application d'un topique cantharidé suscite un redoublement très prononcé de tous ces accidents : la fièvre montre une nouvelle violence; il survient de l'agitation, de l'accablement, du délire; la peau est sèche et âcre au toucher, les urines se suppriment momentanément, etc.

Dans les maladies fébriles, les vésicatoires ajoutent toujours une nouvelle lésion à celles qu'offrent déjà les principaux appareils organiques du corps. Si la sensibilité de la peau est grande, s'il existe un certain degré de névrilémite générale, cette lésion cutanée provoque, anime les lésions qui se trouvent sur l'encéphale, sur le cœur, sur les organes digestifs, etc.; elle fait un très grand mal. Toutes les fois que, dans les fièvres, les plaies des vésicatoires sont douloureuses, toutes les fois que leur pansement cause de grandes souffrances au malade, je regarde ces topiques comme nuisibles.

L'effet révulsif ou dérivatif que ces derniers produisent, se rapporte aussi à leurs effets généraux. Le point du corps que l'on soumet à leur opération se trouve bientôt transformé en un centre de vitalité, où la sensibilité est toujours exaltée, vers lequel le sang est attiré avec force, où il y a du gonflement, un état permanent de phlogose. Ce travail local ne peut être sans influence sur les autres appareils organiques : aussi se sert-on de ce moyen pour détourner un mouvement fluxionnaire qui menace la tête ou la poitrine, pour diminuer une congestion sanguine qui occupe le cerveau, les poumons, etc.

Dans l'emploi thérapeutique des épispastiques, on

doit toujours chercher quelle est la partie de leur opération qui doit devenir médicinale. Ainsi lorsque l'on fait des frictions avec la teinture de cantharides, ou que l'on applique un vésicatoire sur un membre affecté d'une douleur rhumatismale, sur un point sensible de la cavité de la poitrine, de l'abdomen, autour du cou dans les affections inflammatoires du larynx, etc., on cherche à attirer au dehors un travail morbide, à le déplacer, à en débarrasser des parties aponévrotiques ou musculeuses, une membrane séreuse, etc., où il s'était fixé. Quand on conseille un vésicatoire derrière les oreilles, derrière le cou dans les ophthalmies, dans les maux de gorge, dans les otites, etc., on désire encore obtenir un effet dérivatif ou révulsif. C'est seulement l'action locale de l'épispastique qui se montre alors salutaire ; son influence générale reste inutile, souvent même elle contrarie les vues du praticien. Mais en est-il encore ainsi lorsque l'on emploie les vésicatoires, les frictions avec l'alcohol cantharidé, pour relever les forces vitales, pour ranimer les mouvements languissants du cœur et des autres organes : alors on n'attache que peu d'importance à l'action locale des cantharides, c'est leur puissance sur tout le système animal que l'on réclame : aussi change-t-on fréquemment ces topiques de place ; on les promène, comme on dit, sur la surface cutanée.

Il est bien des occasions où ces topiques servent la thérapeutique par leur action locale et par leur action générale. Dans les pleurésies, dans les péripneumonies, on les applique sur la poitrine, sur le dos, pour soulager les poumons, pour affaiblir, par une sorte d'opération dérivative, le travail phlegmasique dont ils sont le siége, et en même temps pour exciter ou soutenir l'expectoration par leur influence stimulante. On les met souvent aux cuisses avec la même intention. Il est inutile de dire que les saignées générales ou locales que l'état du malade réclame, doivent toujours précéder l'emploi de ces topiques irritants et stimulants.

On conserve souvent, comme un secours thérapeutique, la lésion formée avec les cantharides. On entretient cette lésion, on excite sur sa surface une suppuration permanente par des applications journalières d'onguent irritant. Ce sont des ulcères, j'ai presque dit médicinaux, que l'on nomme exutoires, et qui peuvent être considérés comme des organes sécréteurs nouveaux que l'on ajoute à l'ensemble des appareils organiques qui constituent le système animal; l'évacuation journalière qu'ils fournissent ne peut être insignifiante pour le corps d'où elle sort. Ajoutons qu'un exutoire entretient dans l'endroit qu'il occupe un gonflement comme fluxionnaire, qui comprend un rayon plus ou moins étendu, où les propriétés vitales sont toujours très développées: s'il s'élève dans l'économie animale des mouvements désordonnés, c'est là souvent qu'ils vont aboutir et s'éteindre: un exutoire est une sorte de garantie contre une apoplexie imminente, contre une hémoptysie, etc.

Urée. *Urea*, de οὖρον, urine, principe que l'on extrait de l'urine; il est sans couleur, sans odeur quand il est pur, d'une saveur fraîche un peu piquante. On vient de vanter la propriété diurétique de cette substance : j'ai voulu la constater. M. Reynard, pharmacien à Amiens, voulut bien me préparer quatre-vingts grains d'urée que l'on fit dissoudre dans une once d'alcohol. La nommée Marie-Marguerite Lesueur, âgée de cinquante-neuf ans, atteinte d'une hydropisie de l'ovaire, prit, le 18 septembre 1823, un scrupule de cette teinture dans une demi-once de sirop de sucre; ce remède n'est point désagréable à prendre; il ne cause point de nausées, point de rapports. La malade a des coliques la nuit; elle va trois fois du bas; elle n'urine pas plus que de coutume. Le 19, même dose de teinture d'urée : elle continue d'aller du bas avec des coliques; elle urine six fois la nuit; elle rend chaque fois une quantité considérable de liquide; aucune chaleur dans l'estomac ou dans le bas-ventre après avoir pris ce remède; elle a toujours bon appétit. Le 20, même dose : environ deux heures après, douleurs dans l'estomac, dans le ventre, dans le dos; trois selles; elle urine très souvent; elle rend toutes les heures un grand verre de liquide urinaire. Le 21, elle prend un demi-gros de la teinture; elle urine toutes les heures, mais elle rend peu de chose; trois selles liquides. Du 22, même dose : des picotements dans le ventre; deux selles; elle continue d'uriner toutes les heures; elle n'éprouve aucune ardeur en urinant. Les 23 et 24, même dose du remède : mêmes effets; des pneumatoses intestinales très fortes. Le 25, on élève la dose de teinture d'urée à deux scrupules; deux selles molles, point liquides; la malade urine toujours beaucoup. Les 26, 27, mêmes remarques. Le 28, elle prend un gros de la teinture : une ou deux heures après l'avoir avalée, il se fait un grand mouvement dans le ventre ; beaucoup de flatuosités; quatre selles; grande abondance d'urine. Le 29, même dose de teinture : six selles dans l'après-midi ; des petites coliques, des picotements dans le ventre; elle continue d'uriner souvent. Elle a pris la même dose de teinture d'urée, le 31, le 1er octobre, le 2 et le 3 ; les mêmes effets ont toujours eu lieu. L'urée, dans cette observation, a manifestement attaqué les voies alimentaires, et excité l'action sécrétoire des reins ; les autres appareils n'ont pas paru sentir sa puissance ; nous n'avons rien aperçu du côté de la tête, ni sur l'appareil circulatoire. Cette femme est morte plusieurs mois après; un violent saisissement a déterminé une péritonite qui a été promptement funeste. Sortie de l'Hôtel-Dieu pour aller dans son logement, elle s'aperçut qu'on lui avait volé le peu d'argent qu'elle avait : le lendemain, à la visite, sa figure était altérée, le ventre très sensible ; rien ne put arrêter les progrès de l'inflammation du péritoine. A l'ouverture du cadavre, on trouva un ovaire énorme, divisé en loges, dont les parois étaient très épaisses et qui contenaient un liquide visqueux, d'une consistance sirupeuse; cet ovaire remontait jusque dans l'épigastre; le péritoine abdominal et le péritoine intestinal étaient fortement phlogosés; les intestins étaient réunis par des brides; la tunique musculeuse était épaisse, tuméfiée, la tunique muqueuse à peu près saine; dans les derniers temps, cette femme rendait des selles naturelles.

Acide hydrocyanique. Acide prussique. Cet acide pur (acide de Gay-Lussac) est un poison effrayant par la promptitude avec laquelle il éteint la vie. Étendu dans l'eau (acide de Schèele), il perd cette activité délétère, et devient un médicament que M. le docteur Magendie a employé avec succès. (*Recherch. sur l'emploi de l'acide pruss. dans les mal. de poitrine*, Paris, 1819.) Cet acide, à la température ordinaire, est liquide, très volatil, peu soluble dans l'eau, d'une saveur d'abord fraîche, puis âcre et irritante; lorsqu'il est étendu d'eau, il exhale une odeur d'amandes amères; cette odeur, quand elle est forte, cause d'une manière instantanée de la céphalalgie, des vertiges, de l'oppression, et des douleurs de poitrine assez vives, qui ne cessent souvent qu'après plusieurs heures.

L'acide prussique étendu d'eau, convenablement affaibli, que l'on nomme acide prussique médicinal, s'administre à la dose de deux ou trois gouttes à la fois dans une cuillerée d'un véhicule convenable. On le donne le plus souvent en potion; on en met quinze gouttes dans deux onces d'eau distillée de roses ou de fleurs d'oranger, à laquelle on ajoute une once de sirop de gomme arabique ou de guimauve.

Cet acide, vu comme un moyen thérapeutique, est remarquable par la puissance qu'il exerce sur l'économie animale; mais celle-ci paraît inconstante, elle se détruit, elle s'évanouit facilement. L'acide prussique est un remède dont le praticien doit toujours craindre l'action, et trop souvent il le trouve vapide, sans énergie; ce médicament reste toujours un agent infidèle.

L'acide hydrocyanique porte une action remarquable sur l'encéphale et sur la moelle épinière : cette action est prouvée par la céphalalgie, les étourdissements, les picotements dans la poitrine, dans le ventre, les palpitations de cœur, le ralentissement du pouls et les autres phénomènes nerveux que suscite la substance qui nous occupe. Aussi les affections auxquelles on l'oppose avec succès sont le plus souvent des lésions vitales. Cet acide s'est montré salutaire, efficace contre des toux nerveuses, spasmodiques, convulsives, des accès d'oppression ou d'asthme, la coqueluche, des palpitations de cœur, etc., que provoquait une innervation déréglée, qui tenaient à un état morbide des centres de vitalité de l'appareil cérébral. Ce remède a réussi aussi à calmer la toux de phthisiques, peut être en changeant encore le mode actuel de sensibilité du tissu pulmonaire, en rendant momentanément la présence, le développement des tubercules moins pénible pour la nature. Son emploi dans des inflammations aiguës, la péripneumonie, la bronchite, la pleuro-péripneumonie, demande d'être justifié par de nouvelles observations.

Je ferai ici la remarque que l'on vante depuis quelque temps, comme des moyens efficaces dans la péripneumonie, des substances qui agissent sur la moelle spinale, qui font décroître l'innervation sur le cœur, qui ralentissent les contractions de ce viscère; comme le tartre stibié, la digitale pourprée, le camphre, l'acide hydrocyanique. Le secret de l'utilité thérapeutique de ces agents serait-il dans l'influence qu'ils exercent sur la moelle épinière d'abord, et dans l'affaiblissement qu'en éprouve la force contractile du cœur? L'inflammation des poumons peut-elle continuer, si, d'une part, les nerfs ne vivifient plus ces organes avec la même énergie, et si de l'autre le sang cesse d'y aborder avec la même vitesse?

Une fille de vingt-quatre ans avait une toux continuelle, avec des douleurs dans la partie dorsale de la colonne vertébrale. Elle a pris pendant long-temps la potion avec l'acide prussique. Chaque cuillerée causait une grande chaleur dans l'épigastre, qui donnait lieu à des nausées, qui ensuite se répandait dans tout le corps; la toux semblait vouloir continuer après l'ingestion de cette composition, mais un serrement de poitrine l'empêchait d'avoir lieu. L'emploi de cet acide constipait toujours la malade.

Un jeune homme qui a des mouvements violents du cœur avec un sentiment de douleur et de chaleur dans la région de ce viscère, une grande vivacité du pouls, prend la potion avec l'acide prussique. Il éprouve, après chaque cuillerée, des palpitations considérables; des bouffées de chaleur montent fréquemment à la figure. Après la quatrième cuillerée, les mouvements du cœur furent si violents, que cet organe semblait, dit le malade, vouloir sauter hors de sa poitrine. Ce jeune homme se sentait toujours près de s'évanouir; il saigna du nez. La potion fut supprimée. Dans les phlogoses du cœur et du péricarde, il serait dangereux d'insister sur l'emploi de ce remède. Au reste, nous connaissons encore mal son opération thérapeutique.

C. *Substances minérales.*

Acide sulfurique, huile de vitriol, *acidum sulfuricum, oleum vitrioli.* Liquide incolore, d'une consistance huileuse, inodore, d'une excessive acidité, que l'on obtient en faisant brûler du soufre mêlé à du nitrate de potasse, dans des appareils convenables. Cet acide attaque fortement les substances végétales et animales qu'il touche; il les colore en noir, et acquiert lui-même une couleur brune. On purifie cet acide pour l'usage intérieur, en le soumettant à la distillation dans une cornue de verre.

L'acide sulfurique, dans un état de concentration, agit sur les organes animaux comme un poison corrosif d'une extrême violence. A peine est-il arrivé dans l'estomac qu'il enflamme et désorganise les tissus qui composent ce viscère; il suscite les accidents les plus graves et la mort en peu d'instants. Si cet acide est étendu dans une grande proportion d'eau, il perd son caractère toxicologique : le véhicule qu'il reçoit devient le correctif de sa funeste énergie; ce mélange ne présente plus qu'un liquide médicamenteux dont on se sert dans la pratique de la médecine, avec lequel on opère des effets thérapeutiques.

La dose d'acide sulfurique que l'on doit mettre par chaque pinte d'eau ne peut être déterminée d'une manière précise : elle dépend du degré de concentration de l'acide. L'organe du goût est le meilleur guide que l'on puisse suivre dans cette occasion. Il faut que ce mélange donne un liquide d'une acidité agréable : on le nomme *limonade minérale* à cause de sa saveur; on y ajoute une quantité suffisante de sucre : souvent, au lieu d'eau pure, on emploie une décoction légère de plantes mucilagineuses, de riz, de gruau, la solution de gomme, etc.

Les effets organiques que l'acide sulfurique produit

quand il est ainsi étendu dans une grande quantité d'eau ne sont pas faciles à caractériser. Si la liqueur en contient trop, si sa qualité acide est trop forte, son impression sur l'estomac cause une contraction douloureuse de ce viscère, un sentiment pénible à la région épigastrique, surtout si les organes digestifs sont dans un état d'irritation, ou s'ils offrent quelque autre lésion morbide. De plus les molécules acides s'insinuent dans le fluide sanguin; leur action sur les fibres organiques les irrite, et décide un resserrement des tissus auxquels elles appartiennent. A quelle nature d'effets médicinaux rapporterons-nous ce produit de l'acide sulfurique? Est-ce un effet tonique? Ce produit n'est-il pas souvent un effet tempérant ou réfrigérant? Pendant l'usage de l'eau acidulée avec l'huile de vitriol, l'exercice de la digestion reste régulier; chez quelques personnes, les forces gastriques paraissent même acquérir plus d'énergie; quand elles prennent l'eau acidulée qui nous occupe, l'appétit augmente. Dans les maladies fébriles où le pouls est vif, fréquent, la chaleur animale plus développée, cette boisson semble modérer la vivacité, l'activité morbide des mouvements organiques, diminuer la chaleur animale, éteindre la soif; sa propriété médicinale montre alors un caractère tempérant.

On conseille l'usage de l'acide sulfurique étendu dans une eau chargée de sucre et de mucilage ou de fécule dans les diarrhées passives, dans les anciennes dysenteries. Ces maladies ont leur siége dans le canal alimentaire; l'impression des molécules acides sur la surface muqueuse intestinale, décidera un resserrement fibrillaire de son tissu; une utile crispation des vaisseaux sanguins qui y aboutissent ; ils détermineront la cicatrisation des ulcérations intestinales, si elles sont récentes, isolées, superficielles. Les auteurs conseillent cet acide dans les hémorrhagies, lorsque l'évacuation sanguine dure depuis long-temps, qu'elle a amené une profonde débilité, qu'il n'existe point d'irritation, de chaleur, etc. Souvent on ajoute cet acide par gouttes dans les infusions ou les décoctions toniques, comme celles de quinquina, de roses rouges, de cachou, etc., pour ajouter à leur force astringente, pour l'augmenter. On peut aussi essayer de rendre utile l'impression première que la limonade sulfurique fait sur la surface gastrique lorsqu'elle est fortement acide ; cette impression cause des effets sympathiques qui peuvent, dans quelques occasions, devenir salutaires ; la douleur qui se manifeste à l'épigastre est accompagnée d'un ralentissement soudain du pouls, d'une pâleur momentanée de la peau, etc. ; le sang semble repoussé des petits vaisseaux dans les gros. Ces phénomènes ne peuvent-ils pas amener la suspension et même la cessation d'une hémorrhagie ?

Acide sulfurique alcoholisé, eau de Rabel, *acidum sulfuricum alcoholisatum, aqua Rabelliana.* Cette composition s'obtient en mêlant trois parties d'alcohol avec une partie d'acide sulfurique ; on la conserve dans un flacon : à la longue ce mélange prend une odeur éthérée. On le regarde comme doué d'une propriété astringente : il est peu employé.

Nitrate de potasse, sel de nitre, *salpêtre, nitras potassæ, nitrum.* Sel formé par la combinaison de l'acide nitrique et de la potasse ; il est blanc, très soluble dans l'eau et surtout dans l'eau bouillante : mis sur des charbons ardents, il les fait brûler avec une extrême rapidité : il pique la langue et laisse une saveur fraîche qui n'est pas désagréable. Ce sel s'administre en bols ou dissous dans la tisane du malade.

Le nitrate de potasse produit des effets bien différents, selon la quantité que l'on en prend à la fois, selon la manière dont on l'administre. A la dose d'un demi-gros, d'un gros, en bols ou en électuaire, ou d'une demi-once à une once dans trois ou quatre verres d'un véhicule aqueux, ce sel cause, pendant un quart d'heure, un sentiment vif de froid à la région épigastrique, des nausées, des picotements, des tiraillements dans l'estomac, des coliques, un grand mouvement dans le ventre; puis surviennent des déjections alvines avec cuisson au fondement. Des praticiens conseillent deux gros, une demi-once même six gros de cette substance pour lâcher le ventre [1]. Si les voies digestives étaient actuellement dans un état d'irritation, si les tissus gastriques et intestinaux offraient une condition morbide, l'emploi de cette quantité de nitrate de potasse serait très dangereux, il pourrait occasioner des accidents graves, des vomissements, des angoisses, des tremblements des membres, des évacuations sanguinolentes, des syncopes, etc. L'inflammation des organes digestifs a été la suite de l'ingestion d'une once de nitrate de potasse.

---

[1] On peut voir, dans le Dictionnaire des Sciences médicales, des observations sur les effets du sel de nitre pris à la dose d'une once ou de six gros.

Lorsqu'on en donne une dose élevée, le sel de nitre produit des effets sympathiques bien remarquables. L'impression que ressentent les nerfs gastriques se transmet instantanément à l'encéphale et à la moelle épinière : ces centres de vitalité éprouvent une modification; le cours ordinaire de l'innervation décroît, semble se suspendre. C'est alors que l'on observe la petitesse et le ralentissement du pouls, l'abaissement de la chaleur animale, la pâleur de la peau, la langueur, un sentiment d'anxiété, etc. Les expériences que M. Alexandre d'Édimbourg a faites sur lui-même sont connues : cet observateur prenait de fortes doses de nitrate de potasse, et peu d'instants après son pouls se ralentissait, son corps se refroidissait. Une dame prend une pincée de sel de nitre dans une cuillerée d'eau sucrée avec le sirop de capillaire. Aussitôt après, sentiment douloureux à l'épigastre, sorte de constriction pénible de l'estomac; il semble à la malade qu'elle va avoir une syncope; quelque chose presse sur la poitrine et monte au cerveau. Ces effets durent un demi-quart d'heure; ils se sont répétés chaque fois qu'elle a pris ce médicament de la même manière.

Lorsque trois à quatre grains de nitrate de potasse sont étendus dans une tasse de boisson, on n'aperçoit plus l'impression du sel de nitre sur les voies alimentaires, il ne fait plus naître d'effets sympathiques; mais ses molécules sont absorbées, et les urines deviennent ordinairement plus abondantes. J'ai recueilli les urines et les déjections d'un malade qui prenait deux gros de sel de nitre par jour : M. Reynard, pharmacien à Amiens, a bien voulu les soumettre à un examen chimique ; il a trouvé ce sel très abondant dans la matière des déjections alvines, il existait aussi en quantité très notable dans les urines [1]. Les particules du nitre qui sont absorbées, importées dans le torrent circulatoire, doivent stimuler les fibres vivantes avec lesquelles elles se trouvent en contact. Ne sait-on pas qu'appliqué sur une plaie, sur un ulcère, le nitrate de potasse cause une cuisson insupportable, produit de la rougeur et de la chaleur. N'est-ce pas à l'action de ces molécules absorbées sur l'appareil circulatoire qu'il faut attribuer la fréquence du pouls, que des médecins mettent au nombre des effets du nitre? (Spielmann, *Institut. mater., med.*) La propriété diurétique de ce sel paraît encore dépendre de ses molécules qui vont exciter la fonction sécrétoire des reins. Injecté dans les veines, le sel de nitre donne lieu à des évacuations d'urine proportionnées à la quantité d'eau qui se trouve dans le corps, ou que l'on y porte. On assure toujours un effet diurétique très marqué à ce médicament quand on le prend étendu dans plusieurs tasses d'une boisson aqueuse.

On peut donc distinguer trois sortes de produits dans l'opération du nitrate de potasse sur l'économie animale: 1° son impression sur les voies digestives; 2° les phénomènes sympathiques qui en dépendent; 3° les mouvements que provoque l'action de ses molécules sur tous les tissus. Mais la thérapeutique peut-

---

[1] Le sang veineux d'un homme qui prenait une demi-once de nitrate de potasse dans quatre verres de tisane, depuis quatre jours, était d'un rouge vif très curieux.

elle tirer un parti utile et distinct de ces trois sortes d'effets?

Il n'est point d'usage que l'on emploie le nitrate de potasse pour lâcher le ventre, pour vider les voies alimentaires : il faut alors employer une forte dose de cette substance saline, et l'estomac, les instestins supportent une agression vive qui pourrait souvent avoir de graves inconvénients. L'opération en vertu de laquelle ont lieu les déjections qui suivent l'usage du sel de nitre empêchera le plus ordinairement les praticiens de s'en servir.

Les avantages que le sel de nitre procure dans l'hémoptysie tiennent à l'influence sympathique qui s'exerce sur tous les organes après son usage. On donne alors ce sel à haute dose; on le donne en bols ou en électuaires. L'impression qu'il fait sur la surface gastrique est très forte : les extrémités des nerfs qui la ressentent la transmettent à l'encéphale, à la moelle épinière; l'innervation subit soudain une modification, le cœur bat plus lentement, les capillaires cutanés et bronchiques éprouvent une constriction : l'hémoptysie s'arrête.

Ce sont encore les effets sympathiques dont nous venons de parler que voudraient obtenir ceux qui conseillent le sel de nitre dans les maladies fébriles quand la chaleur est vive, le pouls tendu, les yeux éclatants, les urines rares et enflammées, qu'il y a des mouvements hémorrhagiques, etc. Ils veulent, à l'aide de ce médicament, maîtriser cette excitation morbide, enchaîner en quelque sorte le cœur, réprimer l'excès d'activité de l'appareil circulatoire, abattre le développément de la température vitale, etc.; mais pour produire ces effets il faut toujours administrer de fortes quantités à la fois du médicament qui nous occupe. Or, si les organes digestifs sont irrités ou phlogosés, peut-on les soumettre à l'opération du nitrate de potasse sans craindre de provoquer des dégénérations fâcheuses, de déterminer des accidents funestes? Les médecins italiens regardent le nitre comme un contre-stimulant; ils l'emploient dans le traitement de la péripneumonie, pour détruire la diathèse de stimulus. Cette méthode curative a besoin d'être justifiée par des succès incontestés: en attendant on doit déclarer qu'elle est pleine de dangers.

Quand, dans les fièvres, on donne deux ou trois grains de nitre dans une tasse de boisson, on prétend encore obtenir un effet tempérant, rafraîchissant; on pense que ce sel a encore la propriété de calmer l'agitation du sang, de modérer la chaleur fébrile; mais on est dans l'erreur: l'impression que ressent alors la surface gastrique est trop faible pour porter sur le cerveau une influence sympathique capable d'amener des effets tempérants ou contre-stimulants; et si les molécules du nitrate de potasse sont absorbées, leur action sur les tissus vivants ne peut être qu'irritante; elle serait sûrement désavantageuse et contraire au résultat que l'on attend, si la petite quantité de ces molécules que reçoit le sang, ne rendait pas leur puissance insignifiante. Ordinairement on aperçoit leur pouvoir sur les reins; les urines coulent plus abondamment.

Le sel de nitre est un remède familier dans les infiltrations cellulaires, dans les hydropisies. On veut alors que les molécules du nitre excitent, aiguillonnent le tissu des reins, qu'elles donnent une plus grande activité à leur faculté sécrétoire; on désirerait attirer sur ce point la sérosité stagnante dans le tissu cellulaire de toutes les parties ou dans une cavité séreuse, et en provoquer l'expulsion par les urines.

On conseille aussi l'usage du sel de nitre dans le traitement de la gonorrhée : mais l'observation prouve qu'il ne faut pas y avoir recours dans la période inflammatoire, parcequ'il augmente la douleur que l'on éprouve en urinant.

CRISTAL MINÉRAL OU SEL DE PRUNELLE, *cristallus mineralis, sal prunellæ.* On fait fondre du nitrate de potasse dans un creuset, et on y projette un peu de fleurs de soufre. Quand la masse est refroidie, elle est blanche, opaque; on la brise par petits morceaux. Cette substance saline a les propriétés du nitrate de potasse.

SOUS-CARBONATE DE POTASSE, SOUS-DEUTO-CARBONATE DE POTASSE, SEL DE TARTRE, *sub-carbonas potassæ, sal tartari.* Sel âcre, urineux, très soluble dans l'eau, déliquescent, qui existe dans la plupart des plantes, qui se trouve abondamment dans celles qui sont ligneuses. On l'extrait de ces végétaux en les soumettant à la combustion et en lessivant les cendres qu'ils laissent. Les matières salines que l'on désignait autrefois dans les pharmacies sous les noms de sel d'absinthe, sel de petite centaurée, sel de germandrée, etc., n'étaient autre chose qu'un sous-carbonate de potasse qui restait mêlé à d'autres sels et à des particules végétales non brûlées. On retire aussi ce sel du tartre que le vin dépose dans les tonneaux.

Le sous-carbonate de potasse, introduit dans les voies alimentaires, à la dose de deux gros environ, agit comme un violent poison corrosif : il phlogose la gorge, l'intérieur de l'œsophage, et décide la gastrite la plus intense; il brûle les tuniques de l'estomac, souvent le perfore et cause une mort prompte. Cet agent si énergique perd son caractère toxicologique lorsqu'on le donne seulement par grains et qu'on le dissout dans l'eau ou dans un liquide mucilagineux, amylacé, sucré. Étendu dans une proportion de véhicule telle que l'on ne sente plus en prenant ce dernier qu'une saveur douceâtre, unie à une légère âcreté, ce sel forme une boisson médicinale dont on s'est servi avec succès. On fait aussi entrer cette substance saline dans des pilules.

L'observation a prouvé que si l'on donnait le sous-carbonate de potasse à une dose un peu plus élevée, ou si l'on mettait ce sel dans une moindre proportion de véhicule, et que l'on en répétât fréquemment l'usage, on voyait suivre un effet purgatif; c'est-à-dire que ses molécules irritaient les fibres des intestins, que cette agression décidait une secousse du canal alimentaire, et amenait des déjections alvines. Lorsque ce sel est étendu dans beaucoup d'eau, ses molécules sont absorbées; elles vont stimuler les organes sécrétoires de l'urine, et l'on rend une plus grande quantité de cette humeur. Toutefois l'action du sel de tartre sur les tissus vivants ne paraît pas produire un développement de leur vitalité, une accélération de leurs mouvements.

Après l'usage de ce sel, on n'observe pas que le pouls devienne plus vif, plus fréquent, que la chaleur du corps augmente; ce sel ne provoque jamais l'écoulement des règles ni la diaphorèse. Nous pensons que l'impression des molécules du carbonate de potasse sur les organes offre un mode tout particulier d'irritation, que nous ne devons pas regarder comme un effet tonique ni comme un effet excitant. Il n'est guère possible de douter que la substance saline qui nous occupe ne pénètre dans le système animal, que ses particules ne se répandent dans tous les tissus organiques. M. Magendie a expérimenté plusieurs fois que l'urine des chiens devenait sensiblement alcaline, deux heures après que ces animaux avaient avalé du carbonate de potasse, de soude ou de chaux. (*Recherch. sur la gravelle.*)

Peut-on penser avec Mascagny que l'eau chargée de carbonate de potasse convienne dans le traitement de la pleurésie et de la péripneumonie? Ce savant avait observé que les concrétions albumineuses que l'on remarque sur les membranes séreuses après la mort, dans les pleurésies, dans les péritonites, se dissolvaient facilement dans une eau même peu chargée de potasse et de soude. C'est pour prévenir la formation de ces concrétions qu'il proposa l'usage du carbonate de potasse. On fit l'emploi de ce remède; aussitôt que la maladie se déclarait, on avait recours à la saignée, et immédiatement après on mettait les malades à l'usage de l'eau alcaline. On assure que, dans les péripneumonies, cette boisson rendait les crachats moins visqueux, plus liquides, qu'ils per daient peu à peu la densité qu'ils avaient dans le commencement, et qu'ils étaient expectorés avec une grande facilité : en même temps il survenait une sueur abondante, et des évacuations d'urine qui se montraient salutaires. (*Bullet. de la Faculté et de la Société de Médecine de Paris*, n° vij, 1813.)

On a vanté le sous-carbonate de potasse comme un puissant fondant dont on recommandait l'usage dans les engorgements des viscères, dans les altérations des tissus, dans les gonflements des glandes, etc. L'impression des molécules salines sur les parties malades peut-elle amener une modification dans leur mode actuel de vitalité, un changement dans leur action nutritive? L'emploi prolongé d'un sel alcali amène peu à peu une profonde mutation dans l'économie animale : le sang perd sa consistance ordinaire, les tissus vivants deviennent moins denses, comme ramollis ; leur complexion intime est visiblement modifiée ; le corps éprouve un amaigrissement sensible. Ce changement intestin ne peut-il pas opérer bien des résolutions, décider bien des modifications curatives? Un remède à l'aide duquel on donnerait à l'absorption une très grande activité, qui pourrait servir à détruire les tissus morbides, serait un secours bien précieux.

On emploie le sel alcalin dont il est ici question dans l'hydropisie, comme un moyen diurétique. Sydenham dit qu'il a vu des hydropisies désespérées qui ont été guéries par la lessive de cendres de genêt dans du vin blanc.

On a eu la prétention d'arriver, par l'usage intérieur de la potasse, à dissoudre les calculs de la vessie. Cette thérapeutique a besoin d'être appuyée par de nouvelles observations. On assure que ce sel a plus de prise sur les calculs nouveaux, sur ceux qui sont formés d'acide urique que sur les autres. La potasse étendue dans l'eau est une boisson habituelle qui convient à ceux qui sont tourmentés de la gravelle, lorsqu'ils ont un accès d'acide urique ou phosphorique dans l'urine. N'oublions pas que c'est une action chimique qu'opère alors la substance alcaline : ses molécules attaquent tous les tissus pendant qu'elles circulent avec le sang; mais lorsque, poussées hors du corps par les issues excrétoires, elles affluent dans le liquide urinaire, elles forment avec les acides dont nous venons de parler des combinaisons qui restent en dissolution dans l'urine; ces acides ne prennent plus une forme concrète. Ce produit est bien distinct des effets immédiats de ce sel sur l'organisme vivant.

Sous-carbonate de soude, carbonate de soude, alcali minéral, *sub-carbonas sodæ, carbonas sodæ, alcali minerale.* Ce sel est efflorescent, d'une saveur âcre, très soluble dans l'eau. Il a les mêmes propriétés que le précédent; il s'administre de la même manière.

Acétate de potasse, terre foliée de tartre, *acetas potassæ, terra foliata tartari.* Ce sel est le résultat de la combinaison de l'acide acétique avec la potasse. Il est en paillettes blanches, très déliquescent; il attire avec force l'eau atmosphérique; tenu à l'air libre, il se couvre en très peu d'instants de petites gouttelettes. L'eau en dissout plus que son poids : il est aussi soluble dans l'alcohol. Il a une saveur piquante et un peu âcre.

On administre l'acétate de potasse en médecine, à

la dose d'un scrupule, d'un gros, même davantage. On met ordinairement ce sel dans un verre d'une tisane appropriée à l'effet que l'on veut obtenir : on l'ajoute souvent aux sucs dépurés des plantes amères. Lorsque l'on prend l'acétate de potasse à la dose de plusieurs gros, et qu'il est rapproché dans une petite quantité de liquide, son action sur les intestins détermine fréquemment un trouble dans leurs mouvements naturels; il survient quelques coliques qui sont suivies de déjections alvines. On observe un autre résultat quand l'acétate de potasse est en plus petite dose, et qu'il est étendu dans un véhicule plus abondant : on aperçoit alors que les principes salins ont stimulé l'appareil rénal; la sécrétion des urines est augmentée, leur évacuation devient plus abondante. On a cru reconnaître que cette substance irritait les poumons chez les personnes qui avaient ces organes doués d'une grande susceptibilité. Toutefois on reste incertain dans quelle classe d'agents médicinaux les effets physiologiques de cette substance lui donnent le droit d'entrer.

On conseille l'acétate de potasse dans les engorgements des viscères, dans les jaunisses qui dépendent d'une lésion matérielle du foie, etc. Nous dirons, avec Desbois de Rochefort, que pour trouver un remède efficace dans cette substance, il faut la donner à des doses élevées, comme une demi-once, une once et plus par jour. On a employé avec succès l'acétate de potasse dans l'hydropisie : on a vu ce sel réveiller la fonction absorbante, décider des évacuations considérables d'urine, faire disparaître des anasarques qui avaient résisté aux médicaments scillitiques.

SAVON MÉDICINAL, SAVON AMYGDALIN, *sapo medicinalis, sapo ex soda amygdalinus.* Ce savon s'obtient en combinant la soude caustique avec l'huile d'amandes douces. M. Chevreul a prouvé que lorsque l'on traitait un corps oléagineux par un alcali, il se formait dans le premier deux acides nouveaux, l'acide margarique et l'acide oléique, avec ce qu'il nomme principe doux des huiles. C'est la combinaison de ces acides avec l'alcali qui constitue le savon : il veut que ce dernier soit assimilé aux sels.

Le savon médicinal est solide, blanc, d'une saveur légèrement alcaline. Il se dissout dans l'eau, dans l'alcohol et dans l'éther. On le donne à la dose de six à douze grains par jour : on peut aller beaucoup plus loin, et en faire prendre jusqu'à un, deux scrupules et même plus. On le met ordinairement en pilules, en l'unissant à une poudre appropriée au but que l'on se propose : on choisit tantôt la poudre de graines de lin, de réglisse, et tantôt celle de rhubarbe, de scammonée, ou celle d'aloès, d'assa-fœtida, etc.

Les effets immédiats que produit l'usage du savon médicinal annoncent qu'il agit en stimulant les parties vivantes. Souvent il donne plus d'activité aux organes digestifs, il ouvre l'appétit, il favorise l'exercice de la digestion ; chez quelques personnes, il tient le corps plus libre. Sans doute les principes du savon pénètrent dans l'appareil circulatoire ; ils vont exciter tous les tissus : cependant ce composé chimique ne suscite point de phénomènes généraux, de variations notables dans la circulation et dans les autres fonctions. On a cru remarquer que le savon augmentait le cours des urines, qu'il rendait plus active la sécrétion des reins. Il est un produit important que le savon, comme les autres sels alcalins, paraît occasioner quand on en continue pendant quelque temps l'usage à hautes doses. On voit s'élever peu à peu dans l'économie animale un mouvement comme fébrile : la composition du sang éprouve une modification ; son cours dans les petits vaisseaux semble troublé ; il se manifeste des accidents qui sont comme l'expression de la mutation profonde que subit le système animal : les gencives se tuméfient et deviennent saignantes, il y a une pâleur générale, de la bouffissure ou de l'amaigrissement, de la faiblesse, des hémorrhagies, etc. On conseille le savon en pilules dans les embarras des viscères, dans la jaunisse, etc. On sait qu'on lui donnait les titres de fondant, d'apéritif, de désobstruant. La modification intime qu'éprouvent tous les tissus, quand on use pendant long-temps du composé qui nous occupe, a pu arrêter les progrès d'une désorganisation qui ne faisait que commencer, ramener à leur état naturel des organes qui prenaient trop de volume, qui tendaient à l'induration, etc.

On conçoit facilement pourquoi les auteurs défendent le savon dans les maladies inflammatoires, dans celles où le pouls est vif, fréquent, où il y a de la chaleur à la peau. Le caractère excitant que nous avons reconnu dans la faculté médicinale de ce composé aurait suffi pour le repousser du traitement des affections pathologiques dont nous parlons, quand l'expérience clinique ne nous aurait pas éclairé à ce sujet.

Le savon est un remède en grande faveur contre les affections calculeuses, contre la gravelle. Son action sur les concrétions qui se forment dans les voies urinaires est loin d'être aussi réelle, ou au moins aussi forte que quelques auteurs le supposent.

On conseille l'eau chargée de savon comme une boisson convenable dans les empoisonnements par les acides : la partie alcaline de ce composé neutralise la liqueur corrosive ; en se combinant avec elle, elle anéantit son action meurtrière, elle borne ses ravages. On applique le savon à l'extérieur sur les tumeurs indolentes, sur les engorgements des glandes, etc., comme un moyen propre à stimuler doucement les tissus malades, à décider en eux un développement de vitalité qui puisse amener une heureuse résolution. On ajoute le savon dans les lavements lorsqu'on veut titiller les gros intestins, vaincre leur paresse et obtenir l'expulsion de ce qu'ils contiennent.

Sulfure de potasse, oxyde de potassium sulfuré, foie de soufre, *sulphuretum potassæ*, *hepar sulphuris*. Composé chimique que l'on prépare en faisant fondre dans un creuset une partie de soufre avec deux parties de sous-carbonate de potasse. C'est une matière solide, dont la cassure est vitreuse, d'une couleur jaune verdâtre, qui attire fortement l'humidité atmosphérique. Cette substance a beaucoup d'affinité pour l'eau, mais dans son union avec ce liquide, elle se décompose, de manière que le sulfure de potasse n'existe qu'à l'état sec. Dans sa combinaison avec le véhicule dont nous parlons, une partie passe à l'état d'hydro-sulfate sulfuré de potasse ; il se forme du sulfite sulfuré de potasse; du gaz hydrogène sulfuré s'échappe du mélange.

On administre le sulfure de potasse en poudre, dont on fait, au moment de l'avaler, des bols avec un peu de miel ou de confiture. M. le professeur Chaussier en a composé un sirop dont la formule est consignée dans le *Nouveau Codex*, et qui est très commode lorsque l'on désire faire prendre cette substance aux enfants.

Le sulfure de potasse a une saveur âcre, piquante, amère; pris à la dose de quatre ou six grains à la fois, il échauffe les voies digestives, cause de la soif, des déjections alvines, un sentiment d'ardeur dans l'abdomen, etc. ; si l'on répète cette dose de quatre heures en quatre heures, on aperçoit bientôt l'influence stimulante de cette substance sur tous les appareils organiques, et principalement sur le système circulatoire : le sang semble poussé avec plus de force dans les vaisseaux capillaires, des efforts hémorrhagiques se manifestent, il survient des saignements de nez, etc. ; on voit souvent les crachats se couvrir de stries sanguines lorsque l'on administre cette substance dans les affections du système pulmonaire ; elle donne plus d'activité à la fonction exhalante de la peau ; elle a quelquefois fait couler les urines plus abondamment.

L'ingestion de plusieurs gros de sulfure de potasse détermine un état pathologique ; son impression sur les organes digestifs altère leur texture, y allume une phlogose. Cette substance laisse échapper du gaz hydrogène sulfuré qui porte une atteinte funeste sur l'organe cérébral, provoque des mouvements convulsifs, et éteint très promptement la vie, comme l'a prouvé l'événement malheureux d'une dame qui avala une solution concentrée de sulfure de potasse au lieu d'eau de Barèges, comme le démontrent aussi les expériences de M. Orfila.

On trouve dans le sulfure de potasse en poudre ou en sirop un remède que l'on a employé avec succès dans la coqueluche, dans la toux humide. Ce moyen pris à petites doses, que l'on réitérait de trois heures en trois heures, a produit un bien visible dans les coqueluches très opiniâtres ; mais il ne faut pas perdre de vue la faculté excitante de ce médicament ; le praticien doit suivre ses effets immédiats, et juger s'ils sont salutaires. On voit quelquefois le sulfure de potasse irriter les poumons, rendre la toux plus sèche, décider un crachement de sang : ces accidents en feront aussitôt proscrire l'usage.

Ajoutons une remarque : quand le sulfure de potasse est pris à une dose trop élevée et qu'il cause la mort, on trouve toujours qu'il a occasioné une altération du tissu pulmonaire. Cette lésion pathologique prouve que la substance qui nous occupe porte une impression spéciale sur les poumons. Sa vertu médicinale dans les maladies de l'appareil respiratoire est-elle autre chose que cette même impression rendue assez douce pour n'être plus nuisible ?

On avait aussi offert à la thérapeutique le sulfure comme un remède sûr, efficace dans le croup. Plût au ciel que l'observation eût confirmé une annonce aussi consolante pour l'humanité ! Pourquoi faut-il que nous soyons encore occupés à chercher des armes pour combattre un mal qui inspire tant de terreur aux familles, qui deviendrait un nouveau fléau pour la société, s'il prenait un caractère épidémique?

On applique fréquemment à l'extérieur le sulfure de potasse étendu dans l'eau ou mêlé avec un corps gras. Ces topiques sont des secours très efficaces dans le traitement des dartres, de la teigne et des autres affections cutanées; leur impression locale anime la vitalité de la peau, donne plus d'activité au travail morbifique, suscite une sorte de crise artificielle qui devient salutaire : c'est assez dire que ces applications extérieures sont contraires lorsque la lésion cutanée offre une phlogose trop vive, de la chaleur, de la douleur, etc.

On sait combien les bains de sulfure de potasse sont aujourd'hui en faveur. C'est une ressource thérapeutique dont M. le docteur Alibert nous a fait connaître l'importance, et dont on jouit à présent dans nos cités, dans nos campagnes, dans tous les établissements de charité. Ce n'est pas seulement dans les affections du système dermoïde que ces bains sulfureux se montrent efficaces; on en retire des avantages signalés dans les dispositions cachectiques des enfants, dans les engorgements des ganglions lymphatiques, dans le traitement des affections scrophuleuses, syphilitiques, rhumatismales, etc. Ces bains ont une action locale qui devient évidente quand la surface cutanée est actuellement le siége d'une affection morbide : dans l'état naturel, ils donnent à la peau de la fermeté, de la douceur, de la fraîcheur; ils développent son ton, son énergie vitale. Ces bains ont de plus une action générale bien digne d'être notée : pendant le temps de l'immersion du corps dans l'eau, il se fait une absorption de principes sulfureux; l'impression de ces derniers sur tous les tissus remonte, met en exercice les forces organiques de tout le système, et donne plus d'activité à toutes les fonctions nutritives. J'ai fréquemment rencontré des malades qui, au sortir d'un bain sulfureux, s'étonnaient de monter si lestement un escalier : ils reconnaissaient que le bain les avait corroborés, avait augmenté la vigueur de leurs membres. Ces bains excitent l'appareil gastrique, ils aiguisent l'appétit.

Magnésie blanche, sous carbonate de magnésie, *magnesia alba, sub-carbonas magnesiæ.* Substance blanche, très légère, douce au toucher, peu soluble dans l'eau, que l'on retire du sulfate de magnésie à l'aide d'un carbonate alcalin. On se sert depuis longtemps de cette substance en médecine comme d'un médicament absorbant. On la conseille à la dose de six à douze grains, lorsqu'il existe des acides dans l'estomac, lorsqu'il remonte des aigreurs à la bouche, et que l'on éprouve une chaleur brûlante vers l'orifice cardiaque. On pense que la substance alcaline s'unit à ces acides, et qu'elle se transforme alors en un composé salin qui irrite doucement la surface intestinale et qui produit un effet purgatif. On préfère dans ce cas la magnésie pure, c'est-à-dire celle que l'on a privée de l'acide carbonique par le moyen du feu, parceque cette dernière ne dégage pas, comme le carbonate de magnésie, du gaz acide carbonique dans la cavité gastrique.

Si nous cherchons du reste à reconnaître l'action

que la magnésie exerce sur les tissus organiques, nous trouverons que cette substance est à peu près inerte; d'abord elle est inodore et sans saveur, son contact avec une partie vivante paraît indifférent à cette dernière; ses principes, s'ils passent dans la masse du sang, ne donnent nulle part de signe de leur présence. On a vu la magnésie prise à haute dose séjourner dans le canal intestinal, et en sortir au bout d'un certain temps, sans avoir été altérée dans ses qualités chimiques. Un homme qui en avait fait abus offrit à l'ouverture de son corps une masse concrète de cette matière qui occupait le colon, et qui pesait près de six livres.

La magnésie offre un moyen véritablement précieux dans les empoisonnements par les acides minéraux, lorsqu'on peut la faire avaler peu après la liqueur caustique; cette substance douce se combine avec l'acide, elle enlève à toutes les portions qu'elle rencontre leur force corrosive, et les convertit en un corps salin qui n'a plus rien de délétère.

On a introduit en médecine l'usage des yeux d'écrevisses, de la craie, du corail, des écailles d'huîtres, etc. Ces matières passent aussi pour jouir d'une vertu absorbante; on en recommande l'emploi lorsqu'une disposition morbide de l'estomac communique une acidité insolite, une qualité irritante aux sucs que sécrète sa membrane interne. En s'emparant des acides que contient l'estomac, ces substances font souvent cesser une cardialgie très pénible; quelques praticiens leur ont aussitôt concédé une vertu sédative.

Oxyde de zinc, fleurs de zinc, *oxydum zinci, flores zinci.* On prépare cet oxyde en mettant du zinc dans un creuset et en l'exposant à l'action du feu : dès que la matière métallique est fondue, il s'en élève des flocons lanugineux, très blancs, très légers, que l'on recueille : la légèreté et la blancheur de cette matière lui ont fait donner aussi le nom de *nihil album,* de *lana philosophica.*

On donne cette préparation en poudre, mêlée avec le sucre, en électuaire, en bols, ou en suspension dans un véhicule sucré. La dose est de six, huit, douze grains par jour : on élève cette dose jusqu'à un scrupule, même un demi-gros sans inconvénient.

L'action de cette matière médicamenteuse sur l'estomac et sur les intestins donne lieu à une sensation désagréable à l'épigastre, à des nausées, à des vomissements, à des coliques. Ces effets sont principalement sensibles les premières fois que l'on fait usage de cette substance. Elle a de plus la propriété de porter à la tête, de causer une sorte d'ivresse passagère. On a donné ce corps médicamenteux dans l'épilepsie, dans les convulsions.

Sulfate de cuivre ammoniacal, cuivre ammoniacal, *cuprum ammoniacum.* On a donné ce sel en pilules à la dose d'un demi-grain d'abord mêlé à la mie de pain, au sucre, à la gomme, etc. On augmente la dose peu à peu, suivant que l'estomac s'habitue à son action. Cullen dit l'avoir portée jusqu'à cinq grains et même plus. Il faut que ce sel soit préparé à mesure que l'on en a besoin, car il est toujours disposé à s'altérer. C'est sur l'estomac et les intestins que l'on aperçoit surtout son action : il excite souvent les organes digestifs, il accroît leur énergie; mais d'autres fois il donne lieu à la cardialgie, à des nausées, à des coliques, à des déjections par bas, à des vomissements. Cette substance saline produit aussi des étourdissements, des douleurs de tête; elle porte donc une influence particulière sur le cerveau; est-ce à cette influence que nous devons rapporter les succès que l'on assure avoir obtenus avec le cuivre ammoniacal dans l'épilepsie, dans la danse de St.-With et dans quelques autres névroses?

NITRATE D'ARGENT, *Nitras argenti in crystallos concretus*. Ce sel est très caustique; on l'emploie comme cathérétique sous le nom de *pierre infernale;* mais alors il a été fondu et coulé dans un moule cylindrique. Ce sel a une saveur extrêmement âcre; il brûle les tissus avec lesquels on le laisse en contact. Cependant on a osé administrer cette substance à l'intérieur, et depuis quelque temps on s'en sert comme d'un remède efficace contre l'épilepsie. Des praticiens recommandables affirment qu'il éloigne les accès de cette maladie, qu'il diminue leur violence et même qu'il les supprime tout-à-fait. On s'en est servi également dans les névralgies. On commence par administrer d'abord un cinquième de grain de cette substance trois fois par jour; on augmente progressivement chaque dose jusqu'à deux grains et plus. On divise ce sel âcre avec une poudre adoucissante qui soit peu soluble dans les sucs gastriques, afin de ménager les organes digestifs, de les préserver d'une impression trop forte et nuisible.

Le nitrate d'argent donne lieu à des chaleurs dans le pharynx, il irrite les organes digestifs par son impression immédiate sur leur surface muqueuse. Il excite fréquemment des coliques et des déjections alvines, les premières fois que l'on s'en sert. Son action sur les autres appareils organiques et sur l'organe encéphalique en particulier, lorsqu'on n'en prend qu'une dose médicinale, n'a pas encore été suffisamment étudiée : toutefois on l'a vu produire des vertiges, une cécité passagère, etc. Il a aussi décidé une évacuation plus abondante d'urine. On sait que si l'on continue pendant long-temps l'usage de ce sel, il communique à la peau, à celle du visage surtout et aux ongles, une couleur d'un bleu grisâtre ou brune, qui dure souvent fort long-temps.

Le nitrate d'argent sera toujours un remède dangereux. Son usage intérieur peut causer des lésions graves dans la cavité gastrique : on l'accuse d'avoir fait naître des ulcérations profondes, étendues sur la face interne de l'estomac. Le médecin qui se permet d'user d'une pareille ressource doit en surveiller avec bien du soin l'action.

On ne saura bien si ce remède peut être salutaire dans une épilepsie que quand on pourra déterminer la cause organique qui provoque des accès de cette affection. Il est prouvé que cette cause n'est pas toujours identique, que des lésions différentes par leur siége, par leur nature peuvent donner lieu à des attaques épileptiques ; le nitrate d'argent n'aura pas la faculté de les détruire toutes ; les cas dans lesquels il conviendrait sont loin d'être reconnus.

Je consignerai ici une observation. Le nommé Facquez, âgé de trente ans, est épileptique depuis son enfance. Cette maladie se déclara à la suite de convulsions, d'états extatiques. Les accès ont lieu souvent tous les jours : dans l'intervalle, il se plaint de douleurs dans la région frontale et temporale; il a la vue troublée habituellement, le regard égaré. Il prend le 30 mars 1823, matin et soir, une des pilules suivantes :

℞ Nitrate d'argent cristallisé, gr. j.
Poudre de racine de guimauve, ʒ j.
Sirop de gomme arabique, S. Q.
Mêlez et divisez en 20 pilules.

Le premier jour, il a des coliques et va trois fois du bas. La nuit, il a une attaque plus forte que de coutume. Le second jour, des coliques, deux selles; deux attaques d'épilepsie, la deuxième très forte. Le troisième jour, il prend une troisième pilule à midi ; une selle avec des coliques ; deux attaques. Le quatrième jour, beaucoup de coliques, n'a pas été du bas; il n'a pas eu d'accès. Le cinquième jour, trouble dans les intestins, une selle solide; sorte de stupeur, physionomie hébétée, mouvements convulsifs dans les muscles de la face ; on cesse l'usage des pilules; saignée du bras. Le sixième jour, figure pâle, palpitations de cœur, propension à la colère. Ce malade est bientôt revenu à l'état où il était avant l'usage du nitrate d'argent. Cinq mois après, il est mort avec un délire frénétique et une agitation extrême. A l'ouverture du corps, on a trouvé le cerveau comme aplati et flottant dans ses méninges. L'arachnoïde cérébrale était épaissie, blanchâtre, contenant avec la pie-mère une sérosité qui donnait à la face externe du cerveau un aspect albumineux. Le cerveau était très pâle : la substance cérébrale avait une mollesse singulière ; cette modification morbide était très prononcée. Il n'y avait pas d'eau dans les ventricules. La moelle épinière n'offrait aucune altération ; il existait un peu de sérosité dans la gaîne vertébrale. La poitrine était saine ; le cœur ne présentait aucune lésion. L'estomac et les intestins ne nous ont rien montré qui ait pu faire penser que le nitrate d'argent les avait offensés ; le foie avait une tendance à la dégénérescence graisseuse.

Il serait important de savoir en quel état étaient les méninges encéphaliques et l'encéphale lui-même, au moment où l'on employa le nitrate d'argent. On a vu que ce malade n'a pas pu en supporter l'action.

Acétate de cuivre ammoniacal. Substance introduite depuis peu de temps dans la matière médicale, que l'on donne à la même dose que le cuivre ammoniacal. On la conseille dans l'épilepsie. M. le professeur Chaussier s'en est servi dans le traitement de cette maladie. (*Mat. méd. de Schwilgué, note de M. Nysten*, tom. I. pag. 452.) Il nous manque une étude exacte, soignée des effets physiologiques que ces matières médicamenteuses produisent dans l'économie animale ; il nous manque aussi une connaissance précise des lésions que ces matières ont combattues lorsqu'elles ont été salutaires.

Acétate de plomb, sel ou sucre de saturne, *acetas*

plumbi in crystallos concretus, saccharum saturni. Ce sel est une combinaison du plomb avec l'acide acétique. On le prépare en mettant bouillir du vinaigre distillé avec la litharge. Par le repos, il se forme au fond de la liqueur des cristaux en aiguilles blanches, brillantes, d'une saveur sucrée, un peu astringente, soluble dans l'eau et dans l'alcohol.

On sait que le plomb qui est disséminé dans l'air atmosphérique, qui pénètre dans le système animal en molécules invisibles, agit fortement sur le système nerveux, et produit une affection pathologique que l'on connaît sous le nom de colique de plomb ou colique des peintres. Cette affection n'est qu'une lésion vitale des intestins ordinairement : elle a sa cause dans la partie inférieure de la moelle épinière, et dans les plexus des nerfs ganglionnaires : la lésion de l'appareil nerveux, le désordre de l'innervation se manifestent par des tremblements, des douleurs vagues, des engourdissements, la paralysie des membres, par un sentiment pénible le long de la colonne vertébrale, etc. : on guérit cette affection en irritant fortement la surface muqueuse du canal intestinal, à l'aide de purgatifs énergiques.

C'est un effet tout différent que produit l'acétate de plomb quand il est administré à l'intérieur; il irrite, phlogose même l'estomac, lorsqu'on en donne une forte dose à la fois, comme le prouvent les expériences faites sur des animaux vivants avec cette matière saline. C'est encore une irritation que l'on produit lorsque l'on administre l'acétate de plomb à très petites doses, comme deux, quatre, ou six grains; mais cette irritation est légère, elle peut devenir salutaire. Cette quantité d'acétate de plomb fait sur la surface gastrique et intestinale une impression qui se montre souvent médicinale. On arrête des diarrhées avec ce sel : il convient dans celles qui sont entretenues par des ulcérations superficielles fixées sur quelques points de la vaste étendue des voies alimentaires. Ce sel me paraît alors décider la cicatrisation de ces ulcérations, comme tous les jours nous le voyons opérer celle des endroits de la surface cutanée qui suppurent. Des lavements mucilagineux ou amylacés, dans lesquels on ajoute six à huit grains d'acétate de plomb, causent une grande chaleur dans le trajet du colon, des coliques, des cuissons au fondement, lorsque la face interne de cet intestin est couverte d'ulcérations ou dans un état d'irritation : cette chaleur n'a pas lieu quand cet organe est dans sa condition physiologique. Souvent cette substance saline produit un trouble, un mouvement dans les intestins.

On vante depuis quelque temps l'usage interne de l'acétate de plomb pour modérer les sueurs colliquatives des phthisiques. Son action se manifeste souvent par une éruption, par un prurit ; le tissu cutané devient moins mollasse. Ce sel ne réussit pas quand les voies digestives sont irritées, quand la langue est rouge, sèche, qu'il y a de la soif, que le ventre est douloureux, etc. On conseille aussi l'acétate de plomb pour arrêter quelques hémorrhagies. On donne ce sel en solution dans une eau distillée ; on met d'abord deux, quatre, ou six grains dans quatre à cinq onces de véhicule. J'ai l'expérience que l'on peut faire prendre cette substance médicinale à bien plus fortes doses, sans qu'il survienne d'accidents [1].

On emploie souvent à l'extérieur le sous-acétate de plomb liquide, ou l'extrait de Saturne. Étendu dans l'eau, il la blanchit; si on y ajoute un peu d'alcohol, il forme l'*eau végéto-minérale*.

MERCURE, VIF-ARGENT, *Mercurius, Hydrargyrum, Argentum vivum*, métal de couleur blanche, semblable à celle de l'argent, liquide à la température même la plus froide de nos climats, susceptible de se congeler à un froid de trente-deux degrés (Réaumur). Ce métal se volatilise facilement; il se réduit en vapeurs à l'aide du feu. Pour l'avoir pur, on le soumet à la distillation. Ce corps métallique est inodore et insipide; il a beaucoup d'affinité avec l'oxygène et avec les acides; combinés avec ces agents, il forme des composés qui agissent vivement sur les organes du goût et de l'odorat, qui attaquent fortement tous les tissus vivants. Il est peu de métaux dont on se soit plus occupé que du mercure. Les alchimistes espéraient opérer avec lui le grand-œuvre; ils l'ont tourmenté de toutes les ma-

---

[1] M. le professeur Fouquier vient d'employer avec succès l'acétate de plomb pour suspendre les sueurs des phthisiques. Il a vu que l'on pouvait prendre jusqu'à douze grains par jour de cette substance sans danger, qu'elle ne faisait pas naître la maladie que l'on nomme colique de plomb, qu'il fallait en avoir introduit une certaine quantité dans le corps malade, pour que son efficacité devînt sensible. (*Bullet. de la Soc. de la Faculté de méd. de Paris*, n° VII, 1820.)

nières; ils ont connu un grand nombre des préparations que l'on peut faire avec ce métal.

Le mercure se trouve assez abondamment dans la nature; il en existe des mines en France, en Espagne, en Allemagne, dans l'Amérique méridionale. On le trouve à l'état natif ou allié avec des métaux, avec le soufre, avec des acides, etc. Nous ne devons pas nous occuper ici de l'histoire chimique ou naturelle de ce métal : nous nous contenterons d'indiquer sommairement les diverses préparations mercurielles qui sont employées en médecine.

I. *Préparations mercurielles qui servent de médicaments.*

PROTOXYDE DE MERCURE, OXYDE DE MERCURE NOIR, ETHIOPS PER SE. On l'obtient en décomposant par la potasse le proto-nitrate de mercure. Cet oxyde est sous forme de poudre noire; il a une saveur âpre, il est insoluble dans l'eau; il présente, quand on le comprime entre des corps solides, de petits globules mercuriels visibles à l'œil; il est composé, d'après les expériences de M. Guibourt, de deutoxyde de mercure et d'une portion de ce métal qui a conservé sa nature, et qui se trouve seulement très divisé.

DEUTOXYDE DE MERCURE, OXYDE DE MERCURE ROUGE, PRÉCIPITÉ ROUGE. On l'obtient en exposant à une grande chaleur le proto-nitrate de mercure; l'action du feu décompose l'acide nitrique, le transforme en oxygène et en gaz acide nitreux. Il reste dans le matras du deutoxyde de mercure sous forme de petites paillettes d'un violet foncé, qui en se refroidissant prennent une couleur rouge-jaunâtre. On ne se sert ordinairement de cette préparation que pour des applications extérieures; pour brûler des chairs, ronger des excroissances. C'est un escarotique puissant; il se dissout dans l'eau, et lui communique une saveur métallique très prononcée.

Sulfure de mercure noir, éthiops minéral. En triturant le mercure avec le soufre dans un mortier de marbre, on obtient une poudre noire que l'on avait cru être une combinaison particulière du soufre et du mercure. Mais on a reconnu que cette poudre n'était qu'un simple mélange de sulfure de mercure rouge et de mercure à l'état métallique. Il est aujourd'hui peu usité.

Sulfure de mercure rouge, cinnabre, *cinnabaris*. On trouve en abondance cette combinaison de soufre et de mercure dans la nature. Cependant on prépare presque toujours artificiellement celui dont on se sert dans les pharmacies. Il s'obtient en faisant chauffer du soufre et du mercure dans un matras de verre à long col, et en remuant le mélange aussitôt que le soufre est fondu. Ce mélange prend d'abord une couleur noire. On le réduit en poudre, et on le soumet de nouveau à l'action du feu; il se sublime en aiguilles qui sont d'un rouge violet. Lorsque le cinnabre est pulvérisé, il prend le nom de *vermillon*. Il est surtout employé en fumigations.

Proto-chlorure de mercure, muriate de mercure doux, calomélas, mercure doux, aquila alba, *mercurius dulcis*. On le prépare ordinairement en unissant, dans un mortier avec un peu d'eau, du sublimé corrosif en poudre et du mercure à l'état métallique, et en faisant ensuite sublimer ce mélange. On le lave pour le dépouiller de la petite portion de muriate suroxygéné de mercure qu'il pourrait contenir. Le mercure doux est solide, blanc, insoluble dans l'eau et dans l'alcohol, inaltérable à l'air. Lorsqu'on réitérait jusqu'à six fois l'opération de la sublimation, cette préparation prenait le titre fastueux de *panacée mercurielle*, substance à laquelle on attribuait d'éminentes propriétés médicinales.

Cette matière saline est insipide ; on la donne à la dose de deux grains jusqu'à dix et au-delà. Lorsque l'on fait prendre cette dernière quantité, la substance médicinale qui nous occupe attaque ordinairement les organes digestifs; il survient des coliques et des déjections alvines. Une plus faible dose ne tourmente plus le canal alimentaire, et ne donne plus lieu à une commotion intestinale, à des selles, etc., effets qui pour quelques personnes annoncent dans le muriate de mercure doux une vertu purgative. Mais nous savons que les agents cathartiques provoquent une irritation qui a un caractère spécial; ce caractère se retrouve-t-il dans l'opération que fait naître sur la surface intestinale la substance saline dont nous parlons ici?

Le mercure doux provoque dans tout le système une excitation dont nous nous occuperons tout à l'heure. On a souvent eu à se louer de l'avoir employé contre les engorgements du foie et des autres viscères, contre les épanchements qui se font dans les ventricules du cerveau, contre les accidents syphilitiques, etc.

On administre aussi le mercure doux en frictions, lorsque l'on a intérêt de ménager la surface gastro-intestinale. Un professeur dont le nom ne doit être prononcé qu'avec respect, M. Pinel, l'a employé avec succès de cette manière. M. le professeur Alibert a cru remarquer qu'il animait fortement la vitalité du système lymphatique, quand il pénétrait dans le corps par la surface cutanée.

Deuto-chlorure de mercure, muriate sur-oxygéné de mercure, sublimé corrosif, *mercurius sublimatus corrosivus, hydrargyrus sublimatus, sublimatum corrosivum.* Cette substance saline se prépare en faisant sublimer un mélange de sulfate acide de mercure, de muriate de soude, et d'oxyde de manganèse noir. Elle est en masses dures, compactes, demi-transparentes, composées de petites aiguilles prismatiques. Ce sel a une saveur très âcre et caustique; il est plus volatil que le précédent; en se volatilisant il forme une fumée blanche, épaisse, d'une odeur piquante, qui irrite la gorge et excite la toux. Il se dissout dans seize parties d'eau froide et dans deux parties d'eau bouillante. Il est soluble dans l'alcohol chaud.

Le sublimé corrosif est très susceptible d'éprouver une modification dans sa constitution chimique : dans un grand nombre des composés pharmaceutiques où on le fait entrer, il subit une altération. M. Boullay a expérimenté que ce sel était toujours plus ou moins complètement décomposé et amené à l'état de mercure doux, lorsqu'il restait pendant quelque temps en contact avec la gomme, le sucre, les matières extractives, résineuses, les huiles fixes, les eaux distillées, les alcoholats, etc. Toujours un peu d'acide hydro-chlorique se met à nu, et du mercure doux ou de l'oxydule de mercure se précipite. Ce chimiste a reconnu que l'eau distillée, la gomme et le sucre étaient ceux de ces corps qui avaient le moins d'action sur le muriate sur-oxygéné de mercure. Il a vu que ce sel très altérable changeait d'état dès qu'il était réuni aux matériaux médicinaux dont nous venons de parler, et que ce changement d'état approchait d'une décomposition complète, quand ces mélanges se faisaient à chaud, lorsque le calorique y concourait. (*Annal. de pharm.*, t. XLIV.) M. Henry a vérifié l'annonce fort extraordinaire de M. Boullay; il s'est convaincu que le sublimé corrosif ne conservait pas sa constitution chimique dans les médicaments où il existe des principes amers, de l'extractif, du muqueux, etc. M. Chantourelle s'est assuré que la décomposition du sublimé corrosif n'était pas instantanée; que l'action chimique ne commençait à s'exercer qu'après plus d'une demi-heure; que d'ailleurs il n'y avait qu'une très petite quantité du sel mercuriel qui se trouvait ramenée à l'état de mercure doux.

Lorsque le sublimé corrosif est étendu dans l'eau distillée, il forme l'eau ou la liqueur de Van-Swieten. On met seize grains de muriate sur-oxygéné de mercure pour deux livres de véhicule. La solution de ce sel dans l'eau de chaux donne l'*eau phagédénique*, que l'on emploie comme excitant, même comme caustique à l'extérieur.

Le sublimé corrosif agit avec une extrême violence sur les organes vivants. Appliqué sur une plaie, il décide une inflammation considérable de tous les tissus sous-jacents. Pris à l'intérieur à la dose de quelques grains, il corrode les membranes de l'estomac; il donne lieu à une chaleur âcre et brûlante qui s'étend de la gorge à la région épigastrique, à des vomissements, à des déjections alvines, à des douleurs déchirantes, atroces, à des phénomènes nerveux, à des convulsions; le pouls devient petit et fréquent, etc.

Lorsque l'on cherche dans le sublimé corrosif un agent médicinal, on l'administre à très petites doses, comme un quart ou un sixième de grain. Après l'ingestion de cette faible quantité, on aperçoit encore le caractère irritant de sa force active sur les voies alimentaires : il fait naître un sentiment de chaleur à l'épigastre; souvent il suscite des vomissements, des douleurs de colique, des déjections alvines. Aussi a-t-on la sage précaution d'étendre chaque dose de la liqueur qui contient le sublimé dans un verre de solution de gomme, de décoction sucrée de racine de guimauve, de lait de vache, etc. Comme les avantages que peut procurer en thérapeutique l'usage de muriate sur-oxygéné de mercure ne procèdent pas de son action sur les premières voies, il est bien, il est raisonnable d'éluder cette action, de l'adoucir autant que possible. Sur beaucoup d'individus, l'impression du sublimé corrosif, quand il est réduit à ces petites quantités, éveille la vitalité de l'organe gastrique, augmente l'appétit, rend les digestions plus promptes, etc.

Après quelques jours de l'usage du sublimé corrosif, on aperçoit qu'il exerce une influence générale sur tout le système animal : le pouls s'élève, devient plus vif; il survient de l'agitation, une céphalalgie, de l'insomnie, une excitation manifeste de l'appareil circulatoire; un mouvement comme fluxionnaire se porte sur les glandes salivaires, etc.

Ce sel est fréquemment employé en médecine. M. Cullerier s'en sert avec autant de hardiesse que de bonheur dans le traitement des maladies vénériennes. Souvent le thérapeutiste le choisit comme le remède le plus convenable contre les maladies qui ont leur siége dans le système lymphatique, qui demandent des secours dont la puissance, à la fois lente et opiniâtre, atteigne les parties les moins vivantes du système animal, et puisse corriger leur disposition pathologique.

Sous-deuto-sulfate de mercure, turbith minéral, *turbith minerale.* C'est une poudre jaune insoluble dans l'eau, dont on s'est quelquefois servi en médecine.

Proto-nitrate de mercure. C'est la solution du mercure dans l'acide nitrique; elle entre dans la composition du *sirop de Bélet.* Lorsque l'on verse de l'ammoniaque liquide dans une dissolution de mercure par l'acide nitrique, on obtient un précipité noirâtre ; c'est le *mercure soluble du D. Hahnemann :* on le nomme soluble, parcequ'il se dissout dans tous les acides. Ce médicament est fréquemment employé par les médecins allemands. On commence par en donner un demi-grain le matin et un demi-grain le soir, que l'on mêle avec la gomme arabique.

Acétate de mercure, terre foliée mercurielle. Il s'obtient en versant de l'acétate de potasse dans une dissolution de proto-nitrate de mercure. L'acétate de mercure entre dans la composition des *dragées de Keyser.*

Pilules de Beloste. C'est un mélange de mercure, de tartrate acide de potasse, et d'ingrédients purgatifs. Ces pilules sont ordinairement du poids de quatre grains. Lorsque l'on n'en prend que deux à la fois, leurs principes sont absorbés ; elles ont, comme on le dit, un effet altérant. C'est une opération purgative, au contraire, qu'elles provoquent lorsque l'on en donne huit ou dix à peu de distance les unes des autres.

Mercure gommeux. Cette composition nous présente le mercure divisé avec la gomme arabique.

Il existe une foule d'autres préparations pharmaceutiques dont le mercure fait la base, et que nous ne pouvons ici rapporter.

Onguent mercuriel, onguent napolitain, *unguentum neapolitanum, adeps hydrargyro medicatus.* On prépare ce composé en triturant du mercure avec la graisse de porc dans un mortier, jusqu'à ce que le premier soit dans un état de division telle qu'en étendant le mélange sur du papier non collé, on ne puisse plus apercevoir de globules métalliques. Ce mélange est d'une couleur noire ; cependant le mercure y conserve sa nature métallique ; il n'a contracté aucune combinaison avec les principes de la graisse, comme l'ont prouvé les expériences de M. Vogel. On se sert de ce composé pour faire pénétrer le mercure par la peau dans l'économie animale. Pour cela on étend l'onguent sur une partie de la surface cutanée ; on frotte l'endroit qui le reçoit jusqu'à ce que le corps onguentacé ait disparu. On emploie chaque fois un demi-gros, un ou deux gros de cet onguent. Il est constant qu'appliqué de cette manière, le mercure s'insinue par les pores absorbants, et qu'il parvient dans le torrent circulatoire. Cette préparation médicamenteuse produit tous les effets généraux qui suivent l'usage intérieur du mercure, et elle ne peut plus blesser ni irriter les voies alimentaires. C'est pour les personnes qui ont l'estomac et les intestins doués d'une grande susceptibilité que conviennent surtout les frictions. L'action que les préparations mercurielles exercent sur les organes digestifs, est fréquemment inutile en thérapeutique. Ce n'est donc pas un mince avantage que d'avoir une composition au moyen de laquelle on introduit dans l'économie animale la substance médicinale qui nous occupe, au moyen de laquelle on soumet tout le système à son influence, sans attaquer l'estomac ni les intestins.

On donne à l'intérieur le composé de graisse et de mercure dont nous venons de parler. M. Sedillot l'aîné en fait faire des pilules, en y ajoutant du savon et la poudre de réglisse ou l'amidon. M. Terras, de Genève, donne aussi l'onguent mercuriel intérieurement.

II. *De l'action des préparations mercurielles sur l'économie animale.*

On a quelquefois fait avaler le mercure coulant à la dose de plusieurs onces. Il est des coliques, des vomissements que l'on a attribués à un rétrécissement, à une invagination d'un point du canal intestinal. On tentait, à l'aide du mercure, de rétablir ce canal dans sa condition naturelle, de faire cesser l'obstacle d'où procédaient les accidents dont nous venons de parler : c'est d'une manière mécanique et par son poids que devait alors agir cette substance.

Le mercure a un autre mode d'action sur les tissus vivants, dès qu'il est divisé, oxydé ou uni avec un acide : alors il semble stimuler, irriter les fibres dont il s'approche ; il augmente leurs oscillations : le mouvement qu'il suscite dans les organes annonce qu'ils éprouvent une excitation. Mais dans l'exercice de sa puissance sur l'économie animale, le mercure fait naître des phénomènes particuliers, et d'une assez haute importance pour qu'il ne soit pas permis de mettre les médicaments qu'il fournit avec les agents que nous avons réunis sous le titre commun d'excitants.

Les préparations mercurielles font sur les voies alimentaires une impression vive, qui se manifeste souvent par des effets apparents. Si la dose de ces médicaments est forte, ou si, ce qui revient au même, l'individu qui en fait usage a les organes digestifs très irritables, on observe souvent de la cardialgie, des nausées, même des vomissements, ou des coliques et des déjections alvines. Une dose très faible ou une dose plus forte administrée à des hommes robustes, habitués à prendre une nourriture peu délicate, amène d'autres résultats. L'action du composé mercuriel sur l'estomac ne fait plus qu'éveiller la vitalité de ce viscère, accroître l'énergie des forces gastriques. On mange davantage, on digère mieux. On remarque que les militaires qui sont dans les salles de vénériens se distinguent par un fort appétit. On a voulu attribuer cet effet à une influence stimulante que le virus syphilitique exercerait sur tout le système : il me semble plus raisonnable de le faire procéder de l'impression que les médicaments, dont ces malades font usage, portent sur les organes digestifs. Le sublimé corrosif surtout, pris à très petites doses, anime visiblement les facultés de l'estomac ; les frictions elles-mêmes, en remontant le ton de toute la machine, peuvent augmenter aussi l'activité de cet organe.

Quelle que soit la surface sur laquelle on applique un composé mercuriel, les suçoirs absorbants en saisissent ordinairement les molécules et les importent dans la masse sanguine [1]. Toutefois cette absorption est sujette à bien des variations, à bien des anomalies. Très souvent elle ne s'opère pas, et le médicament mercuriel sort du corps avec les excréments. Lorsque l'absorption montre de l'activité, et qu'elle entraîne les molécules mercurielles dans le corps, elles agissent fortement sur l'appareil circulatoire ; toutefois leur action n'est pas sensible aussitôt après l'administration du médicament : on ne peut après l'ingestion de chaque prise apercevoir la puissance qu'elle exerce sur cet appareil. Il faut un certain temps, pour que l'opération des composés mercuriaux sur le cœur et sur les artères se rende manifeste ; mais alors elle devient très apparente. C'est une commotion artérielle que suscitent ces agents ; c'est un mouvement fébrile qu'ils dé-

---

[1] Le docteur Zeller est parvenu, dit-on, à retirer du mercure, au moyen de la distillation, du sang et de la bile des animaux que les frictions mercurielles avaient fait périr.

cident. Le pouls se montre vif, plein, plus fréquent; la chaleur animale s'élève, la perspiration cutanée est plus abondante; il y a de la soif, de l'insomnie, de l'agitation la nuit, etc. Cette secousse générale est souvent très prononcée; elle dure quelque temps; elle est parfois accompagnée de congestions sanguines vers les poumons, vers l'abdomen : on l'a vue donner lieu à une hémoptysie, à un flux hémorrhoïdal, etc. Le sang que l'on tire des veines pendant cette médication, se couvre d'une couenne inflammatoire. Ce grand mouvement paraît dans quelques maladies un puissant secours, le grand moyen de guérison: dans quelques cas, on est obligé de le modérer, de diminuer son intensité. C'est pour cela que l'usage d'une boisson délayante, d'aliments amylacés, d'une nature adoucissante, les bains tièdes, etc., sont un secours si utile dans le traitement des maladies syphilitiques. Ces moyens secondaires règlent, dirigent l'action médicatrice du moyen principal, du remède spécifique. C'est cet ébranlement que les mercuriaux impriment au système artériel, qui fait que l'on est obligé de saigner les personnes pléthoriques, avant de leur administrer ces médicaments: c'est pour pouvoir maîtriser toujours la vertu excitante du mercure, et pour l'empêcher de prendre trop d'extension, que l'on prescrit, pendant son usage, l'abstinence du vin, du café, des nourritures stimulantes: c'est pour la même cause que l'on évite de donner les composés mercuriels, lorsque la poitrine est échauffée, qu'il y a une prédisposition aux affections inflammatoires, aux hémorrhagies, etc.

L'action des mercuriaux sur les organes qui fournissent une excrétion n'est point équivoque. On les voit tous les jours augmenter l'exhalation cutanée, exciter l'écoulement des urines, décider l'éruption des menstrues. Mais c'est principalement sur les organes salivaires que se montre la puissance des agents qui nous occupent. Ils irritent ces organes, ils exaltent leur sensibilité, ils les font entrer dans une sorte de turgescence, ils occasionent un abondant écoulement de salive. Ce phénomène, qui semble caractériser l'action du mercure sur le corps humain, arrive quelquefois le deuxième jour de l'usage de ce remède; ordinairement il est plus tardif: il est des cas où il ne s'établit que difficilement. En même temps l'haleine prend une fétidité particulière, les gencives se tuméfient, elles deviennent pâles, elles sont douloureuses, l'intérieur de la bouche se couvre d'ulcérations, etc.

Lorsque l'on continue trop long-temps l'usage des préparations mercurielles, et que l'on en donne de fortes doses, l'opération stimulante de leurs molécules paraît, par sa continuité, fatiguer tout le système animal; elle pervertit l'assimilation dans le sang et dans les tissus vivants. L'individu perd ses forces musculaires, il devient pâle, bouffi, ou bien il éprouve un amaigrissement sensible. L'encéphale et la moelle épinière s'irritent: on remarque des tremblements involontaires dans les membres; tous les tissus prennent une susceptibilité morbide. Le sang s'appauvrit, il n'a plus sa consistance habituelle: l'individu médicamenté offre bientôt tous les symptômes d'une diathèse scorbutique, ou d'un état de consomption.

On sait que l'usage inconsidéré des préparations mercurielles, surtout du sublimé corrosif, a souvent fait naître des gastrites chroniques que dénotaient la dyspepsie, un état de flatulence, des coliques, une cardialgie habituelle, la diarrhée, des vomissements, etc., et qui se terminaient par des altérations, des endurcissements des tissus de l'estomac. Des lésions des organes pulmonaires avec toux, oppression, la phthisie, etc., ont été fréquemment occasionées par un traitement mercuriel mal conduit. Le cerveau est également susceptible de recevoir des atteintes funestes du mercure, lorsque ce dernier est administré sans soin et sans mesure. Il a produit la manie, l'amaurose, la paralysie, ou des convulsions, même le tétanos, lorsque, mal dirigé, il portait le sang à la tête, il causait un épanchement sanguin dans la substance du cerveau ou de la moelle épinière; ou bien donnait lieu à une exhalation excessive dans les ventricules du cerveau, à une accumulation de sérosité dans ses cavités.

On unit fréquemment l'opium aux préparations mercurielles; la substance narcotique remplit alors le double effet: 1° de modérer l'impression que ressentent les voies digestives en diminuant leur susceptibilité, en les rendant moins irritables; 2° de corriger l'influence générale du mercure, d'affaiblir le mouvement fébrile que son usage a coutume de provoquer quand il est journalier.

III. *De l'emploi thérapeutique des préparations mercurielles.*

Le thérapeutiste obtient trois produits bien distincts de l'emploi des préparations mercurielles. 1° Avec quelques unes d'entre elles, il irrite la surface intérieure du canal alimentaire, et décide l'expulsion de toutes les matières qu'il renferme; 2° souvent les mercuriaux sont des agents dont il se sert pour déterminer une excitation générale dans le corps vivant, pour ébranler d'une manière favorable le système lymphatique, pour remonter son activité vitale, etc.; 3° le mercure paraît de plus être le remède souverain des affections syphilitiques : on lui a concédé la propriété d'anéantir la cause de ces affections. Il est constant que tous les jours il est employé contre les accidents qui dépendent d'un principe vénérien, et que tous les jours de nouveaux succès viennent affermir le crédit immense dont il jouit déjà.

Les médecins anglais font un grand cas du mercure doux dans les fièvres : ils s'en servent pour vider les voies alimentaires : ils le donnent à la dose de six, même de dix grains à la fois. L'impression de cette substance sur la surface intestinale est une impression irritante : elle décide une accélération des contractions vermiculaires des intestins, et l'expulsion des matières qu'ils renferment. Cette opération est nécessaire de loin à loin dans le cours des fièvres, comme nous l'avons dit en traitant des purgatifs. Mais y a-t-il quelque avantage à se servir du calomélas ou mercure doux? Cette matière n'est-elle pas trop âcre, trop irritante pour des organes qui sont alors si disposés à se phlogoser? Sans doute on n'oserait pas s'en servir si la langue était sèche, rouge, s'il y avait de la soif, de la chaleur dans l'épigastre ou dans l'abdomen. Il existe une foule de moyens plus doux et plus commodes pour évacuer les premières voies, pour prévenir les accidents qui suivent un séjour trop prolongé des matières excrémentitielles dans les intestins. Lorsque dans le cours des fièvres ataxiques, dans les typhus, il se forme une congestion sanguine dans la cavité cérébrale, elle détermine souvent une exhalation trop forte dans les ventricules du cerveau, il s'y amasse de la sérosité, ainsi qu'à la surface de l'encéphale : alors les malades ont une convalescence pénible, ils se plaignent de pesanteur, de douleurs dans la tête; ils éprouvent une grande faiblesse musculaire, des tremblements dans les membres; ils ont perdu la mémoire; leurs facultés intellectuelles sont troublées; leur caractère est changé; la vue est incertaine; il y a de la surdité, etc., etc. On a eu recours au muriate de mercure doux pour décider la résorption des liquides morbifiques que pouvait contenir l'encéphale, et pour ramener ce dernier à sa condition physiologique. Ce n'est plus un effet local, un produit purgatif que l'on demande alors de cette substance : on n'en donne plus que des petites doses d'un ou de deux grains que l'on répète plusieurs fois par jour.

C'est encore un autre effet que veulent obtenir les médecins anglais, lorsqu'ils donnent vingt-quatre, trente-six grains, même un gros de calomélas en vingt-quatre heures : c'est le phénomène de la salivation qu'ils veulent provoquer. Dans les fièvres continues et rémittentes de mauvais caractère qui règnent au Bengale, à Batavia, les médecins anglais ont vu la fluxion que produit le mercure sur les glandes salivaires devenir un mouvement salutaire : aussitôt qu'il s'établit, on remarque une rémission de tous les accidents fébriles, l'état du malade est tout-à-fait changé, les fonctions intellectuelles reprennent leur intégrité, les selles deviennent naturelles, la fièvre cesse, etc. (Voyez le compte rendu de l'ouvrage de Johnson, par le docteur Ducamp, *Journal général de médecine*, février 1820; voyez aussi la *Médecine pratique* de R. Thomas, trad. par M. H. Cloquet, tom. I, p. 135 et suiv.)

M. le professeur Laennec vient d'essayer, dans la péritonite, suite de couches, les frictions mercurielles qu'avait déjà proposées M. le docteur Vandenzande, d'Anvers. M. Laennec a fait faire chaque jour sur le tronc et les extrémités, des frictions avec deux gros et plus jusqu'à six gros, d'onguent napolitain : il tâchait d'obtenir le plus promptement possible un mouvement, un gonflement des glandes salivaires. Ce traitement a paru efficace; dès les premiers signes de salivation, les symptômes de péritonite disparaissaient. Dans ces maladies, la salivation est moindre que dans les affections syphilitiques, et elle s'arrête facilement. (*Revue médicale*, mai 1824.)

On donne avec confiance les médicaments qui nous occupent dans les gonflements, dans les endurcissements du tissu des viscères, lorsque ces lésions n'ont point un caractère inflammatoire, lorsque les molécules mercurielles ne peuvent pas occasioner d'irritation ni exaspérer un travail occulte de phlogose. On a vu des endurcissements apparents du foie se dissiper par l'usage du mercure : on choisit encore le calomélas dans le traitement de ces maladies ; on le fait prendre à petites doses ; on veut qu'il soit absorbé, qu'il pénètre dans tout le système ; cette substance ne cause plus alors d'évacuations par bas ni aucun autre effet sensible. C'est une médication lente, occulte que ce médicament opère : ses principes, quand ils arrivent sur les tissus malades, modifient la vitalité de ces derniers, donnent à l'absorption et à la nutrition un autre rhythme dans les parties dégénérées : ces effets sont durables, parceque l'on emploie journellement et pendant long-temps l'agent dont nous parlons ; aussi, peu à peu il détermine une résolution salutaire. On s'est bien trouvé de l'usage des frictions mercurielles dans les affections dont nous venons de parler : on les fait sur le lieu malade ou sur les surfaces voisines.

Les mercuriaux ont été vantés comme des remèdes puissants dans les scrophules. Ces maladies ont leur siége dans le système lymphatique et dans les glandes qui en font partie. En conseillant le mercure, on a l'intention d'animer l'action vitale de ce système, de combattre son inertie. On a alors besoin d'un excitant qui soit opiniâtre dans son action, et qui se montre capable de modifier, de corriger l'état actuel des parties qui sont dans une condition pathologique. Un grand nombre d'excitants qui ne doivent leur force active qu'à de l'huile volatile, comme la sauge, la menthe, l'angélique, etc., ne sont pas propres à remplir l'indication dont nous parlons : leur action sur le corps est trop fugace, trop passagère. Il faut des agents dont la vertu excitante soit plus pénétrante, plus tenace, plus durable; il faut que cette vertu parvienne jusqu'aux appareils organiques les moins vivants, les moins sensibles, les moins propres à être modifiés par les moyens pharmacologiques; tel est le système des ganglions lymphatiques. Les mercuriaux se présentent avec avantage au thérapeutiste; si leur puissance excitante se développe avec une certaine lenteur, au moins elle a de l'énergie; elle allume souvent un mouvement fébrile léger qui produit, dans le corps malade, une mutation profonde; lorsque celle-ci a lieu, la figure prend une meilleure expression, les tumeurs glandulaires se dissipent, etc. On donne dans ces maladies deux ou quatre grains de calomélas par jour en deux prises; dans le même temps on fait prendre au malade des amers, on l'envoie habiter un pays élevé, on lui recommande un exercice journalier et en plein air, on l'assujettit à un régime substantiel et sain, etc. Il ne faut pas moins que cette réunion de moyens pour opérer la guérison des maladies scrophuleuses; on voit que le médicament mercuriel n'a plus qu'une faible part à ce résultat.

Les mercuriaux sont aussi recommandés dans les affections cutanées : ces agents ne conviennent pas lorsqu'il existe de l'irritation, de la phlogose sur la surface de la peau; mais quand la maladie est dépouillée de tout caractère inflammatoire, on a eu souvent à se louer d'avoir administré le mercure : cet agent accroît l'énergie vitale du système dermoïde, il change son mode d'action morbide, il peut par suite de ce mouvement fournir à la nature le moyen de rappeler la peau à sa condition naturelle. C'est surtout dans les affections cutanées qui dépendent d'un vice syphilitique que ce remède montre une étonnante efficacité; il agit alors contre la cause même de la maladie, et ses effets sont aussi sûrs que prompts. On choisit fréquemment dans ces maladies le sublimé corrosif, dont on fait prendre un cinquième de grain à la fois, associé à une poudre adoucissante et mis en pilule, ou dissous dans un verre d'une liqueur convenable.

On trouve dans les préparations mercurielles un remède sûr contre les vers intestinaux. Lorsque l'état des organes digestifs ne s'oppose pas à l'emploi d'une substance âcre, excitante comme l'est le mercure doux, ce sel offre un vermifuge très commode et très actif. On en fait prendre par jour un ou deux grains; on le mêle avec l'excipient que l'on juge le plus favorable à la situation du malade; on continue deux ou trois jours l'administration de ce remède: l'expérience a prouvé qu'il fait périr les ténias, les lombrics, les ascarides et les trichocéphales.

Nous arrivons à la partie la plus brillante de l'histoire pharmacologique du mercure, à la propriété qu'il a de guérir les maladies syphilitiques. On est loin d'être d'accord sur l'espèce d'opération qu'exécute cette substance dans le système animal lorsqu'elle dissipe ces maladies. On sait que ces dernières sont contagieuses, qu'elles se transmettent d'un individu à un autre par le moyen d'une cause matérielle. C'est sur cette cause que doit agir le mercure. Exerce-t-il sur elle une action spécifique ; est-ce parcequ'il l'anéantit, ou qu'il la neutralise, que les accidents vénériens cessent ? ou bien les préparations mercurielles décident-elles dans le corps vivant et dans l'exercice des fonctions de la vie, une modification qui occasionerait l'expulsion de cette matière morbifique, ou qui la ferait disparaître ? Dans le premier cas, les effets physiologiques du mercure seraient inutiles à son produit curatif : la guérison dépendrait d'une opération qui aurait lieu entre les molécules mercurielles et le virus syphilitique. Dans le second cas, les effets immédiats concourraient à la guérison ; sans leur intervention celle-ci ne pourrait avoir lieu, et ce serait en agissant sur les tissus vivants que les mercuriaux la détermineraient. Ce qui paraît donner à cette opinion une grande probabilité, c'est que l'habitude, qui annulle les effets physiologiques des mercuriaux, annulle en même temps leur efficacité curative : ces agents ne sont plus antisyphilitiques pour les malades qui en ont pris trop long-temps, et dont les organes se sont familiarisés avec eux.

Nous n'avons point l'intention d'exposer ici la marche que l'on doit suivre dans l'administration du mercure contre les affections syphilitiques ; nous renverrons aux excellents ouvrages que nous possédons sur cette branche de la pathologie. Il serait à souhaiter que le traitement de toutes les maladies fût aussi bien arrêté, aussi sûr, aussi simple que l'est celui des maladies dont nous parlons ici. On sait que c'est le sublimé corrosif que l'on emploie le plus ordinairement à l'intérieur ; on se sert aussi fréquemment de l'onguent mercuriel en frictions. On administre ces moyens journellement ; on en surveille avec soin les effets ; on reconnaît que le corps en a reçu une somme suffisante, et que la mutation curative va s'effectuer, lorsque les glandes salivaires tendent à se prendre, qu'une excrétion de salive plus abondante annonce qu'elles sont irritées, etc. On modère alors l'emploi du remède, et on lui laisse le temps de purifier le corps malade, en éloignant tous les obstacles qui pourraient retarder ou compromettre son succès.

Iode, de ἰώδης, *violaceus*, corps simple que M. Courtois a retiré des eaux mères des cendres de varech, en 1813. Son nom vient de ce que cette substance donne, en se volatilisant au moyen de la chaleur, des vapeurs de couleur violette. L'iode a beaucoup d'affinité avec l'hydrogène ; il forme avec lui l'acide hydriodique.

On emploie en médecine la teinture d'iode, qui s'obtient en faisant dissoudre quarante-huit grains de la substance qui nous occupe dans une once d'alcohol ; mais cette teinture s'altère assez vite : elle dépose bientôt des cristaux d'iode. On préfère aujourd'hui se servir de la solution d'hydriodate de potasse que l'on prépare en mettant trente-six grains d'hydriodate de potasse dans une once d'eau distillée. Si l'on ajoute à cette dernière préparation dix grains d'iode, on a la solution d'hydriodate de potasse iodurée. On administre ces préparations à la dose de dix gouttes à la fois, que l'on étend dans un demi-verre d'eau sucrée ; on répète cette dose deux ou trois fois le jour; on peut l'élever progressivement jusqu'à vingt gouttes.

On a fait prendre l'iode à des animaux : on a vu que cette substance attaquait vivement la surface gastro-intestinale. On a trouvé sur des chiens qui avaient succombé à l'opération de l'iode l'estomac contracté, sa membrane muqueuse phlogosée, couverte d'ulcérations; la tunique musculeuse offrait des signes d'inflammation.

M. le professeur Orfila a eu le courage de se soumettre à plusieurs reprises à l'action dangereuse de l'iode pour en étudier les effets. Il en a avalé à jeun jusqu'à six grains : saveur horrible, nausées, chaleur à la gorge avec constriction, vomissements de matières liquides jaunâtres, éructations, salivation, épigastralgie, coliques légères, oppression, fréquence du pouls, chaleur de la peau un peu plus forte; voilà les phénomènes que l'iode a produits sur lui.

L'expérience clinique confirme l'observation du professeur distingué que nous venons de nommer. Toujours les préparations de l'iode produisent peu après leur ingestion une grande chaleur dans l'épigastre, une pesanteur d'estomac, de la cardialgie; il remonte des eaux à la bouche de la cavité gastrique; il y a des nausées, puis surviennent une ardeur d'entrailles, des coliques, quelquefois des déjections alvines : la cavité buccale s'échauffe, se phlogose fréquemment. Il est évident que les médicaments tirés de l'iode font une vive impression sur les voies digestives. L'agression que ressentent alors les nerfs de la surface gastrique se transmet à l'encéphale et surtout à la moelle épinière, quand la dose est forte ; c'est cette irritation sympathique qui produit la céphalalgie, des douleurs dans la colonne vertébrale, de l'insomnie, des étourdissements, une oppression bien prononcée, une toux sèche, des palpitations de cœur, des sueurs froides, etc. Ces phénomènes forment une sorte d'accès qui dure environ une heure et que chaque dose d'iode renouvelle.

Lorsque l'on fait un usage prolongé de l'iode, il survient d'autres effets : le corps éprouve une modification intime qu'il est important de noter. On observe un amaigrissement souvent bien marqué ; le pouls devient plus vif, plus élevé, plus fréquent ; les règles chez les femmes devancent leur époque, les mamelles perdent de leur volume, etc. ; il s'établit enfin un mouvement profond, qui donne à l'économie animale une autre complexion.

Si les préparations iodiques avaient la faculté de presser, d'animer l'absorption qui s'exécute dans tous les tissus organiques, de lui imprimer une activité insolite ; si l'on pouvait, en se servant de ces agents, exciter les bouches absorbantes, leur donner une avidité dévorante, on aurait l'espoir de les mettre en action, à l'aide de l'iode, contre les organes qui ont acquis un volume excessif, qui sont dans un état d'hypertrophie, de leur faire détruire les tissus accidentels qui se développent dans nos organes, qui les envahissent, qui les déforment. Nous aurions alors un secours thérapeutique qui nous manque, avec lequel la médecine opèrerait de grandes choses, et dont l'occasion de faire un emploi utile se présenterait souvent.

M. Coindet, médecin de Genève, a obtenu des

succès remarquables de l'usage de l'iode dans le traitement du goître ou thyrocèle. Ce médicament a montré la même efficacité dans d'autres pays. On a opposé les préparations iodiques aux engorgements scrophuleux; le témoignage de praticiens distingués est favorable à cette méthode curative. On a cru que ces nouveaux remèdes pourraient être utiles contre les engorgements qui menacent de prendre un caractère cancéreux. Nous formons des vœux pour que cet espoir ne soit pas déçu.

Au mois de mars 1822, il se présenta, à l'Hôtel-Dieu d'Amiens, une fille qui avait un développement considérable des seins, une véritable hypertrophie de ces organes. On la mit à l'usage de la solution d'hydriodate de potasse. On éleva peu à peu la dose jusqu'à 20 gouttes trois fois le jour. Elle éprouvait un quart d'heure après l'ingestion de chaque prise, une grande chaleur dans l'épigastre, des nausées, des coliques : une heure après avait lieu une sorte d'accès; il y avait de l'oppression, de la pâleur, des douleurs dans le dos, dans la tête, des étourdissements, des douleurs d'estomac, des palpitations de cœur, etc. Cette fille ne retira aucun avantage de ce remède : les seins ne perdirent rien de leur énorme volume, ni de leur poids.

On a eu la sage pensée de substituer à l'usage interne de l'iode et de ses préparations des applications extérieures ou cutanées de ces remèdes. L'iode attaque vivement, il offense les organes digestifs; dans bien des cas, son agression peut amener des lésions fâcheuses; souvent l'état de l'estomac et des intestins doit en faire proscrire l'administration. Il devenait donc désirable que l'on pût profiter des avantages que promet ce médicament, sans redouter son contact avec les organes dont nous venons de parler. Alors s'offrait tout naturellement la surface cutanée. En appliquant l'iode ou l'hydriodate de potasse dans un corps gras sur la région du corps où se trouve un engorgement, une glande tuméfiée, un tissu contre nature, etc., etc., on peut espérer d'y faire naître un mouvement qui arrêtera le travail morbide, et d'y établir une absorption interne qui fera disparaître le produit de ce dernier. La pommade d'hydriodate de potasse se compose avec un demi-gros d'hydriodate de potasse et une once d'axonge de porc. (Magendie, *Formul. sur la préparat. de plusieurs nouv. méd.*, pag. 79.)

FIN DU TRAITÉ DE MATIÈRE MÉDICALE.

FORMULAIRE PRATIQUE.

CLASSE PREMIÈRE.

MÉDICAMENTS TONIQUES.

Formules dans lesquelles la force tonique se trouve seule.

Poudres.

℞ Quinquina en poudre.................... ʒ j.
Magnésie blanche........................ gr. xij.
Mêlez et divisez en 6 doses.

On en donne un paquet immédiatement avant chaque repas dans les faiblesses d'estomac, dans les dyspepsies, dans les aigreurs.

℞ Racine de colombo en poudre............. ʒ j.
Rhubarbe en poudre...................... gr. xij.
Mêlez et divisez en 8 prises.

On prend, avant de manger, une de ces prises comme un moyen propre à relever les forces de l'appareil digestif.

℞ Sous-carbonate de tritoxyde de fer.......... ʒ j.
Racine de gentiane en poudre............. ʒ iij.
Mêlez et divisez en 24 doses.

Cette poudre, prise en mangeant, favorise l'exercice de la digestion. Si on en fait un usage journalier, elle a la plus grande influence sur les fonctions nutritives. Elle convient à la suite des évacuations excessives, lorsque le sang et le tissu des organes ont éprouvé une profonde détérioration.

Electuaire.

℞ Racine de gentiane en poudre............
——— d'aunée en poudre............... āā ℥ ij.
Limaille de fer préparée................. ℥ ß.
Sirop de quinquina..................... s. q.
Mêlez pour un électuaire.

On peut trouver dans ce composé un remède contre la dyspepsie, les flatulences, l'anorexie, lorsque ces accidents procèdent d'un état de relâchement, de débilité des organes digestifs, et qu'il n'existe point d'irritation, de chaleur dans les voies alimentaires. Cet électuaire convient aussi dans la cachexie, dans les infiltrations cellulaires; alors on en fera un usage journalier et prolongé.

Pilules.

℞ Extrait de petite centaurée............... ℥ j.
Oxyde de fer noir....................... ℈ ij.
Quinquina en poudre.................... ℥ ß.
Mêlez ensemble et divisez en 36 pilules.

Le malade en prendra deux avant chaque repas, pour fortifier l'organe gastrique, et assurer l'intégrité des digestions. Pris pendant long-temps, ce moyen exerce une grande influence sur les fonctions nutritives, et par suite sur la complexion actuelle de ceux qui en font usage.

℞ Cachou en poudre....................... ℈ ij.
Conserve de roses....................... s. q.
Mêlez ensemble et divisez en 12 bols.

On en prendra une avant chaque repas pour rendre la digestion plus parfaite: on s'en sert souvent dans la diarrhée ancienne.

Infusion.

℞ Fruits du houblon.......................... 2 pincées.
Versez dessus
Eau bouillante......................... ℔ ij.
Laissez infuser pendant 6 heures, puis passez la liqueur à travers un drap.

Cette infusion est excellente pour les enfants qui deviennent pâles, dont le tissu cellulaire prend trop de développement, dont les glandes lymphatiques sont disposées à se tuméfier. Aux repas on coupe leur vin avec cette liqueur : on leur en fait prendre de plus deux ou trois verres dans les vingt-quatre heures.

Décoctions.

℞ Lichen d'Islande................. ℥ ß.
Faites bouillir dans s. q. d'eau, pour avoir 2 livres de véhicule; ajoutez à la colature
Sirop de quinquina............. ℥ ij.

Cette boisson peut servir pour fortifier les organes digestifs, pour exciter l'appétit. On la conseille dans les affections catarrhales, dans les toux humides; on y ajoute, si l'on veut, un peu de lait.

℞ Saponaire sèche................ 1 pincée.
Eau de fontaine................ ℔ ij.
Sirop de fumeterre.............. ℥ ij.

On conseille cette boisson aux personnes qui sont dans un état de cachexie, qui portent des engorgements glanduleux, dont tous les tissus paraissent dans un relâchement pathologique.

On peut employer, au lieu de la saponaire, la chicorée sauvage, le pissenlit, la fumeterre, la ménianthe, la petite centaurée, la patience sauvage, le chardon-bénit, etc.

Sucs dépurés.

℞ Chicorée sauvage. . . . .
Pissenlit. . . . .
Fumeterre. . . . . āā part. égales.

On retirera de ces plantes six onces de sucs que l'on dépurera et que le malade prendra en deux doses, l'une le matin et l'autre le soir. Ce moyen très efficace s'emploie pendant plusieurs semaines; il a, sur les digestions, sur les fonctions assimilatrices, une influence qui peut amener des modifications importantes dans un corps malade.

Eau minérale.

℞ Sulfate de fer pur. . . . . gr. vj.
Eau distillée. . . . . ℔ ij.

M.

On fera prendre un ou deux verres de cette eau le matin à jeun : on s'en servira aussi pour couper le vin aux repas. On en retire tout d'abord un effet stomachique; en continuant son emploi, elle anime partout l'action assimilatrice; elle peut servir à refaire le sang, à restaurer les tissus vivants dans les cachexies, dans les convalescences, etc.

IIe CLASSE.

MÉDICAMENTS EXCITANTS.

I. *Formules dans lesquelles la force excitante est seule.*

Poudres.

℞ Racine d'angélique en poudre. . . . . ʒ j.
Cannelle en poudre. . . . . ʒ ß.

Mêlez et divisez en 9 doses.

Cette poudre convient pour animer la vitalité des organes gastriques, pour favoriser l'exercice des digestions.

℞ Sementine en poudre.	ʒ j.
Aquila alba préparée.	gr. vj.

Mêlez et divisez en 6 doses.

On fait prendre un de ces paquets le matin et un le soir. Cette poudre produit des effets physiologiques excitants, mais c'est rarement pour ces derniers que l'on s'en sert : on la met en usage dans les affections vermineuses, lorsque les voies digestives ne sont point actuellement dans un état d'irritation.

℞ Anis en poudre.	ʒ j.
Cannelle en poudre.	gr. viij.

Mêlez et divisez en 6 doses.

On donne cette poudre avec succès, lorsque les organes digestifs sont dans un état d'atonie, que les digestions sont irrégulières, qu'il se dégage des flatuosités pénibles dans le canal alimentaire, etc.

Electuaires.

℞ Baume de copahu.	
Sucre blanc.	ãã ℥ j ß.

Mêlez ensemble.

On donne une demi-once, même une once de ce mélange par jour, pour provoquer une excitation des voies urinaires et des organes génitaux. Cette excitation s'est souvent montrée salutaire dans les leucorrhées chroniques, dans la gonorrhée.

℞ Nitrate de potasse.	ʒ j.
Conserve de roses.	ʒ iv.

Mêlez.

Ce mélange produit des effets sympathiques qui deviennent utiles dans l'hémoptysie. On sait que pour obtenir ces effets, il faut prendre de fortes doses de nitre : il faut que son impression sur la surface gastrique soit bien prononcée.

Pilules.

℞ Extrait de valériane sauvage. . . . .
Assa-fœtida pulvérisé. . . . . ãã ʒ j.
Mêlez et divisez en 24 pilules.

A prendre deux à la fois, de quatre heures en quatre heures, pour combattre des lésions vitales, des contractions douloureuses de l'estomac, des vomissements, des coliques, des mouvements convulsifs. Ce remède modifie l'état actuel de l'appareil cérébral et peut-être du nerf trisplanchnique.

℞ Scille en poudre. . . . . ℈ ij.
Savon médicinal. . . . . ʒ j.
Mêlez et divisez en 24 pilules.

On en donne quatre à six par jour, pour exciter les reins et déterminer une sécrétion plus abondante d'urine.

℞ Extrait de camomille romaine. . . . . . . ʒ j.
Gomme ammoniaque en poudre. . . . . . . ʒ ß.
Scille en poudre. . . . . gr. xviij.
Mêlez et divisez en 30 pilules.

On donne ces pilules avec avantage dans les toux humides, dans les affections catarrhales, pour rendre à la fois l'expectoration plus abondante et plus libre. Elles ont aussi la faculté de porter aux urines.

℞ Musc choisi. . . . . ℈ j.
Conserve de roses. . . . . s. q.
Mêlez pour 12 pilules.

A prendre une de quatre heures en quatre heures pour combattre les accidents nerveux de la fièvre ataxique.

Infusions.

℞ Feuilles de lierre terrestre sèches. . . . . . . une pincée.
Sommités d'hyssope. . . . . une demi-pincée.
Versez dessus
Eau bouillante. . . . . ℔ ij.
Laissez infuser pendant deux heures; à chaque tasse on ajoutera une cuillerée à café d'oxymel scillitique.

Cette boisson convient dans les affections catarrhales, lorsqu'il y a décroissement des forces expultrices des poumons, lorsque l'on veut favoriser l'expectoration.

On obtient de la même manière l'infusion de sauge, de menthe, de mélisse, de chamædrys, d'anis, de camomille romaine, etc. On choisit un sirop approprié au but que l'on se propose.

℞ Racine de raifort sauvage fraîche et coupée par petits morceaux. . . . . ℥ ß.
Versez dessus
Eau bouillante. . . . . ℔ ij.
Laissez infuser; on ajoute à chaque tasse une cuillerée de sirop d'érysimum ou de fumeterre.

Cette boisson porte aux urines; elle convient dans les infiltrations cellulaires, dans la disposition aux engorgements des glandes, etc.

Décoction.

℞ Gaïac râpé. . . . . ℥ ij.
Faites bouillir dans s. q. d'eau pour avoir
Colature. . . . . ℔ ij.
Vers la fin de l'ébullition, ajoutez
Sassafras concassé. . . . . ʒ iij.
On mettra dans chaque tasse une cuillerée à bouche de sirop antiscorbutique.

On se sert de cette boisson pour pousser à la peau, pour établir une diaphorèse. On s'en sert aussi pour exciter l'action du système lymphatique, pour combattre son état pathologique, dans quelques affections cutanées, dans les accidents vénériens invétérés, etc.

Sirops.

Le sirop antiscorbutique s'emploie seul et par cuillerées, comme un moyen propre à exciter le système lymphatique et cutané : on le donne aux enfants dans la prédisposition aux scrofules.

Sucs dépurés.

℞ Cresson de fontaine. . . . . 4 poignées.
Feuilles de cochléaria. . . . . une demi-poignée.
Pour avoir 4 onces de suc dépuré.

Potions.

℞ Eau distillée de menthe poivrée. . . . . . . ℥ ij.
——— de cannelle. . . . . ℥ ß.
Sirop d'œillets. . . . . ℥ ß.
Mêlez pour une potion.

A prendre par cuillerées, pour exciter la vitalité de l'estomac, pour modifier son état actuel : ce mouvement est favorable dans quelques vomissements. On se sert aussi de potions analogues pour relever les forces abattues.

℞ Eau distillée d'hyssope. . . . . ℥ ij.
Sirop de lierre terrestre. . . . . ℥ j.
Mêlez et faites-y dissoudre à froid et par trituration
Gomme ammoniaque. . . . . ℈ j.

A prendre par cuillerées, pour stimuler les organes pulmonaires, pour favoriser l'expectoration.

II. *Médicaments composés de matières toniques et de matières excitantes.*

Pilules.

℞ Extrait de ményanthe. . . . . ʒ j.
Ognon de scille en poudre. . . . . ℈ ij.
Cannelle en poudre. . . . . gr. xviij.
Mêlez et divisez en 24 pilules.

On donnera deux ou quatre de ces pilules pour faciliter l'expectoration, pour imprimer aux organes pulmonaires une utile excitation, dans les toux humides, dans les affections catarrhales chroniques. On les emploiera aussi avec avantage dans les infiltrations cellulaires, dans l'hydropisie, pour augmenter le cours des urines.

℞ Extrait de fumeterre. . . . .
Fleurs de soufre préparées. . . . . ãã ʒ ij.
Mêlez et divisez en 48 pilules.

On en donnera six par jour dans les affections cutanées où l'on voudra exciter le système dermoïde, imprimer momentanément à ces maladies une marche plus aiguë, amener un mouvement qui devienne comme critique.

℞ Extrait de bile de bœuf. . . . . ʒ j.
Myrrhe en poudre. . . . . ℈ j.
Gomme ammoniaque. . . . . ℈ ij.
Mêlez et divisez en 24 pilules.

A prendre deux par jour dans quelques vices de la digestion qui procèdent de l'inertie d'un ou plusieurs des organes qui servent à l'exercice de cette fonction.

Infusion.

℞ Quassia amara. . . . . ʒ iij.
Menthe poivrée. . . . . une pincée.
Versez dessus

Eau bouillante. . . . . ℔ j.

Après 24 heures d'infusion, filtrez.

On ajoutera dans chaque tasse de cette infusion une cuillerée de sirop d'orange.

Cette boisson possède la double vertu de fortifier et d'exciter les organes.

Sucs dépurés.

℞ Chicorée sauvage. . . . .
Saponaire. . . . .
Cresson de fontaine. . . . .
Cerfeuil. . . . . āā part. égales.

Le suc dépuré que le mélange de ces plantes fournit, a une propriété excitante et une propriété tonique.

Sirop.

℞ Sirop antiscorbutique. . . . .
Sirop de quinquina. . . . . āā ℥ j ß.

Mêlez.

On donne tous les jours deux ou trois cuillerées à bouche de ce mélange aux enfants qui sont pâles, bouffis, sujets aux engorgements lymphatiques.

IIIe CLASSE

MÉDICAMENTS DIFFUSIBLES

I. *Formules dans lesquelles on trouvera seulement une force diffusible.*

℞ Vin généreux. . . . . ℥ viij.
Sirop de sucre. . . . . ℥ iv.

Mêlez.

A prendre par demi-verre, que l'on répète plus ou

moins souvent, selon l'intensité que l'on veut donner à la médication diffusible.

℞ Alcohol affaibli. . . . . ℥ iv.
Sirop de cannelle. . . . . ℥ j.
Mêlez.

A prendre par cuillerées, que l'on rapproche ou que l'on éloigne, selon que l'on veut obtenir les phénomènes de la médication diffusible très prononcés ou moins exprimés.

℞ Eau distillée de fleurs de tilleul. . . . . . . ℥ iij.
Sirop de capillaire. . . . . ℥ j.
Ether sulfurique. . . . . ʒ j.
Mêlez.

A prendre par cuillerées.

II. *Médicaments composés de matières toniques et d'un corps diffusible.*

Vins.

℞ Racine de gentiane concassée. . . . . ℥ j.
Ecorces de citron. . . . . ʒ ij.
Vin de bonne qualité. . . . . ℔ ij.
Laissez macérer pendant trois jours, puis filtrez.

Ce vin convient dans tous les cas où l'on veut stimuler et fortifier en même temps les organes. Lorsqu'on n'en prend qu'une ou deux cuillerées, il agit sur les organes gastriques; il peut être stomachique, mais il produit déjà des effets sympathiques importants. Il étend sa puissance à tout le système lorsque l'on en donne davantage.

Les vins d'aunée, de méníanthe, de petite centaurée, de quinquina, le vin chalybé, doivent être ici mentionnés.

Teintures.

℞ Quinquina en poudre. . . . . ℥ j.

Alcohol affaibli. . . . . ℥ iv.

Laissez macérer pendant six jours, puis filtrez.

On donnera cette teinture par cuillerées à café.

Nous devons rappeler ici les teintures d'aunée, de benoite, de gentiane, de chardon-bénit, de méniantlie, etc.

III. *Médicaments composés de matières excitantes et d'un corps diffusible.*

Vins.

℞ Sommités d'absinthe sèches. . . . . ʒ vj.
Clous de girofle. . . . . nº ij.
Cannelle concassée. . . . . ʒ j.
Versez dessus
Vin généreux. . . . . ℔ ij.
Laissez infuser pendant deux à quatre jours, puis filtrez.

Ce vin, à petites doses, est stomachique : il excite l'appétit, facilite la digestion. Ses effets sont plus marqués, ils deviennent généraux quand on en prend davantage.

℞ Racine fraîche de raifort sauvage. . . . . . ℥ j.
Feuilles de méniantlie. . . . . M. ß.
Versez dessus
Vin blanc généreux. . . . . ℔ ij.
Laissez digérer pendant trois jours, puis filtrez.

A prendre deux cuillerées le matin, deux à midi et deux le soir, immédiatement avant de manger. Ce vin peut remplacer le vin antiscorbutique des pharmacies.

Nous citerons ici les vins de sauge, de chamædrys, de cascarille, de scille, de camomille romaine, de valériane sauvage, d'écorces d'oranges, de serpentaire de Virginie, etc.

Teintures.

℞ Cannelle en poudre. . . . . ℥ j.
Macis. . . . . gr. xij.

Faites infuser pendant six jours dans

Alcohol affaibli. . . . . ℥ iv

Puis filtrez.

On peut donner cette teinture par cuillerées à café.

Nous rappellerons ici les teintures d'angélique, de raifort sauvage, de cochléaria, d'absinthe, de valériane sauvage, de genièvre, de cascarille, de gaïac, de musc, de castoréum, etc.

Alcoholats ou alcohols distillés.

Les alcoholats de cochléaria, de romarin, d'écorces d'oranges, de menthe, de mélisse, de lavande, d'anis, de fenouil, de cannelle, etc., possèdent une vertu excitante et une vertu diffusible.

Sirops alcoholiques.

L'élixir de Garus, les ratafias, les liqueurs de table, sont des espèces de sirops alcoholiques. On y trouve des principes doués d'une vertu stimulante, unis avec un véhicule dans lequel réside la force diffusible. Le vin sucré chaud où l'on a mis infuser de la cannelle doit être ici placé.

Potions.

℞ Eau distillée de fleurs d'oranger,

——— de menthe. . . . . āā ℥ j.

Sirop d'œillets. . . . . ℥ j.

Ether sulfurique. . . . . ʒ ß.

Mêlez.

℞ Eau distillée de mélisse,

——— de camomille romaine. . . . āā ℥ j.

Alcoholat de romarin. . . . . ʒ iij.

Sirop de cannelle. . . . . ℥ j.

Mêlez.

℞ Eau distillée d'hyssope,
——— de roses. . . . . ãã ℥ j.
Sirop de safran. . . . . ℥ j.
Gomme arabique. . . . . gr. xx.
Musc choisi. . . . . gr. viij.
Mêlez.

On donne ces potions par cuillerées : elles causent une excitation instantanée de la surface gastrique ; cet effet est accompagné d'une secousse sympathique qui embrasse tout le système animal. On imprime par le moyen de ces potions un ébranlement à l'appareil cérébral, qui devient fréquemment salutaire dans les spasmes, dans les accidents nerveux.

Mixtures.

℞ Teinture d'absinthe. . . . . ʒ jß.
Alcoholat de cannelle. . . . . ʒ ß.
Mêlez.

A prendre six à huit gouttes à la fois dans une cuillerée d'eau sucrée, d'une tisane aromatique ou de bouillon.

℞ Teinture de myrrhe,
——— de castoréum. . . . . ãã ʒ j.
Mêlez.

A prendre par gouttes dans une cuillerée d'un véhicule convenable.

IVe CLASSE.

MÉDICAMENTS ÉMOLLIENTS.

I. *Formules dans lesquelles la force émolliente se trouve seule.*

Poudres.

℞ Poudre de racine de guimauve,
——— de gomme arabique. . . . . ãã ʒ ij.
Mêlez et divisez en 12 doses.

On prendra un de ces paquets le matin, à midi et le soir, lorsqu'on voudra adoucir, calmer une irritation fixée sur les voies digestives, modérer des évacuations alvines, des coliques, etc., qui en procèdent.

Pilules.

♃ Beurre de cacao récent. . . . . ʒ ij.
Poudre de guimauve. . . . . s. q
Mêlez et divisez en pilules du poids de 8 grains.

Ces pilules ont une action adoucissante qui se montrera surtout utile dans les irritations pathologiques qui occuperont les voies alimentaires, les voies respiratoires et les voies urinaires.

Tablettes.

Les tablettes de guimauve, celles de jujubes, la pâte de guimauve, etc., doivent être ici placées.

Infusion.

♃ Fleurs de coquelicot,
—— de mauve. . . . . āā 1 pincée.
Jetez dans eau bouillante. . . . . ℔ ij.

Laissez refroidir la liqueur. On ajoutera à chaque verre une cuillerée à bouche de sirop de guimauve.

Cette boisson convient dans le début des rhumes, dans les inflammations des organes pulmonaires, etc., dans la rougeole, la scarlatine, etc.

Décoctions.

♃ Bourrache sèche. . . . . M. ß.
Faites légèrement bouillir dans
Eau de fontaine. . . . . ℔ ij.
Ajoutez à la colature
Sirop de capillaire. . . . . ℥ iij.

En prenant cette boisson chaude, au lit et bien couvert, on établit facilement une diaphorèse : ce mouvement est salutaire dans un grand nombre de maladies.

℞ Racine de grande consoude. . . . . ℥ ß.
Faites légèrement bouillir dans
Eau de fontaine. . . . . ℔ ij.
A chaque tasse, on ajoutera une cuillerée de sirop de coquelicot.

Cette boisson adoucissante s'administre avec succès dans l'hémoptysie, dans les pertes de sang. On sait que l'on donne fréquemment les émollients comme des médicaments astringents.

℞ Gomme arabique. . . . . ʒ ij.
Gomme adragant. . . . . ʒ j.
Faites dissoudre dans
Eau de fontaine. . . . . ℔ ij.
Ajoutez :
Sucre candi. . . . . ℥ iij.

Desbois de Rochefort donnait cette boisson dans la plupart des hémoptysies. On s'en sert avec succès dans les fièvres, lorsque la langue est rouge, sèche, qu'il y a de la soif, de la douleur à l'épigastre.

℞ Racine de chiendent. . . . . M. j.
Semences de graines de lin. . . . . 1 pincée.
Faites bouillir dans
Eau de fontaine. . . . . ℔ ij.
On ajoutera à chaque tasse de cette liqueur une cuillerée de sirop de guimauve.

Cette boisson convient dans les ardeurs d'urine, dans les irritations qui gênent la sécrétion et l'expulsion de cette humeur.

Nous placerons ici les tisanes que l'on fait avec la pulmonaire, les jujubes, les dattes, la pariétaire, l'orge mondé, le gruau, le riz, etc., ainsi que les bouillons de veau, de poulet, de grenouille, de corne de cerf, le petit-lait, etc.

On donne aussi comme boisson émolliente la solution de gomme arabique ou d'amidon, que l'on rend agréable au goût en y ajoutant du sucre, même quelques gouttes d'eau de fleurs d'oranger.

Juleps.

℞ Décoction de racine de guimauve. . . . . . ℥ ij.
Huile d'amandes douces,
Sirop de capillaire. . . . . āā ℥ j.
Mêlez.

A prendre par cuillerées dans les rhumes, les pleurésies, les péripneumonies, pour adoucir la toux, établir l'expectoration : dans les inflammations de bas-ventre pour calmer les coliques, pour modérer la tension, pour arrêter les contractions anomales des fibres intestinales; dans les stranguries, les dysuries, pour faciliter l'éjection des urines, etc.

℞ Infusion de fleurs pectorales. . . . . ℥ iij.
Gomme arabique. . . . . ʒ j.
Sirop de coquelicot. . . . . ℥ j.
Mêlez.

II. *Médicaments composés de matières toniques et de matières émollientes.*

Poudres.

℞ Quinquina en poudre. . . . . ʒ j.
Gomme arabique. . . . . ʒ iv.
Mêlez et divisez en 10 doses.

Ce mélange présente quelque avantage, quand on craint que l'impression du quinquina seul n'offense la surface des voies digestives, quand on veut adoucir son action.

℞ Cachou en poudre. . . . . ℈ j.
Racine de guimauve en poudre. . . . . . . ʒ j.
Mêlez et divisez en 6 prises.

A prendre quand on désire exercer une astriction modérée sur les voies intestinales : dans ce mélange, la racine de guimauve est le correctif de l'action styptique du cachou.

℞ Gomme arabique,
Sucre en poudre. . . . . āā ʒ j.
Ethiops martial. . . . . ℈ j.
Mêlez et divisez en 8 doses.

On peut avec ces mélanges former des pilules, en choisissant un excipient convenable au but que l'on se propose.

Décoctions.

℞ Riz. . . . . ℥ ß.
Faites crever sur le feu dans s. q. d'eau pour avoir
Colature. ℔ ij.
Sur la fin de l'ébullition, ajoutez :
Cachou en poudre. . . . . ʒ j.
Sirop de grande consoude. . . . . ℥ ij.

A prendre par verres de trois ou de quatre en quatre heures dans les diarrhées, dans les dysenteries, etc.

℞ Amidon. . . . . ℥ ß.
Faites bouillir dans
Eau de fontaine. . . . . ℔ ij.
Ajoutez vers la fin :
Simarouba concassé. . . . . ʒ ij.
Sucre blanc. . . . . ℥ iij.

Pour une boisson à prendre dans les évacuations alvines trop abondantes.

Bouillons.

Les bouillons de poulet, de veau, de poumons de

veau, de grenouilles, de limaçons, etc., dans lesquels on met des feuilles de pissenlit, de chicorée sauvage, le fruit du houblon, la fumeterre, la saponaire, la patience sauvage, le lichen d'Islande, etc,, possèdent la vertu tonique. La partie gélatineuse de leur composition se digère; elle sert aussi à modérer l'impression des principes amers sur les organes gastriques.

Il en est de même du petit-lait dans lequel on met bouillir ces plantes.

Gelées.

Les gelées de lichen d'Islande au quinquina, celle de corne de cerf à laquelle on ajouterait un ingrédient tonique ou astringent, sont des agents qui appartiennent à cette division.

Juleps.

℞	Décoction de gruau.	℥ iv,
	Sirop de quinquina.	℥ j.
	Mêlez.	

℞	Solution de gomme arabique.	℥ iij.
	Sirop de grande consoude.	℥ j.
	Cachou en poudre.	ʒ ß.
	Mêlez.	

A prendre par cuillerées.

III. *Médicaments qui se composent de matières excitantes et de matières émollientes.*

Poudres.

℞	Sementine en poudre.	ʒ j.
	Gomme arabique.	ʒ ij.
	Mêlez et divisez en 6 doses.	

A prendre un paquet le matin et un le soir pendant trois jours, pour détruire les vers intestinaux. La présence de la gomme arabique adoucit l'action de l'ingrédient stimulant sur l'organe gastrique.

℞ Scille en poudre. . . . . ℈ ß.
Racine de guimauve en poudre. . . . . ℈ j. ß.
Mucilage de gomme adragant. . . . . s. q.
Mêlez pour 18 pilules.

Ces pilules excitent les urines après l'absorption des principes de la scille: elles n'ont qu'une action modérée sur les organes digestifs.

Décoction.

℞ Racine de chiendent. . . . . M. j.
——— de guimauve. . . . . ℈ ij.
Eau de fontaine. . . . . ℔ ij.
Sel de nitre. . . . . ℈ ß.
Oxymel scillitique. . . . . ℥ j.

On ne doit pas employer cette tisane quand les voies digestives sont irritées, que la langue est rouge, l'épigastre sensible au toucher, qu'il y a de la soif, des coliques, etc.

Bouillons.

Les bouillons de veau, de poulet, de grenouilles, de limaçons, dans lesquels on met infuser une pincée d'hyssope, de lierre terrestre, des raves, des ognons, du raifort sauvage, du cresson de fontaine, des feuilles de cochléaria, etc., appartiennent à cette division.

Potions.

℞ Eau distillée de cannelle,
——de roses. . . . . āā ℥ j.
Sirop de gomme arabique. . . . . ℥ j. ß.
Mêlez.

℞ Solution de gomme arabique,
Oxymel scillitique. . . . . āā ℥ j. ß.
Mêlez.

A prendre par cuillerées pour exciter les organes pulmonaires et favoriser l'expectoration.

Juleps.

℞ Infusion de fleurs de mauve. . . . . ℥ iij.
Gomme arabique. . . . . ʒ ij.
Sirop de lierre terrestre. . . . . ℥ j.
Fleurs de benjoin. . . . . gr. xviij.
Mêlez.

℞ Eau distillée d'hyssope. . . . . ℥ iij.
Sirop de capillaire. . . . . ℥ j.
Gomme ammoniaque. . . . . gr. xx.
Poudre de salep. . . . . ʒ ß.
Mêlez.

IV. *Médicaments composés de matières émollientes et d'un corps diffusible.*

℞ Amidon. ℥ j.
Faites bouillir dans
Eau de fontaine. . . . . ℔ ij.
Ajoutez à chaque verre une cuillerée d'un vin généreux et une cuillerée de sirop d'écorces d'oranges.

On aura un mélange analogue, en ajoutant du vin ou de l'alcohol à la tisane sucrée de gruau, de riz, de chiendent, d'orge mondé, à l'eau panée, etc. Ces boissons deviennent analeptiques, lorsque leurs principes amylacés sont digérés, lorsque ces derniers se convertissent en éléments réparateurs.

Vᵉ CLASSE.

MÉDICAMENTS ACIDULES OU TEMPÉRANTS.

I. *Formules dans lesquelles la vertu tempérante se trouve seule.*

℞ Citron dépouillé de son écorce. . . . . nº j.
Ecrasez-le, ou exprimez-en le suc dans
Eau de fontaine. . . . . ℔ j.
Ajoutez :
Sucre blanc. . . . . ℥ ij.

On fait une boisson analogue avec la groseille, les mûres, les framboises, l'orange, le berberis. Le sirop de ces fruits étendu dans l'eau, s'emploie lorsque la saison ne permet pas de se servir des fruits eux-mêmes.

℞ Vinaigre. . . . . ℥j ß.
Eau de fontaine. . . . . ℔ ij.
Miel. ℥ ij.
Mêlez.

Cette boisson, que l'on nomme oxycrat, est fréquemment employée.

℞ Tamarins. . . . . ℥ ij.
Faites bouillir dans
Eau commune. . . . . ℔ ij.
Ajoutez :
Sirop de capillaire. . . . . ℥ ij.
Mêlez.

Cette boisson prise par verre de trois heures en trois heures, n'a qu'une action tempérante. Lorsqu'elle est plus forte et qu'on la prend d'une manière plus rapprochée, elle décide souvent du trouble dans les intestins, et donne lieu à des déjections alvines.

℞ Crème de tartre soluble. . . . . ℥ j.
Faites dissoudre dans
Eau de fontaine. . . . . ℔ ij.
Ajoutez :
Sucre blanc. . . . . ℥ ij.

Si l'on met moins d'eau, que cette substance saline soit plus concentrée, ou que l'on prenne un verre de cette boisson de demi-heure en demi-heure, sa présence dans le canal intestinal décide des coliques et des déjections alvines. Etendue dans une plus grande quantité d'eau, ou prise à des distances plus éloignées, cette substance saline n'a plus qu'une action tempérante et rafraîchissante.

II. *Médicaments composés de substances acidules et de substances toniques.*

Infusions.

Les infusions de gentiane, de petite centaurée, de ménianthe, d'aunée, de quassia, de houblon, etc., auxquelles on ajoute le sirop de limon, de groseilles, de berberis, de mûres, de vinaigre framboisé, etc., présentent des exemples de ces mélanges.

III. *Médicaments composés de substances acidules et de substances excitantes.*

Infusions.

Les infusions de sauge, de menthe, de mélisse, d'angélique, d'anis, de camomille romaine, de feuilles d'oranger, etc., que l'on édulcore avec le sirop de limon,

41.

de groseilles, de vinaigre framboisé ou de berberis, etc., nous donnent des médicaments dans lesquels la vertu excitante et la vertu tempérante se trouvent associées.

Potion.

℞ Eau distillée de menthe,
——— de fleurs d'oranger. . . . . . . āā ℥ j.
Sirop de berberis. . . . . ℥ j.
Mêlez.

IV. *Médicaments composés de substances acidules et d'un corps diffusible.*

On trouve des exemples de ces mélanges dans la limonade à laquelle on ajoute du vin ou de l'alcohol. Le punch présente aussi une union d'acides végétaux, qui ont une vertu tempérante, avec une liqueur alcoholique dans laquelle réside une force diffusible. Il en est de même du petit-lait dans lequel on met du vin blanc. J. P. Franck ajoute huit onces de vin à deux livres de petit-lait.

V. *Médicaments composés de substances acidules et de substances émollientes.*

℞ Gomme arabique en poudre. . . . . ℥ j.
Faites fondre dans
Eau de fontaine. . . . . ℔ ij.
Ajoutez:
Sirop de vinaigre framboisé. . . . . ℥ ij.
Mêlez.

Les tisanes d'orge mondé, de gruau, de riz, de chiendent, de guimauve, de bourrache, la solution d'amidon, etc., auxquelles on ajoute du sirop de limon, de groseilles, de berberis, de mûres, etc., ont une faculté tempérante et une faculté émolliente.

VIe CLASSE.

MÉDICAMENTS NARCOTIQUES.

I. *Formules dans lesquelles la force narcotique existe seule.*

Pilules.

℞ Extrait d'opium. . . . . gr. iv.
Poudre de réglisse. . . . . ℈ j.
Sirop de gomme arabique. . . . . s. q.
Mêlez et divisez en 8 pilules.

Chaque pilule contient un demi-grain d'extrait d'opium : on les donne pour calmer des douleurs, pour faire cesser la toux, pour concilier le sommeil. On met entre chacune de ces pilules une distance convenable pour en suivre l'effet, et pour s'arrêter à propos dans leur administration.

Emulsion.

℞ Emulsion simple. . . . . ℔ j.
Ajoutez
Sirop diacode. . . . . ℥ j.
Mêlez.

A boire par verres d'heure en heure pour procurer du calme.

Potions.

℞ Eau distillée de roses. . . . . ℥ ij.
Sirop de sucre. . . . . ℥ j.
Extrait d'opium. . . . . gr. ij.
Mêlez.

A prendre par cuillerées : on les rapproche ou on les éloigne selon l'intensité que l'on veut donner aux effets narcotiques ou sédatifs.

℞ Eau distillée de fleurs de tilleul,
Sirop diacode. . . . . āā ℥ vj.
Mêlez.

A prendre en une seule fois.

II. *Médicaments composés d'un corps narcotique et de toniques.*

Electuaire.

℞ Quinquina en poudre. . . . . ℥ j.
Laudanum liquide de Sydenham. . . . . . . ʒ j.
Sirop de guimauve. . . . . s. q.
Mêlez pour un électuaire.

On se sert de ce mélange dans les fièvres intermittentes, lorsque l'estomac ne peut supporter le contact du quinquina, qu'il le rejette par le vomissement; mais il faut se rappeler que cet accident dénote souvent un état de phlogose de la cavité gastrique, et que l'action tonique de l'écorce péruvienne l'exaspérerait.

III. *Médicaments composés d'une matière narcotique et de substances excitantes.*

Pilules.

℞ Extrait de valériane sauvage. . . . . ʒ j.
Extrait d'opium. . . . . gr. vj.
Assa-fœtida. . . . . ʒ j.
Mêlez et divisez en 24 pilules.

A prendre une de six heures en six heures, pour combattre des accidents spasmodiques. On les rapproche, si on le juge nécessaire.

℞ Scille en poudre. . . . . ℈ ij
Extrait de pissenlit. . . . . ʒ ß.
Liqueur d'opium de Chaussier. . . . . ℈j
Mêlez et divisez en 24 pilules.

On en donnera deux le matin et deux le soir, pour exciter le cours des urines. La présence de la matière opiacée rend les voies digestives moins sensibles à l'impression de la scille.

Potions.

℞ Eau distillée de menthe poivrée. . . . . . . ℥ ij.
Sirop de cannelle. . . . . ℥ j.
Laudanum liquide de Sydenham. . . . . . . ʒ ß.
Mêlez.

A prendre par cuillerées.

IV. *Médicaments composés d'une matière narcotique et de substances diffusibles.*

Potions.

℞ Eau distillée de camomille romaine. . . . . ℥ ij.
Elixir de Garus. . . . . ℥ j.
Ether sulfurique. . . . . ʒ ß.
Laudanum liquide de Sydenham. . . . . . . ℈ j.
Mêlez.

A prendre par cuillerées.

℞ Eau distillée de fleurs d'oranger. . . . . . .
— de mélisse. . . . . āā ℥ j.
Sirop de safran. . . . . ℥ j.
Alcoholat de mélisse. . . . . ʒ iv.
Liqueur d'opium de Chaussier. . . . . 25 gouttes.
Mêlez.

A prendre par cuillerées.

℞ Eau distillée de fenouil. . . . . ℥ ij.
—— de fleurs d'oranger. . . . . ℥ ß.
Ether sulfurique. . . . . ℈ ij.
Sirop d'opium. . . . . ℥ j.
Mêlez.

A prendre par cuillerées.

Ces potions ont une double action qui intéresse surtout le système nerveux ; elles produisent d'abord une excitation prompte, instantanée de tout le système; puis se montre une influence sédative, calmante. Ces deux secousses successives sont souvent salutaires dans le traitement des névroses, des accidents spasmodiques.

V. *Médicaments composés d'une matière narcotique et de substances émollientes.*

℞ Décoction blanche. . . . . ℔ ij.
Ajoutez :
Sirop diacode. . . . . ℥ j ß.
Mêlez.

A prendre par verres dans les irritations des voies intestinales, dans le début des diarrhées, dans les dysenteries, etc.

℞ Infusion de fleurs de coquelicot. . . . . . . ℥ iij.
Sirop de gomme arabique. . . . . ℥ j.
Laudanum liquide de Sydenham. . . . . . . 15 gouttes.
Mêlez.

A prendre le soir en se mettant au lit, pour calmer la toux, combattre la chaleur de l'appareil pulmonaire, procurer du sommeil.

La solution de gomme arabique, d'amidon, la tisane de graine de lin, la décoction de riz, de gruau, de grande consoude, etc., sont des composés pharmaceutiques qui appartiennent à cette division, lorsque l'on y ajoute le sirop diacode ou le laudanum liquide de Sydenham, ou toute autre préparation d'opium.

VI. *Médicaments composés d'une substance narcotique et de substances acidules.*

Les préparations pharmaceutiques dans lesquelles il entre des acides végétaux et de l'opium, ressortissent de cette division.

VIIe CLASSE.

MÉDICAMENTS PURGATIFS.

I. *Formules dans lesquelles on trouve la force purgative seule.*

Poudres.

℞ Racine de jalap en poudre
——— de rhubarbe en poudre. . . . . . . āā ℈ j.
Mêlez.

A prendre le matin à jeun, délayée dans un peu d'eau sucrée. On boit dans la matinée une tisane adoucissante, du bouillon de veau ou de poulet, pour aider le travail de la purgation.

℞ Poudre de séné. . . . . ʒ ß.
——— de scammonée d'Alep. . . . . gr. xx.
Mêlez.

Pilules.

℞ Extrait de rhubarbe.. . . . . gr. xviij.
Jalap en poudre.. . . . . gr. xv.
Gomme gutte . . . . gr. ij.
Mêlez et divisez en quatre bols.

A prendre deux à la fois à une heure de distance : on commence, deux heures après, l'usage d'une boisson délayante ou adoucissante.

Infusions.

℞ Rhubarbe concassée. . . . . ʒ j.
Versez dessus
Eau bouillante.. . . . . ℥ iij.
Après 12 heures d'infusion, filtrez.
On y ajoute du sucre ou un sirop agréable.

On purge avec avantage les enfants en leur donnant cette infusion, qui est tonique quand elle ne provoque point d'évacuations par bas.

℞ Follicules de séné.
Tartrate de potasse. . . . . āā ℥ ß.
Versez dessus
Eau bouillante. . . . . ℥ iv.
Laissez infuser pendant la nuit : le matin passez la liqueur et ajoutez-y
Sirop de nerprun . . . . ℥ j.

A prendre en une fois, comme un moyen purgatif d'un effet sûr.

Décoctions.

℞ Feuilles de séné.
Sulfate de soude. . . . . āā ʒ iij.
Rhubarbe concassée.. . . . . ʒ j.
Faites légèrement bouillir dans s. q. d'eau pour avoir un petit verre de liqueur, dans laquelle vous ferez dissoudre
Miel de Narbonne . . . . ℥ ß.

Pour une médecine à prendre en une fois.

℞ Feuilles de séné.
Sulfate de magnésie. . . . . āā ℥ ß.
Eau de fontaine. . . . . ℥ iv.
Sirop de rhubarbe comp. . . . . ℥ j.

Pour une médecine.

Eau minérale purgative.

℞ Sulfate de soude. . . . . ℥ j.

Faites dissoudre dans
Eau de fontaine. . . . . ℔ j.

A prendre un verre de quart d'heure en quart d'heure dans la matinée. On se sert ensuite d'une boisson acidule ou émolliente. On emploie de la même manière les autres sels neutres purgatifs. On les met souvent dans de la limonade non sucrée, dans du bouillon aux herbes non salé, etc.

II. *Médicaments composés de productions purgatives et de substances toniques.*

Poudres.

℞ Gentiane en poudre. . . . .
Jalap en poudre. . . . . āā ℈ j.
Mêlez.

A prendre en une seule fois, le matin, à jeun.

℞ Roses rouges en poudre. . . . . ℈ j.
Scammonée en poudre. . . . . gr. xxx.
Mêlez.

Pilules.

℞ Extrait de chicorée sauvage.
Poudre de rhubarbe.. . . . . āā ℈ j.
——— de gomme gutte . . . . gr. ij.
Mêlez et divisez en 8 bols.

A prendre en deux fois le matin, à une heure de distance, si l'on veut que l'opération cathartique soit très marquée. On mettra plus de distance, on ne les prendra plus que deux à deux, si l'on désire une purgation plus lente.

Décoctions.

℞ Feuilles de chicorée sauvage.. . . . . M. j.
Racine de patience sauvage.. . . . . ℥ iij.
Faites bouillir dans s. q. d'eau, pour avoir

Colature. . . . . ℔ ij.

Sur la fin de l'ébullition ajoutez

Feuilles de séné. . . . . ℥ j.

Sulfate de magnésie. . . . . ℥ j.

Anis ou sassafras. . . . . une pincée.

Passez à travers un drap.

A prendre deux verres tous les matins, à une heure de distance l'un de l'autre, pendant trois jours. On boit dans la matinée quelques tasses de bouillon aux herbes, ou de bouillon de veau. On obtient ordinairement quatre à cinq selles par jour. On ajoute quelquefois à cette tisane purgative du jus de citron.

℞ Quinquina concassé. . . . . ℥ ß.

Faites bouillir dans s. q. d'eau, pour avoir

Colature. . . . . ℔ j.

Ajoutez à la fin de l'ébullition

Follicules de séné. . . . .

Sulfate de potasse. . . . . āā ℥ ß.

Rhubarbe concassée. . . . . ʒ j.

Miel blanc. ℥ j.

Pour une tisane purgative, dont on prendra un verre de deux heures en deux heures.

III. *Médicaments composés de substances purgatives et de substances excitantes.*

Poudres.

℞ Rhubarbe en poudre. . . . . ℈ ij.

Sémentine en poudre. . . . . ℈ j.

Mêlez et divisez en six prises.

℞ Feuilles de séné en poudre. . . . . ʒ ß.

Gingembre en poudre. . . . . gr. xij.

Mêlez.

Pilules.

℞ Extrait de rhubarbe. . . . . ʒ j.
Assa-fœtida en poudre. . . . . ℈ ij.
Aloès en poudre. . . . . ℈ j.
Mêlez et divisez en 24 pilules dont on prendra 4 ou 6 par jour.

℞ Jalap en poudre. . . . . ℈ j.
Anis en poudre. . . . . gr. xij.
Conserve de roses. . . . . s. q.
Mêlez pour 6 bols à prendre le matin à jeun.

Infusions.

℞ Feuilles de cerfeuil fraîches. . . . . M. ß.
——— de séné. . . . . ʒ vj.
Tartrate de potasse et de soude. . . . . ʒ ij.
Coriandre. . . . . une pincée.
Versez dessus
Eau bouillante. . . . . ℥ vj.
Laissez infuser pendant quelques heures.

A prendre en deux doses dans la matinée.

IV. *Médicaments composés de productions purgatives et d'un corps diffusible.*

Les teintures alcoholiques de jalap, de turbith, de scammonée, d'aloès, etc., lorsqu'on les prend par cuillerées, appartiennent à cette division.

V. *Médicaments composés de substances purgatives et de substances émollientes.*

Poudres.

℞ Racine de guimauve en poudre. . . . . ʒ ß.
Jalap en poudre. . . . . ℈ j.
Mêlez pour une dose à prendre le matin à jeun.

℞ Gomme arabique en poudre. . . . . ℈ j.
Scammonée en poudre. . . . . gr. xxx.
Mêlez pour une dose à prendre le matin à jeun.

Décoction.

℞ Feuilles de séné. . . . .
Sulfate de magnésie. . . . . āā ʒ iij.
Rhubarbe concassée . . . . ʒ j.
Faites bouillir dans s. q. d'eau, pour avoir
Colature. ℥ iv.
Faites-y fondre
Manne choisie. . . . . ℥ j. ß.

Pour une médecine.

Pulpes.

℞ Pulpe de casse. . . . . ʒ iij.
Jalap en poudre. . . . . ʒ ß.
Mêlez.

A prendre une cuillerée à café à la fois.

Emulsion purgative.

℞ Amandes douces. . . . . ℥ ß.
Manne en larmes. . . . . ℥ ij.
Eau de fontaine. . . . . ℥ iv.
Faites un verre d'émulsion à laquelle vous ajouterez
Jalap en poudre. . . . . ℈ j.
Eau de fleurs d'oranger. . . . . ʒ j.
Mêlez.

A prendre en une seule fois le matin.

VI. *Médicaments composés de substances purgatives et de substances acidules.*

Poudres.

℞ Rhubarbe en poudre. . . . .
Crème de tartre en poudre. . . . . āā ʒ ß.
Mêlez.

Feuilles de séné en poudre. . . . .
Crème de tartre en poudre. . . . . āā ℈ j.
Mêlez.

Décoctions.

℞ Tamarins.............................. ℥ ij.
Faites bouillir dans
Eau de fontaine...................... ℥ vj.
Sur la fin de l'ébullition, ajoutez
Feuilles de séné................
Sulfate de magnésie................ āā ʒ iij.
Faites fondre dans la colature
Manne choisie...................... ℥ j.

Pour une dose à prendre le matin à jeun.

℞ Feuilles de séné....................
Sulfate de soude.....................
Crème de tartre soluble............ āā ℥ j.
Faites bouillir dans s. q. d'eau pour avoir
Colature.............................. ℔ j.
Sur la fin de l'ébullition, ajoutez
Sassafras............................ ʒ ij.

A prendre un verre le matin pendant trois jours.

VII. *Médicaments composés de substances purgatives et d'un corps narcotique.*

On ajoute rarement une préparation opiacée aux ingrédients purgatifs : on donne plus ordinairement une faible dose d'un composé opiatique après que la purgation a eu lieu, pour produire du calme.

VIIIe CLASSE.

MÉDICAMENTS ÉMÉTIQUES.

I. *Formules dans lesquelles la force émétique existe seule.*

℞ Ipécacuanha en poudre............. ℈ j.

Sucre blanc. . . . . ʒ ß.

Divisez en 2 doses.

A prendre à une demi-heure d'intervalle l'une de l'autre, délayée dans un peu d'eau sucrée. On boira de l'eau tiède pour aider le vomissement.

℞ Ipécacuanha en poudre. . . . . gr. x.
Sucre blanc. . . . . ʒ j.

Mêlez et divisez en 10 doses.

On en prendra un paquet le matin et un le soir. A petites doses, l'ipécacuanha ne provoque plus le vomissement, mais il excite les organes pulmonaires; il est utile dans les toux humides.

℞ Tartrate d'antimoine et de potasse. . . . . . gr. iij.

Faites dissoudre dans

Eau pure. 4 verres.

A prendre à un quart d'heure ou à une demi-heure de distance l'un de l'autre. On boit de l'eau tiède aussitôt que les nausées deviennent très fortes. Si trois verres font assez d'effet, on ne prend pas le quatrième.

℞ Eau distillée de menthe. . . . . ℥ ij.
— de cannelle. . . . . ℥ ß.
Sirop d'œillets. . . . . ℥ j.
Tartre stibié . . . . gr. iij.

Mêlez.

A prendre par cuillerées jusqu'à ce qu'on obtienne les évacuations que l'on désire. On rapproche les cuillerées si l'on veut faire vomir; on les éloigne si l'on désire un effet purgatif.

℞ Eau distillée de roses. . . . . ℥ ij.
— de fleurs d'oranger. . . . . ℥ ß.
Sirop de capillaire. . . . . ℥ j.
Tartre stibié. . . . . gr. j.

Mêlez.

Cette potion est commode pour les enfants : on la leur donne par cuillerées, de demi-heure en demi-heure.

II. *Emèto-cathartiques.*

℞ Tartrate de potasse et d'antimoine. . . . . . gr. j.
Sulfate de soude. . . . . ʒ ij
Faites fondre dans
Eau de fontaine. . . . . ℔ j.

A prendre par verres, à une demi-heure de distance. On boit de l'eau tiède si l'on désire obtenir quelques vomissements : on prend du bouillon de veau ou du bouillon aux herbes, quand on éprouve de légères coliques, et que l'on veut déterminer des déjections alvines.

℞ Ipécacuanha en poudre. . . . . gr. xij.
Jalap en poudre. . . . . gr. xx.
Mêlez et divisez en 2 doses.

On prendra ces deux paquets de poudre à une heure d'intervalle l'un de l'autre. On les délaiera dans un peu d'eau sucrée.

IXe CLASSE.

MÉDICAMENTS LAXATIFS.

℞ Pulpe de casse. . . . .
—— de tamarins. . . . . āā ℥ ij.
Mêlez.

A prendre par cuillerées.

℞ Pulpe de casse. . . . . ℥ ij.
Crème de tartre . . . . ℥ j.
Mêlez.

A prendre par cuillerées.

℞ Casse en noyaux . . . . ℥ ij.
Faites bouillir dans
Eau de fontaine. . . . . ℥ v.
Passez et faites fondre dans la colature
Manne en sorte. . . . . ℥ ij

A prendre en deux doses, à une heure d'intervalle, pour obtenir des déjections alvines.

℞ Huile d'amandes douces. . . . .
Sirop de guimauve. . . . . āā ℥ ij
Mêlez.

A prendre par cuillerées.

℞ Huile de palma-christi douce. . . . .
Sirop de limon. . . . . āā ℥ j. ß.
Mêlez.

A prendre par cuillerées. Si on désire un effet laxatif, on doit en rapprocher les prises. Si on veut que la matière huileuse séjourne un peu dans le canal alimentaire, comme lorsqu'on s'en sert contre les vers, on n'en fait plus prendre qu'une cuillerée le matin et une le soir.

℞ Amandes douces . . . . ℥ ß.
Manne en larmes. . . . . ℥ ij.
Eau commune. . . . . ℥ iv.
— de fleurs d'oranger. . . . . ℥ j.

Pour une émulsion-laxative à prendre en une fois.

℞ Pruneaux doux. . . . . ℥ iij.
Dattes . . . . n° 8.
Faites bouillir dans
Eau commune. . . . . ℔ ij
Ajoutez
Miel blanc. . . . . ℥ iv.

Pour une tisane qui aura un effet laxatif, si on en prend plusieurs verres à peu de distance l'un de l'autre.

℞ Lait de vache. ℥ iv.
Manne en sorte. ℥ ij.
Faites fondre sur un feu doux la manne dans le lait.

A prendre en une seule fois, pour opérer un effet laxatif.

Xe CLASSE.

MÉDICAMENTS INCERTÆ SEDIS.

℞ Jusquiame en poudre. . . . . ʒ j.
Mucilage de gomme. . . . . s. q.
Divisez en 24 bols.

A prendre un le matin, à midi, et le soir: on augmente jusqu'à ce que les effets physiologiques de cette plante aient acquis l'intensité que l'on veut leur donner.

℞ Extrait de jusquiame. . . . . ℈ ij.
Poudre d'assa-fœtida. . . . . ℈ j.
Camphre en poudre. . . . . gr. xij.
Mêlez et divisez en 48 pilules.

A prendre deux à la fois: on augmente peu à peu, et on en suit avec soin les effets physiologiques et thérapeutiques.

℞ Extrait de belladone. . . . . ℈ j.
Poudre de valériane sauvage. . . . . ℈ j.
Mêlez et divisez en 12 doses.

℞ Poudre de ciguë. . . . . ʒ j.
Miel blanc. s. q.
Mêlez et divisez en 24 pilules.

A prendre une pilule le matin et une le soir : on augmentera le nombre par degrés.

℞ Extrait de ciguë. . . . . ʒ ij.
Aquila alba. . . . . ℈ j.
Poudre de ciguë . . . . s. q.
Mêlez et divisez en 48 doses.

A prendre une le matin et une le soir. Les premières prises donnent souvent lieu à des coliques et à des déjections alvines. On s'en sert contre les engorgements lymphatiques.

℞ Extrait d'aconit.
Soufre doré d'antimoine. . . . . āā ʒ j.
Sirop d'œillet s. q. pour former une masse que vous diviserez en pilules du poids de 2 grains.

Stoll employait ces pilules contre les douleurs rhumatismales : il en donnait deux, trois fois par jour. Il faisait boire un verre de décoction de bardane, de patience et de pissenlit par-dessus. Des sueurs grasses et fétides, quelquefois des selles, même des vomissements, étaient les effets sensibles ou immédiats que ce composé provoquait.

℞ Extrait alcoholique de noix vomique. . . . . ℈ ij.
Poudre de valériane sauvage. . . . . s. q.
Mêlez et divisez en 48 pilules.

On prend d'abord deux de ces pilules le matin, et deux le soir : on augmente tous les jours la dose, jusqu'à ce qu'on aperçoive leur influence sur le système musculaire, et jusqu'à ce que cette influence ait acquis l'intensité convenable.

℞ Arnica montana. . . . . ℥ j.
Versez dessus

Eau bouillante. . . . . ℔ ij.
Laissez infuser pendant quelques heures.
Ajoutez à chaque tasse une cuillerée de sirop d'orange.

℞. Camphre en poudre. . . . . ℈ j.
Assa-fœtida en poudre. . . . . ℈ j.
Conserve de roses. . . . . s. q.
Mêlez et divisez en 12 bols.

On en prend un de quatre heures en quatre heures, pour faire cesser des palpitations de cœur, des oppressions, des accidents spasmodiques. On y ajoute, si l'on veut, du musc.

℞ Digitale pourprée en poudre.
Savon médicinal . . . . ãã ʒ ij.
Mêlez et divisez en 48 pilules.

On en donne dans les infiltrations cellulaires, deux le matin, deux à midi, et deux le soir.

℞ Eau distillée de roses. . . . . ℥ ij.
Sirop de gomme arabique. . . . . ℥ j.
Teinture éthérée de digitale. . . . . ℈ j.
Mêlez et donnez par cuillerées.

℞ Solution de gomme arabique. . . . . ℥ iij.
Sirop de sucre. . . . . ℥ j.
Acétate de plomb. . . . . gr. vj.
Mêlez.

On donne, dans la journée, cette potion contre les sueurs colliquatives et contre la diarrhée.

℞ Salsepareille coupée . . . . ℥ ij.
Gaïac râpé . . . . ℥ j.
Bois de sassafras . . . . ʒ ij.
Faites macérer pendant 24 heures dans quatre livres d'eau, que vous ferez ensuite réduire à deux, sur un feu modéré.

Cette tisane est employée par M. Cullerier, comme un moyen sudorifique dans le traitement des maladies vénériennes.

℞ Mercure doux. . . . . gr. vj.
Sémentine en poudre. . . . . ℈ ij.
Mêlez et divisez en 6 doses.

On en donne un paquet le matin et un le soir, dans les affections vermineuses.

℞ Sublimé corrosif . . . . gr. x.
Extrait aqueux d'opium. . . . . gr. xv.
Poudre de racine de guimauve. . . . . ʒ iij.
Sirop de gomme arabique. . . . . s. q.
Mêlez et divisez en 50 pilules.

On en donne une le matin et une le soir : on boit pardessus un verre de lait ou de décoction de gruau, d'orge mondé, etc. On s'en sert pour guérir les maladies vénériennes.

℞ Sublimé corrosif . . . . gr v.
Muriate d'ammoniaque . . . . gr. x.
Faites dissoudre dans
Eau distillée. . . . . ℥ xij.

A prendre une cuillerée tous les matins, dans une tasse d'eau gommeuse, ou d'une autre boisson adoucissante qui ne puisse pas décomposer le sel mercuriel. C'est le moyen le plus ordinairement employé dans le traitement des maladies vénériennes. On peut en donner une seconde cuillerée le soir, quelques jours après.

FIN DU FORMULAIRE.

TABLE DES MATIÈRES

DU TROISIÈME VOLUME.

SUITE DE LA CLASSE DES MÉDICAMENTS NARCOTIQUES.

CLASSE VIIᵉ.

CLASSE VIIIe.

CLASSE IXe.

CLASSE Xe.

FIN DE LA TABLE DES MATIÈRES.

TABLE ALPHABÉTIQUE

DES MATIÈRES CONTENUES DANS CET OUVRAGE.

Les chiffres romains indiquent le volume, et les chiffres arabes la page.

A.

B.

C.

D.

E.

F.

G.

H.

I.

J.

K.

L.

M.

N.

O.

P.

Q.

R.

S.

T.

U.

V.

W.

X.

Y.

Z.

FIN DE LA TABLE ALPHABÉTIQUE.

SUPPLÉMENT.

Premier volume, page 266. Le docteur Duncan, d'Edimbourg, avait découvert le cinchonin dans l'écorce de quinquina avant M. Gomès. (*Voyez le Journal de pharmacie*, 1823, pag. 479, tom. IX.)

Volume *idem*, page 318. M. Kuhlmann a consigné dans les *Annales de physique et de chimie*, novembre 1823, l'analyse chimique de la racine de garance. D'après ses recherches, cette racine contient, 1° une matière colorante rouge, 2° une matière colorante fauve, 3° une matière végéto-animale, 4° une matière amère, 5° du sucre, 6° de la gomme, 7° une résine odorante, 8° une matière mucilagineuse, 9° un acide végétal, 10° du ligneux: on trouve dans les cendres de cette production divers sels.

Volume *idem*, page 352. M. Braconnot a trouvé dans le *datisca cannabina*, L., un principe immédiat qui se rapproche de l'inuline, et qui se présente sous la forme de grains cristalloïdes, insolubles dans l'eau et dans l'alcohol, solubles dans l'alcohol bouillant. M. Braconnot nomme ce principe *datiscine*.

Volume *idem*, page 413. Les feuilles d'olivier, OLEA EUROPÆA, L., famille des oléinées, ont été proposées comme un remède fébrifuge. Analysées par M. Pelletier, elles ont fourni, 1° une matière amère colorée, 2° de l'acide gallique, 3° une matière grasse, 4° de la chlorophylle, 5° de la cire végétale, 6° de l'acide malique, 7° de la gomme, 8° de la fibre ligneuse. (*Journ. de pharmac.*, octobre 1823.)

Volume II, page 31. Ajoutez le SPILANTHUS OLERACEA, ou le cresson de Para, plante de l'Amérique méridionale, qui a une saveur âcre, analogue à celle de la pyrèthre, et qui possède la vertu stimulante. M. le docteur Bahi, médecin du roi d'Espagne, l'a administré comme un remède antiscorbutique et odontalgique. (*Journ. de pharm.*, décembre 1823.)

Volume *id.*, page 266. La myélo-méningite locale ou générale conduit à la longue à des lésions organiques des parties où d'abord il n'y avait qu'une lésion vitale. Les tissus qui sont long-temps provoqués par une innervation trop abondante ou désordonnée finissent par éprouver une modification matérielle. On voit fréquemment une myélo-méningite qui est opiniâtre, amener des altérations graves du cœur, de l'œsophage, de l'estomac, des intestins, etc., des dégénérations de ces organes, qui pendant des mois n'avaient été lésés que dans leur *vitalité*, qui pendant long-temps avaient conservé leur forme, leur volume, l'intégrité de leur organisation.

Volume III, page 43. M. Chevallier vient de faire l'analyse de la racine du CONVOLVULUS SEPIUM : il en a retiré des produits presque semblables à ceux que lui avait fournis la racine du *convolvulus arvensis*; mais la résine est en plus grande quantité dans la première que dans la dernière. M. Chevallier s'est assuré que cette résine a une faculté purgative, qui lui paraît même plus développée que dans la résine du liseron des champs. (*Journ. de pharm.*, mai 1824.)

Volume *idem*, page 544. M. Morin vient de nous faire connaître la composition chimique de la racine de fougère mâle : cette production se compose, 1° d'une matière grasse composée d'élaïne et de stéarine, 2° de tannin, 3° d'huile volatile, 4° des acides gallique et acétique, 5° de sucre incristallisable, 6° d'une matière gélatineuse insoluble dans l'eau et dans l'alcohol, 7° d'amidon, 8° de ligneux, 9° de matières salines. (*Journ. de pharmac.*, mai 1824.)

FIN.

www.ingramcontent.com/pod-product-compliance
Ingram Content Group UK Ltd.
Pitfield, Milton Keynes, MK11 3LW, UK
UKHW020148250726
13967UKWH00002B/927

9 782013 390590